2025

한국 MFDS, 유럽 CE마킹, 미국 FDA 중심

의료기기 인허가

김명교 · 김종현 저

MEDICAL DEVICE

JN422756

도서출판 W+ 위즈덤플

머리말

의료기기 인허가 입문

의료기기는 사람의 생명, 건강에 직접 영향을 미치므로 아무리 기능이 좋고, 뛰어난 제품이라고 하더라도 시판 전에 반드시 공적인 인증(허가)을 취득하는 경우에만 시판을 허용한다. 이런 제도는 의료기기의 인허가 종주국이라고 할 수 있는 미국을 비롯하여 유럽의 CE Marking과 대한민국의 MFDS 등 인허가 제도를 도입하고 있는 모든 나라들이 동일하다.

특정 국가에 의료기기를 판매하고자 할 경우 해당 국가에서 요구하는 인허가를 받는 것이 제품을 시판하기 위한 첫 걸음이라 할 수 있으며, 의료기기의 설계/개발 과정과 더불어 의료기기에 있어서는 가장 중요한 과정이라고 이야기할 수 있다.

그러나 국가별 인허가 제도는 법적인 이해가 수반되어야 하는 복잡한 제도이기 때문에 인허가를 취득하는 것은 매우 어려운 일이다. 국내에서도 이러한 상황을 인식하고 범국가적으로 인허가를 담당하는 RA담당자를 양성하기 위하여 많은 비용과 노력을 쏟고 있다. 그러나 짧게는 1-2주에서 길게는 4-5주의 교육과정으로 RA담당자를 양성한다고 하더라도 실무에서 적용하기란 한계가 있다. 이를 해결하기 위하여 의공학과가 개설된 많은 학교에서 인허가 관련 강의를 개설하려고 시도하고 있으나 적절한 교재와 강사를 찾기가 어려울뿐만 아니라 강사운영에 대한 규정 요구사항을 충족하기 어려워 강좌개설이 쉽지 않은 것이 사실이다.

27여년간 의료기기 인허가 컨설팅과 인허가 관련 강의 경험을 기반으로 2020년에 의료기기 인허가 입문교재를 발간하였고 개정된 법규와 규격을 적용하여 매년 개정판을 출간하고 있다.

본 교재에서는 대한민국의 MFDS, 유럽의 CE마킹 및 미국의 FDA를 중심으로 각 인허가 제도 및 절차, 그리고 기술문서의 구성과 작성방법에 대하여 설명하고자 한다.

CE마킹의 경우 의료기기(MD)를 중심으로 2017년 5월에 변경된 법규인 MDR 2017/745를 적용하여 작성하였으나 아직 심사가 수행된 사례가 그리 많지 않으므로 법규 중심으로 기술하였음을 참고하기 바란다.

본 교재의 구성은 의료기기 산업과 동향, 각 국가의 의료기기 정의와 의료기기 관련법, 인허가 제도, 품질관리 제도와 사후관리 제도를 설명하고 의료기기의 인허가와 관련하여 공통적으로 준비하여야 할 보고서 작성 및 시험관련 사항에 대하여 설명하고자 한다.

각 국가의 인허가는 법규 및 규격을 바탕으로 진행되므로 최신 법규와 규격을 파악하여 적용하는 것이 중요하다. 본 서적에서는 최신본을 적용하여 작성하고자 하였으나 이 서적이 출간된 이후에도 법규와 규격은 신규로 제정되거나 개정되는 경우가 많으므로 실무에 적용하기에 앞서 법규와 규격이 제정 또는 개정여부를 확인하고 적용하도록 권고한다.

또한 개인적으로 지면의 제한으로 사례 등을 포함한 세부 방법을 제시하지 못한 것은 많이 아쉽다. 이는 추후 지속적으로 업데이트를 할 예정이다.

마지막으로 의료기기 관련 학과, 인허가 담당자, 인허가를 처음으로 접하는 RA담당자들에게 도움이 되었으면 하는 바람이다.

2025년 1월

김명교/김종현

차례

머리말 ········· 1

차례 ········· 3

01 의료기기 산업과 동향 ········· 9

1-1 의료기기 개요 ········· 11

1-2 의료기기 산업현황 ········· 14

02 MFDS 인증/허가 ········· 17

2-1 의료기기의 정의와 관련법 ········· 19

2-1-1 의료기기 정의 ········· 19

2-1-2 관련 법령 및 행정규칙 ········· 19

2-2 MFDS 허가·인증·신고 ········· 20

2-2-1 의료기기의 허가·인증·신고 대상 ········· 20

2-2-2 의료기기의 허가·인증·신고 제한 대상 ········· 21

2-3 의료기기 등급분류 기준 ········· 22

2-4 의료기기 신고 절차 ········· 29

2-4-1 관련 규정 ········· 29

2-4-2 신고 절차 ········· 29

2-4-3 신고 흐름도 ········· 30

2-5 의료기기 허가·인증 절차 ········· 33

2-5-1 관련 규정 ········· 33

2-5-2 동일제품 ········· 37

2-5-3 동등공고제품 ····· 37
2-5-4 동등제품 ····· 38
2-5-5 허가 ····· 43
2-5-6 제조·수입허가 신청서 및 신고서의 작성 ····· 47
2-5-7 의료기기의 허가 인증 신고의 변경 처리 ····· 48

2-6 기술문서 심사 ····· 53
2-6-1 심사대상 ····· 53
2-6-2 심사기준 ····· 56
2-6-3 심사 자료 ····· 56
2-6-4 심사자료의 면제 ····· 63
2-6-5 첨부자료의 요건 ····· 64
2-6-6 기술문서 작성사례 ····· 71
2-6-7 기술문서 심사의뢰 ····· 85

2-7 등급별 허가심사 절차 ····· 87

2-8 의료기기 업허가 ····· 88
2-8-1 의료기기 업허가의 개요 ····· 88
2-8-2 제조업 및 수입업 허가 ····· 89

2-9 의료기기 제조 및 품질관리기준(GMP) 적합인정 ····· 95
2-9-1 의료기기 제조 및 품질관리기준(GMP)이란 ····· 95
2-9-2 적용범위 ····· 95
2-9-3 적합성인정 등 심사 기준 ····· 95
2-9-4 적합성인정 등 심사 구분 ····· 96
2-9-5 적합성인정등 심사 방법 ····· 96
2-9-6 적합성인정등 심사 신청 ····· 97
2-9-7 품질관리심사기관 ····· 103
2-9-8 심사결과 ····· 103
2-9-9 적합인정서 유효기간 ····· 103
2-9-10 MDSAP(Medical Device Single Audit Program) ····· 104

2-10 사후관리제도 ····· 105
2-10-1 부작용 ····· 105

2-10-2 재평가 ······ 112
2-10-3 의료기기 추적관리 ······ 117

03 CE 마킹 ······ 125

3-1 의료기기의 정의와 관련법 ······ 127
3-1-1 의료기기의 정의 ······ 127
3-1-2 관련 법령 및 행정규칙 ······ 127
3-1-3 CE마킹 적용국가 ······ 139

3-2 Medical Device Regulations(MDR) ······ 140
3-2-1 MDR 개론 ······ 140
3-2-2 MDR과 MDD의 차이점 ······ 143
3-2-3 MDR 주요 조항 요구사항 ······ 146

3-3 기술문서 ······ 159
3-3-1 MDD와 MDR의 기술문서 대비표 ······ 159
3-3-2 MDR 기술문서 구성내용 ······ 160
3-3-3 MDR 기술문서 작성방법 및 사례 ······ 166
3-3-4 일반 안전 및 성능 요구사항(GSPR) ······ 178
3-3-5 MDR 인증심사 프로세스 ······ 178

3-4 품질경영시스템(ISO 13485) ······ 179
3-4-1 품질경영시스템 ······ 179
3-4-2 ISO 9001과 ISO 13485 규격의 개발 ······ 181
3-4-3 프로세스 접근법 ······ 182
3-4-4 품질경영원칙 ······ 184
3-4-5 ISO 13485 요구사항 ······ 185

3-5 CE 마킹 심사제도 ······ 188
3-5-1 인증심사 프로세스 ······ 188
3-5-2 품질경영시스템 심사 준비사항 ······ 189
3-5-3 기술문서 심사 준비사항 ······ 189
3-5-4 심사 부적합 분류 ······ 189

3-6 사후관리 ········ 191
3-6-1 Vigilance System ········ 191
3-6-2 PMS ········ 193
3-6-3 PMCF ········ 194

04 FDA ········ 197

4-1 의료기기의 정의와 관련법 ········ 199
4-1-1 규제당국 ········ 199
4-1-2 의료기기의 정의 ········ 201
4-1-3 의료기기의 등급분류 ········ 201
4-1-4 관련 법령 체계 및 관련법 ········ 202

4-2 FDA 인허가 제도 ········ 205
4-2-1 FDA 인허가 프로세스 ········ 205

4-3 시판 전 허가 프로세스 ········ 208
4-3-1 시설 및 의료기기 등록 ········ 208
4-3-2 시판 전 신고 510(k) ········ 209
4-3-3 De Novo Classification Request ········ 216
4-3-4 Pre-Market Approval(PMA, 시판 전 승인) ········ 216

4-4 제품개발 프로토콜(PDP : Production Development Protocol) ········ 219

4-5 사전심사 제도 ········ 219
4-5-1 513(g) ········ 219
4-5-2 Pre-Submission ········ 220

4-6 QSR(21CFR820) ········ 220
4-6-1 QSR 요구사항(목록 중심) ········ 220
4-6-2 QSR의 개론 ········ 223
4-6-3 QSR 심사 ········ 224

4-7 510(k) 변경 절차 ········ 225

4-8 사후관리 ········ 230

4-8-1 Medical Device Reporting(MDR) 230
4-8-2 리콜, 시정 및 수거(Recalls, Corrections and Removals(Devices)) 230
4-8-3 의료기기 추적(Medical Device Tracking) 231
4-8-4 시판 후 감시 연구(Postmarket Surveillance Studies) 232

05 의료기기 인증을 위한 준비사항 233

5-1 주요국가의 인허가 요구사항 235

5-2 전기·기계적 시험(IEC 60601-1) 236
5-2-1 개론 236
5-2-2 IEC 60601-1 규격의 소개 237
5-2-3 IEC 60601-1 2판과 3판의 차이점 237
5-2-4 IEC 60601-1 3.2판 규격 내용 240
5-2-5 IEC 60601-1 위험관리 소개 249

5-3 위험관리(ISO 14971:2019) 251
5-3-1 위험관리 개요 251
5-3-2 위험관리 규격(ISO 14971) 소개 253

5-4 사용적합성 엔지니어링(IEC 62366-1 : 2020) 269
5-4-1 사용적합성 엔지니어링 개요 269
5-4-2 사용적합성 엔지니어링 규격(IEC 62366-1) 소개 270

5-5 소프트웨어 밸리데이션 282
5-5-1 소프트웨어 밸리데이션의 개요 282
5-5-2 소프트웨어 라이프사이클 프로세스(IEC 62304) 소개 283
5-5-3 소프트웨어 밸리데이션(FDA Guidance) 303

5-6 전자파 시험 320

5-7 성능 시험 350
5-7-1 품목별 기준규격 350
5-7-2 의료기기 시험검사 350
5-7-3 성능에 관한 시험자료 352

5-8 생물학적 안전성 시험(ISO 10993 Series) ····· **354**
5-8-1 생물학적 안전성 시험 개요 ····· 354
5-8-2 생물학적 안전성 시험규격 소개 ····· 355

5-9 멸균 관련 밸리데이션 및 유효기간 ····· **368**
5-9-1 세척 밸리데이션(Cleaning Process Validation) ····· 368
5-9-2 포장 밸리데이션(Packaging Process Validation) ····· 372
5-9-3 멸균 밸리데이션(Sterilization Validation) ····· 375
5-9-4 클린룸 밸리데이션(Cleanroom Validation) ····· 379
5-9-5 의료기기의 안정성시험 ····· 386

5-10 라벨링 ····· **393**
5-10-1 한국 식품의약품안전처(MFDS) 라벨링 ····· 393
5-10-2 CE마킹 라벨링 ····· 398

5-11 임상평가(MEDDEV 2.7/1 Rev. 4) ····· **405**
5-11-1 임상평가 개요 ····· 405
5-11-2 임상평가(MEDDEV 2.7/1 Rev. 4) 소개 ····· 406

5-12 안전 및 성능 요구사항 ····· **436**
5-12-1 MDR 일반 안전 및 성능 요구사항(GSPR) ····· 436
5-12-2 IVDR ····· 453

01

의료기기 산업과 동향

1-1 의료기기 개요
1-2 의료기기 산업현황

1-1 의료기기 개요

1) 의료기기의 정의

(1) 대한민국의 정의

'의료기기'란 사람 또는 동물에게 단독 또는 조합하여 사용되는 기구·기계·장치·재료 또는 이와 유사한 제품으로서 다음의 어느 하나에 해당하는 제품(의료기기법 제2조)

다만, 약사법에 의한 의약품과 의약외품 및 「장애인복지법」 제65조에 따른 장애인보조기구 중 의지(義肢)·보조기(補助器)를 제외

- 질병을 진단·치료·경감·처치 또는 예방할 목적으로 사용되는 제품.
- 상해(傷害) 또는 장애를 진단·치료·경감 또는 보정할 목적으로 사용되는 제품
- 구조 또는 기능을 검사·대체 또는 변형할 목적으로 사용되는 제품
- 임신을 조절할 목적으로 사용되는 제품

(2) 국제의료기기규제포럼(International Medical Device Regulators Forum)과 ISO 13485 : 2016의 정의

기계, 기기, 기구, 기계장치, 이식, 진단시약 또는 눈금측정기, 소프트웨어, 재료 또는 기타 유사 또는 관련 물품이 단독 또는 조합으로 사용되며, 다음의 목적을 위해 인간에게 아래와 같이 사용 사용하도록 제조자가 의도한 것

- 질병의 진단, 예방, 감시, 치료 또는 완화
- 부상에 대한 진단, 감시, 치료, 완화 또는 보상
- 해부 또는 생리적 과정의 조사, 대체 또는 변경
- 생명 지원 또는 유지
- 수태조절(피임)
- 의료기기의 소독
- 인체로부터 추출된 표본의 시험과 시험에 의해 의료목적을 위한 정보를 제공

(3) MDR 2017/745의 정의

'의료기기'의 의미는, 제조자가 다음의 특정 의료 목적으로 인간에게 단독 혹은 조합으로 사용하도록 의도한 기기, 장비, 설비, 소프트웨어, 임플란트, 시약, 재료 또는 다른 물질들을 의미한다.

- 질병의 진단, 예방, 모니터링, 예측, 예후, 치료 또는 경감
- 상해 또는 장애의 진단, 모니터링, 치료, 경감 또는 보상

- 해부 또는 생리적 또는 병리적 과정의 조사, 대체 또는 개조
- 장기, 헌혈 및 조직공여를 포함한 인체로부터 추출한 표본을 체외 검사를 통해 정보를 제공

그리고 약리적, 면역적, 또는 신진대사적 수단에 의해 인체내부 또는 인체상에 의도한 주요 작용을 성취하지는 않지만, 그런 수단에 의해 그 기능상의 도움을 받을 수는 있다.

다음 제품도 의료기기로 간주된다.

- 임신 관리 또는 지원을 위한 기기
- 기기의 세척, 소독 또는 멸균을 위해 특별히 고안된 제품

(4) FDA의 정의

'의료기기'(제301조 (i)항, 제403조 (f)항, 제502조 (c)항, 제602조 (c)항 및 이 조항의 (n)항에서 사용될 때는 제외)란 기계, 기구, 도구, 장치, 삽입물, 체외 시약 또는 기타 유사하거나 관련된 물품으로 다음과 같은 모든 부속품 또는 액세서리를 포함한다.

- 공식 국가 처방서, 또는 미국 약전, 또는 그 모두에 관한 변경 문서에 기록된 것,
- 사용 목적이 인간 또는 기타 동물의 질병 또는 기타 상태의 진단, 치료, 경감 또는 예방인 것,
- 인체 또는 동물의 체내 구조 또는 기능에 영향을 미치는 것으로서 체내 화학작용을 통해, 주요 목적을 이루지 않고 그 목적달성을 위해 신진대사 작용에 영향을 받지 않는 것.

이렇듯 여러 의료기기의 정의를 정리하면 "질병이나 상해의 진단·치료 또는 예방의 목적으로 사용되거나, 구조 또는 기능의 검사·대체 또는 변형 및 임신조절을 목적으로 사용되는 제품" 등으로 요약할 수 있을 것이다.

2) 의료기기산업의 정의

의료기기산업은 의료기기를 이용해 인간의 삶의 질 향상을 목표로 하는 보건의료산업의 한 분야이며, 의료기기제품의 설계 및 제조는 임상의학과, 전기, 전자, 기계, 재료, 광학 등 공학이 융합되는 다학제간(inter-disciplinary) 응용기술 산업분야이다.

출처 : 지식경제부, 2009

3) 의료기기산업의 특성

보건산업진흥원에서는 2007년부터 '의료기기산업 분석 보고서'를 편찬하고 있으며, 의료기기 산업에 관심을 가지고 있는 사람들에게는 의료기기 산업을 파악할 수 있는 귀중한 자료라고 생각한다. '2017년 의료기기산업 분석 보고서에서 의료기기 산업의 특성을 다음과 같이 언급하고 있다.

첫째, 의료기기는 다양한 제품군으로 구성되며, 기술발전에 따라 점차 복잡해지고 다양화되는 추세이다.

의료기기는 제품설계 및 제조단계에서 임상의학, 전기, 전자, 기계, 재료, 광학 등 학제간 기술이 융합, 응용되는 특성이 있으며 단순 소모품에서 최첨단 전자의료기기까지 넓은 스펙트럼으로 구성된다. 의료기기는 주사기 등 소모품, 기초 의료용품, MRI, CT, 의료용 로봇 및 수술기기 등 광범위한 기기와 장비를 포함하며, 기술발전에 따라 점차 복잡화 다양화되는 추세이다. 여기에 더불어 최근 4차 산업혁명과 연계되어 융복합화 현상이 가속화되고, 헬스케어 IT 분야로 확장되고 있으며, 디지털 헬스케어, 원격의료, u-헬스, 웨어러블/모바일 의료기기 등 서비스 분야가 개발되면서 시장이 확대되는 추세이다.

둘째, 의료기기산업은 다품종 소량생산 산업이다. 의료기기 제품 종류는 수천 가지가 넘고, 품목당 생산수량도 10만대를 초과하는 품목이 거의 없을 정도로 대표적인 다품종 소량 생산 산업이다. 저가 또는 일부시장에서는 전문 중소기업이 시장을 주도하며, 고가의 첨단 고부가 제품은 소수의 대기업이 주도하고 있다.

셋째, 의료기기산업은 정부의 의료정책 및 관리제도와 밀접한 관련성이 있다. 의료기기산업은 인간의 생명과 보건에 관련된 제품을 생산하는 산업으로 국민의 건강증진 및 건강권 확보 등에 직간접적 영향을 받기 때문에 정부의 인허가 등 규제가 필요하다. 따라서 정부는 의료기기 생산 및 제조, 임상시험 등 안전규제, 유통 및 판매 등 안전성, 유효성 확보, 지적재산권 보장 등에 대하여 규제하고 있다.

또한 인허가 측면에서 국가 간 인증 허가제도가 상이하여 국제교역에서 비관세 장벽으로 작용하고 있다. 미국 FDA의 인허가에 소요되는 기간이 평균 7.2개월, 중국은 13개월이라는 조사 결과가 있다. 이후 시장에 진입하는 소요 기간은 더 늘어난다.

넷째, 의료기기 시장은 수요가 한정된 특징이 있다. 의료기기는 의료진단과 치료에 전문성을 가진 병원이 주요 수요처이다. 또한 건강, 보건과 관련되므로 제품의 안전성, 신뢰성을 우선으로 고려한다. 따라서 시장 수요자들은 기존 유명제품을 계속 사용하는 보수적인 경향이 강하기 때문에 상대적으로 시장의 진입장벽이 높고 가격 탄력성은 낮다. 제품에 대한 인지도와 브랜드 파워가 매우 중요한 산업이며, 마케팅 장벽 및 충성도가 매우 높아 경기 민감도가 상대적으로 낮다.

다섯째, 연구개발에 대한 지속적인 투자가 필요하다. 의료기기산업은 자본/기술 의존형 산업으로 제품의 개발부터 생산까지 약 3~5년 정도가 소요되어 비용 회수 기간이 길다. 또한 개별 제품의 시장 규모가 작고 수명 주기가 짧아 연구개발에 대한 지속적인 투자가 요구되는 산업이다.

출처 : 2017의료기기산업 분석 보고서

1-2 의료기기 산업현황

1) 의료기기 세계시장 동향 및 전망

2022년 세계 의료기기 시장규모는 2018년 이후 년평균 5.5% 증가한 약 4,871억 달러로 성장(Pitch Solutions, 2022, 2023)하였다. 지역별 시장 규모는 2022년 북미/남미 지역이 2,498억 달러(57.4%)로 가장 큰 점유율을 보였으며, 2022년 이후 연평균 7.6% 성장한 것으로 분석되었다. 독일, 프랑스, 이탈리아 등 유럽이 1,361억 달러(27.9%)로 연평균 4.3%, 한국, 중국, 일본 등 아시아/태평양은 904억 달러(18.6%)로 연평균 2.8% 성장한 것으로 분석되었으며, 중동지역도 2018년 이후 지속적인 성장세를 나타내고 있다.

국가별 시장규모를 보면 2022년 미국의 시장규모는 2,249억 달러로 세계시장의 46.2% 차지하는 것으로 나타났으며, 상위 20개 국가가 전체의 89.0%를 차지하는 것으로 추정되었다. 독일이 337억 달러(6.9%), 중국 318억 달러(6.5%), 일본이 237억 달러(4.9%), 프랑스 184억 달러(3.8%) 등 순으로 나타났다. 우리나라의 2022년 시장규모는 세계 9위(91억 달러)로 세계 의료기기 시장에서 1.9%를 차지하는 것으로 나타났다.

이를 각국에서 요구하는 인허가별로 정리해보면 FDA(미국)인증으로 진입할 수 있는 시장은 약 46.2%, CE마킹(유럽)이 27.9%, NMPA(중국)이 6.5%, JPAL(일본)이 4.9%, MFDS(한국)이 1.9%의 점유율을 나타내고 있다.

2) 국내 의료기기 산업의 동향 및 전망

2022년 국내 의료기기 시장규모는 약 11.5조원 정도이고 이중 수입이 6.3조로서 55.1%에 달한다.

또한 국내의 의료기기 생산액은 15.7조원이고, 이중 67.4%인 10.6조원을 수출하고 있다.

2022년 대한민국의 의료기기 제조업체는 4,176개이고, 총 종업원 수는 89,333명 정도로서 회사당 21.4명이 근무하고 있으며, 생산액 기준으로 년 100억원 이상의 제조사가 180개로서 4.3%인 반면에 년 10억원 미만인 제조사가 3,345개로서 80.1%에 달하는 등 영세성을 탈피하지 못하고 있다.

의료기기의 세계시장과 국내시장의 동향을 볼 때 국내 의료기기 산업은 수출주도의 정책을 펼치지 않을 수 없는 구조를 가지고 있으며, 이러한 수출주도 정책에서 가장 중요한 요소로서 해당 국가에서 요구하는 인허가라고 할 수 있고 두 번째로 우수한 품질과 안전성을 보장할 수 있도록 품질경영시스템을 구축하여 운영하는 시스템적인 마인드를 갖추는 일이라고 할 수 있으며, 세 번째로 생산성 및 가격경쟁력을 갖추어야 세계시장에서 경쟁력을 확보하여 영세성을 탈피할 돌파구를 마련할 수 있을 것이다.

특히 인허가의 양대산맥이라고 할 수 있는 미국의 FDA와 유럽의 CE마킹을 획득함으로 접근할 수 있는 시장이 74.1%에 달하는 거대한 시장이라고 할 수 있으며, 대한민국의 의료기기 제조사가 당연히 인증을 받게 되는 MFDS까지 합하면 76%의 시장을 대상으로 마케팅을 할 수 있고 여기에 일본과 중국의 인증을 받게 되면 87.4%의 시장을 노크할 수 있다. 그러나 필자가 27년간 해외인허가 컨설팅을 하면서 경험한 바에 의하면 가장 어려운 인증이 일본의 JPAL이고, 두 번째로 어려운 인증이 중국의 NMPA라고 감히 말할 수 있다. 이것은 다른 의미로 CE마킹과 FDA를 득하기 어렵다면 일본과 중국인증은 더더욱 어렵다는 것을 간과해서는 안된다는 의미이다.

이렇게 볼 때 국내외 인허가는 의료기기 제조사들이 선택이 아닌 회사의 생사가 걸려있는 필수 불가결한 과정이라고 할 수 있으며, 이에 대한 근본적인 대비가 필요하다고 할 수 있다.

그러나 최근의 인허가 추세는 프랑스의 인공유방 업체인 PIP사의 사건이 시발점이 되어 매우 까다로워지고 있으며, CE마킹의 경우에는 인허가 법규가 MDD(Medical Device Directive)와 AIMD(Active Implantable Medical Device Directive)에서 MDR(Medical Device Regulation)로, IVDD(In-Vitro Medical Device Directive)가 IVDR(In-Vitro Medical Device Regulation)로 변경되는 등의 큰 변화가 이루어지고 있는 과정에 있다.

MDD, IVDD와 달리 MDR, IVDR을 대비하기 위해서는 설계개발 기획단계부터 인허가를 기반으로 하는 절차를 마련하여 체계적으로 접근하여 철저히 준비하여야 할 것이며, 그렇지 않을 경우에 해외인허가는 매우 험난한 과정이 될 것이다.

예를 들어 설계개발 기획단계에서 개발하고자 하는 제품에 대하여 임상적 효과, 보고된 의료사고, 불만사례 등의 PMS Data를 조사하고 사용적합성과 위험분석을 통해 사용상의 위해와 안전과 관련한 위해요인을 분석하여 설계사양에 반영하여야 함은 물론이고, 소프트웨어 적인 위해요소는 없는지를 파악하여 소프트웨어 요구사항을 분석하여 개발 사양에 반영하여야 하며, 인체에 접촉되는 재질이 있을 경우에는 재질과 관련한 위험분석을 통하여 기능적으로 이상이 없는 안전한 재질을 선택하는 과정 등이 빠짐없이 문서화로 남겨놓아야 한다.

즉, 각각의 개발단계별로 시스템적으로 접근하여 문서화 해놓지 않으면 기술문서를 준비하는 과정이 매우 어려워질 뿐만 아니라 인증기관의 요구에 맞게 기술문서를 완성하는 것이 불가능함으로 인증심사에서 부적합으로 인허가를 받지 못할 경우도 많을 것으로 예상되고 있다.

또한 품질경영시스템에 있어서도 이제는 주먹구구식 운영으로는 CE마킹의 유지를 장담할 수 없다. MDR 부속서9에서는 인증기관이 품질경영시스템의 수행을 철저히 평가하도록 요구하고 있으며, 매년 시판 후 시장감시, 5년마다 미고지 심사(미고지 심사 시 제품 샘플시험 포함, Class III의 경우 사용된 부품의 평가 포함)를 요구하고 있으며, 동일 기업에 동일 심사원이 3년 이상 심사에 참여하지 못하게 하고 있다.

최근에 MDR 심사를 통해 지적사항을 받아본 바로는 개발단계별로 문서화하기 어려운 인적구성과 시스템적인 접근이 어려운 영세 또는 중소기업이 감당하기에는 너무나 어려운 과정이 될 것이라는 걱정이 앞서는 것이 사실이다.

02

MFDS 인증/허가

2-1 의료기기의 정의와 관련법
2-2 MFDS 허가·인증·신고
2-3 의료기기 등급분류 기준
2-4 의료기기 신고 절차
2-5 의료기기 허가·인증 절차
2-6 기술문서 심사
2-7 등급별 허가심사 절차
2-8 의료기기 업허가
2-9 의료기기 제조 및 품질관리기준(GMP) 적합인정
2-10 사후관리제도

2-1 의료기기의 정의와 관련법

2-1-1 의료기기 정의

"의료기기"라 함은 사람 또는 동물에게 단독 또는 조합하여 사용되는 기구·기계·장치·재료 또는 이와 유사한 제품으로서 다음 각호의 1에 해당하는 제품을 말한다. 다만, 약사법에 의한 의약품과 의약외품 및 장애인복지법 제65조의 규정에 의한 재활보조기구 중 의지(義肢), 보조기(補助器)를 제외한다.

- 질병의 진단·치료·경감·처치 또는 예방의 목적으로 사용되는 제품
- 상해 또는 장애의 진단·치료·경감 또는 보정의 목적으로 사용되는 제품
- 구조 또는 기능의 검사·대체 또는 변형의 목적으로 사용되는 제품
- 임신조절의 목적으로 사용되는 제품

대한민국의 의료기기 정의는 사람을 대상으로 사용하는 기기뿐만 아니라 동물에게 사용되는 것을 모두 포함하고 있다. 사람을 대상으로 사용하는 의료기기의 관리는 식품의약품안전처에서, 동물을 대상으로 사용하는 의료기기의 관리는 농림축산식품부에서 관리를 맡고 있다. 본 서에서는 사람을 대상으로 사용하는 의료기기에 국한하여 다루고자 한다.

2-1-2 관련 법령 및 행정규칙

1) 법령 현황· 「의료기기법」, 「의료기기법 시행령」, 「의료기기법 시행규칙」

2) 주요행정규칙 현황(인·허가 관련 고시 11개)

- 「의료기기 허가·신고·심사 등에 관한 규정」
- 「의료기기 품목 및 품목별 등급에 관한 규정」
- 「의료기기의 전기·기계적 안전에 관한 공통 기준규격」
- 「의료기기의 전자파 안전에 관한 공통 기준규격」
- 「의료기기의 생물학적 안전에 관한 공통 기준규격」
- 「의료기기 기준규격」
- 「의료기기의 안정성시험 기준」
- 「의료기기 임상시험 계획 승인에 관한 규정」
- 「의료기기 임상시험 기본문서 관리에 관한 규정」
- 「의료기기 위탁 인증신고의 대상 및 범위 등에 관한 지침」
- 「의료기기 허가, 신의료시술평가 등 통합운영에 관한 규정」

※ 체외진단 의료기기의 법규 및 행경규칙과 그 외 행정규칙은 국가법령정보센터(www.law.go.kr)의 행정규칙(훈령예규고시)에서 확인할 수 있다.

※ 또한 2025년 1월 24일 시행하게 될 디지털의료제품법 및 행경규칙과 그 외 행정규칙은 국가 법령정보센터(www.law.go.kr)의 행정규칙(훈령예규고시)에서 확인할 수 있다.

2-2 MFDS 허가·인증·신고

국내에서 제조·판매 또는 수입된 의료기기를 판매하기 위하여는 해당 의료기기를 의료기기법 6조 및 체외진단의료기기법 5조에 따라 제조(수입) 허가, 제조(수입) 인증을 받거나 제조(수입) 신고를 하여야 한다.

※ 의료기기와 체외진단 의료기기 및 디지털 의료기기의 허가, 인증 및 신고절차는 유사하므로 본 서는 의료기기법을 기준으로 설명하고자 한다.

2-2-1 의료기기의 허가·인증·신고 대상

의료기기법 제6조에 따라 품목류 및 품목별로 제조(수입) 허가, 제조(수입) 인증을 받거나 제조(수입) 신고를 하여야 하는 대상 의료기기는 다음과 같다.

1) 신고 대상

1등급 의료기기(1등급 의료기기 중 품목류별 신고대상 및 품목별 허가 대상인 의료기기 제외1등급 의료기기 중 이미 허가 또는 인증을 받거나 신고한 의료기기와 구조 · 원리 · 성능 · 사용목적 · 사용방법 등이 본질적으로 동등하지 아니한 의료기기 제외)

2) 인증 대상

2등급 의료기기로 식품의약품안전처장이 인증대상 의료기기로 정하여 고시하는 의료기기(2등급 의료기기 중 품목류별 인증 대상인 의료기기는 제외)

3) 허가 대상

- 3등급·4등급 의료기기
- 2등급 의료기기(2등급 인증대상 의료기기는 제외)
- 1등급·2등급 의료기기 중 이미 허가 또는 인증을 받거나 신고한 의료기기와 구조·원리·성능·사용목적·사용방법 등이 본질적으로 동등하지 아니한 의료기기

2-2-2 의료기기의 허가·인증·신고 제한 대상

1) 현행 「의료기기법」에서는 제6조의3에 따른 의료기기는 제조(수입) 허가, 제조(수입) 인증을 받거나 제조(수입) 신고를 할 수 없다.

2) 현행 「의료기기법」 제6조의3에 따른 제품 명칭을 가진 의료기기는 허가, 인증을 받거나 신고를 할 수 없다.

[의료기기법]

제6조의 3(제조허가 등의 제한)

① 다음 각 호의 어느 하나에 해당하는 의료기기는 제조허가 또는 제조인증을 받거나 제조신고를 할 수 없다.

1\. 제36조 제1항에 따라 허가가 취소된 의료기기와 사용목적, 작용원리 및 원재료 등이 동일한 의료기기로서 취소된 날부터 1년이 지나지 아니한 의료기기

2\. 안전성·유효성에 문제가 있다고 식품의약품안전처장이 정하는 원자재를 사용하거나 함유한 의료기기로서 인체에 직·간접적으로 접촉하는 의료기기

3\. 소해면상뇌증(小海綿狀腦症)등 국민보건에 위해가 우려되는 질병의 감염 가능성이 있는 원자재를 사용하거나 함유하고, 인체에 직·간접적으로 접촉하는 의료기기로서 식품의약품안전처장이 정하는 의료기기

1\. 그 밖에 식품의약품안전처장이 정하여 고시하는 의료기기 제조허가, 제조인증 또는 제조신고의 기준에 적합하지 아니한 의료기기

① 다음 각 호의 어느 하나에 해당하는 제품 명칭을 가진 의료기기는 제조허가 또는 제조인증을 받거나 제조신고를 할 수 없다.

1\. 의료기기의 명칭으로 적합하지 아니하거나 다른 제품으로 오인할 우려가 있거나 실제보다 과장된 명칭

2\. 의료기기의 적응증(適應症) 또는 효능·효과를 그대로 표시하는 명칭

3\. 그 밖에 제1호 및 제2호에 준하는 명칭으로서 식품의약품안전처장이 정하여 고시하는 기준에 적합하지 아니한 명칭

2-3 의료기기 등급분류 기준

의료기기 등급분류 및 지정에 관한 기준과 절차는 다음에 따른다.

[시행규칙 별표1]

의료기기의 사용목적과 사용 시 인체에 미치는 잠재적 위해성 등의 차이에 따라 4가지 등급으로 분류하며, 두 가지 이상의 등급분류 기준이 적용되는 의료기기의 경우에는 가장 높은 위해도에 따른 등급을 적용한다.

* 잠재적 위해성의 판단기준은 다음과 같다.

(1) 인체와 접촉하고 있는 기간

(2) 침습의 정도

(3) 약품이나 에너지를 환자에게 전달하는지 여부

(4) 환자에게 생물학적 영향을 미치는지 여부

- **1등급 : 잠재적 위해성이 거의 없는 의료기기**
  인체에 직접 접촉되지 않거나, 접촉되더라도 잠재적 위험성이 거의 없으며 고장발생 시에도 인체에 미치는 영향이 경미한 의료기기

- **2등급 : 잠재적 위해성이 낮은 의료기기**
  사용 중 고장이나 이상으로 인한 인체에 대한 위험성은 있으나 생명의 위험 또는 중대한 기능장애에 직면할 가능성은 적어 잠재적 위험성이 낮은 의료기기

- **3등급 : 중증도의 잠재적 위해성을 가진 의료기기**
  인체내에 일정기간 삽입되어 사용되거나, 잠재적 위험성이 높은 의료기기

- **4등급 : 고도의 위해성을 가진 의료기기**
  인체내에 영구적으로 이식되는 의료기기, 심장·중추신경계·중앙혈관계 등에 집적 접촉되어 사용되는 의료기기나 동물의 조직 또는 추출물을 이용하거나 안전성 등의 검증을 위한 정보가 불충분한 원자재를 사용한 의료기기 또는 새로운 목적 등에 사용되는 의료기기

1) 국내 의료기기의 품목별 분류는 아래와 같다.

(A) 기구 기계[기구·기계] Medical Instruments

A01000 진료대와 수술대 Operating and treatment table
A02000 의료용 침대 Bed for medical use
A03000 의료용 조명기 Medical light and lamps
A04000 의료용 소독기 Medical sterilizing apparatus
A05000 의료용 무균수 장치 Medical water sterilizers
A06000 마취기 Anesthesia apparatus
A07000 호흡 보조기 Respiratory apparatus
A08000 의료용 챔버 Medical chamber
A09000 내장 기능 대용기 Artificial internal organ apparatus
A10000 보육기 Neonatal incubator
A11000 진단용 엑스선 장치
A12000 비전리 진단 장치 Non-ionization diagnostic device
A13000 방사선 진료 장치 Radiologic device
A14000 의료용 필름 현상기 Film developer for medical use
A15000 방사선 장해 방어용 기구 Radiation protective device
A15500 레이저 장해 방어용 기구 Laser protective device
A16000 이학 진료용 기구 Physical devices for medical use
A17000 심혈관용 기계 기구 Cardiovascular devices
A18000 비뇨기과용 기계 기구 Urology devices
A19000 환자 운반차 Patient transport
A20000 청진기 Stethoscope
A21000 체온 측정용 기구 Clinical thermometric system
A22000 혈액 검사용 기기 Hematological testing apparatus
A22500 유전자 분석 기구
A23000 혈압 검사 또는 맥파 검사용 기기 Sphygmomanometers and sphygmographs
A24000 소변 또는 분변 분석 기기 Urine or excrement analyzers
A25000 체액 분석기기 Body fluid testing apparatus

A26000 내장 기능 검사용 기기 Visceral function testing instruments

A27000 호흡 기능 검사용 기기 Respiratory function testing apparatus

A28000 검안용 기기 Eye testing instruments

A29000 청력 검사용 기기 Hearing testing instruments

A30000 지각 및 신체 진단용 기구 Perception and organs diagnostic devices

A31000 의료용 경 Speculums for medical use

A32000 의료용 원심 분리기 Centrifuge for medical use

A33000 조직 가공기 Tissue processing device

A34000 의료용 정온기 Thermostats for medical use

A35000 전기 수술 장치 Electrosugical device

A36000 냉동 수술 장치 Cryosurgery device

A37000 레이저 진료기 Laser apparatus for medical use

A38000 결찰기 및 봉합기 Instruments for ligature and suture

A39000 의료용 흡인기 Aspirators for medical use

A40000 기흉기 및 기복기 Pneumothorax and Pnemoperitoneum apparatus

A41000 의료용 칼 Knives for medical use

A42000 의료용 가위 Scissors for medical use

A43000 의료용 큐렛 Curettes for medical use

A44000 의료용 클램프 Clamp for medical use

A45000 의료용 겸자 Forceps for medical use

A46000 의료용 톱 Saw for medical use

A47000 의료용 끌 Chisel for medical use

A48000 의료용 박리자 Raspatories for medical use

A49000 의료용 망치 Mallet for medical use

A50000 의료용 줄 File for medical use

A51000 의료용 레버 Lever for medical use

A52000 의료용 올가미 Snare for medical use

A53000 주사침 및 천자 침 Needle for syringe and puncture

A54000 주사기 Syringes

A55000 의료용 천자기, 천착기 및 천공기 Puncturing, abrasion, perforating

instrument for medical use
A56000 개창 또는 개공용 기구 Wound retractors and speculums
A57000 의료용 취관 및 체액 유도관 Tube and Catheter for medical use
A58000 의료용 소식자 Probe and Sound for medical use
A59000 의료용 확장기 Dilator and expander for medical use
A60000 의료용 도포기 Applicator for medical use
A61000 혼합 및 분배용기구 Dispenser and Mixing instrument
A62000 의료용 충전기 Filling instruments for medical use
A63000 의료용 누르개 Depressors for medical use
A64000 측정 및 유도용 기구 Measuring and introducing instrument
A65000 의료용 세정기 Douche instruments for medical use
A66000 채혈 또는 수혈 및 생체 검사용 기구 Blood donor or transfusion and biopsy set
A67000 정형 및 기능 회복용 기구 Medical device for orthopedics and restoration
A68000 치과용 진료 장치 및 의자 Dental unit and chair
A69000 치과용 엔진 Dental engine
A70000 치과용 브로치 Broaches for dental use
A71000 치과용 탐침 Explorers for dental use
A72000 치과용 방습기 Moisture-excluding instruments for dental use
A73000 인상 채득 또는 교합용 기구 Impression taking and articulating instruments
A74000 치과용 중합기 Vulcanizers and curing units for dental use
A76000 시력 보정용 안경 Sight corrective spectacles
A77000 눈 적용 렌즈 Ophthalmic lens
A78000 보청기 Hearing aid
A79000 의약품 주입기 Infusion instruments
A81000 의료용 흡입기 Inhalators for medical use
A82000 의료용 진동기 Vibrators
A83000 개인용 전기 자극기 Electric stimulator for medical use by personal
A84000 침 또는 구용기구 Acupuncture and moxibustion apparatus
A85000 의료용 자기 발생기 Magnetic induction apparatus for medical use
A86000 의료용 물질 생성기 Medicinal substance-producing equipment

A87000 의료용 필름 판독 장치 Film viewing devices for medical use

A88000 이비인후과용 진료 장치 및 의자 Treatment table for Ear, Nose and Throat

A89000 안과용 진료 장치 및 의자 Ophthalmic instrument table and chair

A90000 유헬스케어 의료기기 U-healthcare medical device

A91000 의료용 세포 및 조직 처리 기구 Cell and tissue processing apparatus for medical use

(B) 의료용품 Medical supplies

B01000 방사선용품 Radiographic supplies

B02000 봉합사 및 결찰사 Suture and ligature

B03000 정형용품 Orthopedic materials

B04000 인체 조직 또는 기능 대치품 Human tissue and organ substitute

B05000 부목 Splints

B06000 시력표 및 색각 검사표 Test chart for visualacuity and color blindness

B07000 외과용품 Surgical supplies

B08000 콘돔 Condom

B09000 피임용구 Contraceptive device

(C) 치과 재료 Dental Materials

C01000 치과가공용합금

C02000 치과주조용합금

C03000 메탈세라믹합금

C04000 납착용합금

C05000 가공용합금

C06000 직접수복재료

C07000 심미치관재료

C08000 의치재료

C09000 의치상재료

C10000 근관치료재

C11000 치과접착용시멘트

C12000 치과용접착제

C13000 치과용인상재료

C14000 치과용왁스

C16000 예방치과재료

C17000 치과교정재료

C18000 악안면성형용재료

C19000 악골치아고정장치

C20000 치과용임플란트시스템

C21000 치과임플란트시술기구

C22000 치과용골이식재

C23000 치주조직재생유도재

C24000 치과용진단제

C25000 보철물분리재료

C26000 기타보철재료

C27000 기타보존재료

(체외진단의료기기의 품목 및 품목별 등급은 "체외진단의료기기 품목 및 품목별 등급에 관한 규정(2024-44호)"에 따른다.

(I) 검체 전처리 기기 Devices for Sample Preparation

(J) 임상화학 검사기기 Devices for Clinical Chemistry

(K) 면역 검사기기 Devices for Clinical Immunology

(L) 수혈의학 검사기기 Devices for Blood Transfusion

(M) 임상미생물 검사기기 Devices for Clinical Microbiology

(N) 분자진단기기 Devices for Molecular Diagnostics

(O) 조직병리 검사기기 Devices for Immuno Cyto/Histo Chemistry

(P) 체외진단 소프트웨어 IVD Softwar

(E)소프트웨어

E01000 심혈관 진료용 소프트웨어 Software for cardiovascular

E02000 치의학 진료용 소프트웨어 Software for dental

E03000 이비인후과학 진료용 소프트웨어 Software for otolaryngology

E04000 위장병학 및 비뇨의학 진료용 소프트웨어 Software for gastroenterology and urology

E05000 병원진료용 소프트웨어 Software for general hospital

E06000 신경과학 진료용 소프트웨어 Software for neurology

E07000 산부인과학 진료용 소프트웨어 Software for uterology

E08000 안과학 진료용 소프트웨어 Software for ophthalmology

E09000 정형외과학 진료용 소프트웨어 Software for orthopaedics

E10000 재활의학 진료용 소프트웨어 Software for rehabilitation

E11000 방사선종양학 및 영상의학 진료용 소프트웨어 Software for radiation oncology and diagnostic radiology

2) 등급분류 예시는 아래와 같다.

- A67010.01 수동식정형용견인장치 [1] Traction unit, manually-operated 추간판탈출증, 퇴행성 협착증 등의 치료를 목적으로 인체를 견인하는 수동식 기구로서 코드, 벨트 풀리, 분동 등으로 구성되어 있다

- A67010.03 전동식정형용견인장치 [2] Traction unit, electrically-powered 추간판탈출증, 퇴행성 협착증 등의 치료를 목적으로 인체를 견인하는 전동식 기구

- A09260.01 체외형인공심장박동기 [3] Pacemaker, cardiac, external, invasive 심장에 자극을 주고자 주기적인 전기 펄스를 발생시키는 기구로서 인공심장박동기 이식 중 일시적 대체, 심장 수술 시 또는 심근 경색 환자의 불규칙 박동을 조절하기 위한 기구

- A09270.01 이식형인공심장박동기 [4] Pacemaker, cardiac, implantable 심장에 주기적인 전기 자극 펄스를 주는 이식용 기구.

- C20050.01 치과용임플란트시스템 [3] implant, endosseous, system 상부와 하부 구조물을 포함하는 일체형 치과용 임플란트 시스템

- C20070.01 특수재질치과용임플란트시스템 [4] implant, endosseous, fixture, with animal and/or human source or biologic component 상부와 하부 구조물을 포함하는 치과용 임플란트 시스템으로써 안전성이 확인되지 아니한 재료(생체 재료, 흡수성 재료 등)사용 또는 특수 표면 처리한 것

- J03010.01 혈당측정기 [1] Glucose analyzer for clinical use 혈액 또는 체액의 포도당, 케톤 등을 측정하여 당질대사 장애를 진단하는데 사용하는 장치 단, 개인용은 여기서 제외한다.

► J04010.01 개인용혈당측정시스템 [3] Blood glucose meter for self test 당질대사 이상 환자의 자가 모니터링용으로 혈액 또는 체액의 포도당 및 케톤을 자가 측정하는 장치. 단, 체내삽입형 제품은 여기서 제외한다.

2-4 의료기기 신고 절차

2-4-1 관련 규정

「의료기기 허가·신고·심사 등에 관한규정」 제4조(제조·수입 신고의 처리 등)에 따라 의료기기 제조 또는 수입신고를 하려는 자가 한국의료기기안전정보원장에게 제출한 의료기기 제조(수입) 신고서(이하 "신고서"라 한다)가 한국의료기기안전정보원 전자민원시스템에 등록이 완료된 경우에는 신고가 수리된 것으로 본다. 다만, 다음 각 호의 어느 하나에 해당하는 경우에는 그러하지 아니하다.

① 시행규칙 제4조에 따른 허가·인증 대상 의료기기를 신고서로 제출한 경우
② 의료기기에 해당하지 않는 제품을 신고한 경우
③ 제5조(안전성·유효성 문제 원자재 사용 의료기기 등) 각 호의 어느 하나에 해당하는 원자재를 사용하거나 함유한 의료기기를 신고한 경우

상기 항에도 불구하고 의료기기 제조(수입)업 허가신청서와 동시에 제출된 신고서의 경우에는 제조·수입업 허가 시 수리된 것으로 본다.

2-4-2 신고 절차

1) 신고기관 : 한국의료기기안전정보원

2) 처리기한 : 즉시

3) 구비서류

- 제조신고서
- 제조공정 또는 시험을 위탁한 경우 위탁계약서
- 조건부 제조신고서의 경우 - 첨부서류는 없습니다.

2-4-3 신고 흐름도

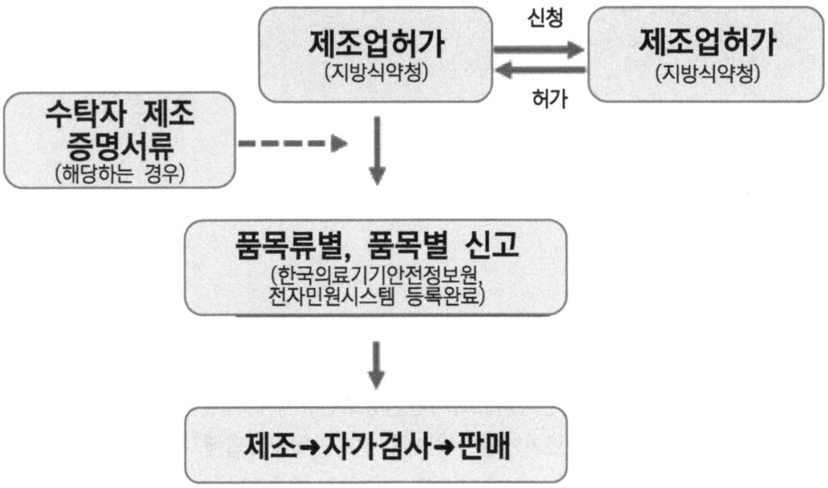
제조업허가
(지방식약청)
신청
허가
제조업허가
(지방식약청)
수탁자 제조
증명서류
(해당하는 경우)
품목류별, 품목별 신고
(한국의료기기안전정보원,
전자민원시스템 등록완료)
제조→자가검사→판매

■ 의료기기법 시행규칙 [별지 제7호서식] 〈개정 2024. 8. 7.〉 전자민원창구(emed.mfds.go.kr)에서도 신청할 수 있습니다.

의료기기 제조(수입) 신고서

(앞쪽)

※ [ ]에는 해당되는 곳에 √ 표시를 합니다.

접수번호	접수일	처리일	

신고인 (대표자)	성명	생년월일
	주소	
제조(수입) 업소	명칭(상호)	업허가번호
	소재지	

구분	[ ]품목류	[ ]제조신고	[ ]제조신고변경	[ ]조건부 제조신고
	[ ]품목	[ ]수입신고	[ ]수입신고변경	[ ]조건부 수입신고

변경사항	항목	기존 신고사항	변경사항	사유

명칭(제품명,품목명,모델명)	
분류번호(등급)	
모양 및 구조	
원재료 (인체에 접촉되는 의료기기만 해당합니다)	
성 능	
사용 목적	
사용 방법	
사용 시 주의사항	
제조원(수입 또는 제조공정 전부 위탁의 경우)	
비고	

「의료기기법」 제6조제2항 · 제7조 · 제12조 · 제15조 및 같은 법 시행규칙 제7조제1항 · 제16조제4항 · 제26조제3항 · 제30조제3항 · 제34조에 따라 위와 같이 의료기기의 제조(수입)을 신고합니다.

년 월 일

신고인 (서명 또는 인)

담당자 성명

담당자 전화번호

한국의료기기안전정보원장 귀하

210㎜ × 297㎜[백상지 80g/㎡ 또는 중질지 80g/㎡]

(뒤쪽)

첨부서류	수수료	
	전자민원	방문 · 우편민원
1. 제조신고서의 경우: 제조공정 또는 품질관리를 위한 시험을 위탁한 경우 위탁계약서 사본 2. 수입신고서의 경우: 첨부서류는 없습니다. 3. 제조(수입)변경신고서의 경우 가. 변경사항을 확인할 수 있는 서류 나. 기업의 분리 또는 합병 등에 따라 해당 제조시설 · 제조방법 등을 양수받은 자가 변경신고를 하는 경우에는 품목의 제조시설 · 제조방법 등에 관한 양도 · 양수계약서 4. 조건부 제조신고서의 경우: 첨부서류는 없습니다. 5. 조건부 수입신고서의 경우: 첨부서류는 없습니다.	1. 신고: 85,000원 2. 변경신고: 39,000원	1. 신고: 96,000원 2. 변경신고: 43,000원

처리절차

신고서 목록서 작성	→	접 수	→	식품의약품안전처 전자민원 시스템 등재
신고인		한국의료기기안전정보원		

2-5 의료기기 허가·인증 절차

2-5-1 관련 규정

1) 「의료기기법 시행규칙」 제5조(제조허가의 절차), 제30조(수입허가 신청 등)에 따라 의료기기의 제조·수입 허가를 받으려는 자는 「의료기기법 시행규칙」 [별지 제3호 서식]에 따른 신청서(전자문서로 된 신청서를 포함한다)에 의료기기법 시행규칙 제5조제1항 각 호, 제30조 제1항의 서류(전자문서를 포함한다)를 첨부하여 식품의약품안전처장에게 제출하여야 한다.

의료기기법 시행규칙 제5조제1항 각 호,

① 법 제6조제2항에 따라 의료기기의 제조허가를 받으려는 자는 별지 제3호서식의 신청서(전자문서로 된 신청서를 포함한다)에 다음 각 호의 서류(전자문서를 포함한다)를 첨부하여 식품의약품안전처장에게 제출하여야 한다.

1. 법 제6조제4항에 따른 시설과 제조 및 품질관리체계를 갖추었음을 증명하는 서류
2. 기술문서와 임상시험자료 등(이하 "기술문서 등"이라 한다) 또는 제9조제4항에 따른 기술문서 등의 심사결과통지서로서 발행일부터 2년이 지나지 아니한 것. 다만, 제9조제1항 단서에 해당하는 경우에는 기술문서 등의 심사 결과통지서를 제출하여야 한다.
3. 제조공정 또는 품질관리를 위한 시험을 위탁한 경우 위탁계약서 사본

제30조(수입허가 신청 등) ① 법 제15조제2항에 따라 의료기기의 수입허가를 받으려는 자는 별지 제3호서식의 신청서(전자문서로 된 신청서를 포함한다)에 다음 각 호의 서류(전자문서를 포함한다)를 첨부하여 식품의약품안전처장에게 제출하여야 한다.

1. 제5조제1항제2호의 서류. 다만, 수입하려는 의료기기가 이미 허가받은 의료기기와 동일한 제조원(제조국·제조사 및 제조소가 동일한 경우를 말한다)의 동일 제품임을 식품의약품안전처장이 정하는 바에 따라 증명하는 경우에는 이를 생략할 수 있다.
2. 수입하는 의료기기의 제조소에 대하여 법 제15조제4항에 따른 제조 및 품질관리체계를 갖추었음을 증명하는 서류

2) 「의료기기법 시행규칙」 제6조(제조인증의 절차), 제30조(수입허가 신청 등)에 따라 의료기기 제조·수입인증을 받으려는 자는 「의료기기법 시행규칙」 [별지 제5호 서식]에 따른 신청서(전자문서로 된 신청서를 포함한다)에 의료기기법 시행규칙 제5조제1항 각 호, 제30조제1항의 서류(전자문서를 포함한다)를 첨부하여 한국의료기기안전정보원장에게 제출하여야 한다.

3) 제조·수입 허가 또는 인증을 받으려는 자는 의료기기법 제6조제5항에 따라 제출하여야 하는 기술문서 등의 적합성에 관하여 미리 식품의약품안전처장의 심사를 받을 수 있다. 다만, 이미 허가 또는 인증을 받거나 신고한 의료기기와 구조·원리·성능·사용목적 및 사용방법 등이 본질적으로 동등한 의료기기로서 식품의약품안전처장이 정하는 품목의 경우에는 의료기기법 제6조의4제1항에 따른 기술문서 심사기관에서 심사를 받아야 한다.

의료기기법 제6조(제조업의 허가 등)

⑤ 제조업자는 제2항에 따라 제조허가 또는 제조인증을 받거나 제조신고를 하려는 경우에는 총리령으로 정하는 바에 따라 제조 및 품질관리체계 자료, 기술문서, 임상시험자료 등 필요한 자료를 식품의약품안전처장에게 제출하여야 한다.

의료기기법 제6조의 4(기술문서심사기관의 지정 등)

① 식품의약안전처장은 제6조 제5항에 따라 제출하여야 하는 기술문서 등의 적합성 심사를 위하여 전문성이 있는 심사기관(이하 "기술문서심사기관"이라 한다.)을 지정하여 심사에 관한 업무를 수행하게 할 수 있다.

4) 기술문서 등의 심사를 받으려는 자는 「의료기기법 시행규칙」 [별지 제8호 서식]에 따른 심사의뢰서(전자문서로 된 심사의뢰서를 포함한다)에 의료기기법 시행규칙 제9조제2항, 제3항 각 호의 서류(전자문서로 된 자료를 포함한다)를 첨부하여 식품의약품안전처장 또는 기술문서 심사기관의 장에게 제출하여야 한다.

제9조(기술문서 등의 심사)

① 제조허가 또는 제조인증을 받으려는 자는 법 제6조제5항에 따라 제출하여야 하는 기술문서 등의 적합성에 관하여 미리 식품의약품안전처장의 심사를 받을 수 있다. 다만, 이미 허가 또는 인증을 받거나 신고한 의료기기와 구조 · 원리 · 성능 · 사용목적 및 사용방법 등이 본질적으로 동등한 의료기기로서 식품의약품안전처장이 정하는 품목의 경우에는 법 제6조의4제1항에 따른 기술문서심사기관(이하 "기술문서심사기관"이라 한다)에서 심사를 받아야 한다.

② 제1항에 따른 기술문서 등의 심사를 받으려는 자는 별지 제8호서식의 심사의뢰서(전자문서로 된 심사의뢰서를 포함한다)에 다음 각 호에 해당하는 자료(전자문서로 된 자료를 포함한다)를 첨부하여 식품의약품안전처장 또는 기술문서심사기관의 장에게 제출하여야 한다. 다만, 이미 허가받은 의료기기와 구조 · 원리 · 성능 · 사용목적 및 사용방법 등이 본질적으로 동등한 의료기기 중 식품의약품안전처장이 임상시험에 관한 자료 제출이 필요하다고 정하여 고시하는 의료기기를 제외한 의료기기의 경우에는 제5호부터 제7호까지의 자료는 제출하지 아니할 수 있다.

1. 이미 허가받은 제품과 비교한 자료
2. 사용목적에 관한 자료
3. 작용원리에 관한 자료
4. 제품의 성능 및 안전을 확인하기 위한 다음 각 목의 자료로서 시험규격 및 그 설정근거와 실측치에 관한 자료. 다만, 국내 또는 국외에 시험규격이 없는 경우에는 기술문서 등의 심사를 받으려는 자가 제품의 성능 및 안전을 확인하기 위하여 설정한 시험규격 및 그 근거와 실측치에 관한 자료
   가. 전기·기계적 안전에 관한 자료
   나. 생물학적 안전에 관한 자료
   다. 방사선에 관한 안전성 자료
   라. 전자파 안전에 관한 자료
   마. 성능에 관한 자료
   바. 물리·화학적 특성에 관한 자료
   사. 안정성에 관한 자료
5. 기원 또는 발견 및 개발경위에 관한 자료
6. 임상시험에 관한 자료
7. 외국의 사용현황 등에 관한 자료

③ 체외진단용 의료기기에 대하여 기술문서 등의 심사를 받으려는 자는 별지 제8호서식의 심사의뢰서(전자문서로 된 심사의뢰서를 포함한다)에 다음 각 호에 해당하는 자료(전자문서로 된 자료를 포함한다)를 첨부하여 식품의약품안전처장 또는 기술문서심사기관의 장에게 제출하여야 한다.

1. 개발경위, 측정 원리·방법 및 국내외 사용현황에 관한 자료
2. 원자재 및 제조방법에 관한 자료
3. 사용목적에 관한 자료
4. 저장방법과 사용기간 또는 유효기간에 관한 자료
5. 제품의 성능을 확인하기 위한 다음 각 목의 자료
   가. 분석적 성능시험에 관한 자료
   나. 임상적 성능시험에 관한 자료
   다. 품질관리 시험에 관한 자료
   라. 표준물질 및 검체보관 등에 관한 자료
6. 체외진단용 의료기기의 취급자 안전에 관한 자료
7. 이미 허가받은 제품과 비교한 자료

④ 제2항 및 제3항에도 불구하고 법 제11조에 따라 제조 허가·신고 등의 사전 검토를 받은 자가 제25조제3항에 따른 사전 검토 결과통지서를 제출하는 경우에는 제2항 각 호 또는 제3항 각 호의 자료 중 사전 검토 결과 적합판정을 받은 사항에 대한 자료는 제출하지 않을 수 있다.

⑤ 제2항 및 제3항에 따라 심사의뢰를 받은 식품의약품안전처장 또는 기술문서심사기관의 장은 이를 심사한 후 그 결과를 신청인에게 별지 제9호서식에 따라 통보하여야 한다.

⑥ 기술문서 등의 심사에 필요한 첨부자료의 작성요령, 각 첨부자료의 요건·면제절차·범위, 심사 범위·기준·절차 및 임상적 성능시험의 관리기준 등에 관한 세부사항은 식품의약품안전처장이 정하여 고시한다.

2-5-2 동일제품

1) 정의 :

이미 허가·인증받은 품목과 동일한 제품을 말한다.

2) 인증 절차 :

동일제품임을 확인받고자 하는 자는 다음 각 호의 요건에 해당함을 입증할 수 있는 자료를 첨부하여 식품의약품안전처장에게 신청하여야 하며, 식품의약품안전처장은 검토사항에 대한 결과를 10일 이내에 통지하여야 한다.

1. 이미 허가·인증받은 의료기기와 사용목적, 작용원리, 원재료, 성능, 시험규격 및 사용방법 등이 동일한 의료기기
2. 동일 제조소(수입 의료기기의 경우 제조국가·제조회사·제조소가 동일한 경우를 말한다)에서 제조된 의료기기
3. 제조의뢰자로부터 위탁받은 제조자가 제품을 설계·개발·생산하는 방식으로 제조한 의료기기(국내에서 제조된 의료기기에 한한다)

※ 2등급 중 '동일제품'의 경우는 기술문서 심사대상에서 면제된다.

2-5-3 동등공고제품

1) 정의 :

2등급 의료기기 중 동등제품으로 3회 이상 허가·인증받은 제품에 대하여 사용목적, 작용원리, 원재료, 성능, 시험규격 및 사용방법 등을 식품의약품안전처 홈페이지를 통해 공고한 의료기기를 말한다.

2) 인증 절차:

동등공고제품 허가·인증 신청 시 안전성 및 성능에 관한 시험성적서는 「식품·의약품 분야 시험검사 등에 관한 법률」에 따라 식품의약품안전처장이 지정한 의료기기 시험·검사기관에서 발행한 성적서를 제출하여야 한다.

※ 2등급 중 '동등공고제품'의 경우는 기술문서 심사대상에서 면제된다.

3) 인증흐름도

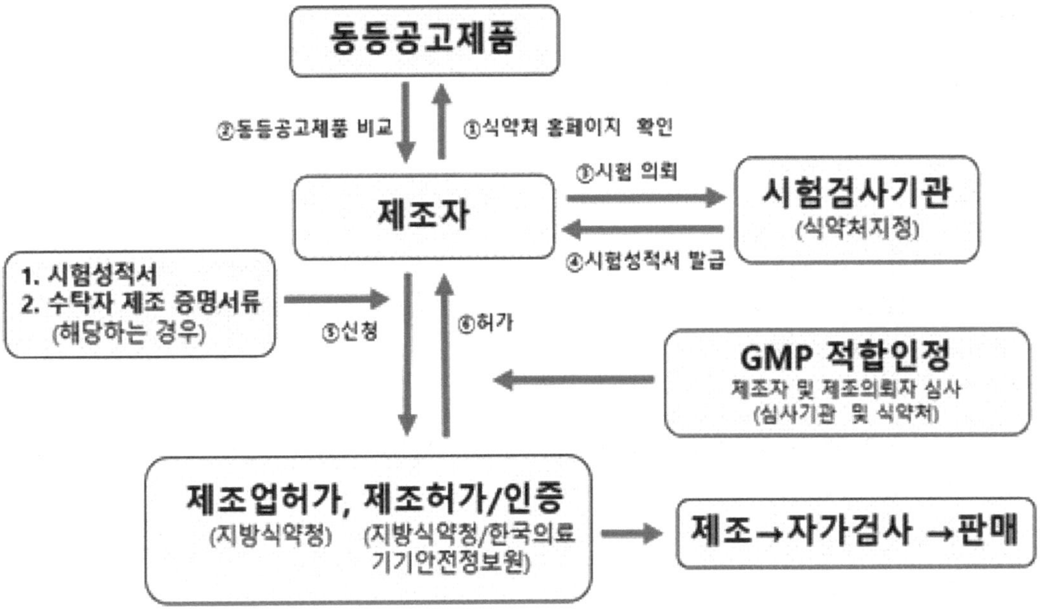

2-5-4 동등제품

1) 정의:

이미 허가·인증 받은 의료기기와 사용목적, 작용원리, 원재료(의료용품에 한한다), 성능, 시험규격 및 사용방법 등이 동등한 의료기기를 말한다. 다만, 체외진단용 의료기기는 사용목적, 작용원리, 원재료 및 성능이 동등한 경우를 말한다.

2) 인증절차:

2등급 의료기기에 대한 기술문서 심사는 민간위탁기관인 '기술문서심사기관'이 업무를 수행하고 있으며, 한정된 심사범위 내에서만 심사하고 있다.

3) 인증흐름도

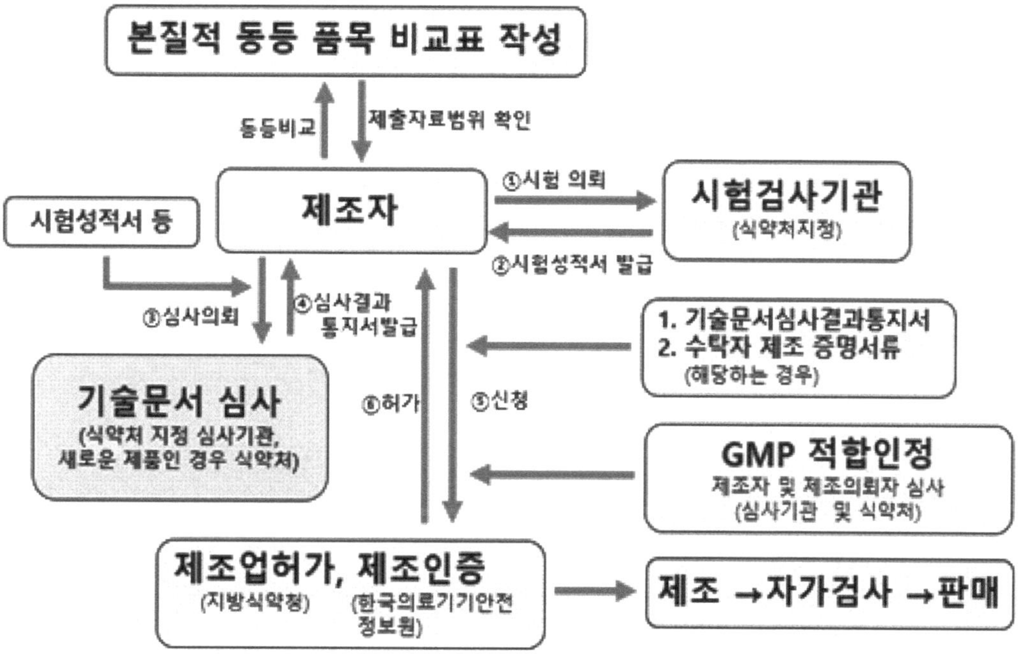
본질적 동등 품목 비교표 작성
동등비교
제출자료범위 확인
시험성적서 등
제조자
①시험 의뢰
시험검사기관
(식약처지정)
②시험성적서 발급
③심사의뢰
④심사결과 통지서발급
1. 기술문서심사결과통지서
2. 수탁자 제조 증명서류
(해당하는 경우)
기술문서 심사
(식약처 지정 심사기관,
새로운 제품인 경우 식약처)
⑥허가
⑤신청
GMP 적합인정
제조자 및 제조의뢰자 심사
(심사기관 및 식약처)
제조업허가, 제조인증
(지방식약청)
(한국의료기기안전정보원)
제조 →자가검사 →판매

➢ 본질적 동등품목 비교표

[별지 제3호서식]

본질적 동등품목 비교표

번호	비교항목[1]	기 허가(인증) 제품	신청제품	동등여부[2]
1	명칭(제품명,품목명,모델명)			
2	분류번호 및 등급			
3	제조(수입)업소명			
4	제조원 및 소재지			
5	허가(인증)번호			
6	사용목적			예 □ 아니오 □
7	작용원리			예 □ 아니오 □
8	원재료			예 □ 아니오 □
9	성능			예 □ 아니오 □
10	시험규격			예 □ 아니오 □
11	사용방법			예 □ 아니오 □

위와 같이 동등함을 확인하였음.

년 월 일

신청자 (서명 또는 인)

1) 기 허가·인증된 의료기기와의 차이가 명확하게 입증토록 필요한 항목을 기재하여야 한다.
2) 각 항목에 대한 정보가 기 허가·인증된 의료기기와 동등한 경우 '예'에 체크하고, 동등하지 않을 경우 '아니오'란에 체크한다.

➢ 신청서

■ 의료기기법 시행규칙 [별지 제5호서식] 〈개정 2020. 12. 31.〉 전자민원창구(emed.mfds.go.kr)에서도 신청할 수 있습니다.

의료기기 제조(수입) 인증신청서

※ [ ]에는 해당되는 곳에 √ 표시를 합니다. (앞쪽)

접수번호	접수일	처리기간 5일

신청인 (대표자)	성명		생년월일
	주소		
제조(수입) 업소	명칭(상호)		업허가번호
	소재지		
구분	[ ]품목류	[ ]제조인증 [ ]수입인증 [ ]조건부 제조인증 [ ]조건부 수입인증	
	[ ]품목		
자료제공여부	동의함 [ ] 동의하지 않음 [ ]		

명칭(제품명,품목명,모델명)	
분류번호(등급)	
모양 및 구조	
원재료	
제조방법	
성 능	
사용목적	
사용방법	
사용 시 주의사항	
포장단위	
저장방법 및 사용기간	
시험규격	
제조원(수입 또는 제조공정 전부 위탁의 경우)	
허가조건	
비고	

「의료기기법」 제6조 · 제7조 · 제15조 및 같은 법 시행규칙 제6조제1항 · 제16조제3항 · 제30조제2항 · 제34조에 따라 위와 같이 의료기기의 제조(수입) 인증을 신청합니다.

년 월 일

신청인 (서명 또는 인)

담당자 성명

담당자 전화번호

한국의료기기안전정보원장 귀하

210㎜ × 297㎜[백상지 80g/㎡ 또는 중질지 80g/㎡]

(뒤쪽)

<table>
<tr><td rowspan="2">첨부서류</td><td colspan="2">수수료</td></tr>
<tr><td>전자민원</td><td>방문 · 우편민원</td></tr>
<tr><td>1. 제조인증신청의 경우
가. 「의료기기법」 제6조제4항에 따른 시설과 제조 및 품질관리체계를 갖추었음을 증명하는 서류
나. 기술문서 등 또는 제9조제4항에 따른 기술문서 등의 심사결과통지서로서 발행일로부터 2년이 지나지 않은 것. 다만, 「의료기기법 시행규칙」 제9조제1항 단서에 해당하는 경우에는 기술문서 등의 심사결과통지서를 제출해야 합니다.
다. 제조공정 또는 품질관리를 위한 시험을 위탁한 경우 위탁계약서 사본

2. 수입인증신청의 경우
가. 「의료기기법 시행규칙」 제5조제1항제2호의 서류. 다만, 수입하고자 하는 의료기기가 이미 인증받은 의료기기와 동일한 제조원(제조국 · 제조사 및 제조소가 동일한 경우를 말한다)의 동일 제품임을 식품의약품안전처장이 정하는 바에 따라 입증하는 경우에는 이를 생략할 수 있습니다.
나. 수입하는 의료기기의 제조소에 대하여 「의료기기법」 제15조제4항에 따른 제조 및 품질관리체계를 갖추었음을 증명하는 서류

3. 조건부 제조인증신청의 경우
기술문서 등 또는 제9조제4항에 따른 기술문서 등의 심사결과통지서로서 발행일로부터 2년이 지나지 않은 것. 다만, 「의료기기법 시행규칙」 제9조제1항 단서에 해당하는 경우에는 기술문서 등의 심사결과통지서를 제출해야 합니다.

4. 조건부 수입인증신청의 경우
「의료기기법 시행규칙」 제5조제1항제2호의 서류. 다만, 수입하고자 하는 의료기기가 이미 인증받은 의료기기와 동일한 제조원(제조국 · 제조사 및 제조소가 동일한 경우를 말한다)의 동일 제품임을 식품의약품안전처장이 정하는 바에 따라 입증하는 경우에는 이를 생략할 수 있습니다.</td><td>130,000원</td><td>145,000원</td></tr>
</table>

처리절차

신청서 작성 → 접 수 → 검 토 → 결 재 → 인증서 작성 → 인증서 발급

신청인 | 처리기관 : 한국의료기기안전정보원

2-5-5 허가

2-5-5-1 허가대상 의료기기

1) 2등급에 해당하더라도 다음 각 호의 어느 하나에 해당하는 의료기기

- 의약품 또는 의약외품과 조합되거나 복합 구성된 의료기기
- 식품의약품안전처장이 「의료기기 품목 및 품목별 등급에 관한규정」에 따라 고시한 중분류 품목 중 유헬스케어 의료기기
- 의료기기법 제29조(추적관리대상 의료기기)에 따른 추적관리대상 의료기기 중 상시 착용하는 호흡감시기
- 지속적인 사용으로 인체에 생물학적 영향을 미칠 수 있는 매일착용 하드 콘택트렌즈, 매일착용 소프트 콘택트렌즈
- 의료기기 허가·신의료 기술평가 통합운영 대상 의료기기

2) 3, 4등급 의료기기

2-5-5-2 의료기기 허가 절차

1) 2등급 의료기기 중 식품의약품안전처 의료기기심사부에서 심사를 하는 제품은 「의료기기법 시행규칙」 [서식 3]에 따라 의료기기 제조(수입) 허가로 신청해야 한다. 호흡감시기(상시 착용)와 매일착용 하드 콘택트렌즈, 매일착용 소프트 콘택트렌즈는 기술문서 심사기관에서 심사 후 의료기기심사부에서 허가 처리된다. 또한, 이 품목은 동등공고제품 대상에 포함된다.

2) 3, 4등급 의료기기는 식품의약품안전처 의료기기심사부에 「의료기기법 시행규칙」 [서식 3]에 따라 의료기기 제조(수입) 허가를 신청해야 한다.

2-5-5-3 허가 흐름도

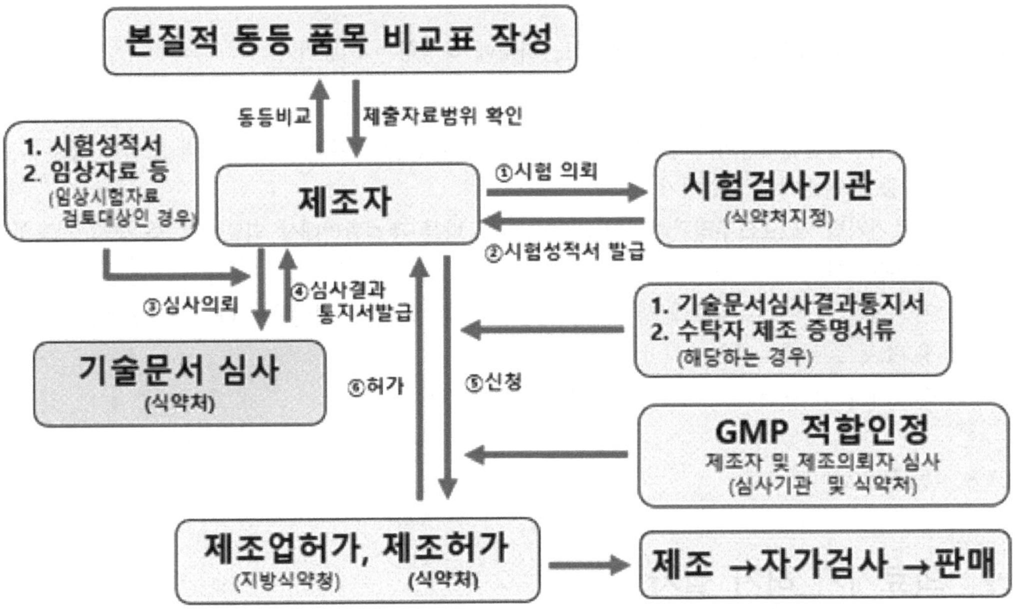
본질적 동등 품목 비교표 작성
동등비교
제출자료범위 확인
1. 시험성적서
2. 임상자료 등
(임상시험자료 검토대상인 경우)
제조자
①시험 의뢰
시험검사기관
(식약처지정)
②시험성적서 발급
③심사의뢰
④심사결과 통지서발급
기술문서 심사
(식약처)
⑥허가
⑤신청
1. 기술문서심사결과통지서
2. 수탁자 제조 증명서류
(해당하는 경우)
GMP 적합인정
제조자 및 제조의뢰자 심사
(심사기관 및 식약처)
제조업허가, 제조허가
(지방식약청) (식약처)
제조 →자가검사 →판매

■ 의료기기법 시행규칙 [별지 제3호서식] 〈개정 2020. 12. 31.〉 전자민원창구(emed.mfds.go.kr)에서도 신청할 수 있습니다.

의료기기 제조(수입) 허가신청서

※ [ ]에는 해당되는 곳에 √ 표시를 합니다. (앞쪽)

<table>
<tr><td colspan="2">접수번호</td><td colspan="2">접수일</td><td>처리기간
1. 임상시험 검토 대상: 80일
2. 기술문서 검토 대상: 65일
3. 기술문서 등 심사 불필요: 10일</td></tr>
<tr><td rowspan="2">신청인
(대표자)</td><td colspan="3">성명</td><td>생년월일</td></tr>
<tr><td colspan="4">주소</td></tr>
<tr><td rowspan="2">제조(수입)
업소</td><td colspan="3">명칭(상호)</td><td>업허가번호</td></tr>
<tr><td colspan="4">소재지</td></tr>
<tr><td rowspan="2">구분</td><td rowspan="2">[ ]품목류
[ ]품목</td><td colspan="3">[ ]제조허가 [ ]수입허가 [ ]조건부 제조허가 [ ]조건부 수입허가</td></tr>
<tr><td colspan="2">[ ]심사 불필요 [ ]기술문서 심사
[ ]임상시험 심사</td><td>[ ]의약품(의약외품)과 의료기기가 조합되거나 복합 구성된 것</td></tr>
<tr><td>자료제공여부</td><td colspan="4">동의함 [ ] 동의하지 않음 [ ]</td></tr>
<tr><td colspan="2">명칭(제품명,품목명,모델명)</td><td colspan="3"></td></tr>
<tr><td colspan="2">분류번호(등급)</td><td colspan="3"></td></tr>
<tr><td colspan="2">모양 및 구조</td><td colspan="3"></td></tr>
<tr><td colspan="2">원재료</td><td colspan="3"></td></tr>
<tr><td colspan="2">제조방법</td><td colspan="3"></td></tr>
<tr><td colspan="2">성 능</td><td colspan="3"></td></tr>
<tr><td colspan="2">사용목적</td><td colspan="3"></td></tr>
<tr><td colspan="2">사용방법</td><td colspan="3"></td></tr>
<tr><td colspan="2">사용 시 주의사항</td><td colspan="3"></td></tr>
<tr><td colspan="2">포장단위</td><td colspan="3"></td></tr>
<tr><td colspan="2">저장방법 및 사용기간</td><td colspan="3"></td></tr>
<tr><td colspan="2">시험규격</td><td colspan="3"></td></tr>
<tr><td colspan="2">제조원(수입 또는 제조공정 전부 위탁의 경우)</td><td colspan="3"></td></tr>
<tr><td colspan="2">허가조건</td><td colspan="3"></td></tr>
<tr><td colspan="2">비고</td><td colspan="3"></td></tr>
</table>

「의료기기법」 제6조 · 제7조 · 제15조 및 같은 법 시행규칙 제5조제1항 · 제16조제2항 · 제30조제1항 · 제34조에 따라 위와 같이 의료기기의 제조(수입) 허가를 신청합니다.

년 월 일

신청인 (서명 또는 인)

담당자 성명

담당자 전화번호

식품의약품안전처장 귀하

210㎜ × 297㎜[백상지 80g/㎡ 또는 중질지 80g/㎡]

(뒤쪽)

<table>
<tr><th rowspan="2">첨부서류</th><th colspan="2">수수료</th></tr>
<tr><th>전자민원</th><th>방문 · 우편민원</th></tr>
<tr><td>1. 제조허가신청의 경우
가. 「의료기기법」 제6조제4항에 따른 시설과 제조 및 품질관리체계를 갖추었음을 증명하는 서류
나. 기술문서 등 또는 제9조제4항에 따른 기술문서 등의 심사결과통지서로서 발행일로부터 2년이 지나지 않은 것. 다만, 「의료기기법 시행규칙」 제9조제1항 단서에 해당하는 경우에는 기술문서 등의 심사결과통지서를 제출해야 합니다.
다. 제조공정 또는 품질관리를 위한 시험을 위탁한 경우 위탁계약서 사본

2. 수입허가신청의 경우
가. 「의료기기법 시행규칙」 제5조제1항제2호의 서류. 다만, 수입하고자 하는 의료기기가 이미 허가받은 의료기기와 동일한 제조원(제조국 · 제조사 및 제조소가 동일한 경우를 말한다)의 동일 제품임을 식품의약품안전처장이 정하는 바에 따라 입증하는 경우에는 이를 생략할 수 있습니다.
나. 수입하는 의료기기의 제조소에 대하여 「의료기기법」 제15조제4항에 따른 제조 및 품질관리체계를 갖추었음을 증명하는 서류

3. 조건부 제조허가신청의 경우
기술문서 등 또는 제9조제4항에 따른 기술문서 등의 심사결과통지서로서 발행일로부터 2년이 지나지 않은 것. 다만, 「의료기기법 시행규칙」 제9조제1항 단서에 해당하는 경우에는 기술문서 등의 심사결과통지서를 제출해야 합니다.

4. 조건부 수입허가신청의 경우
의료기기법 시행규칙」 제5조제1항제2호의 서류. 다만, 수입하고자 하는 의료기기가 이미 허가받은 의료기기와 동일한 제조원(제조국 · 제조사 및 제조소가 동일한 경우를 말한다)의 동일 제품임을 식품의약품안전처장이 정하는 바에 따라 입증하는 경우에는 이를 생략할 수 있습니다.</td><td>1. 임상시험자료 검토 대상: 1,495,000원
2. 기술문서 검토 대상:719,000원
3. 그 밖의 경우: 158,000원</td><td>1. 임상시험자료 검토 대상: 1,662,000원
2. 기술문서 검토 대상:799,000원
3. 그 밖의 경우: 176,000원</td></tr>
</table>

처리절차

신청서 작성	→	접 수	→	검 토	→	결 재	→	허가증 작성	→	허가증 발급
신청인		처리기관 : 식품의약품안전처								

2-5-6 제조·수입허가 신청서 및 신고서의 작성

1) 의료기기 제조(수입)허가신청서 또는 신고서는 첨부서류 등을 근거로 적합하게 작성하여야 하고, 허가신청서 및 신고서 항목은 하기 6)항에 따라 기재하여야 한다. 이 경우 식품의약품안전처장이 정한 전용프로그램을 사용하여 작성하거나, 전자적 기록매체(CD, 디스켓 등)에 수록하여 제출하여야 한다.

2) 수출만을 목적으로 하는 의료기기의 경우에는 제조·수입허가(신고) 신청 시 허가신청서 또는 신고서 비고란에 "수출용에 한함"이라는 표기를 하여야 한다.

3) 품목류 허가·신고 대상 의료기기의 경우에는 제조·수입허가(신고) 신청 시 허가신청서 또는 신고서의 "품목류" 해당란에 해당 표기를 하여야 한다.

4) 동등제품 제조·수입허가 신청 시 허가신청서 비고란에 "동등제품(동등비교 제품 허가번호)"이라는 표기를 하여야 한다.

5) 동등공고제품 의료기기를 제조·수입 허가 신청 시 비고란에 "동등공고 제품(공고번호, 품목명, 분류번호)"이라는 표기를 하여야 한다.

6) 허가신청서에 기재하여야 하는 항목은 다음 각 호와 같다.

1. 명칭(제품명, 품목류명, 모델명)
2. 분류번호(등급)
3. 모양 및 구조
4. 원재료
5. 제조방법
6. 성능
7. 사용목적
8. 사용방법
9. 사용 시 주의사항
10. 포장단위
11. 저장방법 및 사용기한
12. 시험규격
13. 제조원(수입 또는 제조공정 전부 위탁의 경우)
14. 허가조건
15. 비고

7) 신고서에 기재하여야 하는 항목은 다음 각 호와 같다.

1. 명칭(제품명, 품목류명, 모델명)
2. 분류번호(등급)
3. 모양 및 구조
4. 원재료
5. 성능
6. 사용목적
7. 사용방법
8. 사용 시 주의사항
9. 제조원(수입 또는 제조공정 전부 위탁의 경우)
10. 비고

※ 인체에 접촉되는 의료기기의 경우, 신고 시 "원재료" 항목을 작성하여 신청하여야 합니다

※ 1등급 의료기기 중 제품의 특성상 "성능"을 표방할 수 없는 경우에는 기재하지 아니할 수 있습니다.

2-5-7 의료기기의 허가 인증 신고의 변경 처리

1) 제조(수입)허가 인증을 받거나 신고한 제품의 허가 인증 신고된 항목 중 변경이 있는 경우에는 변경허가 인증을 받거나 변경신고를 하여야 한다. 다만, 다음 각 호의 어느 하나에 해당하는 변경의 경우에는 신규로 허가 인증을 받거나 신고를 하여야 한다.

1. 작용원리의 변경으로 인한 기 허가·인증·신고사항의 변경
2. 해당 품목에 대하여 국내에 최초로 사용하는 원재료의 변경(의료용품에 한한다)

2) 별표 4에 따라 안전성이나 유효성에 영향을 미치는 변경이 있는 경우에는 시행규칙 제26조제3항 각 호의 서류를 제출하여 변경허가·인증을 받거나 변경신고를 하여야 한다. 다만, 다음 각 호의 어느 하나에 해당하는 경우에는 시행규칙 제26조제3항제2호의 서류를 제출하지 아니할 수 있다.

1. 「의료기기법」 제19조(기준규격)에 따른 기준규격 등의 개정 등으로 식품의약품안전처장이 변경을 지시한 경우
2. 수출만을 목적으로 하는 의료기기
3. 품목 신고한 제품의 변경

3) 제조업자·수입업자는 경미한 변경사항에 대하여는 의료기기 허가신고심사 등에 관한규정 별지 제1호서식의 경미한 변경사항 보고서(전자문서를 포함한다)를 변경이 있는 날부터 30일 이내 또는 매년 최초 허가·인증 또는 신고일의 전월 말일부터 역산하여 1년 동안의 변경 내용에 대하여 허가·인증 또는 신고일이 속하는 월의 말일까지 식품의약품안전처장 또는 한국의료기기안전정보원장에게 제출하여야 한다.

경미한 변경은 의료기기 허가심사 등에 관한규정 별표3에 사례를 제시하고 있다. 경미한 변경은 일부 삭제항목을 포함하여 140가지이다.

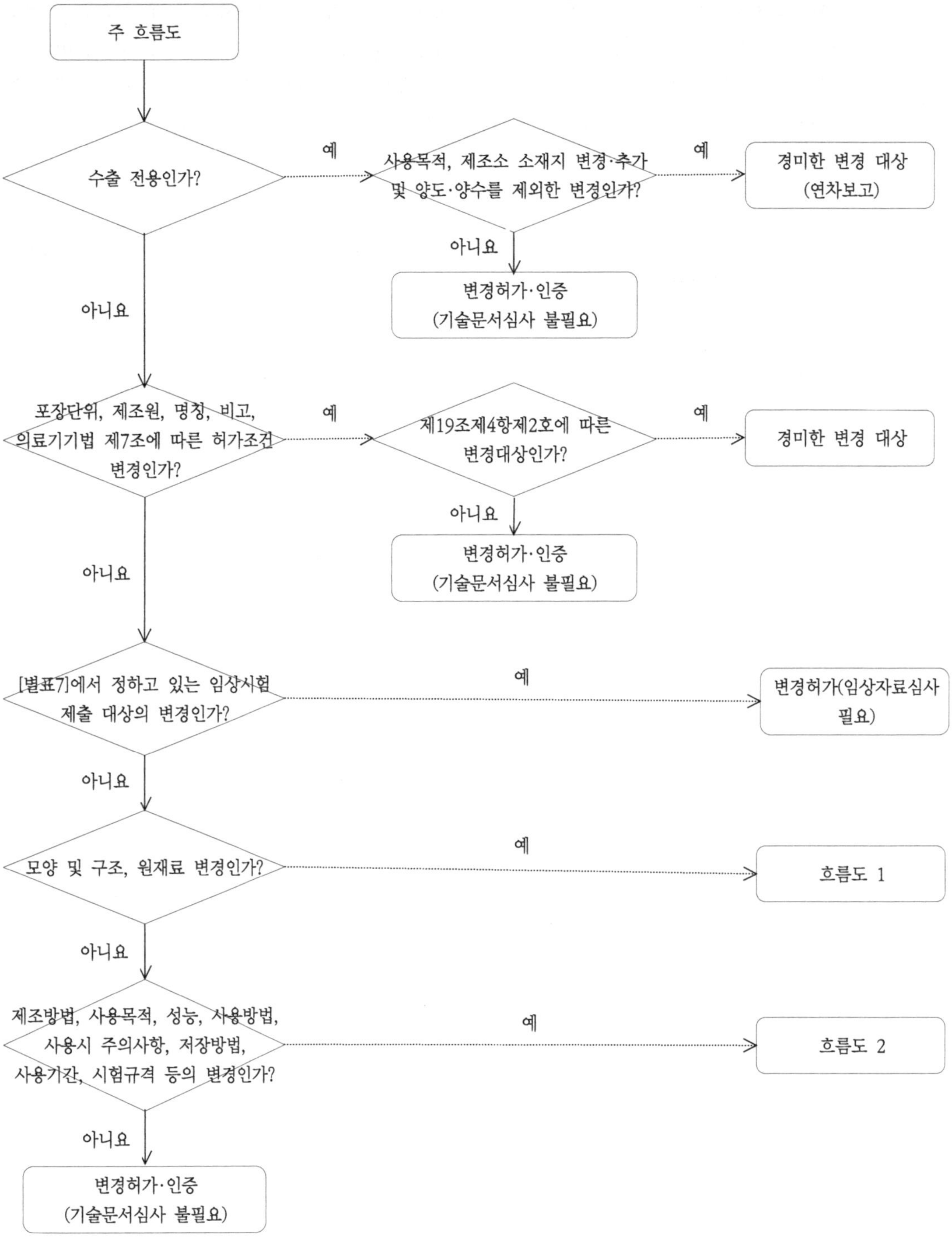

그림 2-1 변경대상 판단 흐름도(제19조 관련)

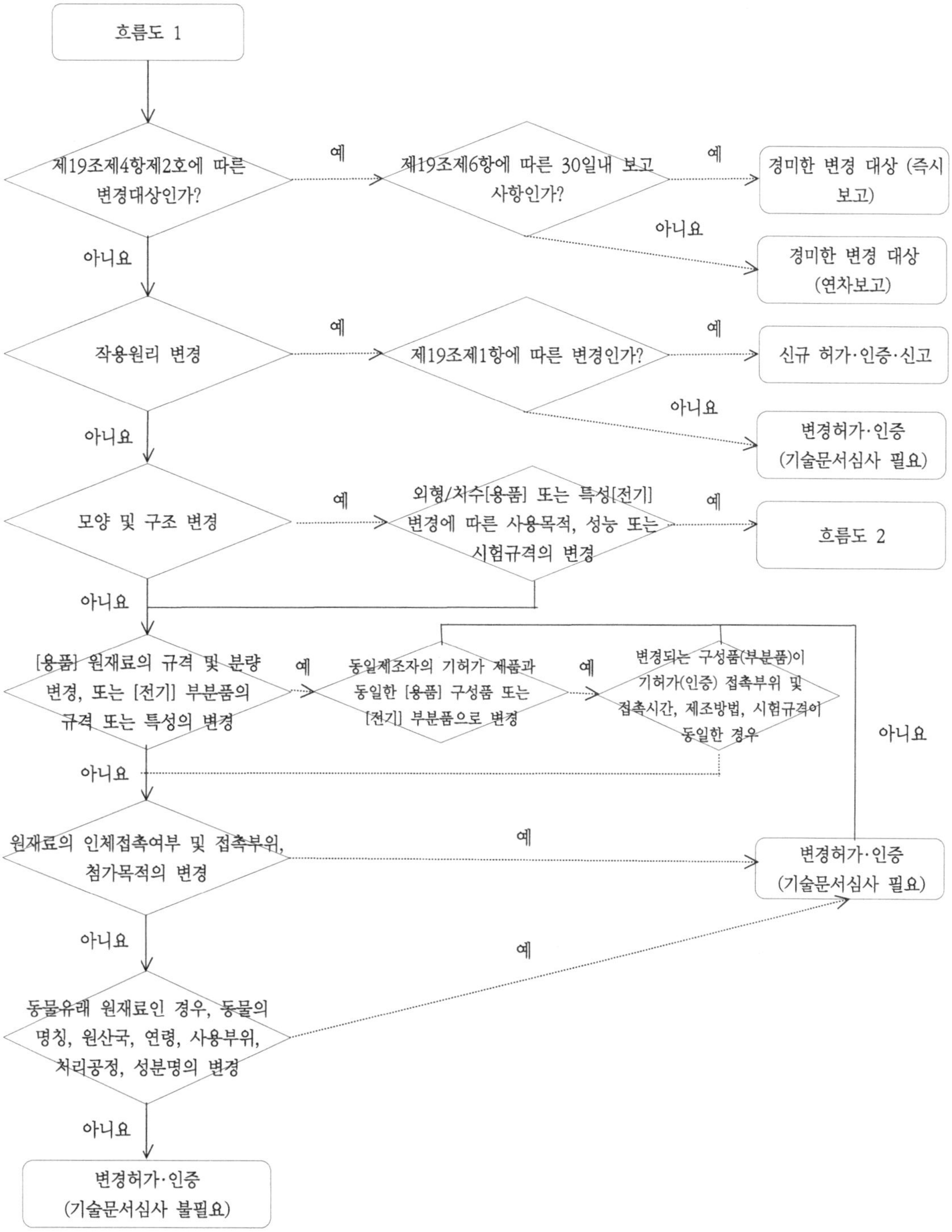

그림 2-2 흐름도 1 - 의료기기의 자체에 영향을 미치지 않는 변경

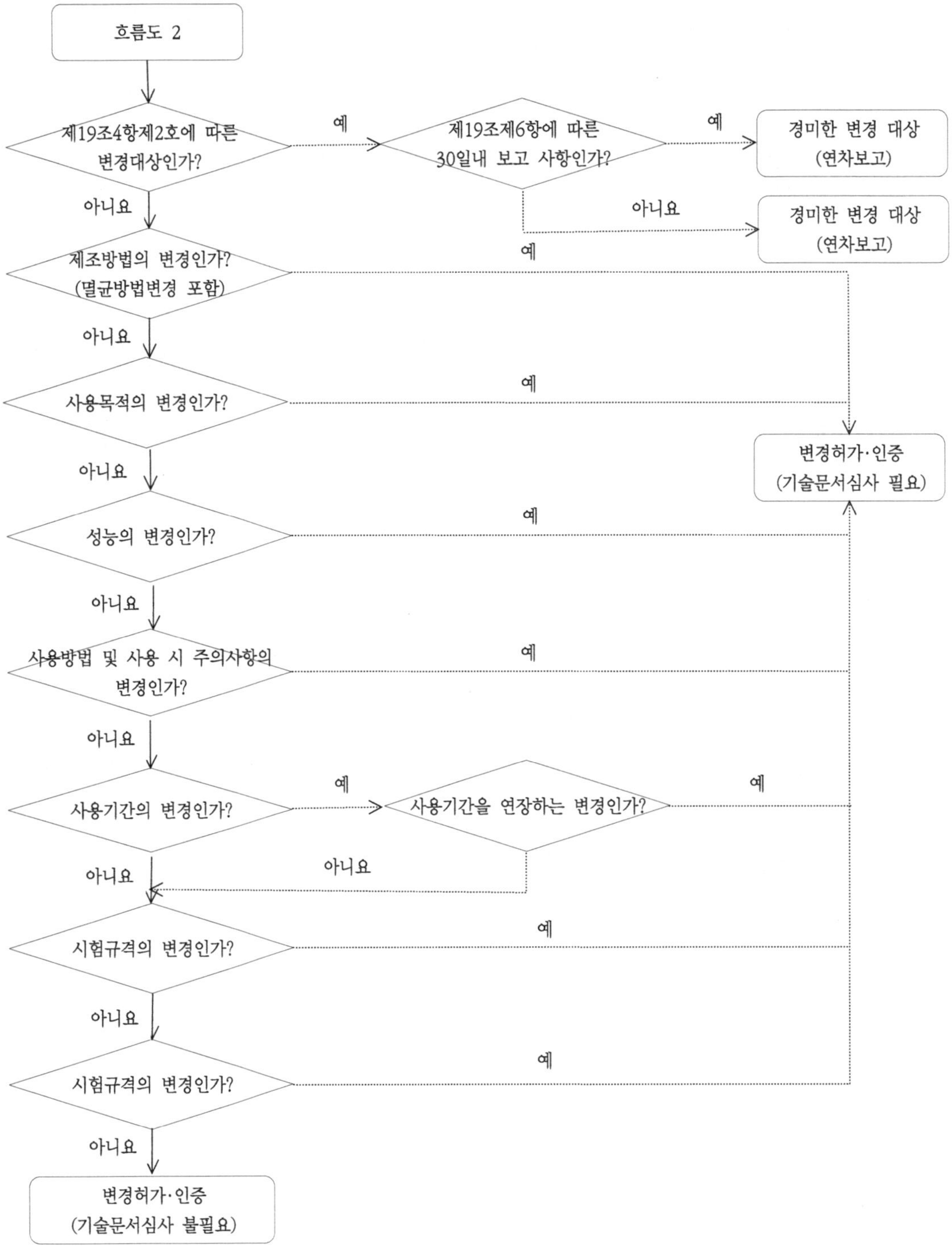

그림 2-3 흐름도 2 - 기술적 특성의 변경

2-6 기술문서 심사

2-6-1 심사대상

1) 기술문서 등의 심사는 제조·수입허가·인증(변경허가·인증을 포함한다)을 받고자 하는 의료기기를 대상으로 한다.

2) 2등급 의료기기의 경우에는 본질적 동등품목 비교표를 사용하여 그림 2-5 동등성 판단기준에 따라 새로운 제품, 개량제품, 동등제품으로 구분하여 심사한다.

새로운 제품, 개량제품, 동등제품에 대한 판단기준은 아래와 같다.

- 2등급 의료기기는 동등, 개량, 새로운 제품으로 허가를 신청하여야 한다.
- 허가 신청에 앞서 제조 또는 수입업체에서는 해당제품이 기허가 받은 제품과 동등 여부를 판단하여야 한다.
- 판단을 하고자 할 경우는 동등제품 판단기준에 의거하여 6가지 항목(사용목적, 작용원리, 원재료, 성능, 시험규격, 사용방법)을 고려하여 결정한다.
- 전기분야의 원재료 경우는 판단기준에서 제외한다.
- 동등제품 판단기준표의 '사용목적, 작용원리, 원재료, 성능, 시험규격, 사용방법' 순으로 '동등제품', '개량제품', '새로운 제품'을 아래와 같이 판단한다.

① 사용목적이 같지 않다면 '새로운 제품'에 해당한다.

② 사용목적은 같으나 작용원리가 다르다면 '새로운 제품'에 해당한다.

③ 사용목적과 작용원리가 같으나 원재료(의료용품에 한함)가 다르다면 '새로운 제품'에 해당한다.

④ 사용목적, 작용원리, 원재료는(의료용품에 한함) 같으나 성능이 다르다면 '개량 제품'에 해당한다.

⑤ 사용목적, 작용원리, 원재료(의료용품에 한함), 성능은 같으나 시험규격이 다르다면 '개량 제품'에 해당한다.

"개량 제품"이란 이미 허가·인증 받은 의료기기와 사용목적, 작용원리, 원재료(의료용품에 한한다)는 동등하나 성능, 시험규격, 사용방법 등이 동등하지 아니한 의료기기를 말한다. 다만, 체외진단용 의료기기는 이미 허가·인증 받은 의료기기와 사용목적, 작용원리는 동등하나 원재료 또는 성능이 동등하지 아니한 제품을 말한다.

⑥ 사용목적, 작용원리, 원재료(의료용품에 한함), 성능 및 시험규격은 같으나 사용방법이 다르다면 '개량 제품'에 해당한다.

⑦ 사용목적, 작용원리, 원재료(의료용품에 한함), 성능, 시험규격 및 사용방법이 같다면 '동등제품'에 해당한다.

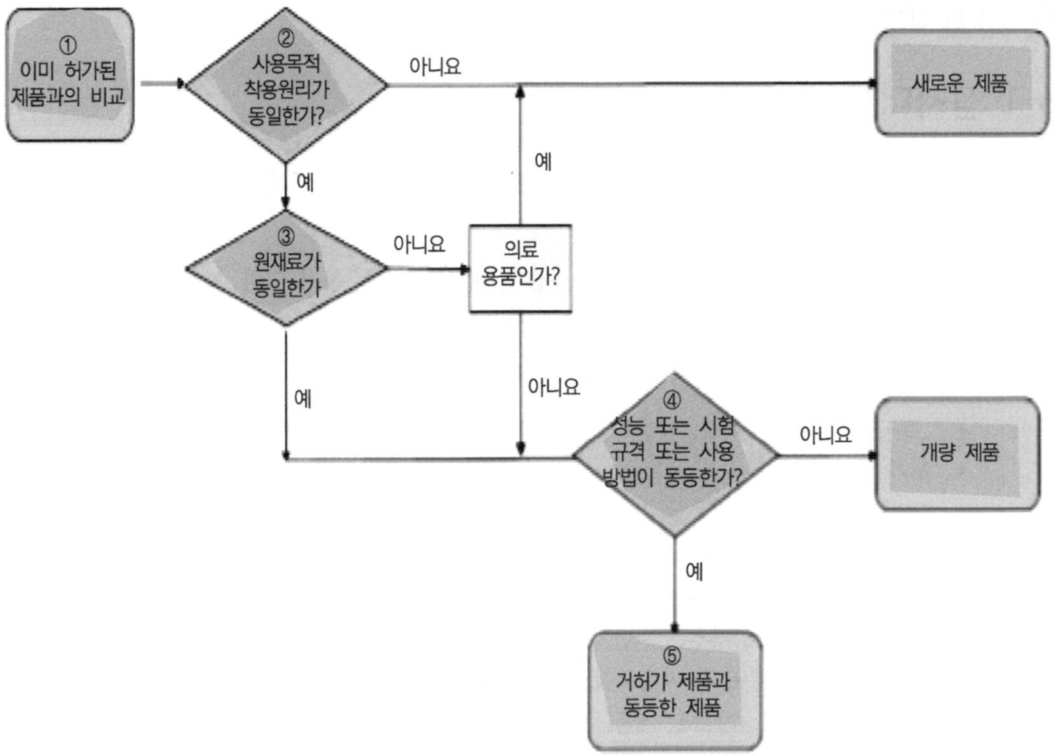

그림 2-5 동등성 판단기준

3) 1)항에도 불구하고 다음에 해당하는 의료기기는 기술문서 등의 심사대상에서 제외한다.

(1) 수출용 의료기기

(2) 동등공고제품

(3) 동일제품임을 확인받은 의료기기

(4) 경미한 변경 대상 의료기기

	구분	사용목적	작용원리	원재료	성능	시험규격	사용방법
새로운 제품	전기	○또는●	○또는●	×	●	○또는●	○또는●
	의료용품	○또는●	○또는●	○또는●	●	○또는●	○또는●
개량 제품	전기	○	○	×	●	○또는●	○또는●
	의료용품	○	○	○	●	○또는●	○또는●
이미 허가·인증 받은 제품과 동등한 제품 (동등제품)	전기	○	○	×	○	○	○
	의료용품	○	○	○	○	○	○

○ "*새로운제품*"이란 이미 허가인증을 받은 의료기기와 사용목적, 작용원리 또는 원재료 등이 동등하지 아니한 의료기기를 말함

○ "*개량제품*"이란 이미 허가인증을 받은 의료기기와 사용목적, 작용원리, 원재료(의료용품)는 동일하나 성능, 시험규격, 사용방법 등이 동등하지 아니한 의료기기를 말함

○ "*동등제품*"이란 이미 허가인증을 받은 의료기기와 사용목적, 작용원리, 원재료, 성능, 시험규격 및 사용방법 등이 동등한 의료기기를 말함

- 사용목적 : 당해 제품의 적응증, 효능·효과, 사용목적을 의미함
- 작용원리 : 당해 제품 개발 시 사용목적을 달성하기 위하여 적용한 물리·화학적·전기·기계적 작용원리 또는 구조를 의미함
  (작용원리가 다른 경우 : 예) 전동식의료용 칼 중에 일반적으로 사용하는 칼과는 달리 레이저를 사용하는 칼과 에너지를 사용하는 칼의 경우를 말함)
- 원재료 : 당해 의료기기 또는 의료기기의 부분품의 기본이 되는 원료를 의미함
  (※ 원재료가 다르다는 의미는 신소재 또는 허가인증 받은 제품과 원료가 다른 경우를 말함 예: 폴리우레탄으로 만들어진 카테터와 달리 실리콘을 이용하여 제품을 만드는 경우를 말함)
- 성 능 : 제품의 물리·화학, 전기·기계적 특성
- 시험규격 : 당해 제품의 안전만을 검증하기 위해 적용한 규격을 의미함(예: 식품의약품안전처장이 인정하는 규격이나 국제적으로 공인된 규격을 말함)
- 사용방법 : 당해 제품을 환자에 적용하기 위한 적용부위 및 적용방법을 의미함
- 전기 : 전원을 사용하는 제품 및 기계·장치류의 제품을 의미함
- 의료용품 : 인체에 접촉·삽입되거나 인체에 주입하는 혈액·체액 또는 약물 등에 접촉하는 제품을 의미함
- 전기와 의료용품이 함께 구성된 제품은 동등제품 판단기준을 각각 적용한다
- 전자혈압계, 혈당계 등 임상이 필요한 제품의 경우는 동등제품에서 제외함
- 동물유래성분이 함유되거나 제조과정 중 동물유래성분을 사용하는 제품의 경우 원재료가 다른 경우에 해당됨

○ : 같음, ● : 다름, × : 해당없음

그림 2-6 동등성 판단기준(별표 5)

2-6-2 심사기준

1) 식품의약품안전처장 또는 기술문서 심사기관의 장은 의료기기 기술문서 등 심사의뢰서(이하 "심사의뢰서"라 한다)를 제출받은 경우에는 해당 제품의 제조업자(수입업자)별, 품목류별 또는 품목별(모델명)로 심사하는 것을 원칙으로 하며, 심사의뢰서를 제출받은 후 추가된 제품은 심사에서 제외한다. 다만, 동일제품군에 대하여는 하나의 기술문서로 심사할 수 있다.

2) 심사의뢰서에서 사용하는 용어 및 기호 등은 한국산업규격(KS), 국제규격(IEC, ISO 등), 대한약전(KP) 및 식품의약품안전처장이 인정하는 공정서(USP, JP 등)를 따른다.

2-6-3 심사 자료

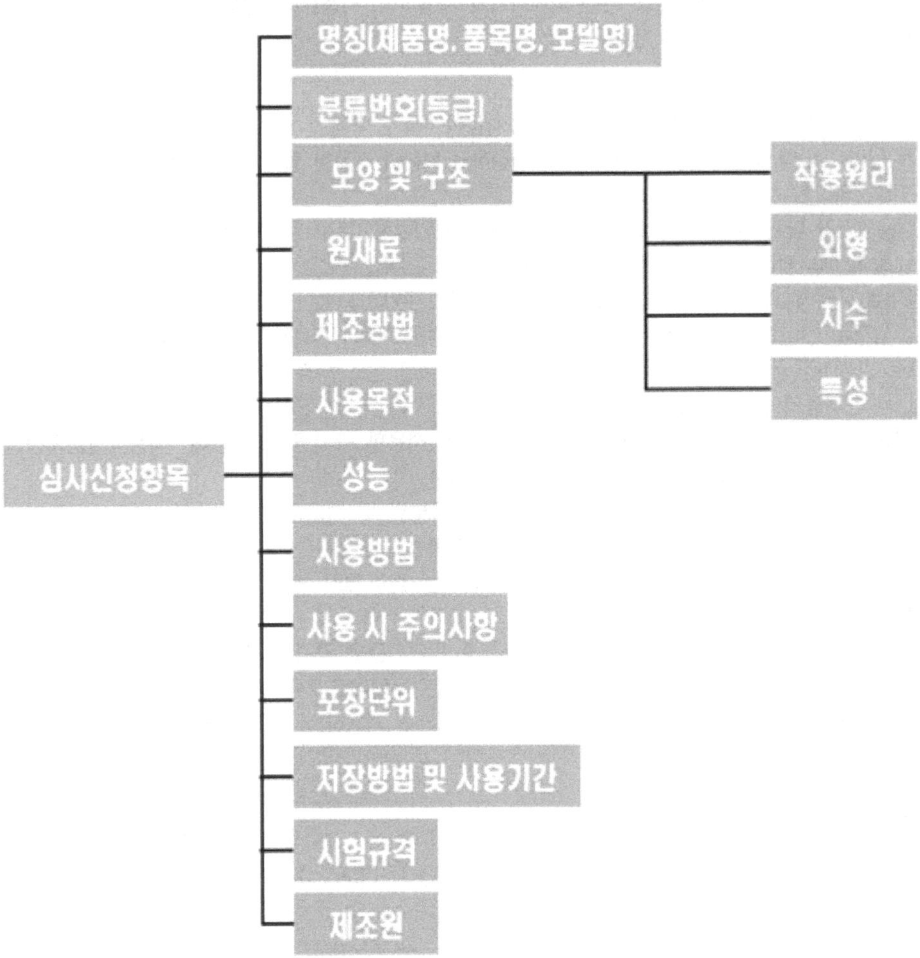

2-6-3-1 기술문서

1) 명칭(제품명, 품목명, 모델명)

제품명을 기재하는 경우에는 "제조(수입)업소명·제품명", "품목명", "모델명"을 각각 기재한다. 이때, 제조(수입)업소명은 생략할 수 있고 제품명은 두 개 이상 인정한다.

2) 분류번호(등급)

「의료기기품목 및 품목별 등급에 관한규정」에 따라 의료기기의 품목분류번호와 등급을 기재한다.

3) 모양 및 구조

제품의 모양, 치수, 구조, 중량 및 각 부분의 기능과 특성에 대한 내용을 기재하여야 하며 작동원리, 외형, 치수, 특성으로 나누어 기재하면 된다.

(1) 작용원리

제품에 적용한 물리, 화학, 전기 및 기계적 원리를 기재하면 된다.

(2) 외형

제품의 구체적인 형상을 확인할 수 있는 사진이나 도면을 설명과 함께 기재한다.

(3) 치수

제품에 대한 치수 및 중량을 기재한다.

(4) 특성

제품의 전기적 정격, 정격에 대한 보호형식 및 정도, 안전장치, 작동계통도, 전기회로도, 소프트웨어 다이어그램 등을 기재한다.

4) 원재료

원재료는 의료기기 또는 의료기기의 부분품으로 사용되는 합성 또는 천연중합체, 금속, 합금, 세라믹, 자생력이 없어진 생물체에서 유래한 조직 등을 말한다. 원재료 작성 시에는 전기를 사용하지 않는 기구·기계, 의료용품, 치과재료 또는 전기를 사용하는 기구·기계로 구분하여 작성하여야 한다.

특히 인체에 접촉·삽입되거나 인체에 주입하는 혈액·체액 또는 약물 등에 접촉하는 제품은 물리·화학적 특성에 관한 자료를 토대로 작성한다.

5) 제조방법

단, 4등급 의료기기의 경우 국제표준화 기술문서(STED)로 작성하여야 하므로 제조방법에 제조공정도를 명확히 기재하여야 하고, 멸균 의료기기의 경우 멸균방법과 함께 멸균 조건을 기재한다.

(1) "제조원의 제조방법에 따른다"라고 기재한다. 다만, 다음 각 호에 해당하는 경우에는 해당사항을 추가하여 기재한다.

① 멸균의료기기의 제조방법의 경우 멸균방법은 별표 2의 멸균방법 또는 이와 동등이상 규격의 멸균방법을 기재한다.

② 최종제품이 동물유래성분을 함유하거나 제조과정 중 동물유래성분을 사용하는 경우 동물의 명칭, 원산국, 연령, 사용부위, 처리공정 및 성분명과 해당 처리공정 결과가 적합함을 확인할 수 있는 규격(KS, ISO, ASTM 등)을 기재한다.

(2) 제1항에도 불구하고 4등급 의료기기는 다음 각 호에 따라 기재한다.

① 위탁공정·검사공정 및 멸균공정을 포함하는 원재료 구입부터 최종제품 출하까지의 전체 제조공정에 대한 흐름도를 기재하고, 각 공정에 대한 설명을 기재한다.

② 제조원 이외의 장소에서 제품설계 및 제조공정을 수행하는 경우 제조공정흐름도에 각 제조소의 제조국, 제조사명, 주소를 기재한다.

(3) 멸균의료기기의 제조방법의 경우 별표2의 멸균방법 또는 이와 동등이상 규격의 멸균방법 및 멸균조건을 부가하여 기재한다.

6) 사용목적

사용목적과 성능을 기재한다.

① 사용목적은 근거자료에 따라 적응증, 효능·효과 또는 사용목적을 기재한다.

② 제1호의 규정에도 불구하고 시행규칙 제4조에 따른 신고대상 의료기기의 사용목적은 「의료기기 품목 및 품목별 등급에 관한 규정」(식품의약품안전처 고시)에 따라 기재한다.

7) 성능

① 성능은 해당 제품이 표방하는 제품의 물리·화학, 전기·기계적 특성, 소프트웨어 특성을 기재한다. 다만, 1등급 의료기기 중 제품의 특성 상 성능을 표방할 수 없는 경우에는 기재하지 아니할 수 있다.

① 조합의료기기의 경우에는 조합된 기기의 상태로, 한벌구성의료기기의 경우에는 각각의 의료기기별로 제1항의 규정에 따라 성능을 기재한다.

8) 사용방법

사용 전의 준비사항, 조작방법, 사용 후의 보관 및 관리방법에 대한 세부내용을 작성한다.

(1) 사용 전의 준비사항

사용하기 전에 준비하여야 할 사항이 있으면 기재하여야 한다. 예를들어 사용 전에 멸균이 필요한 경우에 멸균방법 등을 기재한다.

(2) 조작방법

제품의 조작방법을 기재한다.

(3) 사용 후의 보관 및 관리방법

사용 후의 보관 및 관리방법을 기재한다.

9) 사용 시 주의사항

다음 각 목에 의한 순서와 요령에 따라 기재한다.

가. 경고 : 치명적이거나 극히 중대하고 비가역적인 의료기기이상반응이 나타날 경우 또는 의료기기이상반응이 나타난 결과 극히 중대한 사고에 관련될 가능성이 있으므로 특히 주의를 환기할 필요가 있을 경우를 기재한다.

나. 의료기기의 특성을 고려한 사용대상 연령, 성별 또는 건강상태 등에 대한 주의사항을 기재한다.

다. 의료기기의 사용결과 발생할 수 있는 의료기기이상반응 사용상의 부주의에 따른 치명적인 부작용·사고발생 등에 대한 주의사항을 기재한다.

라. 일반적 주의 : 의료기기로 인한 중대한 사고를 방지하기 위하여 사용 중 주의사항을 기재하고 필요한 경우 사고발생 시 처리방법 등도 기재한다.

마. 상호작용 : 다른 의료기기와 병용 시 해당 의료기기가 병용의료기기의 작용을 증강 또는 감약시키거나 의료기기이상반응의 증강이 일어날 경우 또는 새로운 의료기기이상반응이 발생하거나 원질환의 악화 등이 일어날 경우로서 임상적으로 의의가 있는 사항을 기재한다. 다만, 소프트웨어가 단독으로 사용되는 경우에는 이를 생략할 수 있다.

바. 임부, 수유부, 가임여성, 신생아, 유아, 소아, 고령자에 대한 사용 : 해당 의료기기의 기능적 특성·사용방법 등으로 볼 때 다른 환자에 비하여 특히 주의할 필요가 있다고 판단되는 사항을 기재한다.

사. 적용상의 주의 : 사용방법 등에 따른 필요한 주의를 기재한다.

아. 안전사고의 예방에 필요한 사항이 있는 경우에는 관련 주의사항을 기재한다.

10) 포장단위

취급상 용이한 최소단위로 정하여 기재한다.

11) 저장방법 및 사용기간

① 저장방법은 의료기기의 특성을 고려하여 안정성이 보장될 수 있도록 구체적인 보관조건(온도 등) 및 유의사항 등을 병기하여야 한다. 다만, 소프트웨어가 단독으로 사용되는 경우에는 이를 생략할 수 있다.

② 사용기간 또는 유효기간은 다음 각 호의 어느 하나에 해당하는 경우에는 식품의약품안전처장이 고시한 「의료기기의 안정성시험 기준」(식품의약품안전처 고시)에 따라 저장방법 및 사용기간 또는 유효기간을 설정하여 기재한다.

가. 멸균의료기기

나. 시간이 경과됨에 따라 원재료 등의 물리·화학적 변화로 인한 안전성 또는 성능의 변화가 예측되는 의료기기

12) 시험규격

시험규격은 해당제품의 안전성 및 성능을 검증하기 위하여 필요한 시험에 대한 내용을 기재하여야 한다. 안전성과 성능을 구분하여 시험규격을 기재하여야 하며, 안전성은 식품의약품안전처 고시와 동등 이상인 국제규격 등 공인된 규격을 적용하여야 한다. 성능은 의료기기 제조사가 근거에 의하여 설정한 시험항목, 시험기준 및 방법을 구체적으로 기재한다.

13) 제조원

허가받고자 하는 제품에 대한 제조원의 정보를 기재하여야 한다. 수입제품의 경우 수입하는 국가의 제조원 정보를 기재하여야 하며, 전공정 위탁제조의 경우 제조의뢰자, 제조업자의 정보를 함께 기재한다.

2-6-3-2 첨부자료의 구성

기술문서 등의 심사를 위하여 제출하여야 하는 자료의 종류는 다음 각 항과 같다.

1) 이미 허가받은 제품과 비교한 자료

2) 사용목적에 관한 자료

3) 작용원리에 관한 자료

4) 제품의 성능 및 안전을 확인하기 위한 다음 각 목의 자료로서 시험규격 및 그 설정근거와 실측치에 관한 자료. 다만, 국내 또는 국외에 시험규격이 없는 경우에는 기술문서 등의 심사를 받으려는 자가 제품의 성능 및 안전을 확인하기 위하여 설정한 시험규격 및 그 근거와 실측치에 관한 자료

가. 전기·기계적 안전에 관한 자료(전기·전자회로를 사용하는 기구·기계·장치에 한한다)

나. 생물학적 안전에 관한 자료(인체에 직·간접적으로 접촉하여 생물학적 안전에 대한 확인이 필요한 의료기기에 한한다)

1) 독성시험에 관한 자료

가) 세포독성시험에 관한 자료

나) 전신독성(급성)시험에 관한 자료

다) 아만성(아급성) 독성시험에 관한 자료

라) 만성독성시험에 관한 자료

마) 유전독성시험에 관한 자료

바) 생식독성시험에 관한 자료

사) 독성동태시험에 관한 자료

아) 면역독성시험에 관한 자료

2) 자극성과 감작성 시험에 관한 자료

3) 이식시험에 관한 자료

4) 혈액적합성 시험에 관한 자료

5) 발암성 시험에 관한 자료

6) 생분해성 시험에 관한 자료

7) 에틸렌옥사이드 잔류량 시험에 관한 자료

8) 무균시험에 관한 자료

다. 방사선에 관한 안전성 자료(방사선을 이용하거나 방사선에 노출되는 의료기기에 한한다)

라. 전자파안전에 관한 자료(전기·전자 회로를 사용하는 의료기기에 한한다)

마. 성능에 관한 자료

바. 물리·화학적 특성에 관한 자료

사. 안정성에 관한 자료

5) 기원 또는 발견 및 개발경위에 관한 자료

6) 임상시험에 관한 자료

7) 외국의 사용현황 등에 관한 자료

2-6-3-3 STED

4등급 의료기기의 경우 국제표준화 기술문서(Summary Technical Documentation, STED)로 작성되어야 하며, 이에 대한 구성은 다음 표와 같다.

<table>
<tr><th>국제표준화 기술문서</th><th>첨부서류</th></tr>
<tr><td>1. 명칭(제품명, 품목명, 모델명)</td><td>1. 이미 허가·인증받은 제품과 비교한 자료</td></tr>
<tr><td>2. 분류번호(등급)</td><td>2. 사용 목적에 관한 자료</td></tr>
<tr><td>3. 모양 및 구조</td><td>3. 작용 원리에 관한 자료</td></tr>
<tr><td>4. 원재료</td><td rowspan="9">4. 제품의 성능 및 안전을 확인하기 위한 다음의 자료로서 시험규격 및 그 설정 근거와 실측치에 관한 자료※
가. 전기·기계적 안전에 관한 자료
나. 생물학적 안전에 관한 자료
다. 방사선에 관한 안전성 자료
라. 전자파 안전에 관한 자료
마. 성능에 관한 자료
바. 물리·화학적 특성에 관한 자료
사. 안정성에 관한 자료</td></tr>
<tr><td>5. 제조 방법</td></tr>
<tr><td>6. 성능</td></tr>
<tr><td>7. 사용목적</td></tr>
<tr><td>8. 사용방법</td></tr>
<tr><td>9. 사용 시 주의사항</td></tr>
<tr><td>10. 포장 단위</td></tr>
<tr><td>11. 저장방법 및 사용기간</td></tr>
<tr><td>12. 시험규격</td></tr>
<tr><td>13. 제조원(수입 또는 제조공정 전부 위탁의 경우)</td><td>5. 기원 또는 발견 및 개발 경위에 관한 자료</td></tr>
<tr><td>14. 허가(인증) 조건</td><td>6. 임상시험에 관한 자료</td></tr>
<tr><td>15. 비고</td><td>7. 외국의 사용현황 등에 관한 자료</td></tr>
</table>

2-6-4 심사자료의 면제

1) 새로운 제품, 개량제품 및 동등제품으로 구분된 2등급 의료기기의 경우에는 별표 7에 따라 다음에 해당하는 자료의 제출을 면제할 수 있다.

   1. 상기 2-6-3-2의 2, 3, 5, 6, 7까지의 규정에 따른 자료
   2. 상기 2-6-3-2의 4항의 규정에 따른 자료에 한하여 시험성적서를 제외한 시험규격의 설정근거와 실측치 자료

2) 3·4등급 의료기기의 경우에는 2-6-3-2의 5, 6, 7까지의 규정에 따른 자료에 한하여 별표 7에 따라 제출을 면제할 수 있다.

3) 원재료 또는 완제품이 식품의약품안전처장이 고시하거나 공고한 규격에 따라 생물학적 안전이 확인되는 경우에는 2-6-3-2의 4의 나항의 규정에 따른 자료를 제출하지 아니할 수 있다.

4) 2-6-3-2의 규정에도 불구하고 시험자체가 이론적·기술적으로 실시 불가능하거나 실시 가능하더라도 실시하는 것이 무의미하다고 인정되는 경우에는 해당 자료의 제출을 면제할 수 있다.

<전기분야>

구분	제출자료	1	2	3	4-가	4-나	4-다	4-라	4-마	4-바	4-사	5	6	7
		본질적 동등품목 비교표	사용 목적	작용 원리	전기	방사선	전자파	생물 학적	성능	물리 화학	안정성	임상	기원• 발견 및 개발 경위	외국 사용 현황
1. 새로운 제품	가. 사용목적이 다른 것	○	○	X	○	△주4)	○	X	○	X	X	○	○	○
	나. 작용원리가 다른 것	○	X	○	○	△주4)	○	X	○	X	X	○	○	○
	다. 원재료가 다른 것	○	X	X	X	X	X	X	X	X	X	X	X	X
2.개량 제품	라. 성능이 다른 것	○	X	X	X	X	X	X	○	X	X	△주1)	X	X
	마. 시험규격이 다른 것	○	X	X	○주2)	△주2)4)	○주2)	X	X	X	X	X	X	X
	바. 사용방법이 다른 것	○	X	X	X	X	X	X	X	X	X	△주3)	○	○
3. 동등제품		○	X	X	X	X	X	X	X	X	X	X	X	X

○ : 제출하여야 하는 자료, × : 면제되는 자료, △ : 개개 제품에 따라 판단하여야 하는 자료

주1) 임상을 통해서만 개량된 성능을 확인할 수 있는 경우(예: 의료용 소프트웨어에 CAD (Computer Aided Diagnosis)기능이 추가되어 성능이 일부 달라진 경우)

주2) 식품의약품안전처장이 인정한 시험규격 이외의 규격을 설정한 경우

주3) 적용부위 및 조작방법이 달라 안전성·유효성 확인이 필요한 경우(예: 하지의 부분마비 환자의 보행기능을 개선하기 위하여 하지신경(배골신경, 대퇴신경 등)에 사용되는 전기자극기를 뇌·척수에 사용하는 경우)

주4) "방사선에 관한 안전성자료"는 방사선기기에 한함

※ 조합되거나 한벌 구성된 의료기기 또는 인체에 접촉하는 부분품이 있는 경우는 '의료용품 분야'의 자료를 추가로 제출하여야 함

<의료용품분야>

구분 \ 제출자료		1 본질적 동등품목 비교표	2 사용목적	3 작용원리	4-가 전기	4-나 방사선	4-다 전자파	4-라 생물학적	4-마 성능	4-바 물리화학	4-사 안정성	5 임상	6 기원• 발견 및 개발경위	7 외국 사용현황
1. 새로운 제품	가. 사용목적이 다른 것	○	○	X	X	X	X	○	○	○	○	○	○	○
	나. 작용원리가 다른 것	○	X	○	X	X	X	○	○	○	○	X	○	○
	다. 원재료가 다른 것	○	X	X	X	X	X	○	○	○	○	△주1)	○	○
2.개량제품	라. 성능이 다른 것	○	X	X	X	X	X	X	○	X	X	X	X	X
	마. 시험규격이 다른 것	○	X	X	X	X	X	○	X	X	X	X	X	X
	바. 사용방법이 다른 것	○	X	X	X	X	X	X	X	X	X	△주2)	○	○
3. 동등제품		○	X	X	X	X	X	X	X	X	X	X	X	X

○ : 제출하여야 하는 자료, × : 면제되는 자료, △ : 개개 제품에 따라 판단하여야 하는 자료

주1) 기 허가·인증된 제품에서 한번도 사용되지 않은 원재료를 사용하는 경우(예: 치과재료에 새로운 고분자 또는 금속을 적용하는 경우)

주2) 적용방법이 달라 안전성·유효성 확인이 필요한 경우(예: 개방되지 않은 창상에 적용하여 흉터를 최소화하는데 사용하는 점착성투명창상피복재를 개방된 창상에 사용하는 경우)

※ 조합되거나 한벌 구성된 의료기기 또는 전기를 사용하는 제품의 경우는 '전기분야'의 자료를 추가로 제출하여야 함

[별표 7] <기술문서 등 제출 자료의 범위>

2-6-5 첨부자료의 요건

기술문서 등의 심사를 위한 첨부자료의 요건은 다음과 같다.

1) 이미 허가·인증받은 제품과 비교한 자료

기존 허가·인증받은 제품과 명칭(제품명, 품목명, 모델명), 제조(수입) 업소명, 제조원 및 소재지, 허가(인증)번호, 사용목적, 작용원리, 원재료, 성능, 시험규격, 사용방법 등을 비교한 비교표

2) 사용목적에 관한 자료

해당 제품의 적응증, 사용목적(효능·효과)에 관한 자료

3) 작용원리에 관한 자료

해당 제품의 사용목적을 달성하기 위해 영향을 미치는 물리·화학·전기·기계적 작용원리에 관한 자료

4) 전기·기계적 안전에 관한 자료

가. 일반사항

전기를 사용하는 의료기기의 경우에 제출하여야 하며, 다음 중 어느 하나에 해당되는 자료로서 해당 제품과 모델명이 동일하여야 한다. 다만, 개발 시 명칭 등으로 자료상의 모델명과 해당 제품의 모델명이 동일하지 않은 경우에는 이를 입증하는 자료를 제출하여야 한다.

1) 식품의약품안전처장이 지정한 시험·검사기관에서 발급한 시험성적서
2) 국제전기기술위원회(IEC)가 운영하는 국제전기기기인증제도(IECEE CB-Scheme)에 따라 국제공인시험기관(NCB : National Certification Body)에서 발급한 시험성적서
3) 한국인정기구(KOLAS : Korea Laboratory Accreditation Scheme) (이하 "KOLAS"라 한다)에서 인정한 의료기기 분야의 시험검사 기관에서 인정된 규격코드로 적합하게 발급한 시험성적서
4) 해당 의료기기에 대하여 경제협력개발기구(OECD) 회원국에 허가 당시 제출되어 평가된 시험성적서로 해당 정부 또는 정부가 허가 업무를 위임한 등록기관이 제출받아 승인하였음을 확인한 자료 또는 이를 공증한 자료
5) 국제시험기관인정협력체(ILAC)의 상호인정협약(MRA)에 따라 ISO/IEC17025를 인정받고, 해당 의료기기 국제규격의 모든 시험항목을 시험할 수 있는 국제시험검사기관에서 적합하게 발급한 시험성적서

나. 기준 및 시험방법

「의료기기의 전기·기계적 안전에 관한 공통기준규격」(식품의약품안전처 고시), 「의료기기 기준규격」(식품의약품안전처 고시) 및 식품의약품안전처장이 공고한 규격 또는 이와 동등 이상의 국제규격(IEC, ISO 등)을 따르거나 식품의약품안전처장이 고시하거나 공고한 규격이 없는 경우에는 해당 의료기기의 국제 규격(IEC, ISO 등)에 따르되, 「전기사업법」에 의한 국내 표준전압 및 표준주파수, 한국산업규격(KS)에 의한 표준전원플러그 등의 기준을 따라야 한다.

5) 생물학적 안전에 관한 자료

가. 일반사항

인체에 접촉·삽입되거나 인체에 주입하는 혈액·체액 또는 약물 등과 접촉하는 의료기기 또는 부분품의 경우 제출하여야 하며, 다음 중 어느 하나에 해당하는 자료로서 해당 제품과 모델명이 동일하여야 한다. 다만, 개발 시 명칭 등으로 자료상의 모델명과 해당 제품의 모델명이 동일하지 않은 경우에는 이를 입증하는 자료를 제출하여야 하며, 무균시험 및 EO가스 잔류량 시험의 경우에는 「의료기기 제조 및 품질관리기준」(식품의약품안전처 고시) 또는 이와 동등 이상의 규격에 따른 제조사의 품질경영시스템 하에서 실시한 시험성적서 또는 적합함을 입증하는 자료를 제출할 수 있다.

1) 식품의약품안전처장이 지정한 의료기기 비임상시험 실시기관에서 「비임상시험 관리기준」(식품의약품안전처 고시)에 따라 시험한 시험성적서(최종보고서)(「비임상시험 관리기준」(식품의약품안전처 고시) 별표 2의 시험항목에 한함)
2) 경제협력개발기구(OECD)로부터 비임상 관리기준(GLP)을 준수하는 OECD 회원국 또는 이를 준수하는 것으로 OECD로부터 인정받은 비회원국의 비임상시험 실시기관에서 발급한 시험자료
3) (1) 또는 (2)에 해당하는 자료로서 해당 제품과 원재료가 동일하고 인체접촉시간, 인체접촉부위 등이 동등하거나 동등이상인 제품의 생물학적 안전에 관한 자료

나. 기준 및 시험방법

「의료기기의 생물학적 안전에 관한 공통기준규격」(식품의약품 안전처 고시), 「의료기기 기준규격」(식품의약품안전처 고시) 및 식품의약품안전처장이 공고한 규격 또는 이와 동등 이상의 국제 규격(ISO 등)을 따르거나 식품의약품안전처장이 고시하거나 공고한 규격이 없는 경우에는 해당 의료기기의 국제 규격(ISO 등)에 따른다.

6) 방사선에 관한 안전성 자료

가. 일반사항

방사선을 이용하는 의료기기이거나 방사선에 노출되는 등 해당 의료기기가 방사선에 관한 안전성이 요구되는 경우 제출하여야 하며, 다음 중 어느 하나에 해당되는 자료로서 해당 제품과 모델명이 동일하여야 한다. 다만, 개발 시 명칭 등으로 자료상의 모델명과 해당 제품의 모델명이 동일하지 않은 경우에는 이를 입증하는 자료를 제출하여야 한다.

1) 식품의약품안전처장이 지정한 시험·검사기관에서 발급한 시험성적서
2) 국제전기기술위원회(IEC)가 운영하는 국제전기기기인증제도(IECEE CB-Scheme)에 따라 국제공인시험기관(NCB : National Certification Body) 등에서 발급한 시험성적서

3) KOLAS에서 인정한 의료기기분야 시험검사기관에서 인정된 규격코드로 적합하게 발급한 시험성적서

4) 해당 의료기기에 대하여 경제협력개발기구(OECD) 회원국에 허가 당시 제출되어 평가된 시험성적서로 해당정부 또는 정부가 허가 업무를 위임한 등록기관이 제출받아 승인하였음을 확인한 자료 또는 이를 공증한 자료

5) 국제시험기관인정협력체(ILAC)의 상호인정협약(MRA)에 따라 ISO/IEC17025를 인정받고, 해당 의료기기 국제규격의 모든 시험항목을 시험할 수 있는 국제시험검사기관에서 적합하게 발급한 시험성적서

나. 기준 및 시험방법

「의료기기의 전기·기계적 안전에 관한 공통기준규격」(식품의약품안전처 고시)[별표 2] 의료기기의 방사선 안전에 관한 보조기준규격, 「의료기기 기준규격」(식품의약품안전처 고시), 식품의약품안전처장이 공고한 규격 또는 이와 동등 이상의 국제 규격(IEC 등)에 따르거나 식품의약품안전처장이 고시하거나 공고한 규격이 없는 경우에는 해당 의료기기의 국제 규격(IEC 등)에 따르되, 「전기사업법」에 의한 국내 표준전압 및 표준주파수, 한국산업규격(KS)에 의한 표준전원플러그 등의 기준을 따라야 한다.

7) 전자파안전에 관한 자료

가. 일반사항

전자파 안전성이 요구되는 의료기기 또는 부분품의 경우 제출하여야 하며, 다음 중 어느 하나에 해당되는 자료로서 해당 제품과 모델명이 동일하여야 한다. 다만, 개발 시 명칭 등으로 자료상의 모델명과 해당 제품의 모델명이 동일하지 않은 경우에는 이를 입증하는 자료를 제출하여야 한다.

1) 식품의약품안전처장이 지정한 시험·검사기관에서 발급한 시험성적서

2) 국제전기기술위원회(IEC)가 운영하는 국제전기기기인증제도(IECEE CB-Scheme)에 따라 국제공인시험기관(NCB : National Certification Body)에서 발급한 시험성적서

3) KOLAS에서 인정한 의료기기 분야 시험검사기관에서 인정된 규격코드로 적합하게 발급한 시험성적서

4) 해당 의료기기에 대하여 경제협력개발기구(OECD) 회원국에 허가 당시 제출되어 평가된 시험성적서로 해당정부 또는 정부가 허가 업무를 위임한 등록기관이 제출받아 승인하였음을 확인한 자료 또는 이를 공증한 자료

5) 국제시험기관인정협력체(ILAC)의 상호인정협약(MRA)에 따라 ISO/IEC17025를 인정받고, 해당 의료기기 국제규격의 모든 시험항목을 시험할 수 있는 국제시험검사기관에서 적합하게 발급한 시험성적서

나. 기준 및 시험방법

「의료기기의 전자파안전에 관한 공통기준규격」(식품의약품안전처 고시), 「의료기기 기준규격」(식품의약품안전처 고시) 및 식품의약품안전처장이 공고한 규격 또는 이와 동등 이상의 국제 규격(IEC 등)을 따르거나 식품의약품안전처장이 고시하거나 공고한 규격이 없는 경우에는 해당 의료기기의 국제 규격(IEC 등)에 따르되, 「전기사업법」에 의한 국내 표준전압 및 표준주파수, 한국산업규격(KS)에 의한 표준전원플러그 등의 기준을 따라야 한다.

8) 성능에 관한 자료

가. 일반사항

다음 중 어느 하나에 해당되어야 하며, 해당 제품과 모델명이 동일하여야 한다. 다만, 개발 시 명칭 등으로 자료상의 모델명과 해당 제품의 모델명이 동일하지 않은 경우에는 이를 입증하는 자료를 제출하여야 하며, 소프트웨어가 내장되어 있거나 단독으로 사용되는 경우에는 적합성 확인보고서(별표 13에 따른 별지 제13호서식)와 소프트웨어 검증 및 유효성 확인 자료를 제출하여야 하고, 동물을 대상으로 한 성능 확인이 필요한 경우 동물시험 자료를 제출하여야 한다.

1) 식품의약품안전처장이 지정한 시험·검사기관에서 발급한 시험성적서
2) 대학 또는 연구기관 등 국내·외의 전문기관에서 시험한 것으로서 해당 기관의 장이 발급하고 그 내용(기관의 시험시설 개요, 주요설비, 시험자의 연구경력 등을 포함한다)을 검토하여 타당하다고 인정할 수 있는 시험성적서.
3) 「의료기기 제조 및 품질관리기준」 또는 이와 동등 이상의 규격에 따른 제조사의 품질경영시스템 하에서 실시한 제품의 성능에 관한 시험성적서

나. 기준 및 시험방법

자사의 기준 및 시험방법에 따른다.

9) 물리·화학적 특성에 관한 자료

가. 일반사항

인체에 접촉·삽입되거나 인체에 주입하는 혈액·체액 또는 약물 등에 접촉하는 의료기기의 경우 해당되는 부분에 대한 화학구조, 적외선흡수, 자외선흡수, 원자흡광도, 융점, 비점, 내구성, 경도, 색조, 용출물, 표면특성 자료, 동물유래성분을 사용하는 경우 해당 규격(KS, ASTM, ISO 등)에 따른 동물의 명칭, 원산국, 연령, 사용부위, 처리공정, 성분명에 대한 자료 등은 다음 각 단의 어느 하나에 해당되어야 하며, 해당 제품과 모델명이 동일하여야 한다. 다만, 개발 시 명칭 등으로 자료상의 모델명과 해당 제품의 모델명이 동일하지 않은 경우에는 이를 입증하는 자료를 제출하여야 한다.

1) 식품의약품안전처장이 지정한 시험·검사기관에서 발급한 시험성적서
2) 대학 또는 연구기관 등 국내·외의 전문기관에서 시험한 것으로서 해당 전문기관의 장이 발급하고 그 내용(기관의 시험시설 개요, 주요설비, 시험자의 연구경력 등을 포함한다)을 검토하여 타당하다고 인정할 수 있는 시험성적서 또는 자료
3) 「의료기기 제조 및 품질관리기준」 또는 이와 동등 이상의 규격에 따른 제조사의 품질경영시스템 하에서 실시한 물리·화학적 특성에 관한 시험성적서 또는 자료

나. 기준 및 시험방법

식품의약품안전처장이 인정한 원재료 및 완제품에 대한 규격에 적합한 기준 및 시험방법에 따른다. 다만, 식품의약품안전처장이 인정하는 규격이 없는 경우에는 자사의 기준 및 시험방법에 따른다.

10) 안정성에 관한 자료

가. 일반사항

다음 중 어느 하나에 해당되는 자료로서, 해당 제품과 모델명이 동일하여야 한다. 다만, 개발 시 명칭 등으로 자료상의 모델명과 해당 제품의 모델명이 동일하지 않은 경우에는 이를 입증하는 자료를 제출하여야 한다.

1) 식품의약품안전처장이 지정한 시험·검사기관에서 발급한 시험성적서
2) 대학 또는 연구기관 등 국내·외의 전문기관에서 시험한 것으로서 해당 전문기관의 장이 발급하고 그 내용(전문기관의 시험시설 개요, 주요설비, 시험자의 연구경력 등을 포함한다)을 검토하여 타당하다고 인정할 수 있는 시험성적서
3) 「의료기기 제조 및 품질관리기준」 또는 이와 동등 이상의 규격에 따른 제조사의 품질경영시스템 하에서 실시한 제품의 안정성에 관한 시험성적서

나. 기준 및 시험방법

「의료기기의 안정성시험 기준」에 따른다.

11) 기원 또는 발견 및 개발경위에 관한 자료

해당 제품에 대해 심사에 도움을 줄 수 있도록 육하원칙(예: 언제, 어디서, 누가, 새로 발견한 작용원리 및 원재료, 기초 시험·임상시험 등에 들어간 것은 언제, 어디서였나 등)에 따라 명료하게 기재된 자료

12) 임상시험에 관한 자료

가. 일반사항

의료기기 허가를 위한 임상시험에 사용되는 의료기기의 안전성 및 유효성을 증명하기 위하여 사람을 대상으로 시험한 자료로서 다음 중 어느 하나에 해당되어야 한다. 이 경우 1, 2등급 의료기기의 경우에는 신청한 제품과 동등한 제품의 임상시험에 관한 자료(논문, 문헌 등)를 제출할 수 있다.

1) 식품의약품안전처장이 지정한 임상시험기관에서 시험한 자료
2) 외국자료로서 그 내용을 검토하여 실시기관의 신뢰성이 인정되고 「의료기기 임상시험 관리기준」(의료기기법 시행규칙 별표 3)에 의하여 실시한 것으로 판단되는 자료
3) 해당 의료기기에 대하여 경제협력개발기구(OECD) 회원국에 허가 당시 제출되어 평가된 임상시험에 관한 자료로서 해당 정부 또는 정부가 허가 업무를 위임한 등록기관이 제출받아 승인하였음을 확인한 자료 또는 이를 공증한 자료
4) 과학논문인용색인(Science Citation Index) 또는 과학논문추가인용색인(Science Citation Index Expanded)에 등재된 전문학회지에 게재된 자료

나. 가에 해당하는 자료는 다음의 사항을 포함하여야 한다.

① 임상시험방법

임상시험방법은 다음의 사항을 포함해야 한다.

가) 피험자의 선정기준, 제외기준 및 목표한 피험자의 수

원칙적으로 하나의 적응증마다 해당 의료기기의 특성과 임상시험방법 등을 종합적으로 고려하여, 통계적으로 타당하게 임상시험 예수가 결정되었음을 입증하는 자료. 다만, 적응질환의 발생 증례 자체가 적어 임상시험 예수의 확보가 현실적으로 곤란한 경우에는 이를 입증할 수 있는 자료를 추가로 첨부하여야 한다.

나) 조작방법 또는 사용방법과 그 설정사유

다) 비교시험용 의료기기를 사용하는 경우 그 선택사유

라) 병용사용의 유무

마) 관찰항목, 측정항목, 임상검사항목, 측정기준 및 검사방법

바) 유효성 평가기준, 평가방법 및 해석방법

사) 부작용을 포함한 안전성의 평가기준 및 시험방법

② 임상결과

임상결과는 다음의 사항을 포함해야 한다.

가) 임상시험의 성적(임상례에 대한 계획된 수, 실제 대상 수, 완료된 수, 중도탈락자 수 및 이유 등을 포함하며, 이 경우 피험자별 부작용 등에 대한 사항이 포함되어야 한다)

나) 증례기록 요약

다) 기타 임상시험성적의 확인에 필요한 자료

③ 임상평가

해당 적응증에 대한 의료기기의 유효율이 의학적, 한의학적 원리에 기준하여 임상적 유의성이 있음을 입증하는 자료로 그 타당성이 판단되는 경우 이를 인정할 수 있다.

다. 기타

1) 민족적 요인의 차이가 있어 외국임상시험에 관한 자료를 그대로 적용하기가 어렵다고 판단되는 경우, 식품의약품안전처장은 국내에서 우리나라 사람을 대상으로 한 자료를 추가 제출할 것을 요구할 수 있다.

2) 생명을 위협하는 희귀한 질환에 적용되는 희소의료기기의 경우에는 식품의약품안전처장이 타당하다고 인정하는 범위의 임상시험에 관한 자료로 갈음할 수 있다.

13) 외국의 사용현황 등에 관한 자료

해당 의료기기 유효성에 대한 심사에 도움을 줄 수 있도록 각 국가의 사용현황에 관한 자료로서 외국의 판매 또는 허가현황, 사용 시 보고된 부작용, 제조허가 경위 등과 관련된 자료, 제조국에서 사용되지 않는 경우는 그 사유

참조문헌 : 의료기기 기술문서 심사 이해하기 [가이드라인](식품의약품안전평가원)

2-6-6 기술문서 작성사례

1. 명칭

1) 제품명 : KFDA

2) 품목명

(1) 품목명 : 심전계

(2) 품목분류번호 : A26010.01

(3) 등급 : 2등급

3) 모델명 : MFDS-01

2. 모양 및 구조

1) 작용원리

본 심전계는 심장의 활동에 의해 발생하는 미세한 기전력을 사지 및 흉부에 붙인 전극에 리드선을 끼워서 전극 간의 차동전압을 증폭, 연산해서 얻은 심전도 파형을 표시하는 기기이다.

2) 외형

(1) 외관 사진

가. 본체

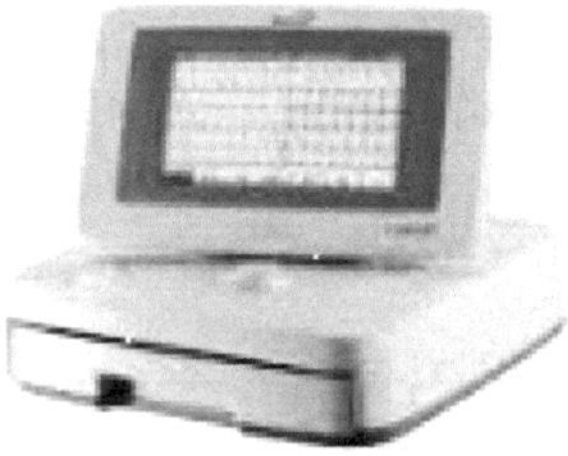

(2) 외관 설명

가. 본체

가) 정면

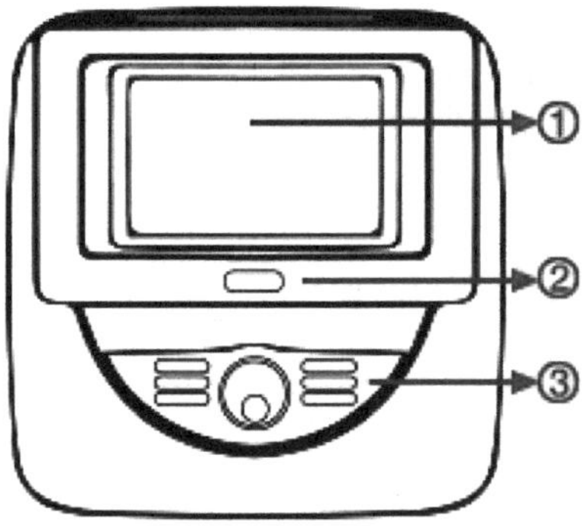

번호	명칭	외관설명
①	표시부(LCD)	제품의 동작 상태를 알려주는 부분
②	전원스위치	장비의 전원을 ON/OFF 시키는 부분
③	조작부(Key & Rotary Switch)	환자의 정보를 입력하고, 제품의 기능을 선택하는 부분

나) 조작판넬

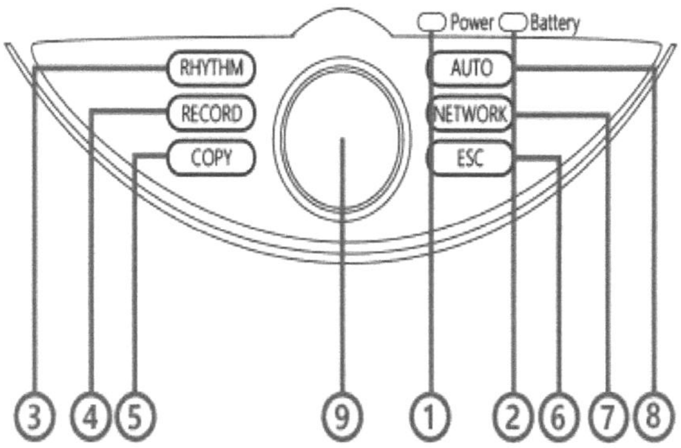

번호	명칭	외관설명
①	Power 표시기	AC Power의 상태를 표시한다
②	Battery 표시기	Battery 전원 사용 상태를 표시한다.
③	RHYTHM(리듬출력)	연속적으로 리듬 출력을 얻거나 A4 용지 크기의 리듬 출력을 얻을 수 있다
④	RECORD(진단출력)	10초 데이터를 저장한 후 신호처리 하여 선택된 출력 형태로 출력한다.
⑤	COPY(복사출력)	이전에 입력된 10초 데이터를 동일하게 혹은 수정된 정보대로 신호처리 한 후 출력한다.
⑥	AUTO(자동 출력)	심전도 진단 테스트에서 데이터 저장까지 가장 많이 사용하는 동작을 자동으로 실행한다.
⑦	NETWORK	테스트한 데이터를 서버 IP가 설정된 PC로 전송한다.
⑧	ESC	실행 명령의 취소, 메인 메뉴 입력 시 이전모드로의 전환 등을 시행한다.
⑨	Rotary Switch	메뉴의 이동이나 메뉴를 선택한다.

(3) 구성품

가. 전원케이블

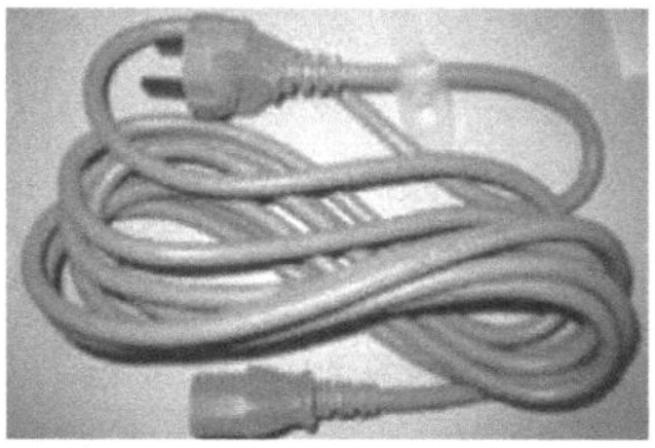

번호	명칭	외관설명
①	전원케이블	기기전원을 공급하는데 사용

나, 환자케이블

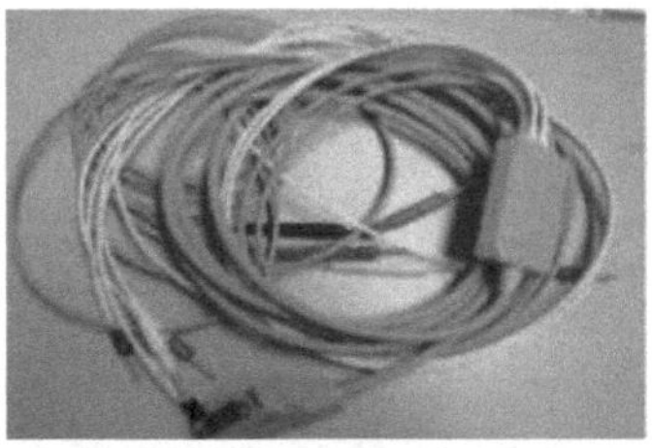

번호	명칭	외관설명
①	환자케이블	기기와 환자에 접속된 전극을 연결하는 케이블

3) 치수(단위 : ㎜)

(1) 치수

가. 본체

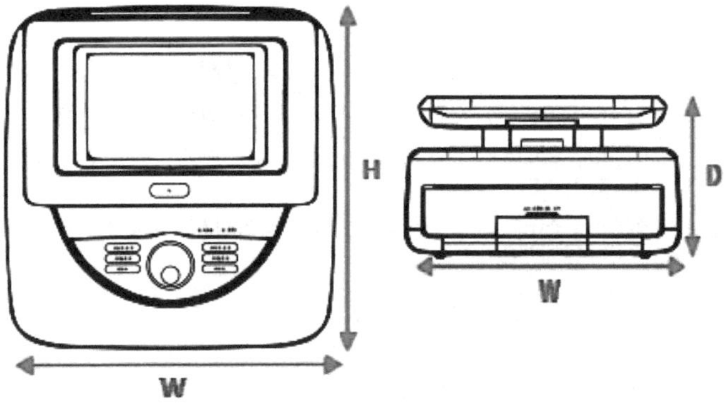

모델명	W	H	D
MFDS-01	OOO ㎜	OOO ㎜	OOO ㎜
:	:	:	:

나. 구성품

가) 전원케이블

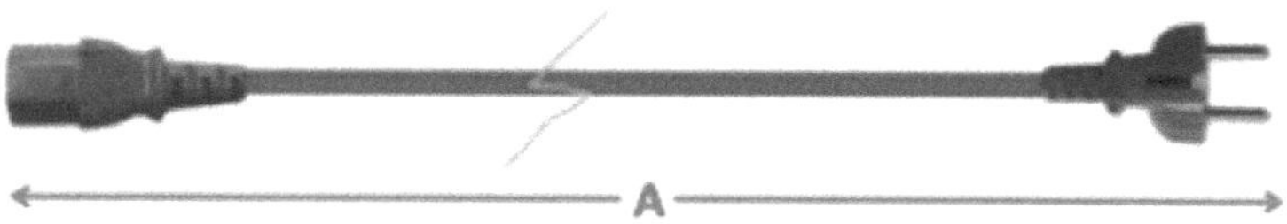

모델명	A
MFDS-01	OOO ㎜

(2) 중량

가. 본체 : ㅇ Kg

나. 구성품

가) 전원 케이블 : ○○○ g

나) 환자 케이블 : ○○○ g

4) 특성

(1) 전기적 정격 : 정격전압 ○○○~○○○ Va.c., 정격주파수 ○○/○○ Hz, 소비전력 ○○○ W(또는 VA)

(2) 전기 충격에 대한 보호형식 및 보호정도에 의한 분류 : 1급 및 내부전원, CF형 장착부

(3) 안전장치

퓨즈 장치 : 과부하 방지, 회로의 단락 시 전원 차단

입력단 전원 분리 : 트랜스포머에 의한 2중 2차 전원 분리

접지형 전원 플러그

경고 장치 : 기록지 없음, 기록부 열림, 환자 연결 부위 미 부착 등의 경우 경고음(부저) 울림

심장충격기에 대한 보호 : 심장충격기와 병용사용 시에 대한 보호 회로

(4) 작동계통도

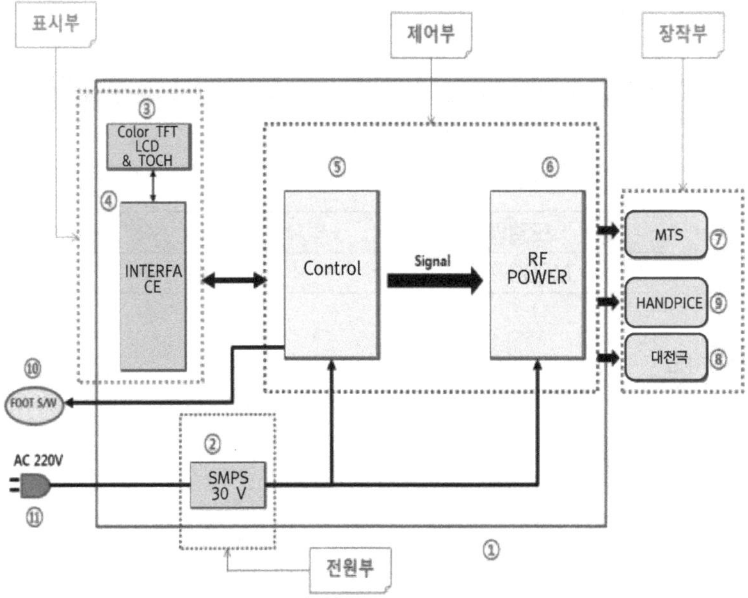

교류전원 또는 배터리로부터의 전원을 공급받아 본체의 ECG 컨트롤 보드와 기록기 및 LCD 모니터로 보내진다. 사지 및 또는 흉부의 체표면에 붙인 전극은 전극 리드선에 연결하여 ECG 컨트롤 보드로 신호가 전해진다. 심장근육이 수축, 이완 작용이 반복되면서 심장의 펌프 작용을 하며, 심장이 박동할 때마다 미약한 전기가 생긴다. 그것으로 인하여 신체 내에 전기가 흐르게 되고 이 전류는 몸의 위치에 따라 전위차가 발생되어 피부에 부착된 전극을 통하여 신호가 입력되며, 입력된 신호는 환자회로, 증폭기, 필터를 통해 변환되어 LCD 스크린에 표시된다. 그리고 전극 리드선을 통해 전극간의 차동전압을 증폭, 연산해 얻은 심전도 파형이 LCD 스크린에 표시된다.

(5) 전기회로도(전원부를 포함하는 회로도) 또는 전기절연도

전기·기계적 안전성을 검증할 수 있는 식별 가능한 전기회로도 또는 전기절연도를 첨부

(6) 소프트웨어의 구조 및 주요기능

내장 소프트웨어의 구조 또는 알고리즘 및 주요기능을 기재하시기 바랍니다.

3. 원재료

일련번호	부분품의 명칭		부분품 관리번호	규격 또는 특성	수량	비고
①	외장		MFDS-1	AC○○○-○○○ V. ○○/○○ Hz, ○ V(표준 : ○○○ mAh, 대용량 : ○○○ mAh)	○	--
②	전원부	AC adapter	MFDS-2	OA-467 ○○○(?) ○○○ V AC/ ○○ VA	○	--
③	표시부	LCD module	MFDS-3	○ inch ○○○x○○○ dots	○	--
④	제어부	PCB ASS'Y	MFDS-4	Main Board PCB, 재질 : FR4	○	--
			MFDS-5	Key Board PCB,재질 : FR4	○	
			MFDS-6	Sensor Board PCB, 재질 : FR4	○	
			MFDS-7	Mag up Board PCB 재질 : FR4	○	
⑤		Operation panel	MFDS-8	FX-7101 Operation panel	○	--
⑥	장착부	사지클립	MFDS-9	넓이 : ○○ cm, 높이 : ○ m 중량 : ○○ g	○	인체접촉(피부), 허가된 제품사용 (서울 제신 ○○-○○호)
⑦		흉부전극	MFDS-10	넓이 : ○○ cm, 높이 : ○ m 중량 : ○○ g	○	인체접촉(피부), 허가된 제품사용 (서울 제신 ○○-○○호)
⑧	부속품	전원케이블	MFDS-11	길이 ○○○○ ㎜, 중량 ○○○ g	○	-
⑨		환자케이블	MFDS-12	길이 ○○○○ ㎜, 중량 ○○○ g	○	-
⑩	내장 소프트웨어		MFDS-12		○	-
⋮	⋮		⋮	⋮	⋮	⋮

4. 제조방법

제조원의 제조방법에 따른다.

5. 사용목적

심장활동 전위를 기록, 분석하는 기구

6. 성능

1) ECG

- 감도 : ○, ○○, ○○ ㎜/㎷ ± ○%이내
- 주파수 응답 : ○,○ ~ ○○○ ㎐
- 입력 저항 : ○○ ㏁ 이상
- 입력변화범위 : ±○ ㎷ 이내
- Digital Resolution : ○ ㎶
- 샘플률 : ○○○○ ㎐
- CMRR(Common Mode Rejection Ratio) : ○○○ dB 이상
- ECG 저장 : ○○ ECGs
- Acquisition & Analysis : ○○ Lead simultaneously

2) 기록장치

- 기록 방식 : 열 감응 방식
- Dot density : (Voltage axis : ○ dots/mm, Time axis : ○○ dots/㎜)
- 기록지 : 열감응 기록지
- Z-fold : ○○ ㎜(W) x ○○ ㎜(L) x ○○○(page)
- Roll : ○○ ㎜(W) x ○○ m(L)
- 기록지 속도 : ○, ○○, ○○, ○○ ㎜/sec ± ○%
- 기록 채널 수 : ○, ○ 채널
- Resolution : ○○○ dpi

3) 통신 프로토콜

- 통신 방식 : ○○-○○, LA

7. 사용방법

1) 사용 전 준비사항

(1) 본 장비는 반드시 건조하고 상온(온도 : 10~40℃, 습도 : 30~85%)인 상태에서 사용한다.

(2) 전기적인 노이즈를 발생하는 기기(대형 모터를 사용하는 냉/난방 장치 등)로부터 떨어져 있는 콘센트를 사용해야 한다.

(3) 기록지의 설치 : 본체 전면부에 위치한 프린터 손잡이를 앞으로 당겨 프린터 문이 열리면 기록지의 기록되는 부위가 상단으로 위치하도록 넣고, 손잡이를 밀어 프린터 문을 닫으면 기록지의 설치가 끝난다.

(4) AC 전원 코드를 본체 후면부의 연결부에 꽂아 전원을 연결한다. 이때 Power Code가 제대로 꽂혀 있는지 확인한다.

(5) 본체 전면의 전원 스위치를 켜면 전원이 입력되므로 Power Switch가 ON 되어 있는지 확인한다.

(6) Patient Cable의 연결 : 본체 후면부에 Patient Cable을 연결하고, Patient Cable Lead에 Limb Strap과 Chest Electrodes를 연결한다.

2) 사용방법 및 조작순서

(1) 본체 전면부 설명

전면부는 제품의 동작 상태를 알려주는 그래픽 표시창(LCD)과 장비의 전원을 ON/OFF시키는 전원 스위치 그리고 배터리 표시 LED와 환자의 정보를 입력하고 제품의 기능을 선택하는 조작부(Key& Rotary Switch)로 구성되어 있다.

① 환자의 ID를 표시
② 환자의 심박수를 표시
③ 출력 속도를 표시
④ 심전도 신호 크기를 표시
⑤ 현재 날짜 및 시간을 표시
⑥ 배터리의 상태 혹은 AC 전원 연결 상태를 표시
⑦ 환자 정보를 입력하는 메뉴 선택 버튼
⑧ 심전도 파형의 출력 속도를 설정하는 메뉴 선택 버튼
⑨ 심전도 파형의 신호 크기를 설정하는 메뉴 선택 버튼
⑩ 그래픽 표시창 화면을 설정하는 메뉴 선택 버튼

(2) 조작판넬 설명

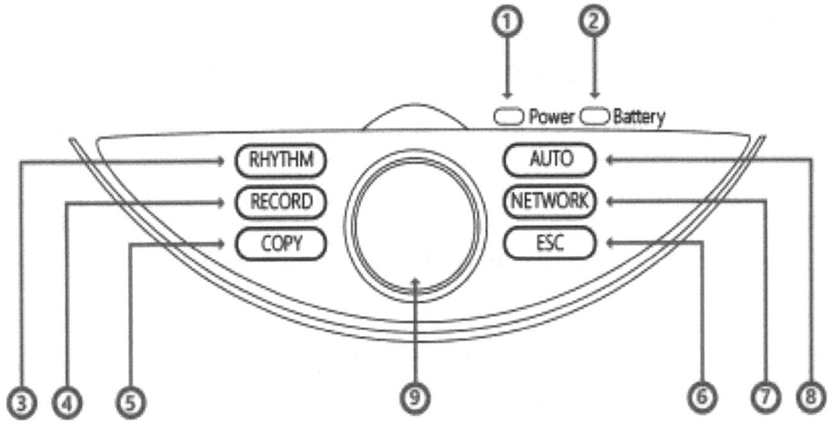

① Power 표시기 : AC Power의 상태를 표시한다.(AC Power가 입력되면 녹색으로 표시한다.)

② Battery 표시기 : Battery 전원 사용 상태 표시한다.(Battery가 충전 중인 상태일 경우 적색, 만 충전 상태일 경우 녹색으로 표시한다.)

③ RHYTHM(리듬출력) : 연속적으로 리듬 출력을 얻거나 A4 용지 크기의 리듬 출력을 얻을 수 있다.

④ RECORD(진단출력) : 버튼을 누른 시점에서 10초 동안의 데이터를 저장한 후 신호처리 하여 선택된 출력 형태로 출력한다.

⑤ COPY(복사출력) : 이전에 입력된 10초 데이터를 동일하게 혹은 수정된 정보대로 신호처리 한 후 출력한다.

⑥ AUTO(자동출력) : 심전도 진단 테스트에서 데이터 저장까지 가장 많이 사용하는 동작을 자동으로 실행한다.

⑦ NETWORK : 테스트한 데이터를 서버 IP가 설정된 PC로 전송한다.

⑧ ESC : 실행 명령의 취소, 메인 메뉴 입력 시 이전모드로의 전환 등을 시행한다.

⑨ Rotary Switch : 메뉴의 이동이나 메뉴를 선택한다.(터치 스크린과 같은 기능을 수행한다.)

(3) 교체 시기

장비가 전원에 연결되어 있을 경우 자동으로 Battery는 충전되며, 장비와 분리되면 충전되지 않는다. Battery 수명은 약 500회 이상 충전이 가능하며, 만 충전 후 20분 이상 사용이 어려우면 교환하여야 한다. 또한 Battery가 손상되었거나 Battery 액이 흘렸을 경우에는 즉시 교체하여야 하며, 장비에 손상된 Battery를 사용해서는 안된다.

(4) 조작순서

① 장비의 전원을 켠다.

② 환자 케이블에 전극을 연결하여 환자의 몸에 부착한다.

③ 환자의 몸에 부착된 전극의 부착상태를 확인한다.

④ 아래 그림의 초기 메뉴 선택 화면이 나오면 사용 모드를 선택한다.

3) 사용 후 보관 및 관리방법

(1) 기기는 반드시 전원을 OFF한 상태에서 보관하여야 한다.

(2) 장시간 기기사용을 하지 않을 시에는 배터리 함에서 배터리를 제거해 둔다.

(3) 기기의 배터리를 제거할 시에는 반드시 전원을 OFF한 상태에서 제거하여야 한다.

(4) 기기청소는 물기가 제거된 깨끗한 천으로 닦아야 한다.

(5) 물이나 알코올 등 전기 감전 또는 누전에 위험이 있는 물질이 기기에 들어가지 않게 하여야 한다.

(6) 사용한 기기는 깨끗하고 통풍이 잘 되고, 상온인 환경(온도 : -○○℃ ~ ○○℃, 습도 : ○% ~ ○○% RH)의 실내에 직사광선을 피하여 보관하여야 한다.

8. 사용시 주의사항

1) 경고

✓ 접지 연결이 의심되거나 장비 리드가 손상 또는 손상이 의심된다면 장비를 사용하지 말아야 한다.

✓ 다른 장비와 함께 사용하지 않는다.

✓ MRI실에서는 사용하지 않는다.

✓ 고압산소 의료장비가 있는 곳에서는 사용하지 않는다.

✓ 화상 위험이 있는 마취가스 또는 고농도 산소가 있는 곳에서는 사용하지 않는다.

✓ AED 사용 시 본 장비를 제거한다.

✓ 전동식 칼 사용 시 본 장비를 제거한다.

2) 의료기기의 사용결과 발생할 수 있는 이상반응 사용상의 부주의에 따른 치명적인 부작용 사고발생 등에 대한 주의사항

✓ 사용 중 전기적 노이즈를 피하기 위해 제품은 발전기나, X-ray장비, 방송 장치, 이동 전화기 등과 멀리 설치합니다. 이러한 장비가 가까이 설치되었을 경우 부정확한 결과가 나올 수 있습니다.

- ✓ 제품의 전원 공급이 적당한지 확인합니다.

  (Adapter 사양 : Input- AC 100~240 V, Output - DC 15 V 3 A)
- ✓ 모든 연결 부분이 제품에 적절하게 연결되어 있는지 확인합니다.
- ✓ 인화성 마취제, 용해제 주위에서 본 제품을 사용하는 것은 적당하지 않습니다.
- ✓ 제품을 해체 또는 분해하지 마시오.

3) 일반적 주의

- ✓ 본 장비는 자격을 갖춘 의사나 훈련된 의료인에 의해 사용되어야 한다.
- ✓ 수치 및 그래픽 결과뿐만 아니라 장비에 의해 제시된 해석은 환자의 전반적인 임상상태와 기록된 데이터 질의 측면에서 검토해야 한다.
- ✓ 본 장비에 의해 주어진 징후로 바이탈 기능의 정기검사를 대체하지 않는다.
- ✓ 작동 및 수리에 대한 담당자의 능숙도를 지정해야 한다.
- ✓ 담당자는 작동 지시서를 읽고 숙지해야 한다. 특히, 주의사항을 반드시 읽고 숙지해야 한다.
- ✓ 손상 또는 분실된 부품은 즉시 교체해야 한다.
- ✓ 사고의 안전과 예방에 대한 유효한 규정을 관찰하는 것은 소유자의 책임이다.
- ✓ 접지 연결이 의심되거나 본 장비의 리드가 손상 또는 손상이 의심될 때에는 사용하지 말아야 한다.

4) 안전사고의 예방에 필요한 사항이 있는 경우 관련 주의사항

- ✓ 기기의 사용자는 사용설명서를 반드시 숙지하고, 사용설명서는 쉽게 찾을 수 있는 곳에 비치한다.
- ✓ 기기에 문제가 발생한 경우에는 임의로 분해하지 말고, 공급업체에게 A/S 요청을 하여야 한다.
- ✓ 본 제품의 결과는 반드시 전문가가 판단해야 한다.
- ✓ 본 제품은 데이터의 오류도 있을 수 있다.
- ✓ 기기가 보관된 주변에는 물, 알코올, 인화성 물질 등이 없도록 한다.
- ✓ 심장 페이스메이커를 장착한 환자는 사용할 수 없다.
- ✓ 제세동기와 병용 사용될 수 없다.

9. 포장단위

- ✓ 제조 의료기기 : 1set, 1box, 1pack 또는 '자사 포장단위'
- ✓ 수입 의료기기 : 1set, 1box, 1pack 또는 '제조원 포장단위'

10. 저장방법 및 사용기간

1) 저장방법

본 장비는 반드시 건조하고 상온(온도 : ○○~○○℃, 습도 : ○○~○○%)인 상태에서 사용하며, 보관 관리하여 주십시오.

2) 사용기간

해당사항 없음

11. 시험규격

1) 안전성에 관한 시험

(1) 「의료기기의 전기·기계적 안전에 관한 공통기준규격」 [별표1], [별표3]에 따른다.

(2) 「의료기기의 전자파 안전에 관한 공통기준규격」 에 따른다.

(3) 「의료기기 기준규격」 [별표2] 9. 심전계에 따른다.

2) 성능에 관한 시험

제조사의 시험항목, 방법, 기준에 따른다.

12. 제조원

구분	기재 내용
수입의 경우	· 미국, ABCD Inc, 10903 Hampshire Ave Silver Spring, MD 20993
전공정 위탁제조 (제조, 수입품목 공통)	제조의경우 · 제조의뢰자 : (주)식약처, 충북 청원군 강외면 643번지 · 제조자 : (주)오송의료기기, 서울시 은평구 불광동 123번지
	수입의 경우 · 제조의뢰자 : 미국, ABCD Ltd, 10903 Hampshire Ave Silver Spring, MD 20993 · 제조자 : 미국, EFGH Inc, 1301 Clay Street, Suite 1180 Oakland, CA 94512

13. 첨부자료

1) 이미 허가받은 제품과 비교한 자료

2) 사용목적에 관한 자료

3) 작용원리에 관한 자료

4) 제품의 성능 및 안전을 확인하기 위한 시험규격 및 그 설정근거와 실측치에 관한 자료

(1) 전기·기계적 안전에 관한 자료

(2) 생물학적 안전에 관한 자료

(3) 방사선에 관한 안전성 자료

(4) 전자파안전에 관한 자료

(5) 성능에 관한 자료

(6) 물리·화학적 특성에 관한 자료

(7) 안정성에 관한 자료

참조문헌 : 심전계의 기술문서 작성을 위한 가이드라인(2018.8 식품의약품안전평가원)

2-6-7 기술문서 심사의뢰

■ 의료기기법 시행규칙 [별지 제8호서식] <개정 2024. 1. 16.>

전자민원창구(emed.mfds.go.kr)에서도 신청할 수 있습니다.(기술문서 심사기관 신청 대상 제외)

의료기기 기술문서 등 심사의뢰서

※ [ ]에는 해당되는 곳에 √ 표시를 합니다. (앞쪽)

접수번호	접수일	처리일	처리기간 1. 임상시험 자료 심사대상: 70일 2. 기술문서 심사대상: 55일 3. 변경심사대상 가. 임상시험 자료제출 대상: 50일 나. 기술문서에 관한 자료제출 대상: 32일

구분	항목	항목
의뢰인	성명	생년월일
	주소	
제조(수입) 업소	명칭(상호)	업허가번호
	소재지	
제조원(수입 또는 제조공정 전부위탁의 경우)	명칭(상호)	제조국
	소재지	
심사의뢰의 구분	[ ]임상시험 자료 심사 [ ]변경심사([ ]임상시험 자료제출 [ ]기술문서 자료제출)	[ ]기술문서 심사

심사의뢰 품목	
명칭(제품명,품목명,모델명)	
분류번호(등급)	
모양 및 구조	
원 재 료	
제조방법	
성 능	
사용목적	
사용방법	
사용 시 주의사항	
포장단위	
저장방법 및 사용기간	
시험규격	
허가조건	
비고(신청근거)	

「의료기기법 시행규칙」 제9조제2항 및 제3항에 따라 위와 같이 의료기기 기술문서 등의 심사를 의뢰합니다.

년 월 일

의뢰인 (서명 또는 인)

담당자 성명

담당자 전화번호

식품의약품안전처장(기술문서심사기관장) 귀하

210㎜ × 297㎜[백상지 80g/㎡ 또는 중질지 80g/㎡]

(뒤쪽)

첨부서류	수수료	
	전자민원	방문 · 우편민원
1. 일반 의료기기의 경우에는 다음 각 목의 서류. 다만, 이미 허가를 받은 의료기기와 구조 · 원리 · 성능 · 사용목적 및 사용방법 등이 본질적으로 동등한 의료기기 중 식품의약품안전처장이 임상시험에 관한 제출이 필요하다고 정하여 고시하는 의료기기를 제외한 의료기기의 경우에는 마목부터 사목까지의 자료는 제출하지 않을 수 있습니다. 가. 이미 허가받은 제품과 비교한 자료 나. 사용목적에 관한 자료 다. 작용원리에 관한 자료 라. 제품의 성능 및 안전을 확인하기 위한 다음 각 목의 자료로서 시험규격 및 그 설정근거와 실측값에 관한 자료. 다만, 국내 또는 국외에 시험규격이 없는 경우에는 기술문서 등의 심사를 받으려는 자가 제품의 성능 및 안전을 확인하기 위하여 설정한 시험규격 및 그 근거와 실측값에 관한 자료 1) 전기 · 기계적 안전에 관한 자료 2) 생물학적 안전에 관한 자료 3) 방사선에 관한 안전성 자료 4) 전자파 안전에 관한 자료 5) 성능에 관한 자료 6) 물리 · 화학적 특성에 관한 자료 7) 안정성에 관한 자료 마. 기원 또는 발견 및 개발경위에 관한 자료 바. 임상시험에 관한 자료 사. 외국의 사용현황 등에 관한 자료 2. 체외진단용 의료기기의 경우에는 다음 각 목의 서류 가. 개발경위, 측정 원리 · 방법 및 국내외 사용현황에 관한 자료 나. 원자재 및 제조방법에 관한 자료 다. 사용목적에 관한 자료 라. 저장방법과 사용기간 또는 유효기간에 관한 자료 마. 성능시험에 관한 자료 1) 분석적 성능시험에 관한 자료 2) 임상적 성능시험에 관한 자료 3) 품질관리 시험에 관한 자료 4) 표준물질 및 검체보관 등에 관한 자료 바. 체외진단용 의료기기의 취급자 안전에 관한 자료 사. 이미 허가받은 제품과 비교한 자료 비고: 제1호 및 제2호에도 불구하고 「의료기기법」 제11조에 따라 제조허가 · 신고 등의 사전 검토를 받은 자가 「의료기기법 시행규칙」 제25조제3항에 따른 사전 검토 결과 통지서를 제출하는 경우에는 제1호 각 목 또는 제2호 각 목의 자료 중 사전 검토 결과 적합판정을 받은 사항에 대한 자료는 제출하지 않을 수 있습니다.	1. 임상시험자료 심사 : 1,338,000원 2. 기술문서 심사: 561,000원 3. 변경 심사: 449,000원	1. 임상시험자료 심사 : 1,488,000원 2. 기술문서 심사: 624,000원 3. 변경 심사: 499,000원

처리절차

의뢰서 작성 → 접 수 → 심 사 → 결 재 → 결과통지서 작성 → 결과 통지

의뢰인 / 식품의약품안전처 / 기술문서심사기관

2-7 등급별 허가심사 절차

의료기기는 사용목적과 사용시 인체에 미치는 잠재적 위해성의 정도에 따라 4개의 등급)으로 분류하며, 두 가지 이상의 등급에 해당되는 제품의 경우에는 가장 높은 등급으로 분류하게 된다.

또 등급에 따라 사전관리 절차도 달라지게 된다. 등급별 허가심사 절차는 그림 2-7를 참조할 수 있다.

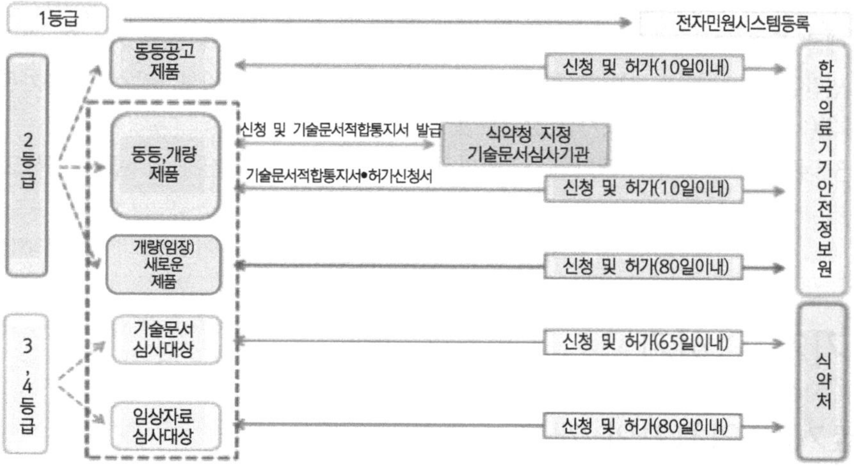

그림 2-7 의료기기 등급별 허가심사 절차

1) 1등급 의료기기

- 1등급에 해당하는 의료기기는 신고대상으로 '의료기기 전자민원시스템'에 등록을 하고 판매 전 '의료기기 제조 및 품질관리기준(GMP)"에 따라 품질관리 활동을 수행한 후 판매를 한다.
- 다만, 1등급 의료기기 중 이미 신고한 의료기기와 구조·원리·성능·사용목적·사용방법 등이 본질적으로 동등하지 않은 의료기기는 기술문서 심사 대상이다.

2) 2~4등급 의료기기

- 2등급, 3등급, 4등급에 해당되는 의료기기는 모두 기술문서 심사 대상이다.
(※그림 2-7. 의료기기 등급별 허가·심사 절차 중 네모 박스로 체크한 부분 해당)
- 2등급 의료기기 중 동등공고제품의 경우는 기술문서 심사대상이 면제되기 때문에 신속허가를 받을 수 있다. 따라서 식품의약품안전처에서 공고한 제품이 무엇인지 사전에 파악하고 있는 것이 좋다. 주의할 점은 허가 받고자 하는 당해 제품이 공고한 제품과 비교하여 동등한지 여부를 면밀히 조사 후, 동등하다면 반드시 식품의약품안전처장이 지정한 시험검사기관에서 시험을 진행한다.

※ 2, 3, 4등급 의료기기 중 기술문서 심사 면제 대상은 아래와 같다.

- ✓ 동등공고제품 : 2등급 의료기기 중 식품의약품안전처 홈페이지를 통해 공고한 제품과 '사용목적, 작용원리, 원재료, 성능, 시험규격 및 사용방법 등'이 동등한 제품
- ✓ 동일제품 : 수입하고자 하는 제품이 이미 허가받은 제품과 동일한 제품(제조원 동일)

- 2등급 의료기기에 대한 기술문서 심사는 민간위탁기관인 '기술문서심사기관'이 업무를 수행하고 있으며, 한정된 심사범위 내에서만 심사를 하고 있다.
- 예를 들면, 2등급의료기기 중 임상시험자료가 필요한 개량제품 또는 새로운 제품의 경우는 민간위탁기관에서는 심사를 할 수 없다. 따라서 식품의약품안전평가원(이하 '평가원' 이라 한다)(의료기기심사부)에 심사를 요청하여 허가하게 된다.
- 3 · 4등급 의료기기는 '평가원(의료기기심사부)'에서 기술문서 심사 업무를 수행하고 있다.

참조문헌 : 의료기기 기술문서 심사 이해하기 [가이드라인](식품의약품안전평가원)

2-8 의료기기 업허가

2-8-1 의료기기 업허가의 개요

의료기기법 제2조 제3항에서 "의료기기 취급자"란 의료기기를 업무상 취급하는 자로서 의료기기 제조업자, 수입업자, 수리업자, 판매업자, 임대업자에 해당하는 자로서 이 법에 따라 허가를 받거나 신고를 한 자, 의료법에 따른 의료기관 개설자 및 수의사법에 따른 동물병원 개설자를 말하며, 의료기기 취급자가 식품의약품안전처장이 허가를 받거나 특별시장·광역시장·도지사·특별자치도지사 또는 시장·군수 또는 구청장에게 신고하여 의료기기 취급자로서의 자격을 득하는 것을 말한다.

여기에서 의료기기 제조업자 및 수입업자는 식품의약품안전처장이 허가하며 의료기기의 제조 또는 수입을 업으로 하려는 자를 말한다.

의료기기 수리업자는 특별시장·광역시장·도지사·특별자치도지사에 신고하며 의료기기의 수리를 업으로 하려는 자를 말한다.

의료기기 판매업자 및 임대업자는 특별자치도지사, 시장·군수 또는 구청장에게 신고하고 의료기기의 판매 또는 임대를 업으로 하고자 하는 자를 말한다.

의료기기 취급자가 되기 위해서는 각각의 업종에 따른 자격 요건을 갖추어야 하는 데, 자격 요건에는 일정한 시설기준에 의한 업종별 시설 요건과 대표자 및 해당 업종의 관리 업무를 담당할 관리자 등 인적 요건이 있다.

표 2-1 의료기기 회사의 요건

업종/구분	시설 요건	인적 요건	절차
제조업자	시행규칙에 의한 제조 시설	품질책임자	식품의약품안전처장의 허가
수입업자	시행규칙에 의한 수입 시설	품질책임자	식품의약품안전처장의 허가
수리업자	시행규칙에 의한 수리 시설	책임기술자	특별시장·광역시장·도지사·특별 자치도 지사에게 신고
판매/임대업자	시행규칙에 의한 판매 /임대시설	관리책임자	특별자치도지사, 시장·군수 또는 구청장에게 신고

참조문헌 : 의료기기 규제과학 전문가 교재(한국의료기기안전정보원)

2-8-2 제조업 및 수입업 허가

1) 자격요건

(1) 시설 기준

의료기기 제조업의 허가를 받기 위해 갖추어야 할 시설요건은 총리령인 「의료기기법 시행규칙」에서 제조시설 및 품질관리체계의 기준을 정하고 있다.

이 규칙에서 제조소의 시설 요건으로는 제조, 작업을 수행하는 "작업소"와 일반 시험, 검사, 무균, 동물시험을 수행하기 위한 "시험실" 그리고 원료, 자재 및 제품을 보관하기 위한 "보관소"로 구분하여 요구된다.

이 규칙에서 수입업의 시설 요건으로는 수입업무를 수행하기 위한 "영업소"와 품질관리 목적의 시험, 검사를 위한 "시험실"과 제품보관을 위한 "창고"로 구분하여 요구된다.

(2) 인적 기준

의료기기 제조업·수입업과 관련한 인적 요건은 대표자, 품질책임자가 각각의 기준에 적합해야 한다. 우선, 대표자가 다음의 어느 하나에 해당하는 경우에는 의료기기 제조업·수입업에 대한 허가를 받을 수 없다. 다만, 법인사업자의 경우에는 아래 사항이 적용되지 않는다.

① 「정신건강증진 및 정신질환자 복지서비스 지원에 관한 법률」 제3조제1호에 따른 정신질환자 다만, 전문의가 제조업자로서 적합하다고 인정하는 사람은 그러하지 아니하다.

② 피성년후견인·피한정후견인 또는 파산선고를 받은 자로서 복권되지 아니한 자

③ 마약·대마·향정신성의약품 중독자

④ 의료기기법을 위반하여 금고 이상의 형을 선고받고 그 집행이 끝나지 아니하거나 그 집행을 받지 아니하기로 확정되지 아니한 자

⑤ 의료기기법을 위반하여 제조업 허가가 취소된 날부터 1년이 지나지 아니한 자

의료기기 제조업자는 제조소마다 1명의 품질책임자를 두어 의료기기의 제조 업무에 종사하는 종업원에 대한 지도·감독, 제조관리, 품질관리 및 안전관리(시판 후 부작용 등에 대한 안전관리를 포함한다) 업무를 수행해야 한다. 품질책임자는 의료기기의 최신 기준규격, 품질관리 및 안전관리에 관한 교육훈련 등을 준수하고, 국민건강의 위해를 방지하기 위하여 만전을 기해야 한다.

의료기기를 수입하고자 하는 자도 의료기기 제조업자와 마찬가지로 품질책임자를 두어 품질책임자의 업무를 하게 하여야 한다.

품질책임자의 자격기준 및 직무범위는 「의료기기법 시행규칙」 제11조부터 제13조에 명시되어 있다.

「의료기기법 시행규칙」

제11조(품질책임자 자격 등)

① 법 제6조제1항에 따라 제조업허가를 받으려는 자는 제조소마다 1명 이상의 품질책임자를 두어야 한다.

② 품질책임자 업무는 다음 각 호의 어느 하나에 해당하는 자격을 가진 사람이 수행할 수 있다.

1. 「의료기사 등에 관한 법률」에 따른 다음 각 목의 구분에 따른 면허를 가지고 있는 사람
   가. 안경렌즈·콘택트렌즈를 제조·수입하는 경우 : 안경사
   나. 치과재료를 제조·수입하는 경우 : 치과기공사·치과위생사
   다. 방사선발생장치를 제조·수입하는 경우 : 방사선사
   라. 삭제 〈2020. 5. 1〉
   마. 물리치료 또는 재활훈련에 필요한 의료기기를 제조·수입하는 경우 : 물리치료사
2. 「국가기술자격법」에 따른 의공기사 또는 품질경영기사 자격을 가진 사람

2의2. 「자격기본법」 제19조제1항에 따라 식품의약품안전처장이 공인한 의료기기 RA(Regulatory Affairs) 전문가 자격을 가진 사람

3. 「고등교육법」 제2조 각 호에 따른 학교(같은 조 제4호에 따른 전문대학은 제외한다. 이하 이 조에서 "대학등"이라 한다)에서 학사학위를 취득한 사람(법령에서 이와 동등 이상의 학력이 있다고 인정한 사람을 포함한다. 이하 이 조에서 같다)으로서 「대학설립 · 운영 규정」 제2조제9항에 따른 자연과학 · 공학 · 의학계열 분야(이하 이 조에서 "의료기기 관련 분야"라 한다)를 전공한 사람
4. 대학등에서 의료기기 관련 분야가 아닌 분야에 학사학위를 취득한 사람으로서 「고등교육법」 제29조에 따른 대학원에서 의료기기 관련 분야의 석사학위 이상의 학위를 취득한 사람
5. 대학등에서 의료기기 관련 분야가 아닌 분야에 학사학위를 취득한 사람으로서 의료기기 제조·수입업체에서 1년 이상 품질관리 업무에 종사한 경력이 있는 사람

6. 「고등교육법」 제2조제4호에 따른 전문대학을 졸업한 사람(법령에 따라 이와 같은 수준 이상의 학력이 있다고 인정한 사람을 포함한다. 이하 이 조에서 같다)으로서 의료기기 관련 분야를 전공하고 의료기기 제조 · 수입업체에서 1년 이상 품질관리 업무에 종사한 경력(졸업 또는 학력 인정 전의 경력을 포함한다)이 있는 사람
7. 「고등교육법」 제2조제4호에 따른 전문대학 졸업자로서 의료기기 관련 분야가 아닌 분야를 전공하고 의료기기 제조·수입업체에서 3년(「고등교육법」 제48조제1항에 따른 수업연한이 3년인 전문대학 졸업자의 경우에는 2년을 말한다) 이상 품질관리 업무에 종사한 경력이 있는 사람
8. 「초·중등교육법」 제2조제3호에 따른 고등학교·고등기술학교 졸업자(법령에서 이와 동등 이상의 학력이 있다고 인정한 사람을 포함하되, 제9호에 해당하는 경우는 제외한다)로서 의료기기 제조·수입업체에서 5년 이상 품질관리 업무에 종사한 경력이 있는 사람
9. 「초·중등교육법 시행령」 제90조제1항제10호에 따른 의료기기 관련 분야의 산업수요 맞춤형 고등학교 졸업자로서 의료기기 제조·수입업체에서 3년 이상 품질관리 업무에 종사한 경력이 있는 사람
10. 의료기기 제조·수입업체에서 6년 이상 품질관리 업무에 종사한 경력이 있는 사람

③ 제1항에 따라 제조업자가 2명 이상의 품질책임자를 두는 경우에는 품질책임자의 업무를 분장하여 품질책임자 각자가 가지는 책임의 한계를 명확하게 하여야 한다.

제12조(품질책임자의 직무범위 등)

① 법 제6조의2제1항에 따라 품질책임자가 수행하여야 하는 직무의 범위는 다음 각 호와 같다.

1. 종업원의 위생 상태를 철저히 점검하고, 종업원에게 품질이 우수한 의료기기의 생산·수입에 필요한 교육·훈련을 제공하는 업무
2. 종업원이 제1호에 따른 교육·훈련을 받는지에 대하여 감독하는 업무
3. 별표 2 제2호의 제조 및 품질관리체계의 기준에 따라 의료기기를 제조하도록 표준작업지침서를 작성하고, 작성된 표준작업지침서에 따라 의료기기를 제조하도록 하는 업무
4. 원자재의 입고에서부터 완제품의 출고에 이르기까지 필요한 시험검사 또는 검정을 철저히 하고, 제조단위별로 제조관리기록서와 품질관리기록서를 작성하여 갖추도록 하며, 이를 제조일부터 5년(제품 수명이 5년을 초과하는 경우에는 제품 수명에 상응하는 기간을 말한다) 동안 보존하는 업무
5. 제조소의 품질관리 결과를 평가하고 제품의 출하 여부를 결정하는 업무
6. 별표 2 제2호의 제조 및 품질관리체계의 기준에 따라 품질경영시스템을 확립·시행하고 유지하는 것과 관련된 업무
7. 보건위생상 위해가 없도록 제조소의 시설을 위생적으로 관리하고, 교차오염이나 외부로부터의 오염 등을 방지하는 업무
8. 작업소에 위해가 발생할 염려가 있는 물건을 두지 못하도록 관리·감독하고, 작업소에서 국민보건에 유해한 물질이 발생하는 것을 방지하는 업무
9. 그 밖에 제27조제1항에 따른 제조업자의 준수사항 중 제조관리·품질관리·안전관리와 관련된 업무로서 식품의약품안전처장이 정하여 고시하는 업무

② 품질책임자는 해당 업소의 품질책임자 업무에 종사하지 아니하게 된 경우에는 별지 제10호서식의 품질책임자 비근무신고서(전자문서로 된 신고서를 포함한다)를 관할 지방식품의약품안전청장에게 제출할 수 있다.

③ 품질책임자는 제1항에 따른 업무 외에 다른 업무를 겸임할 수 없다. 다만, 다음 각 호의 어느 하나에 해당하는 경우에는 그러하지 아니하다.

1. 품질책임자의 직무에 영향을 주지 아니하는 업무를 수행하는 경우
2. 제조업자가 수입업을 겸하는 경우로서 제조업체의 품질책임자가 수입업체의 품질책임자의 업무를 수행하는 경우

제13조(품질책임자 교육 내용·시간 등)

① 법 제6조의2제2항에 따른 교육의 내용은 다음 각 호와 같다.

1. 의료기기의 최신 기준규격
2. 의료기기의 안전성·유효성 확보 등 안전관리에 필요한 법령·제도 및 기술
3. 의료기기의 제조 및 품질관리에 필요한 법령·제도 및 기술
4. 그 밖에 의료기기의 제조관리·품질관리·안전관리를 위하여 식품의약품안전처장이 정하는 사항

② 교육시간은 1년에 8시간 이상으로 한다.

③ 품질책임자는 근무를 시작한 날부터 6개월 이내에 제14조제1항에 따른 품질책임자 교육실시기관에서 실시하는 교육을 받아야 한다. 다만, 품질책임자로 근무를 하기 전에 해당 연도에 해당하는 교육을 수료한 경우에는 그러하지 아니하다.

2) 허가 절차

(1) 의료기기 시행규칙[제1호서식]인 의료기기 제조(수입)업 허가 신청서를 작성하여 첨부서류를 첨부하고 수수료를 납부한 후 지방식품의약품안전청으로 접수한다.

해당 첨부서류는 다음과 같다.

1. 「의료기기법」 제6조제1항제1호 본문에 해당되지 않음을 증명하는 의사의 진단서 또는 같은 호 단서에 해당하는 경우에는 이를 증명할 수 있는 전문의의 진단서로서 발행일부터 6개월이 지나지 않은 것(법인은 제출하지 않는다.)
2. 「의료기기법」 제6조제1항제3호에 해당되지 아니함을 증명하는 의사의 진단서로서 발행일부터 6개월이 지나지 않은 것(법인은 제출하지 않는다.)
3. 「의료기기법」 제6조제7항에 따라 품질책임자의 자격을 확인할 수 있는 서류

(2) 지방식품의약품안전청은 접수된 신청서를 검토한다.

(3) 지방식품의약품안전청은 신청서와 첨부서류가 이상이 없음이 확인되면 업허가증을 발급한다.

3) 제조(수입)업 허가신청서

■ 의료기기법 시행규칙[별지 제1호서식] <개정 2024. 1. 16.> 전자민원창구(emed.mfds.go.kr)에서도 신청할 수 있습니다.

의료기기 제조(수입)업 허가신청서

※ [ ]에는 해당되는 곳에 √ 표시를 합니다. (앞 쪽)

접수번호	접수일	발급일	처리기간 25일

신청인 (대표자)	성명(한글)	(한자)
	법인등록번호 또는 주민등록번호	
	등록기준지	
제조(수입) 업소	명칭(상호)	
	소재지	
품질책임자	성명	주민등록번호
	자격 구분 [ ] 면허·자격 [ ] 학위·학력 [ ] 경력	
영업의 종류	[ ] 제조업 [ ]수입업 [ ]조건부 제조업 [ ]조건부 수입업	

「의료기기법」 제6조·제7조·제15조 및 같은 법 시행규칙 제3조제1항·제16조제1항·제29조제1항·제31조제1항·제34조에 따라 위와 같이 의료기기 제조(수입)업 허가를 신청합니다.

년 월 일

신청인 (서명 또는 인)

담당자 성명

담당자 전화번호

지방식품의약품안전청장 귀하

첨부서류	뒤쪽 참조	수수료	
		전자민원	방문·우편민원
		144,000원	160,000원

유의사항
법인인 경우에는 신청인 란의 등록기준지를 기재하지 않습니다.

210㎜ × 297㎜[백상지 80g/㎡ 또는 중질지 80g/㎡]

(뒤 쪽)

구 분	신청인(대표자) 제출서류	담당 공무원 확인사항
제조(수입)업 허가신청	1. 「의료기기법」 제6조제1항제1호 본문에 해당되지 않음을 증명하는 의사의 진단서 또는 같은 호 단서에 해당하는 경우에는 이를 증명할 수 있는 전문의의 진단서로서 발행일부터 6개월이 지나지 않은 것(법인은 제출하지 않습니다.) 2. 「의료기기법」 제6조제1항제3호에 해당되지 아니함을 증명하는 의사의 진단서로서 발행일부터 6개월이 지나지 않은 것(법인은 제출하지 않습니다.) 3. 「의료기기법」 제6조제7항에 따라 품질책임자의 자격을 확인할 수 있는 서류	법인 등기사항증명서 (법인인 경우만 해당합니다)
조건부 제조(수입)업 허가신청	1. 건물을 신축하여 제조시설을 설치하는 경우에는 대지의 소유권을 확인할 수 있는 서류(토지 등기사항증명서로 확인할 수 있는 경우에는 그 확인으로 첨부서류를 갈음한다) 또는 임대차계약서 사본 2. 기존 건물에 제조시설을 설치하는 경우에는 건축물의 소유권을 확인할 수 있는 서류(건물 등기사항증명서로 확인할 수 있는 경우에는 그 확인으로 첨부서류를 갈음한다) 또는 임대차계약서 사본 3. 「의료기기법」 제6조제1항제1호 본문에 해당되지 않음을 증명하는 의사의 진단서 또는 같은 호 단서에 해당하는 경우에는 이를 증명할 수 있는 전문의의 진단서로서 발행일부터 6개월이 지나지 않은 것(법인은 제출하지 않습니다.) 4. 「의료기기법」 제6조제1항제3호에 해당되지 아니함을 증명하는 의사의 진단서로서 발행일부터 6개월이 지나지 않은 것(법인은 제출하지 않습니다.) 5. 「의료기기법」 제6조제7항에 따른 품질책임자에 대한 다음 각 목의 서류 가. 「의료기기법 시행규칙」 제11조제2항에 따른 자격을 확인할 수 있는 서류 나. 재직증명서 등 근무 여부를 확인할 수 있는 서류	1. 법인 등기사항증명서 (법인인 경우만 해당합니다) 2. 토지 등기사항증명서 3. 건물 등기사항증명서

처리절차

신청서 작성	→	접 수	→	검 토	→	결 재	→	허가증 작성	→
신청인		지방식품의약품안전청		지방식품의약품안전청		지방식품의약품안전청		지방식품의약품안전청	

2-9 의료기기 제조 및 품질관리기준(GMP) 적합인정

2-9-1 의료기기 제조 및 품질관리기준(GMP)이란

의료기기 제조 및 품질관리 기준(GMP(Good Manufacturing Practice))는 의료기기 제조업자가 생산하는 의료기기가 안전(Safe)하고, 유효(Effective)하며, 의도된 용도(Intended use)에 적합한 품질로, 일관성(Consistently) 있게 생산됨을 높은 수준으로 보장하기 위한 품질경영시스템이다.

※ 의료기기 제조 및 품질관리 기준과 체외진단의료기기와 디지털 의료제품의 제조 및 품질관리 기준이 매우 유사하므로 본 서에서는 의료기기 제조 및 품질관리 기준을 적용하여 설명하기로 한다.

2-9-2 적용범위

의료기기 제조 및 품질관리기준(GMP) 적합인정을 받아야 하는 대상은 아래와 같다.

1. 의료기기 제조·수입허가 또는 제조·수입인증을 받거나 제조·수입신고를 하고자 하는 자
2. 임상시험용 의료기기를 제조 또는 수입하고자 하는 자
3. 적합성인정 및 정기심사(이하 "적합성인정등 심사"라 한다)를 받고자 하는 의료기기 제조업자 또는 수입업자
4. 품질관리심사기관으로 지정 받았거나 지정 받으려고 하는 자
5. 품질책임자 교육실시기관으로 지정 받았거나 지정 받으려고 하는 자

2-9-3 적합성인정 등 심사 기준

1. 이 기준에 따른 적합성인정은 다음 각 호와 같이 구분하여 실시한다.
   1) 제조소가 이 기준에 적합함을 인정받기 위해 최초로 받아야 하는 심사(이하 "최초심사"라 한다)
   2) 제조소별로 별표 3에 따른 다른 품목군의 의료기기를 추가하는 경우 새로이 받아야 하는 심사(이하 "추가심사"라 한다)
   3) 제조소의 소재지 변경에 따라 적합성인정을 새로이 받아야 하는 심사(이하 "변경심사"라 한다) 다만, 제품의 품질과 관계가 적은 보관소·시험실의 변경 또는 혁신의료기기소프트웨어 제조소의 소재지 변경은 제외한다.
2. 제조소는 품목군별로 3년마다 1회의 정기심사를 받아야 한다. 다만, 수출용 의료기기, 1등급 의료기기, 임상시험용 의료기기에 대하여 적합성인정을 받은 경우에는 예외로 한다.

2-9-4 적합성인정 등 심사 구분

적합성인정 등 심사의 기준은 의료기기 제조 및 품질관리 기준 제5조(적합성인정등 심사 기준)와 같이 적용한다.

1. 시행규칙 별표 2 및 별표 4, 「혁신의료기기 지원 및 관리 등에 관한 규칙」 제15조에 의한 적합성인정등 심사의 기준은 별표 2와 같다.
2. 제1항에도 불구하고 다음 각 호에 해당하는 경우 별표 2의 일부만 적용할 수 있다.
   1) 임상시험용 의료기기를 제조·수입하고자 하는 경우 7.1. 7.3, 7.4.3, 7.5, 7.6, 8.2.6, 8.3 적용
   2) 제4조제1항제3호에 따른 변경심사의 경우 4.1, 4.2, 6.1, 6.3, 6.4, 7.5, 7.6, 8.2.2, 8.2.3, 8.2.6, 8.3, 8.5 적용
   3) 3조제2항에도 불구하고 1등급 의료기기에 대하여 이 기준에 따른 적합성인정등 심사를 받고자 하는 경우 4.1, 4.2, 5.5, 6.4, 7.1, 7.4, 7.5, 7.6, 8.2.1, 8.2.2, 8.2.3, 8.2.6, 8.3, 8.5 적용

2-9-5 적합성인정등 심사 방법

적합성인정등 심사 방법은 아래와 같다.

1) 다음과 같은 경우에 현장심사를 실시한다.
   - 최초심사 및 정기심사
   - 변경심사 : 변경한 소재지의 제조소에서 최초 신청한 경우
   - 신개발의료기기가 있는 경우
   - 품질부적합, 안전성 유효성 문제가 발생한 의료기기가 있는 경우
   - 기업비밀 등의 서류제출이 어려워 사유서를 제출한 경우

2) 다음과 같은 경우에는 서류심사로 갈음한다.
   - 추가심사

3) 식품의약품안전처 및 심사기관의 합동심사는 다음과 같다.
   - 최초심사, 추가심사, 변경심사, 3,4등급 의료기기의 정기심사

표 2-2 GMP 적합성 인정 심사주체 및 방법

구분		등급	최초심사	추가심사	변경심사	정기심사
심사 주제	제조	1등급	단독	단독	단독	-
		2등급	단독	단독	단독	단독
		3등급	합동	합동	합동	합동
		4등급	합동	합동	합동	합동
	수입	1등급	단독	단독	단독	-
		2등급	단독	단독	단독	단독
		3등급	합동	합동	합동	합동
		4등급	합동	합동	합동	합동
심사 방법	제조	1등급	현장, 서류	서류	현장, 서류	-
		2등급	현장, 서류	서류	현장, 서류	현장, 서류
		3등급	현장, 서류	서류	현장, 서류	현장, 서류
		4등급	현장, 서류	서류	현장, 서류	현장, 서류
	수입	1등급	현장, 서류	서류	현장, 서류	-
		2등급	현장, 서류	서류	현장, 서류	현장, 서류
		3등급	현장, 서류	서류	현장, 서류	현장, 서류
		4등급	현장, 서류	서류	현장, 서류	현장, 서류

2-9-6 적합성인정등 심사 신청

심사를 받고자 하는 자는 의료기기 제조 및 품질관리 기준 제7조(적합성인정등 심사 신청)에 따라 아래와 같이 심사를 신청하여야 한다.

1. 제3조제1항제1호부터 제3호까지에 해당하는 사람이 이 기준에 따라 적합성인정등 심사를 받고자 하는 경우에는 별지 제1호서식의 신청서에 다음 각 호의 자료를 첨부하여 품질관리심사기관의 장에게 제출하여야 한다. 이 경우 해당 제조소가 1개 제조단위 이상의 품질관리 실적이 있어야 하고 현장조사 희망일은 현장조사 시작일 20일 이전으로 확정하여 신청하여야 한다.

1) 의료기기 제조(수입)업 허가증 사본 또는 의료기기 조건부 제조(수입)업 허가증 사본(최초심사 또는 임상시험용 의료기기 등 의료기기(조건부) 제조(수입)업 허가증이 없는 경우에는 제외한다)

2) 다음 각 목에 해당되는 자료

(1) 제조소 개요(제조소의 명칭 및 시설별 주소, 제조소가 다수인 경우 모든 제조소명을 포함한다)

(2) 제조 및 품질 관련 업무에 종사하는 총 종업원의 수

(3) 해당 제조소에서 제조되는 의료기기 목록(품목명, 등급을 포함한다)

(4) 생산국 정부 또는 생산국 정부에서 위임한 기관에서 발행한 품질경영시스템 적합인정서 사본(해당되는 경우에 한한다)

(5) 평가 대상이 되는 각 제조소의 시설개요(작업소·시험실·보관소를 포함한 평면도, 시설·장비 목록을 포함한다)

(6) 주요 공급업체명 및 업무범위(위탁공정 계약 등을 포함한다)

(7) 다른 인증기관으로부터 받은 실사결과 자료(해당되는 경우에 한한다)

(8) 품질매뉴얼(품질방침을 포함한다)

(9) 대표 품목의 제품표준서(이하 멸균, 소프트웨어 등 특정 제조공정에 대한 설명을 포함한다)

(10) 대표 품목이 설치 또는 사후지원이 필요한 제품인 경우 관련 설명서

(11) 해당 제조소의 조직도

(12) 품질문서 관리 개요(문서명 및 최신개정 상태를 식별할 수 있는 정보를 포함한다)

(13) 제조소의 별표 2 기준 점검표

(14) 제조소의 별표 2 기준 적합선언문

(15) 대표 품목의 생산 및 서비스 제공 프로세스의 유효성확인 요약 자료

(16) 대표 품목의 모니터링 및 측정장비의 관리 요약 자료

(17) 대표 품목의 혁신의료기기 지정서(혁신의료기기소프트웨어에 한다.)

2. 제1항제2호 자목, 차목, 거목, 너목 및 더목에 해당하는 대표 품목의 제출 자료는 다음 각 호에 해당되는 품목의 자료여야 한다.

1) 신청품목이 2개 이상의 경우 해당 제조소의 품목군별 최상위 등급에 해당하는 품목

2) 제1호에도 불구하고 제4조제2항에 따른 정기심사일 경우, 심사대상 품목 중 해당 제조소의 최상위 등급으로서 생산·수입실적이 가장 많은 품목

3) 제1호에도 불구하고 제4조제3항에 따른 변경심사일 경우, 해당 제조소의 품목군별 최상위 등급에 해당하는 품목으로서 생산·수입실적이 가장 많은 품목

3. 제4조제2항에 따라 정기심사를 받아야 하는 의료기기 제조업자 및 수입업자는 적합인정서에 기재된 유효기간이 만료되는 날로부터 3개월 전까지 별지 제1호서식의 신청서에 제1항제1호 및 제2호의 자료를 첨부하여 품질관리심사기관의 장에게 정기심사를 신청하여야 한다. 이 경우 현장조사 희망일은 적합인정서에 기재된 유효기간 만료일 20일 이전으로 확정하여 신청하여야 하며, 신청서 제출 시 현장조사 희망일을 확정하여 신청하지 아니한 경우에는 현장조사 희망일의 조사 시작일 20일 전까지 문서로 신청하여야 한다.

[별지 제1호서식] (1/4)

<table>
<tr><td colspan="4">의료기기 적합성인정등 심사 신청서</td></tr>
<tr><td>접수번호</td><td colspan="3"></td></tr>
<tr><td>업 종 류</td><td>□ 제조 □ 수입</td><td>업허가번호</td><td></td></tr>
<tr><td>업 소 명</td><td colspan="3">한글 :
영문 :</td></tr>
<tr><td>대 표 자</td><td>한글 :
영문 :</td><td>품질책임자</td><td>성명 :
전화번호 :</td></tr>
<tr><td>소 재 지</td><td colspan="3">한글 :
영문 :
(☎) (FAX)(E-MAIL)</td></tr>
<tr><td rowspan="2">심사대상 제조소
상호명/주소</td><td colspan="3">제조의뢰자 :
(상호명)
(소재지)</td></tr>
<tr><td colspan="3">제조자 :
(상호명)
(소재지)</td></tr>
<tr><td>적용기준</td><td colspan="3">□ 1등급 의료기기
□ 임상시험용 의료기기
□ 수출용 의료기기
□ 혁신의료기기소프트웨어</td></tr>
<tr><td>심사종류</td><td colspan="3">□ 최초심사 □ 정기심사 □ 변경심사 □ 추가심사</td></tr>
<tr><td rowspan="2">품목</td><td>품목군</td><td colspan="2"></td></tr>
<tr><td>품목명/등급</td><td colspan="2"></td></tr>
<tr><td colspan="2">현장조사 희망일</td><td colspan="2">년 월 일</td></tr>
<tr><td colspan="2">특이사항</td><td colspan="2">□ 위해우려제조소 등 제6조제3항 해당</td></tr>
<tr><td colspan="4">「의료기기 제조 및 품질관리기준」 제7조에 따라 위와 같이 적합성인정등 심사를 신청합니다.

년 월 일
신청인 (서명 또는 인)

○○○ 품질관리심사기관장 귀하</td></tr>
<tr><td colspan="3">※ 구비서류
제7조에서 정한 적합성인정등에 필요한 자료</td><td>수수료
별도로 정함</td></tr>
</table>

210㎜×297㎜[일반용지 60g/㎡(재활용품)]

(2/4)

제출 여부	구비 서류명	비고 (파일명 등)
	1. 의료기기 적합성인정등 심사 신청서	
	2. 의료기기 제조(수입)업 허가증 사본 또는 조건부 제조(수입)업 허가증 사본(최초심사 또는 임상시험용 의료기기의 경우 제외)	
	2-가. 제조소 개요(제조소의 명칭 및 시설별 주소, 제조소가 다수인 경우 모든 제조소명 포함)	
	2-나. 제조 및 품질 관련 업무에 종사하는 총 종업원의 수	
	2-다. 해당 제조소에서 제조되는 의료기기 목록(품목명, 등급을 포함)	
	2-라. 생산국 정부 또는 생산국 정부에서 위임한 기관에서 발행한 품질경영시스템 적합인정서 사본 (해당되는 경우에 한함)	
	2-마. 평가 대상이 되는 각 제조소의 시설 개요(작업소·시험실·보관소를 포함한 평면도, 제조(시험) 시설/장비 목록)	
	2-바. 주요 공급업체명 및 업무범위(위탁공정 계약 등 포함)	
	2-사. 다른 인증기관으로부터 받은 실사결과 자료(해당되는 경우에 한함)	
	2-아. 품질매뉴얼(품질방침 포함)	
	2-자. 대표 품목의 제품표준서(이하 멸균, 소프트웨어 등 특정 제조공정에 대한 설명 포함)	
	2-차. 대표 품목이 설치 또는 사후지원이 필요한 제품인 경우 관련 설명서	
	2-카. 해당 제조소의 조직도	
	2-타. 품질문서 관리 개요(문서명 및 최신 개정 상태를 식별할 수 있는 정보를 포함한다)	
	2-파. 제조소의 별표 2 기준 점검표	
	2-하. 제조소의 별표 2 기준 적합선언문	
	2-거. 대표 품목의 생산 및 서비스 제공 프로세서의 유효성 확인 요약 자료	
	2-너. 대표 품목의 모니터링 및 측정 장비의 관리 요약 자료	
	2-더. 대표 품목의 혁신의료기기지정서(혁신의료기기소프트웨어에 한함)	
	기타 자료	

(3/4)

품질경영시스템 상호 관계

구분	제조공정 흐름											
	1	2	3	4	5	6	7	8	9	10	11	12
제조소 지역명 (외국의 경우 국가명)												
위탁 및 자사 여부												

GMP 기준	GMP 세부 요구사항	품질경영시스템 상호 관계						
4. 품질경영시스템	4.1 일반 요구사항							
	4.2 문서화 요구사항							
5. 경영책임	5.1 경영의지							
	5.2 고객중심							
	5.3 품질방침							
	5.4 기획							
	5.5 책임과 권한 및 의사소통							
	5.6 경영검토							
6. 자원관리	6.1 자원의 제공							
	6.2 인적 자원							
	6.3 기반시설							
	6.4 작업환경 및 오염관리							
7. 제품실현	7.1 제품실현의 기획							
	7.2 고객 관련 프로세스							
	7.3 설계 및 개발							
	7.4 구매							
	7.5 생산 및 서비스 제공							
	7.6 모니터링 및 측정 장비의 관리							
8. 측정, 분석 및 개선	8.1 일반 요구사항							
	8.2 모니터링 및 측정							
	8.3 부적합 제품의 관리							
	8.4 데이터 분석							
	8.5 개선							

(4/4)

제조소 총괄표												
제조소에 관한 정보						제조품목에 관한 사항						비고
제조소 명칭	소재지	대표자 성명	본사 주소	인정 번호	유효기간	품목별	소분류 번호	제품명	허가 번호	허가 일자	등급	
제조소 A						품목a						
						품목b						
						품목c						
제조소 B						품목d						
						품목e						
						품목f						
제조소 C						품목g						
						품목h						
						품목i						

※ 다수의 제조소에 대하여 일괄신청할 경우에 한하여 작성할 것

2-9-7 품질관리심사기관

품질관리 심사기관은 아래와 같다.

1) 한국산업기술시험원(KTL)
2) 한국기계전기전자시험연구원(KTC)
3) 한국화학융합시험연구원(KTR)
4) 한국건설생활환경시험연구원(KCL)
5) 티유브이슈드(주)
6) 티유브이라인란드코리아㈜

2-9-8 심사결과

1) 적합 시 GMP인정서 발급
2) 보완사항이 있는 경우 : 30일 이내의 기한을 정하여 보완을 요구하고 보완결과를 검토하여 평가
3) 보완결과 제출하지 아니하거나 기준을 위반한 경우 부적합 판정

2-9-9 적합인정서 유효기간

1) 최초심사에 따른 적합인정서의 유효기간은 적합인정서 발행일로부터 3년으로 한다.
2) 추가심사 및 변경심사에 따른 적합성인정을 받은 경우에는 기존의 유효기간에 영향을 미치지 않는다.
3) 정기심사에 따른 적합인정서의 유효기간은 기존 적합인정서의 유효기간 만료일 다음날부터 3년으로 한다. 다만, 적합인정서 발행일이 기존 유효기간 만료일보다 경과하거나 정기심사를 일괄 신청한 경우에는 적합인정서 발행일부터 3년으로 한다.
4) 다른 제조·수입업자가 해당 제조소에 대하여 이 기준에 따른 유효한 적합인정서를 보유한 경우에 해당되어 적합성인정 등 심사를 받은 경우에는 해당 제조소에 대하여 기존에 적합성인정 등 심사를 받은 제조·수입업자의 유효기간과 동일하게 산정한다.

2-9-10 MDSAP(Medical Device Single Audit Program)

1) 글로벌 국가들의 의료기기 품질경영시스템 기준이 각각 다름으로 인하여 몇 개 의료기기 선도 국가를 중심으로 품질경영시스템 기준을 통합하기 위한 협의가 시작되었고 마침내 먼저 미국, 캐나다, 호주 및 브라질 및 일본(2015. 6월 합류) 5개 국가가 MDSAP(Medical Device Single Audit Program) 인증제도에 합의하였다.

2) MDSAP이란 의료기기 국제조화기구였던 GHTF(Global Harmonization Task Force)의 후신에 해당하는 국제의료기기규제자포럼(IMDRF : International Medical Device Regulators Forum)이 의료기기 제조업체에 대한 품질심사를 국제적인 차원에서 단일하게 수행함으로써 규제중복을 줄이고, 의료기기의 안전 및 규제의 신뢰성을 확보하자는 목적으로, 지난 2012년, IMDRF의 싱가포르 창립회의 때 제안한 제도이다.

3) MDSAP는 '단일 감사 프로그램'이라는 이름에 걸맞게 의료기기 제조업체에 대해 효과적이고 지속가능한 감사를 실시하고자, 각국의 심사기관들이 서로 인적자원 등을 공유해 운영할 수 있는 감사 프로그램이다.

4) 다양한 국가 간의 품질경영시스템관련 규정을 하나의 감사 프로그램으로 진행하기 때문에 제조업체에 대한 중복 감사 횟수를 줄일 수 있을 뿐만 아니라, 하나의 기준에 의한 감사를 실시함으로써 어느 한 국가의 특정 규정을 준수하기 위한 제조업체의 추가적인 부담도 경감할 수 있는 장점이 있다.

5) 그러나 품질경영시스템의 특성상 각국 규정 간의 불일치, 각 심사원들의 관점 및 경험의 차이에 의한 심사기준의 불명확성, MDSAP의 기대처럼 다른 품질경영시스템 심사를 대체할 수 있는지에 대한 우려가 제기되고 있다.

6) 실제로 MDSAP 시범사업에 참여하고 있는 제조업체에서 발표한 내용에 따르면, MDSAP 감사 대응을 위한 자원이 추가로 필요하다는 목소리가 나온다. 또한 시범사업에 관찰된 부적합 사항들이 다른 정기감사에 영향을 주지 않을까 하는 우려를 표하기도 한다.

7) 이와 같은 우려에도 불구하고 2017년 3월 기준으로 219개 제조업체가 참여 중에 있으며, MDSAP의 참여 국가들도 아래와 같이 운영을 활성화하기 위한 방안을 제시하고 있다.

   (1) 미　국 : 2년마다 실시되는 정기심사를 MDSAP 심사로 대체
   (2) 브라질 : 보건당국(ANVISA)의 GMP 심사를 MDSAP 심사로 대체
   (3) 일　본 : MDSAP Report를 서류심사 시 제출 자료로 인정
   (4) 캐나다 : 18년 12월까지는 CMDCAS와 MDSAP 병행 유지
'19년 1월부터 MDSAP 심사 의무화
   (5) 호　주 : 보건당국의 적합성 평가 심사를 받은 것으로 인정(다만, 의약품 복합제품 등의 경우는 보건당국(TGA)에서 발행한 인정서 필요)

8) 식품의약품안전처에서 2022년 세계 6번째로 MDSAP 가입을 목표로 규제동향 파악과 가입전략을 수립한다고 2019. 2. 7일 발표한바 있지만 코로나 펜데믹으로 인해 약간 지연될 수는 있지만 도입할 것이 확실시 되고 있어 MDSAP에 대한 대응이 시급할 것이라고 판단된다.

2-10 사후관리제도

2-10-1 부작용

1) 목적

의료기기의 사용과 관련하여 보고된 부작용 등 안전성 정보에 대하여 업무처리의 객관성과 적절성을 기하기 위함이다.

2) 법적근거

(1) 「의료기기법」(이하 '법'이라 한다) 제31조(부작용 관리)

(2) 「의료기기법 시행규칙」(이하 '시행규칙 '이라 한다) 제51조(부작용 보고 등)

(3) 「의료기기 부작용 등 안전성 정보 관리에 관한 규정」(식품의약품안전처 고시)(이하 '고시'라 한다)

3) 용어의 정의

(1) 안전성정보

허가·인증을 받거나 신고한 의료기기의 안전성 및 유효성과 관련된 자료나 정보로, 부작용 발생 사례를 포함한다.

(2) 부작용정보

의료기기의 취급·사용 시 국내외에서 발생한 의료기기의 부작용 또는 부작용 발생이 우려되는 사례를 말한다.

(3) 부작용(Side Effect)

부작용 정보 중 정상적인 의료기기 사용으로 인해 발생하거나 발생한 것으로 의심되는 모든 의도되지 아니한 결과를 말하며, 의도되지 않은 바람직한 결과를 포함한다.

(4) 이상사례(Adverse Event)

부작용 중 바람직하지 않은 결과를 말하며, 해당 의료기기ㅣ와 반드시 인과관계를 가져야 하는 것은 아니다.

(5) 중대한 이상사례(Serious Adverse Event)

이상 사례 중 다음 각 목의 어느 하나에 해당하는 경우를 말한다.

가. 사망하거나 생명에 위협을 주는 부작용을 초래한 경우

나. 입원 또는 입원기간의 연장이 필요한 경우

다. 회복이 불가능하거나 심각한 불구 또는 기능 저하를 초래하는 경우

라. 선천적 기형 또는 이상을 초래하는 경우

(6) 예상하지 못한 이상사례

의료기기의 허가·인증 받거나 신고한 사항과 비교하여 위해정도(severity), 특이사항 또는 그 결과 등에 차이가 있는 이상사례를 말한다.

(7) 이상사례 표준코드

의료기기 이상사례를 환자 문제 코드, 의료기기 문제 코드, 구성요소 코드로 구분하여 코드화한 것을 말한다.

(8) 의료기기취급자

의료기기를 업무상 취급하는 다음 중 어느 하나에 해당하는 자로서 법에 따라 허가를 받거나 신고를 한 자, 「의료법」에 따른 의료기관 개설자 및 「수의사법」에 따른 동물병원 개설자를 말한다.

① 의료기기 제조업자

② 의료기기 수입업자

③ 의료기기 수리업자

④ 의료기기 판매업자

⑤ 의료기기 임대업자

4) 의료기기 안전성 정보 관리체계

(1) 의료기기취급자는 의료기기 사용하는 도중에 사망 또는 심각한 부작용이 발생하였거나 발생할 우려가 있음을 인지한 경우 이를 식품의약품안전처장에게 보고

* 의료기기취급자는 별지 제1호 서식, 소비자는 별지 제2호 서식으로 보고

(2) 한국의료기기안전정보원은 보고된 이상사례를 수집·분석 및 평가하여 식품의약품안전처(의료기기안전평가과)에 보고

* 의료기기로 인한 이상사례로써 사망 또는 생명에 위협을 주는 경우 즉시 보고

(3) 식품의약품안전처는 평가 결과에 따라 업체에 원인분석 및 시정조치 요구 또는 회수, 제조·판매업무 정지 등 조치

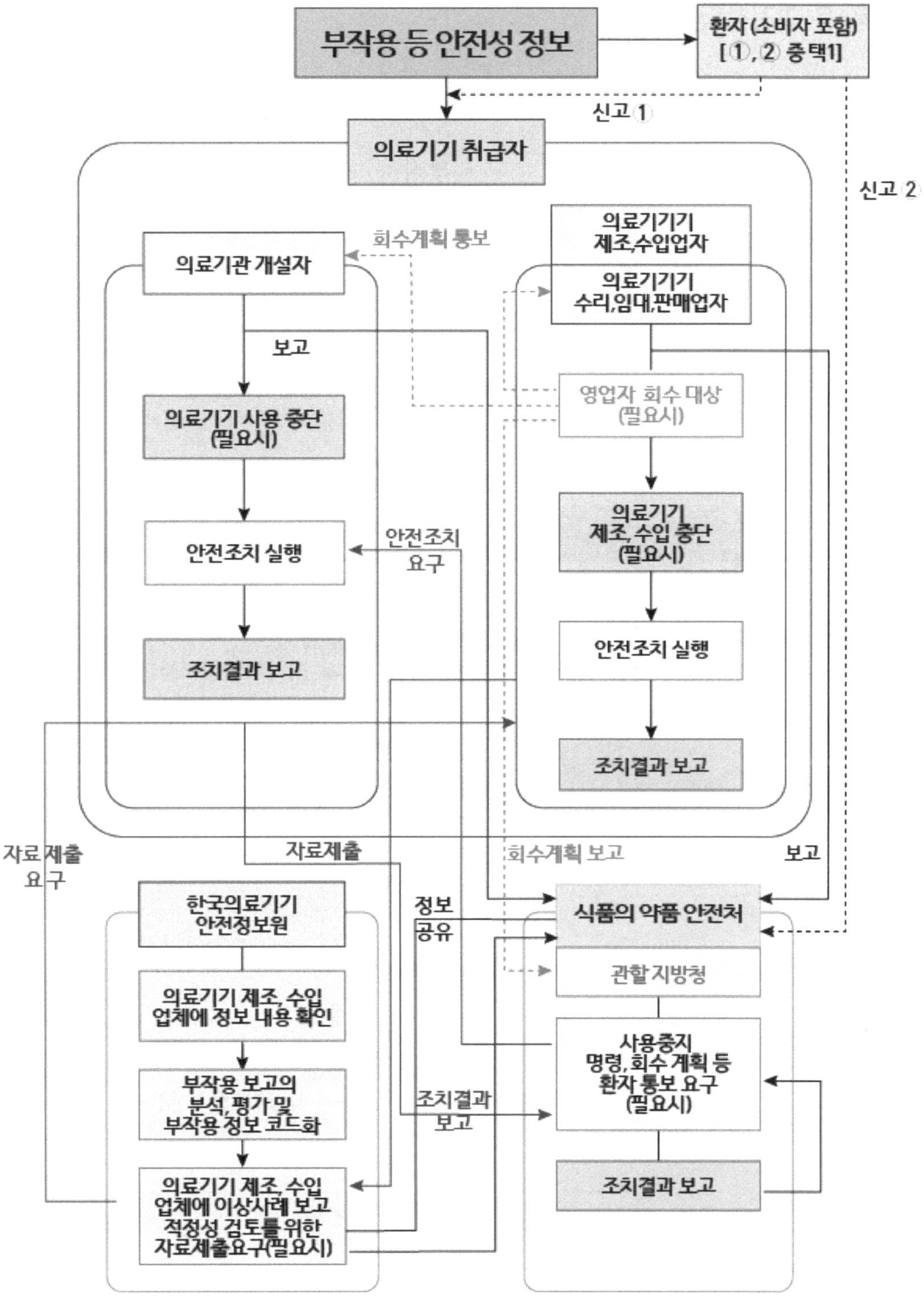
부작용 등 안전성 정보
환자 (소비자 포함) [①, ② 중 택1]
신고 ①
신고 ②
의료기기 취급자
의료기관 개설자
회수계획 통보
의료기기기 제조,수입업자
의료기기기 수리,임대,판매업자
보고
영업자 회수 대상 (필요시)
의료기기 사용 중단 (필요시)
의료기기 제조, 수입 중단 (필요시)
안전조치 실행
안전조치 요구
안전조치 실행
조치결과 보고
조치결과 보고
자료 제출 요구
자료제출
회수계획 보고
보고
한국의료기기 안전정보원
정보 공유
식품의약품 안전처
관할 지방청
의료기기 제조, 수입 업체에 정보 내용 확인
부작용 보고의 분석, 평가 및 부작용 정보 코드화
사용중지 명령, 회수 계획 등 환자 통보 요구 (필요시)
조치결과 보고
의료기기 제조, 수입 업체에 이상사례 보고 적정성 검토를 위한 자료제출요구(필요시)
조치결과 보고

5) 부작용 등 안전성 정보 조치

(1) 이상사례 보고서 검토단계

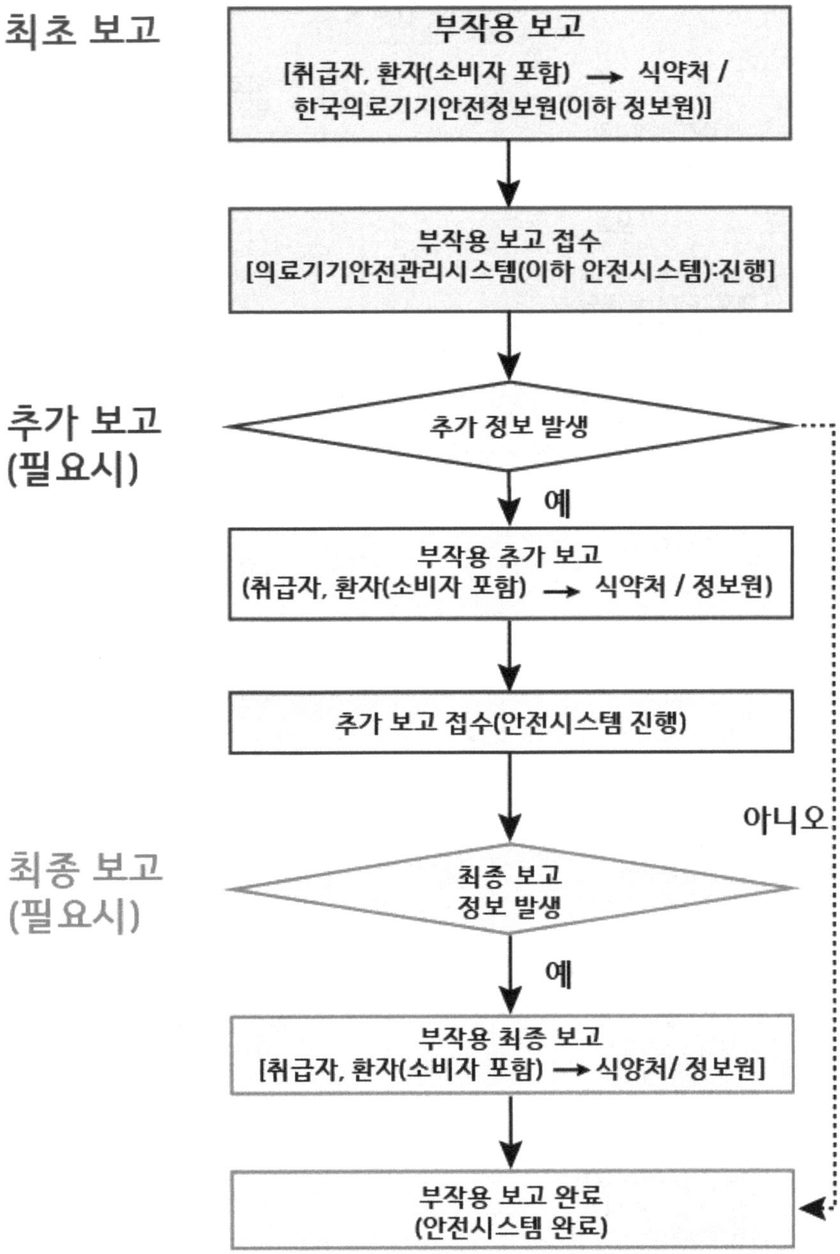

① 최초 보고

가. 보고서 항목별 검토 내용(고시 별지 제1호 서식)

- 보고종류, 보고자 유형, 보고자 정보, 의료기기 정보, 환자 정보, 이상사례 정보 및 첨부자료 등 검토

나. 처리결과

- 접수 : 의료기기안전관리시스템 "진행" 처리
- 기재사항 누락 및 작성 내용 미비 시 의료기기안전관리시스템에서 "보완요청" 처리 및 보완요청 통보

다. 검토기한

- 최초 보고 또는 보완 완료일부터 7일 이내 접수
- 의료기기로 인한 이상사례로써 사망 또는 생명에 위협을 주는 경우 보고 확인 즉시 접수 및 조치
- 보완요청 시 30일 이내 관련 자료 제출 요구

② 추가 보고(필요시)

가. 보고서 항목별 검토 내용

- 의료기기법 시행규칙에 따라 의무적으로 추가 보고해야 하는 경우 보고일 확인
  ※ 이상사례 결과가 사망이나 생명에 위협을 주는 경우 최초보고일로부터 8일 이내 상세한 내용을 추가로 보고해야 함
- 최초보고와 비교하여 추가로 수집한 이상사례 관련 정보, 업체의 후속조치의 적절성 여부 등 확인

나. 처리결과

- 접수 : 의료기기안전관리시스템 "진행" 처리
- 기재사항 누락 및 작성내용 미비 시 의료기기안전관리시스템에서 "보완요청" 처리 및 보완요청 통보

다. 검토기한

- 추가보고 또는 추가보고에 대한 보완 완료일부터 7일 이내 접수
- 보완요청 시 30일 이내 관련 자료 제출 요구

③ 최종 보고(필요시)

가. 보고서 항목별 검토 내용

- 보고 종류 및 보고일, 이상사례 정보 및 첨부자료 등 검토
  - 구체적 검토 내용은 (의료기기 부작용 등 안전성 정보 업무처리 지침 붙임 3 이상사례 보고서 항목별 검토 사항) 참조

나. 처리결과

- 완료 : 의료기기안전관리시스템 “완료” 처리
- 기재사항 누락 및 작성내용 미비 시 업체에 확인 후 의료기기 안전관리시스템에서 “보완요청” 처리 및 보완요청 통보

다. 검토기한

- 최종보고 또는 보완 완료일부터 7일 이내 종료 또는 보완요청 처리
- 보완요청 시 30일 이내 관련 자료 제출 요구

(2) 이상사례 보고서 검토 처리절차

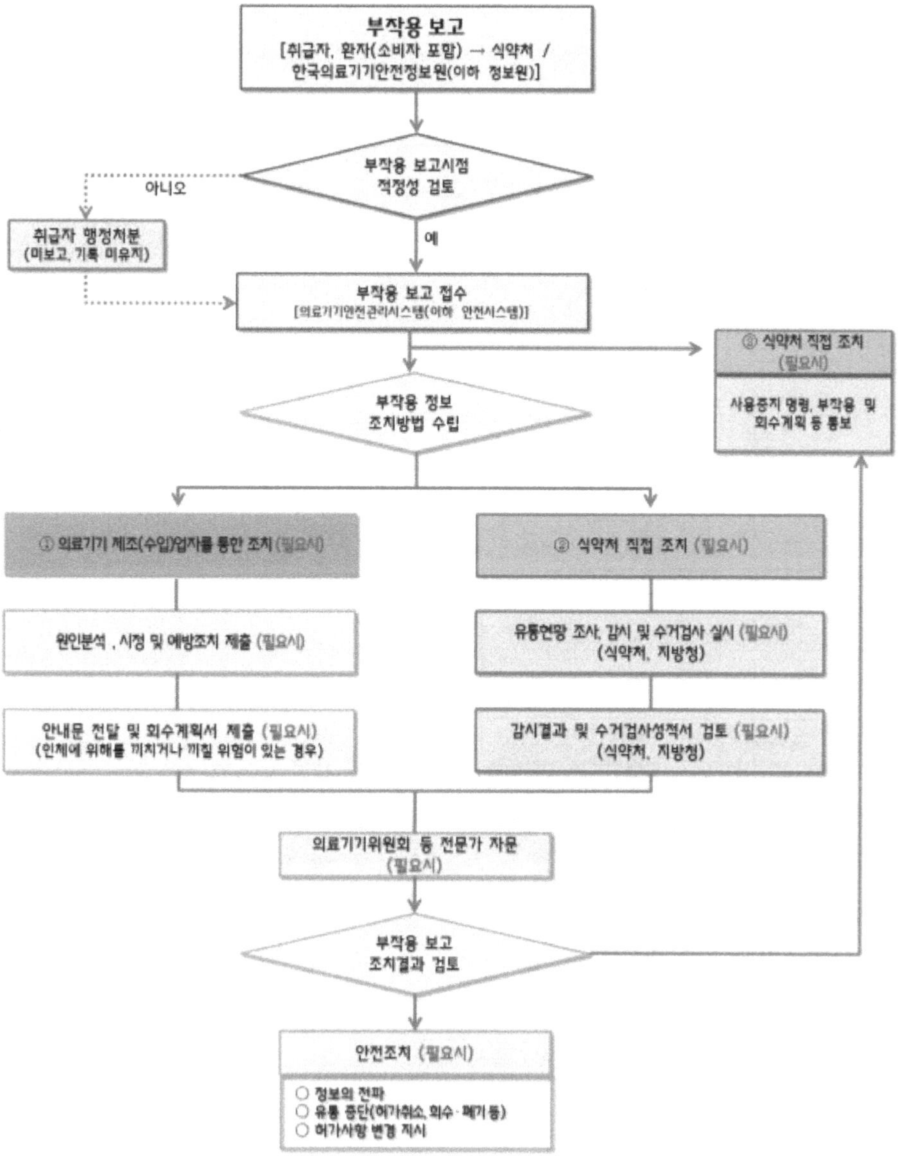

□ 부작용 보고 적정성 검토

- 보고된 부작용의 위해도·인과관계·발생빈도·허가사항 등을 평가하여 즉시, 주간, 월별제공 및 분기제공 형태로 우리 처에 보고(한국의료기기안전정보원)
  - (동일 이상사례) 동일 허가번호에서 동일 의료기기문제 코드 또는 환자 문제 코드가 발생한 경우를 의미경우를 의미

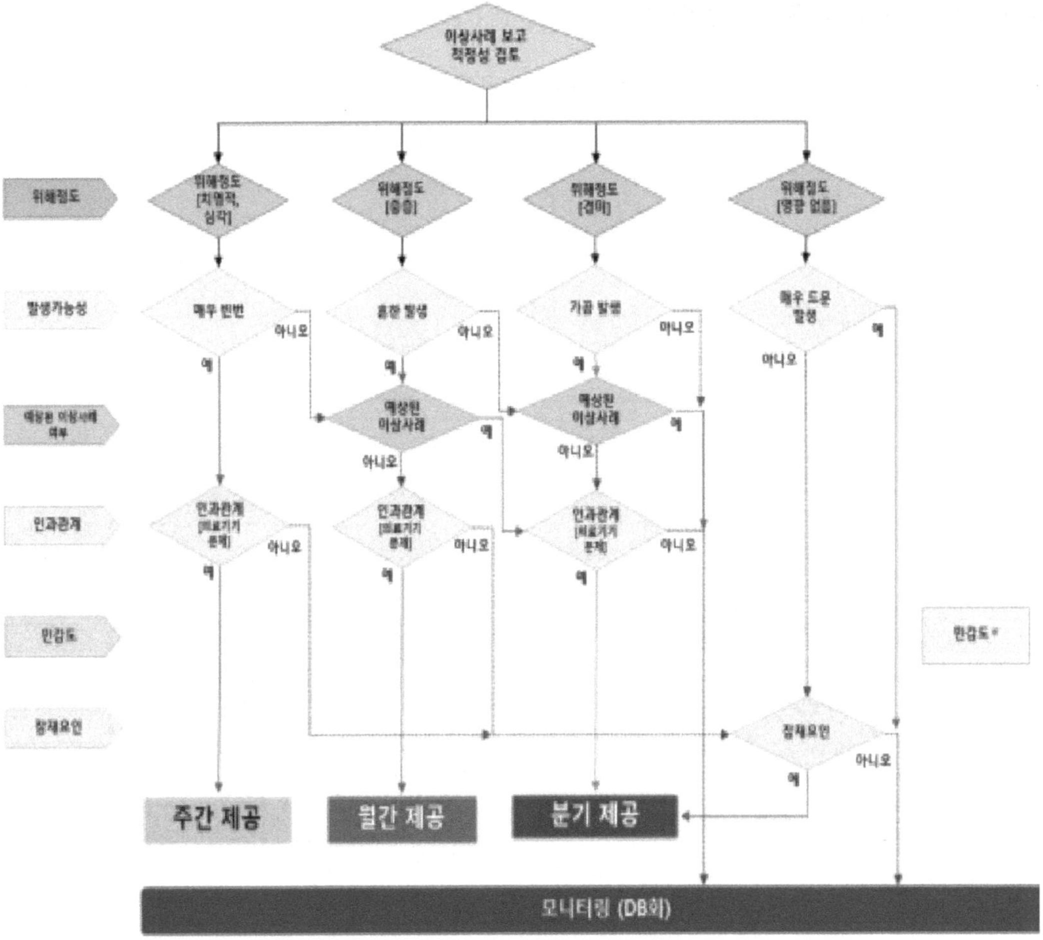

※ 민감도 평가기준 중 '가'와 '다'에 해당하는 경우 '주간 제공', '나'에 해당하는 경우 '분기 제공', '라'에 해당하는 경우 '모니터링'

※ 잠재요인이 있는 경우 이상하례 보고 적정성 검토 후 그 결과를 '분기 제공'

※ 집단 부작용 등 조치가 필요한 겨우 '즉시 제공

2-10-2 재평가

1) 의료기기 재평가란?

의료기기 재평가는 허가 또는 인증 신고된 품목의 안전성 유효성이 재검토될 필요성이 있다고 인정된 의료기기에 대하여 최신의 기준규격으로 안전성 및 유효성을 재검증하는 의료기기 사후 안전관리 제도이다.

2) 관련규정

의료기기법(이하 "법"이라 한다) 제9조제2항

시행규칙 제19조제4항 및 「체외진단의료기기법」 제4조의 규정에 따라 법 제6조 및 제15조의 규정에 의하여 품목허가 또는 품목신고 된 의료기기중 최신의 과학수준에서 안전성 및 유효성에 대하여 재검토가 필요하다고 인정되는 의료기기에 대하여 재평가를 실시함에 있어 제출자료의 작성요령, 각 자료의 요건과 면제범위 및 재평가범위와 실시기준 등에 관한 세부사항을 정함을 목적으로 한다.

가. 「의료기기 재평가에 관한 규정」(식품의약품안전처 고시 제2022-70호) 재평가 제출자료의 작성요령, 각 자료의 요건과 면제범위 등 세부 운영기준 규정

3) 용어의 정의

가. “재평가”라 함은 품목허가 인증 신고된 의료기기 중 최신의 과학수준에서 안전성 및 유효성에 대한 검증 필요성이 인정되는 의료기기에 대해 재검토하는 제도를 말한다.

나. “재평가 대상”이라 함은 품목허가 인증 신고된 의료기기 중 시판 후 정보 등에 의해 안전성 및 유효성에 대한 재검토가 필요하다고 식품의약품안전처장(이하 식품의약품안전처장)이 인정하는 의료기기를 말한다.

다. “예시기간”이라 함은 재평가에 필요한 제출자료 등을 수집 준비하는 기간으로 재평가 신청일 이전 1년의 기간이 주어지며, 임상시험성적에 관한 자료 등 재평가에 필요한 제출자료의 내용이 1년 이내에 확보될 가능성이 낮다고 판단되는 품목에 대하여 예시기간을 3년으로 연장할 수 있다.

라. “시안”이라 함은 제출된 재평가 신청서 및 자료를 근거로 재평가 방법 및 판정기준에 따라 심사하고 종합평가한 결과를 초안으로 재평가 결과공고 이전 1개월 이상 열람하여 대상품목 제조·수입업자의 의견을 수렴한다.

마. “후속조치”라 함은 재평가 결과에 따라 수거·폐기, 허가변경 등 식품의약품안전처장이 명할 수 있는 행정적인 조치사항을 말한다.

바. “이상사례”라 함은 의료기기 사용으로 인해 발생하거나 발생한 것으로 의심되는 모든 의도되지 아니한 결과 중 바람직하지 아니한 결과를 말한다.

사. “안전성 정보”라 함은 허가받거나 인증, 신고한 의료기기의 안전성 및 유효성과 관련된 새로운 자료나 정보로 부작용 발생사례를 포함한다.

4) 운영절차

가. 대상품목 지정 단계

의료기기위원회 심의를 통한 재평가 대상 품목 결정

- 재평가 제외 : 재심사 기간 중인 의료기기, 재평가 기간 중 취하 취소된 의료기기, 수출만을 목적으로 허가 또는 신고된 의료기기

나. 재평가 공고 단계(식품의약품안전처 홈페이지 공고)

선정된 재평가 대상품목의 재평가 공고 내용, 방법 및 절차 공고

- 공고 시, 재평가 대상품목, 신청기간, 재평가에 필요한 제출자료의 내용 공고

다. 재평가 신청 단계

- 의료기기 재평가 신청서 등 재평가 신청 시 작성 및 제출해야 하는 서류 접수

라. 검토결과 열람 및 의견제출 단계

재평가 실시 후 평가결과에 대한 시안 열람 및 의견수렴

- 의견이 있는 경우 열람 종료일부터 1월 이내에 자료 등을 첨부하여 의견 제출

마. 재평가 결과 공고 단계(식품의약품안전처 홈페이지 공고)

제출된 의견을 참고하여 의료기기위원회 심의 후 재평가 결과 확정 공고

- 단, 별도조치 할 사항이 없는 경우 검토결과 열람 및 결과 공고 생략 가능

바. 후속조치 단계

안전성 및 유효성에 대한 재평가 결과에 따른 변경명령 등의 행정조치

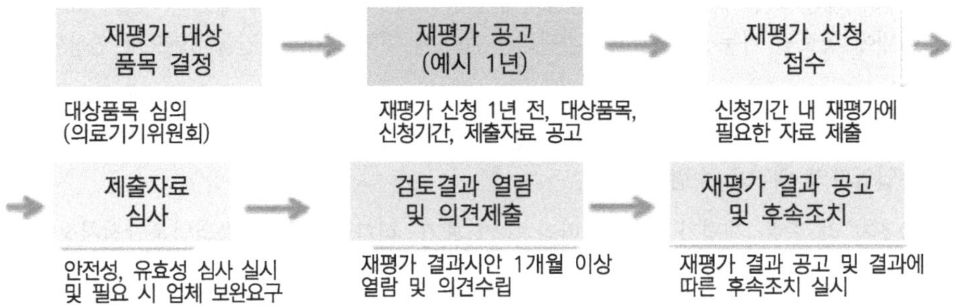

그림 2-8 -재평가 운영 절차도

5) 재평가 공고

가. 연간 재평가 운영계획 마련 및 대상 선정

나. 의료기기위원회(재평가소분과위원회)의 심의를 통하여 대상품목 결정

다. 재평가 운영계획 결재 및 홈페이지 공고(대상품목, 신청기간, 제출자료)

라. 재평가 대상 업체에 재평가 안내공문 송부 및 민원설명회 실시

6) 재평가 신청

가. 공고된 재평가 신청기간 내에 "의료기기 재평가 신청서(「의료기기법 시행 규칙」 별지 제18호 서식, 전자문서 포함)"와 재평가에 필요한 "제출자료"를 함께 온라인 작성 및 신청(의료기기 전자민원창구)

나. 재평가 신청 시 제출해야 할 자료의 요건과 작성요령은 「의료기기 재평가에 관한규정」 및 「의료기기 허가신고심사 등에 관한규정」에 준하며, 부작용 등 안전성 정보(시판 후 수집사례, 문헌 정보, 시정 및 예방조치 등)에 관한 자료도 반드시 포함하여 신청

7) 재평가 열람

가. 재평가 신청서 및 첨부자료를 근거로 「의료기기 재평가에 관한 규정」 중 "재평가 방법 및 판정기준"에 따라 심사하고 종합평가한 재평가 시안을 작성

나. 재평가 결과 시안을 1개월 이상 열람(홈페이지) 후 제출된 의견수렴(1개월)

8) 재평가 결과 공고

가. 수렴된 의견을 참고하여 의료기기위원회 심의 후 재평가 결과 확정

나. 심의된 재평가 결과의 결재 후, 홈페이지(www.mfds.go.kr) 공고

- 뉴스/알림 → 공지/공고 → 공고 → 재평가 결과 검색

9) 재평가 결과에 따른 후속조치

가. 안전성 및 유효성에 대한 재평가 결과에 따라 품목 허가변경 등 명령(의료기기안전평가과)

나. 공고일로부터 다음에 해당하는 기일 이내에 허가사항의 변경. 이 경우 허가사항의 변경은 법 제12조 및 제15조 규정에 의한다.

1) 변경 내용이 「의료기기 허가·신고·심사 등에 관한 규정」 제19조제4항제2호부터 제4호까지 중 어느 하나에 해당하는 경우에는 공고일로부터 2개월 이내

2) 변경 내용이 1)의 이외의 경우에는 공고일로부터 1개월 이내

다. 안전성 및 유효성이 인정되지 않아 국민건강에 중대한 피해를 주거나 치명적인 영향을 줄 가능성이 있는 것으로 인정되는 경우

재평가 결과 공고일로부터 2개월 이내에 시중 유통품을 수거·폐기하고 식품의약품안전처장에게 수거 폐기 결과보고서와 품목허가증을 제출(대상업체)

라. 후속조치 명령에 따른 제조 수입업자에 대한 이행여부 확인(의료기기안전평가과)

10) 평가 방법

다음 평가방법에 따라 의료기기의 안전성 및 유효성 종합 평가

가. 안전성

임상시험 또는 사용경험에 관한 자료, 연구보고, 부작용 등에 대한 안전성 자료의 검토

※ 안전성에 관한 사항을 추가로 반영하거나 조치할 필요성이 있는 경우 별도의 조치 필요

나. 유효성

의료기기의 성능 및 사용목적 등 유효성을 인정할 근거가 없는 것으로 판단되는 경우 유효성이 인정되지 아니함

다. 종합평가

1) 안전성 및 유효성이 인정되는 경우 : 허가사항 변경의 필요 유무 검토

2) 안전성 및 유효성이 인정되지 아니한 경우 : 유효성이 인정되지 아니하거나 유효성이 인정되나 안전성에 관한 별도의 조치가 필요한 것으로서 위험성이 유익성보다 큰 경우

안전성·유효성이 인정되는 경우.		안전성·유효성이 인정되지 아니한 경우.	
유효성이 인정되고 안정성에 관한 별도 조치가 불필요한 것.	유효성이 인정되나 안정성에 관한 별도 조치가 필요한 것.	유효성이 인정되지 아니한 경우.	유효성이 인정되나 안정성에 관한 별도 조치가 필요한 것으로 위험성이 유익성보다 큰 경우

참조문헌 : 의료기기 재평가 업무 해설서(식품의약품안전처)

2-10-3 의료기기 추적관리

1) 목 적

사용 중 부작용 또는 결함의 발생으로 인체에 치명적인 위해를 줄 수 있는 의료기기에 대하여,

- 제조 수입에서 판매 사용까지의 경로를 추적하는 체계를 마련하여 효과적으로 관리하고 국민 보건향상에 기여

2) 법적근거

가. 의료기기법

- 제13조(제조업자의 의무)제1항
- 제15조(수입업허가 등)제6항
- 제29조(추적관리대상 의료기기)
- 제30조(기록의 작성 및 보존 등)

나. 의료기기법 시행규칙

- 제27조(제조업자의 준수사항 등)제1항제14호
- 제33조(수입업자의 준수사항 등)제1항제18호
- 제49조(추적관리대상 의료기기의 지정 및 관리기준)
- 제50조(추적관리대상 의료기기의 기록에 관한 사항 등)

다. 식품의약품안전처 고시

- 추적관리대상 의료기기 지정에 관한 규정
- 추적관리대상 의료기기 기록과 자료 제출에 관한 규정
- 의료기기 제조 및 품질관리기준
  - 별표 2의 추적관리대상 의료기기에 대한 특별 요구사항(7.5.3.2.2)

3) 용어의 정의

가. 취급자"라 함은 추적관리대상 의료기기를 제조 판매(구입을 포함) 임대 또는 수리하는 제조 수입업자, 판매업자, 임대업자 및 수리업자를 말함

- 제조업자·수입업자로부터 최종 사용자에게 전달되는 과정에 있어 대리점 등도 판매업자로서 취급자에 해당

나. “사용자”라 함은 추적관리대상 의료기기를 취급하는 의료기관 개설자 및 의료기관에서 종사하는 의사·한의사·치과의사 등을 말함

4) 추적관리대상 의료기기 지정 현황

1. 의료기기 법령상의 추적관리대상 의료기기

가. 인체안에 1년 이상 삽입되는 의료기기

(1) 이식형 심장 박동기

(2) 이식형 심장 박동기 전극

(3) 혼합재질 인공심장 판막

(4) 생체재질 인공심장 판막

(5) 비생체재질 인공심장 판막

(6) 이식형 심장충격기

(7) 전동식 이식형 의약품주입펌프

나. 생명유지용 의료기기 중 의료기관외의 장소에서 사용이 가능한 의료기기

(1) 개인용 인공호흡기

2. 식품의약품안전처장이 소재파악의 필요성이 있다고 정하여 고시하는 의료기기

가. 인체안에 1년 이상 삽입되는 의료기기

(1) 실리콘겔인공유방

(2) 이식형 심장충격기용 전극

(3) 인공 측두 하악골 관절

(4) 특수재질 인공 측두 하악골 관절

(5) 인공 안면 아래턱 관절

(6) 특수재질 인공 안면 아래턱 관절

(7) 대동맥 그라프트 스텐트(복부대동맥 및 흉부대동맥 그라프트 스텐트에 한한다.)

(8) 심리요법용 뇌용 전기 자극장치(이식형에 한한다.)

(9) 발작방지용 뇌 전기 자극장치(이식형에 한한다.)

(10) 진동용 뇌 전기 자극장치(이식형에 한한다.)

(11) 이식형 통증완화 전기 자극장치

(12) 이식형 통증 제거용 전기 자극장치

(13) 이식형 전기 자극장치용 전극(차목부터 하목까지의 의료기기에 사용되는 전극에 한한다.)

(14) 보조 심장장치

(15) 횡격신경 전기 자극장치

(16) 중심순환계 인공 혈관

(17) 비중심순환계 인공 혈관

(18) 콜라겐 사용 인공 혈관

(19) 헤파린 사용 인공 혈관

(20) 윤상 성형용 고리

(21) 이식형 인슐린 주입기

(22) 유헬스케어 이식형 인슐린 주입기

(23) 이식형 말초신경 무통법 전기 자극장치

(24) 이식형 보행 신경근 전기 자극장치

(25) 이식형 요실금 신경근 전기 자극장치

(26) 이식형 척주측만증 신경근 전기 자극장치

(27) 혼수 각성용 미주신경 전기 자극장치

(28) 경동맥동 신경 자극장치

(29) 이식형 전기 배뇨억제기

(30) 척수이식 배뇨 장치

(31) 심장박동기 리드 어댑터

(32) 이식형 심장박동기 수리 교체 재료

(33) 특수재질 인공 엉덩이 관절

(34) 특수재질 인공 무릎 관절

(35) 특수재질 인공 어깨 관절

(36) 특수재질 인공 손목 관절

(37) 특수재질 인공 팔꿈치 관절

(38) 특수재질 인공 발목 관절

(39) 인공 엉덩이 관절(관절 접촉면이 모두 금속 재질인 경우에 한한다.)

나. 생명유지용 의료기기 중 의료기관외의 장소에서 사용이 가능한 의료기기

(1) 저출력심장충격기

(2) 고출력심장충격기

(1) 호흡감시기(상시 착용하는 것에 한한다.)

5) 추적관리 기록 및 방법

1. 추적의 시작

○ 식품의약품안전처장(이하 식품의약품안전처장)은 추적관리대상 의료기기에 대한 제조·수입을 허가하는 경우에는 허가증에 "추적관리대상 의료기기"의 표시를 하여야 함

- 의료기기법 시행(2004.5.30)후 제조·수입된 의료기기 중 추적 관리대상 의료기기는 허가증에 추적관리대상 의료기기로 표시

2. 추적관리 기록

□ 취급자

○ 추적관리대상 의료기기의 제조·판매(구입을 포함)·임대 또는 수리내역 등에 대한 기록을 작성하고 보존하여야 함

구분	세부 기록사항
제조업자 수입업자	가. 제품명별(제품명이 없는 경우에 품목명별)·모델명별·제조단위별 제조·수입수량 및 제조·수입일시 나. 제품명별(제품명이 없는 경우에는 품목명별)·모델명별·제조단위별 판매 또는 임대수량, 판매 또는 임대일시 및 판매업자·임대업자 또는 의료기관 개설자의 상호와 주소 다. 그 밖에 보건위생상 위해발생을 방지하기 위하여 필요한 사항
판매업자 임대업자	가. 제품명별(제품명이 없는 경우에는 품목명별)·모델명별·제조단위별 판매 또는 임대수량, 판매 또는 임대일시 및 판매업자·임대업자 또는 의료기관 개설자의 상호와 주소 나. 그 밖에 보건위생상 위해발생을 방지하기 위하여 필요한 사항
수리업자	가. 제품명별(제품명이 없는 경우에는 품목명별)·모델명별·제조단위별 수리일시 및 의뢰인의 상호와 주소 나. 그 밖에 보건위생상 위해발생을 방지하기 위하여 필요한 사항

□ 사용자

○ 추적관리대상 의료기기를 이용하는 환자에 대한 추적이 가능 하도록 기록을 작성하고 보존 하여야 함

구분	세부 기록사항
의료기관 (의사 등)	가. 추적관리대상 의료기기를 사용하는 환자의 성명, 주소, 생년월일 및 성별 나. 추적관리대상 의료기기의 명칭 및 제조번호 또는 이를 갈음한 것 다. 추적관리대상 의료기기를 사용한 연월일 라. 사용 의료기관의 명칭 및 소재지 마. 그 밖에 보건위생상 위해발생을 방지하기 위하여 필요한 사항

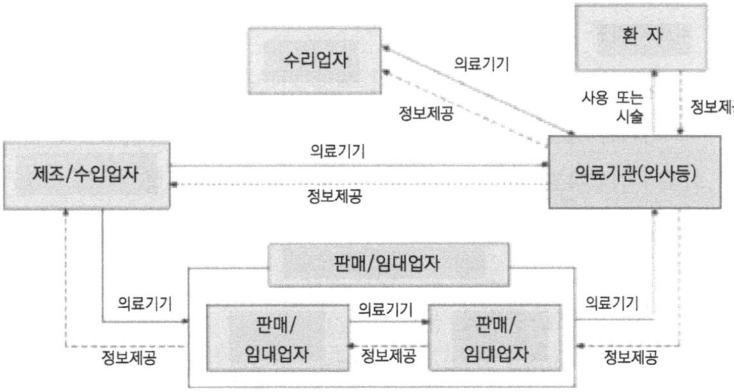

그림 2-9 의료기기 추적관리 체계

3. 자료제출 및 비밀보장

□ 자료제출 의무

○ 식품의약품안전처장의 자료제출요구 등의 명령을 받은 취급자와 사용자는 정당한 사유없이 이를 거부 할 수 없음

□ 자료제출 기한 및 방법

○ (취급자) 매월 추적관리대상 의료기기 관한 기록과 자료를 작성하여 그 다음달 말일까지 전산매체(CD, USB 등), 정보통신망(http://udi. mfds.go.kr)으로 제출

◆ 추적관리대상 의료기기 관리 가이드라인의 관련 양식 붙임 참조

○ (의료기관 개설자) 식품의약품안전처장으로부터 추적관리대상 의료기기에 관한 기록과 자료의 제출을 요구받은 때에는 이를 10일 이내에 제출

□ 비밀보장

○ 추적관리대상 의료기기의 취급자 및 사용자는 기록을 작성하는 경우 그 비밀이 보장되도록 하여야 함

4. 추적의 종료 및 보존

□ 추적 종료

○ 추적관리대상 의료기기기를 사용하는 환자가 사망하는 등 해당 의료기기를 더 이상 사용할 수 없게 된 때

○ 일회용이 아닌 추적관리대상 의료기기에 관하여 새로이 기록하여 이전 기록을 보존할 이유가 소멸한 때

추적관리대상 의료기기를 사용하는 환자의 성명, 주소, 생년월일 및 성별

추적관리대상 의료기기를 사용한 연월일

○ 그 밖에 추적관리의 필요성이 없게 되어 해당 기록을 보존할 이유가 소멸한 때

- 해당 의료기기가 반환, 파괴, 적출 등에 의하여 사용되지 아니하는 경우가 해당
- 해당 의료기기의 유효수명 동안은 추적기록은 유지되어야 함

□ 기록 보존 및 권리·의무의 이전

○ 의료기기 취급자의 양도·양수의 경우

- 추적관리대상 의료기기에 대한 권리·의무가 이전된 경우 양수인은 추적관리의 책임이 있음

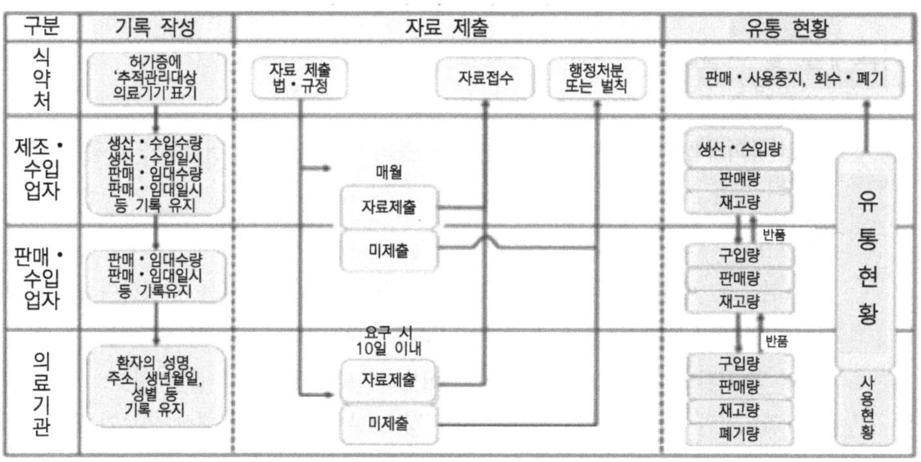

그림 2-9 추적관리 흐름도

6) 행정처분 및 벌칙

□ 행정처분(의료기기법 시행규칙 별표 8 행정처분 개별기준 제27호)

○ 추적관리에 필요한 기록을 작성하지 않거나 보존하지 아니한 때

구분	행정처분
제조업자 또는 수입업자	해당 품목 판매업무정지 1개월 ~ 품목허가 취소
수리업자, 판매업자, 임대업자	수리 판매 임대업무정지 1개월 ~ 1년

○ 정당한 사유없이 식품의약품안전처장의 자료제출요구에 응하지 아니한 때

구분	행정처분
제조업자 또는 수입업자	해당 품목 판매 업무정지 15일 ~ 3개월
수리업자, 판매업자, 임대업자	수리 판매 임대 업무정지 15일 ~ 3개월

□ 벌 칙(의료기기법 제54조)

○ 법 제30조제1항·제2항의 규정(기록의 작성 및 보존 등)을 위반한 자 : 500만원 이하의 벌금

참조문헌 : 의료기기 추적관리 가이드라인(식품의약품안전처)

03

CE 마킹

3-1 의료기기의 정의와 관련법

3-2 Medical Device Regulations(MDR)

3-3 기술문서

3-4 품질경영시스템(ISO 13485)

3-5 CE 마킹 심사제도

3-6 사후관리

3-1 의료기기의 정의와 관련법

3-1-1 의료기기의 정의

MDR 2017/745 제2조(1)항에서 아래와 같이 정의하고 있다.

제조자가 다음의 특정 의료 목적으로 인간에게 단독 혹은 조합으로 사용하도록 의도한 기기, 장비, 설비, 소프트웨어, 임플란트, 시약, 재료 또는 다른 물질들을 의미한다.

- 질병의 진단, 예방, 모니터링, 예측, 예후, 치료 또는 경감
- 상해 또는 장애의 진단, 모니터링, 치료, 경감 또는 보상
- 해부 또는 생리적 또는 병리적 과정의 조사, 대체 또는 개조
- 장기, 헌혈 및 조직공여를 포함한 인체로부터 추출한 표본을 체외 검사를 통해 정보를 제공
- 약리적, 면역적, 또는 신진대사적 수단에 의해 인체내부 또는 인체상에 의도한 주요 작용을 성취하지는 않지만, 그런 수단에 의해 그 기능상의 도움을 받을 수는 있다.
- 임신 관리 또는 지원을 위한 기기
- 기기의 세척, 소독 또는 멸균을 위해 특별히 고안된 제품

3-1-2 관련 법령 및 행정규칙

1) 법령 및 지침

(1) Medical Device Directive(MDD 93/42/EEC as amended by 2007/47/EC)

(2) Active Implantable Medical Device Directive(AIMD 90/385/EEC)

(3) In-Vitro Diagnostic Device Directice(IVDD 98/79/EC)

(4) Medical Device Regulations(MDR 2017/745)
MDD & AIMD를 통합하여 MDR 2017/745 제정

(5) In-Vitro Diagnostic Device Regulations(IVDR 2017/746)

2) MDCG endorsed documents

유럽연합에서 MDR 2017/745에 따라 지침문서를 속속 발행하고 있지만 현재('22. 12월)기준으로 제정 또는 제정예정인 지침문서는 아래와 같다.

(1) UDI

Reference	Title	Publication
MDCG 2024-14	Guidance on the implementation of the Master UDI-DI solution for contact lenses 콘택트렌즈용 Master UDI-DI 솔루션 구현에 대한 지침	November 2024
MDCG 2022-7	Q&A on the Unique Device Identification system under Regulation (EU) 2017/745 and Regulation (EU) 규정(EU) 2017/745 및 규정(EU)에 따른 고유 장치 식별 시스템에 대한 Q&A	May 2022
MDCG 2021-19	Guidance note integration of the UDI within an organisation's quality management system 조직의 품질 관리 시스템 내에서 UDI의 지침 노트 통합	July 2021
MDCG 2021-10	The status of Appendixes E-I of IMDRF N48 under the EU regulatory framework for medical devices 의료기기에 대한 EU 규제 프레임워크에 따른 IMDRF N48의 부록 E-I 상태	June 2021
MDCG 2021-09	MDCG Position Paper on the Implementation of UDI requirements for contact lenses, spectacle frames, spectacle lenses &ready readers 콘택트렌즈, 안경테, 안경 렌즈 및 기성 판독기에 대한 UDI 요구 사항 구현에 관한 DCG 입장 문서	May 2021
MDCG 2018-1 Rev. 4	Guidance on basic UDI-DI and changes to UDI-DI 기본 UDI-DI 안내 및 UDI-DI 변경 사항	April 2021
MDCG 2020-18	MDCG Position Paper on UDI assignment for Spectacle lenses & Ready readers 안경 렌즈 및 레디 리더용 UDI 할당에 대한 MDCG 포지션 페이퍼	December 2020
MDCG 2019-2	Guidance on application of UDI rules to device-part of products referred to in article 1(8), 1(9) and 1(10) of Regulation 745/2017 규정 745/2017의 1 (8), 1 (9) 및 1 (10)에 언급된 제품의 장치 부분에 UDI 규칙 적용에 대한 지침	February 2019
MDCG 2019-1	MDCG guiding principles for issuing entities rules on basic UDI-DI 기본 UDI-DI에서 엔티티 규칙을 발행하기위한 MDCG 지침 원칙	January 2019
MDCG 2018-7	Provisional considerations regarding language issues associated with the UDI database UDI 데이터베이스와 관련된 언어 문제에 대한 임시 고려 사항	October 2018
MDCG 2018-6	Clarifications of UDI related responsibilities in relation to article 16 제16조와 관련된 UDI 관련 책임의 설명	October 2018
MDCG 2018-5	UDI assignment to medical device software 의료기기 소프트웨어에 대한 UDI 할당	October 2018
MDCG 2018-4	Definitions/descriptions and formats of the UDI core elements for systems or procedure packs 시스템 또는 프로시저 팩에 대한 UDI 핵심 요소의 정의/설명 및 형식	October 2018

Reference	Title	Publication
MDCG 2018-3	Guidance on UDI for systems and procedure packs 시스템 및 프로시저 팩에 대한 UDI 지침	October 2018
MDCG 2018-1v2	Guidance on basic UDI-DI and changes to UDI-DI 기본 UDI-DI에 대한 지침 및 UDI-DI 변경	February 2019
MDCG 2018-2	Future EU medical device nomenclature - Description of requirements 향후 EU 의료 기기 명칭-요구 사항 설명	March 2018

(2) EUDAMED

Reference	Title	Publication
MDCG 2022-12	Guidance on harmonised administrative practices and alternative technical solutions until Eudamed is fully functional (for Regulation (EU) 2017/746 on in vitro diagnostic medical devices) EUDAMED가 완전히 기능할 때까지 조화로운 행정 관행 및 대체 기술 솔루션에 대한 지침(체외 진단 의료 기기에 대한 규정(EU) 2017/746용)	July 2022
MDCG 2021-13 Rev. 1	Questions and answers on obligations and related rules for the registration in EUDAMED of actors other than manufacturers, authorised representatives and importers subject to the obligations of Article 31 MDR and Article 28 IVDR MDR 31조 및 IVDR 28조의 의무가 적용되는 제조업체, 권한 있는 대리인 및 수입업자 이외의 행위자의 EUDAMED 등록에 대한 의무 및 관련 규칙에 대한 질문과 답변	July 2021
MDCG 2021-1 Rev. 1	Guidance on harmonised administrative practices and alternative technical solutions until EUDAMED is fully functional EUDAMED가 완전히 기능할 때까지 조화로운 행정 관행 및 대체 기술 솔루션에 대한 지침	May 2021
MDCG 2020-15	MDCG Position Paper on the use of the EUDAMED actor registration module and of the Single Registration Number(SRN) in the Member States 회원국의 EUDMAMED 액추에이터 등록 모듈 및 SRN(Single Registration Number) 사용에 관한 MDCG 포지션 페이퍼	August 2020
MDCG 2019-5	Registration of legacy devices in EUDAMED EUDAMED에 레거시 장치 등록	April 2019
MDCG 2019-4	Timelines for registration of device data elements in EUDAMED EUDAMED에서 장치 데이터 요소 등록 일정	April 2019

(3) European Medical Device Nomenclature(EMDN)

Title		Publication
MDCG 2024-2	Procedures for the updates of the EMDN EMDN 업데이트 절차	February 2024
MDCG 2021-12	FAQ on the European Medical Device Nomenclature (EMDN) 유럽 의료기기 명명법(EMDN)에 대한 FAQ	June 2021
The EMDN – The nomenclature of use in EUDAMED EMDN – EUDAMED에서 사용되는 명명법		January 2020
The CND nomenclature – Background and general principles CND 명명법 – 배경 및 일반 원칙		January 2020
MDCG 2018-2	Future EU medical device nomenclature – Description of requirements 향후 EU 의료기기 명명법 – 요구 사항 설명	March 2018

(4) Notified Bodies

Reference	Title	Publication
MDCG 2024-6	Preliminary re-assessment review (PRAR) form template (MDR) 예비 재평가 검토(PRAR) 양식 템플릿(MDR)	May 2024
MDCG 2024-7	Preliminary assessment review (PAR) form template (MDR) 예비 평가 검토(PAR) 양식 템플릿(MDR)	May 2024
MDCG 2024-8	Preliminary assessment review (PAR) form template (IVDR) 예비 평가 검토(PAR) 양식 템플릿(IVDR)	May 2024
MDCG 2024-9	Preliminary re-assessment review (PRAR) form template (IVDR) 예비 재평가 검토(PRAR) 양식 템플릿(IVDR)	May 2024
MDCG 2023-2 MDCG 2023-2 MDR form MDCG 2023-2 IVDR form	List of Standard Fees 표준비용 목록	January 2023
MDCG 2022-4 Rev. 1	Guidance on appropriate surveillance regarding the transitional provisions under Article 120 of the MDR with regard to devices covered by certificates according to the MDD or the AIMDD MDD 또는 AIMDD에 따른 인증서가 적용되는 장치와 관련하여 MDR 120조에 따른 과도기 조항에 관한 적절한 감시에 대한 지침	December 2022
MDCG 2022-17	MDCG position paper on "hybrid audits" "하이브리드 감사"에 대한 MDCG 입장 문서	December 2022
MDCG 2019-6 Rev. 4	Questions and answers: Requirements relating to notified bodies 질문 및 답변: 인증 기관과 관련된 요구 사항	October 2022

Reference	Title	Publication
MDCG 2022-13	Designation, re-assessment and notification of conformity assessment bodies and notified bodies 적합성평가기관 및 인증기관의 지정, 재심사 및 고시	August 2022
MDCG 2024-12 MDCG 2024-12 Annex I Form MDCG 2024-12 Annex II Form	Corrective and preventive action (CAPA) plan assessment: guidance and templates for conformity assessment bodies, notified bodies, designating authorities, and joint assessment teams 시정 및 예방 조치(CAPA) 계획 평가: 적합성 평가 기관, 인증 기관, 지정 기관 및 합동 평가 팀을 위한 지침 및 템플릿 Annex I: Template CAPA plan and assessment thereon 부록 I: CAPA 계획 템플릿 및 평가 Annex II: Template JAT review of the CAPA and the DA's opinion 부록 II: CAPA 및 DA의 의견에 대한 템플릿 JAT 검토	October 2024
MDCG 2021-23	Guidance for notified bodies, distributors and importers on certification activities in accordance with Article 16(4) of Regulation (EU) 2017/745 and Regulation (EU) 2017/746 규정(EU) 2017/745 및 규정(EU) 2017/746의 16(4)조에 따른 인증 활동에 대한 인증기관, 유통업체 및 수입업체를 위한 지침	August 2021
MDCG 2021-18	Applied-for scope of designation and notification of a conformity assessment body - Regulation (EU) 2017/746 (IVDR) 적합성 평가기관의 지정 및 통지 범위 신청 - Regulation (EU) 2017/746 (IVDR)	July 2021
MDCG 2021-17	Applied-for scope of designation and notification of a conformity assessment body - Regulation (EU) 2017/745 (MDR) 적합성 평가 기관의 지정 및 통지 범위 신청 - 규정(EU) 2017/745(MDR)	July 2021
MDCG 2021-16	Application form to be submitted by a conformity assessment body when applying for designation as notified body under the in vitro diagnostic devices regulation (IVDR) 체외진단기기규정(IVDR)에 따른 인증기관 지정 신청 시 적합성평가기관이 제출하는 신청서	July 2021
MDCG 2021-15	Application form to be submitted by a conformity assessment body when applying for designation as notified body under the medical devices regulation (MDR) 의료기기 규정(MDR)에 따른 인증기관 지정 신청 시 적합성평가기관이 제출하는 신청서	July 2021

Reference	Title	Publication
MDCG 2021-14	Explanatory note on IVDR codes IVDR 코드에 대한 설명 참고 사항	July 2021
MDCG 2020-17	Questions and Answers related to MDCG 2020-4: "Guidance on temporary extraordinary measures related to medical device notified body audits during COVID-19 quarantine orders and travel restrictions" MDCG 2020-4와 관련된 질문과 답변: "COVID-19 검역 명령 및 여행 제한 중 의료기기 인증기관 감사와 관련된 임시 특별 조치에 대한 지침"	December 2020
MDCG 2020-14	Guidance for notified bodies on the use of MDSAP audit reports in the context of surveillance audits carried out under the Medical Devices Regulation (MDR)/In Vitro Diagnostic medical devices Regulation (IVDR) 의료기기 규정(MDR)/체외진단기기 규정(IVDR)에 따라 수행된 감시 감사 맥락에서 MDSAP 감사 보고서 사용에 대한 인증 기관 지침	August 2020
MDCG 2020-12	Guidance on transitional provisions for consultations of authorities on devices incorporating a substance which may be considered a medicinal product and which has action ancillary to that of the device, as well as on devices manufactured using TSE susceptible animal tissues 약품으로 간주될 수 있고 장치에 보조적인 작용을 하는 물질을 포함하는 장치 및 TSE 취약한 동물 조직을 사용하여 제조된 장치에 대한 당국의 협의를 위한 경과 규정에 대한 지침	June 2020
MDCG 2020-11	Guidance on the renewal of designation and monitoring of notified bodies under Directives 90/385/EEC and 93/42/EEC to be performed in accordance with Commission Implementing Regulation (EU) 2020/666 amending Commission Implementing Regulation (EU) 920/2013규정(EU) 2020/666 개정 위원회(EU) 920/2013에 따라 수행할 지침 90/385/EEC 및 93/42/EEC에 따른 인증 기관의 지정 갱신 및 모니터링 지침	May 2020
MDCG 2020-4	Guidance on temporary extraordinary measures related to medical device notified body audits during COVID-19 quarantine orders and travel restrictions COVID-19 검역 주문 및 여행 제한 중 인증 기관 감사 대상의 의료기기와 관련된 임시 특별 조치에 대한 지침	April 2020
MDCG 2020-3	Guidance on significant changes regarding the transitional provision under Article 120 of the MDR with regard to devices covered by certificates according to MDD or AIMDD MDD 또는 AIMDD에 따른 인증서 적용 장치에 관한 MDR 제120조에 따른 경과규정에 관한 유의미한 변경사항 지침	March 2020
MDCG 2019-14	Explanatory note on MDR codes MDR 코드에 대한 설명	December 2019
MDCG 2019-13	Guidance on sampling of devices for the assessment of the technical documentation 기술문서 평가를 위한 장치 샘플링에 대한 지침	December 2019

Reference	Title	Publication
MDCG 2019-12	Designating authority's final assessment form : Key information(EN) 기관의 최종 평가 양식 지정 : 주요 정보(EN)	October 2019
MDCG 2019-10	Application of transitional provisions concerning validity of certificates issued in accordance to the directives 지침에 따라 발행된 인증서의 유효성에 관한 이행 조항 적용	October 2019
MDCG 2019-6v2	Questions and answers : Requirements relating to notified bodies 질문과 답변 : 인증기관 관련 요구 사항	October 2019
MDCG 2018-8	Guidance on content of the certificates, voluntary certificate transfers 인증서 내용 안내, 자발적 인증서 양도	November 2018
MDCG F 2017-8	Review of qualification for the authorisation of personnel (IVDR) 인사 승인 자격 검토(IVDR)	February 2018
MDCG F 2017-7	Review of qualification for the authorisation of personnel (MDR) 인사 승인 자격 검토(MDR)	February 2018
MDCG F 2017-6	Preliminary assessment review template(IVDR) 예비 평가 검토 템플릿(IVDR)	February 2018
MDCG F 2017-5	Preliminary assessment review template(MDR) 예비 평가 검토 템플릿(MDR)	February 2018
MDCG F 2017-4	Applied-for scope of designation and notification of a conformity assessment body - Regulation(EU) 2017/746 (IVDR) 적합성평가기관의 지정 및 통지 범위 - 규정(EU) 2017/746(IVDR)	February 2018
MDCG F 2017-3	Applied-for scope of designation and notification of a conformity assessment body - Regulation(EU) 2017/745 (MDR) 적합성평가기관의 지정 및 통지 범위 - 규정(EU) 2017/745(MDR)	February 2018
MDCG BPG 2017-2	Best practice guidance on the information required for personnel involved in conformity assessment 적합성 평가에 관련된 직원에게 필요한 정보에 대한 모범사례 지침	February 2018
MDCG F 2017-2	Application form to be submitted by a conformity assessment body when applying for designation as a notified body under the in vitro diagnostic devices regulation(IVDR) 체외진단장치규정(IVDR)에 따라 인증기관으로 지정을 신청할 때 적합성평가기관에서 제출할 신청서	February 2018
MDCG BPG 20117-1	Best practice guidance on designation and notification of conformity assessment bodies 적합성 평가 기관의 지정 및 통지에 관한 모범 사례 지침	February 2018
MDCG F 2017-1	Application form to be submitted by a conformity assessment body when applying for designation as notified body under the medical devices regulation (MDR) 의료기기규정(MDR)에 따라 인증기관으로 지정을 신청할 때 적합성 평가 기관이 제출한 신청서	February 2018

(5) Clinical investigation and evaluation

Reference	Title	Publication
MDCG 2024-15	Guidance on the publication of the clinical investigation reports and their summaries in the absence of EUDAMED EUDAMED가 없는 경우 임상 조사 보고서 및 요약의 출판에 대한 지침	November 2024
MDCG 2024-10	Clinical evaluation of orphan medical devices 희귀 의료기기의 임상 평가	June 2024
MDCG 2024-5	Guidance on the Investigator's Brochure content 조사관 브로셔 내용에 대한 지침	April 2024
MDCG 2024-5 Appendix A	Appendix A of the MDCG 2024-5 MDCG 2024-5 부록 A	April 2024
MDCG 2024-3	Guidance on content of the Clinical Investigation Plan for clinical investigations of medical devices 의료기기 임상 조사를 위한 임상 조사 계획 내용에 대한 지침	March 2024
MDCG 2024-3 Appendix A	Clinical Investigation Plan Synopsis Template 임상 조사 계획 개요 템플릿	March 2024
MDCG 2023-7	Guidance on exemptions from the requirements to perform clinical investigations pursuant to Article 61(4)-(6) MDR and on 'sufficient levels of access' to data needed to justify claims of equivalence MDR 61(4)-(6)조에 따라 임상 조사를 수행하기 위한 요건 면제 및 동등성 주장을 정당화하는 데 필요한 데이터에 대한 '충분한 접근 수준'에 대한 지침	December 2023
2023/C 163/06	Commission Guidance on the content and structure of the summary of the clinical investigation report 임상 조사 보고서 요약의 내용 및 구조에 대한 위원회 지침	May 2023
MDCG 2021-28	Substantial modification of clinical investigation under Medical Device Regulation 의료기기 규정에 따른 임상 조사의 실질적인 수정	December 2021
MDCG 2021-20	Instructions for generating CIV-ID for MDR Clinical Investigations MDR 임상조사를 위한 CIV-ID 생성 지침	July 2021
MDCG 2021-8	Clinical investigation application/notification documents 임상조사 신청/신고 문서	May 2021
MDCG 2021-6	Regulation (EU) 2017/745 – Questions &Answers regarding clinical investigation 규정(EU) 2017/745 - 임상조사에 관한 질문 및 답변	April 2021
MDCG 2020-8	Guidance on PMCF evaluation report template PMCF 평가 보고서 템플릿에 대한 지침	April 2020
MDCG 2020-7	Guidance on PMCF plan template PMCF 계획서 템플릿에 대한 지침	April 2020

Reference	Title	Publication
MDCG 2020-6	Guidance on sufficient clinical evidence for legacy devices 레거시 장치에 대한 충분한 임상 증거에 대한 지침	April 2020
MDCG 2020-5	Guidance on clinical evaluation - Equivalence 임상평가 지침 - 동등성	April 2020
MDCG 2019-9	Summary of safety and clinical performance 안전성 및 임상 성능 요약	August 2019

(6) New technologies

Reference	Title	Publication
MDCG 2023-4	Medical Device Software (MDSW) - Hardware combinations Guidance on MDSW intended to work in combination with hardware or hardware components 의료 기기 소프트웨어(MDSW) - 하드웨어 조합 하드웨어 또는 하드웨어 구성 요소와 함께 작동하도록 고안된 MDSW에 대한 지침	October 2023
MDCG 2020-1	Guidance on clinical evaluation (MDR) / Performance evaluation (IVDR) of medical device software 의료기기 소프트웨어 임상평가(MDR)/성능평가(IVDR) 지침	March 2020
MDCG 2019-16	Guidance on cybersecurity for medical devices 의료기기의 사이버 보안에 대한 지침	December 2019
MDCG 2019-11	Qualification and classification of software - Regulation (EU) 2017/745 and Regulation(EU) 2017/746 소프트웨어의 자격 및 분류-규정(EU) 2017/745 및 규정(EU) 2017/746	October 2019

(7) Other topics

Reference	Title	Publication
MDCG 2022-11 - Rev. 1	MDCG Position Paper: Notice to manufacturers to ensure timely compliance with MDR and IVDR requirements MDCG 입장 보고서: MDR 및 IVDR 요구 사항을 적시에 준수하도록 제조업체에 공지	November 2023
MDCG 2022-18	MDCG Position Paper on the application of Article 97 MDR to legacy devices for which the MDD or AIMDD certificate expires before the issuance of a MDR certificate MDR 인증서 발급 전에 MDD 또는 AIMDD 인증서가 만료되는 레거시 장치에 대한 MDR 97조 적용에 관한 MDCG 입장 문서	December 2022
MDCG 2022-14	Transition to the MDR and IVDR - Notified body capacity and availability of medical devices and IVDs MDR 및 IVDR로의 전환 - 의료기기 및 IVD의 인증기관 용량 및 가용성	August 2022
MDCG 2022-11	MDCG Position Paper: Notice to manufacturers to ensure timely compliance with MDR requirements MDCG 입장 문서: MDR 요구 사항을 적시에 준수하도록 제조업체에 고지	June 2022
MDCG 2021-25	Application of MDR requirements to "legacy devices " and to devices placed on the market prior to 26 May 2021 in accordance with Directives 90/385/EEC or 93/42/EEC Directives 90/385/EEC 또는 93/42/EEC에 따라 2021년 5월 26일 이전에 출시된 "레거시 기기" 및 시장에 출시된 기기에 대한 MDR 요구 사항 적용	October 2021
MDCG 2019-7	Guidance on article 15 of the medical device regulation (MDR) and in vitro diagnostic device regulation(IVDR) on a 'person responsible for regulatory compliance' (PRRC) '규정준수책임자'(PRRC)에 대한 의료기기규정(MDR) 및 체외진단 기기규정(IVDR) 15조에 대한 지침	June 2019
MDCG 2019-3	Interpretation of article 54(2)b 제54조(2)b의 해석	March 2019

(8) Implant cards

Reference	Title	Publication
MDCG 2021-11	Guidance on **Implant Card - Device types** 임플란트 카드 안내 - 기기 유형	May 2021
MDCG 2019-8 v2	Guidance document **implant card** on the application of Article 18 Regulation (EU) 2017/745 on medical devices 의료기기에 대한 규정(EU) 2017/745 제18조 적용에 관한 지침 문서 임플란트 카드	March 2020

(9) Other guidance documents

Reference	Title	Publication
European Medicines Agency(EMA) Guidance	Questions & Answers for applicants, marketing authorisation holders of medicinal products and notified bodies with respect to the implementation of the Medical Devices and In Vitro Diagnostic Medical Devices Regulations ((EU) 2017/745 and (EU) 2017/746) 의료 기기 및 체외 진단용 의료 기기 규정((EU) 2017/745 및 (EU) 2017/746)의 시행과 관련하여 신청자, 의약품 판매 허가 보유자 및 인증 기관을 위한 질문 및 답변	June 2021
SCHEER guidelines	Guidelines on the benefit-risk assessment of the presence of phthalates in certain medical devices covering phthalates which are carcinogenic, mutagenic, toxic to reproduction (CMR) or have endocrine-disrupting (ED) properties 발암성, 변이원성, 생식독성(CMR) 또는 내분비교란(ED) 특성을 갖는 프탈레이트를 포함하는 특정 의료기기에서 프탈레이트의 존재에 대한 이익-위험 평가 지침	June 2019

(10) Custom Made Device

Reference	Title	Publication
MDCG 2021-3	Questions and Answers on Custom-Made Devices 맞춤형 기기에 대한 질문과 답변	March 2021

(11) Class I Devices

Reference	Title	Publication
MDCG 2020-2 Rev. 1	Class I transitional provisions under Article 120 (3 and 4) - (MDR) 120조(3 및 4) - (MDR)에 따른 I등급 과도 조항	March 2020
MDCG 2019-15 Rev. 1	Guidance notes for manufacturers of class I medical devices 1등급 의료기기 제조업체를 위한 지침 사항	December 2019

(12) In-House Devices

Reference	Title	Publication
MDCG 2023-1	Guidance on the health institution exemption under Article 5(5) of Regulation (EU) 2017/745 and Regulation (EU) 2017/746 규정(EU) 2017/745 및 규정(EU) 2017/746의 5(5)조에 따른 의료 기관 면제에 대한 지침	January 2023

(13) In Vitro Diagnostic medical devices (IVD)

Reference	Title	Publication
MDCG 2024-11	Guidance on qualification of in vitro diagnostic medical devices 체외진단용 의료기기 적격성 평가 지침	October 2024
MDCG 2024-4 MDCG 2024-4 Appendix A	Safety reporting in performance studies of in vitro diagnostic medical devices under Regulation (EU) 2017/746 규정(EU) 2017/746에 따른 체외진단 의료기기 성능 연구의 안전성 보고 Appendix - Performance Study Summary Safety Reporting Form 부록 - 성능 연구 요약 안전 보고 양식	April 2024
MDCG 2022-9 Rev.1	Summary of safety and performance template 안전 및 성능 요약 템플릿	April 2024
MDCG 2020-16 Rev.3	Guidance on Classification Rules for in vitro Diagnostic Medical Devices under Regulation (EU) 2017/746	July 2024
MDCG 2022-20	Substantial modification of performance study under Regulation (EU) 2017/746 규정(EU) 2017/746에 따른 성능 연구의 실질적인 수정	December 2022
MDCG 2022-19	Performance study application/notification documents under Regulation (EU) 2017/746 규정(EU) 2017/746에 따른 성과 연구 신청/통지 문서	December 2022
MDCG 2022-15	Guidance on appropriate surveillance regarding the transitional provisions under Article 110 of the IVDR with regard to devices covered by certificates according to the IVDD IVDD에 따른 인증서가 적용되는 장치와 관련하여 IVDR 제110조에 따른 경과 조항에 관한 적절한 감시에 대한 지침	September 2022
MDCG 2021-22 Rev.1	Clarification on "first certification for that type of device" and corresponding procedures to be followed by notified bodies, in context of the consultation of the expert panel referred to in Article 48(6) of Regulation (EU) 2017/746 규정(EU) 2017/746의 48(6)항에 언급된 전문가 패널의 협의와 관련하여 '해당 장치 유형에 대한 최초 인증' 및 인증 기관이 따라야 하는 해당 절차에 대한 설명	September 2022

Reference	Title	Publication
MDCG 2022-10	Q&A on the interface between Regulation (EU) 536/2014 on clinical trials for medicinal products for human use (CTR) and Regulation (EU) 2017/746 on in vitro diagnostic medical devices (IVDR) 인체용 의약품(CTR)에 대한 임상시험에 관한 규정(EU) 536/2014와 체외진단용 의료기기(IVDR)에 관한 규정(EU) 2017/746 간의 인터페이스에 대한 Q&A	May 2022
MDCG 2022-9	Summary of safety and performance template 안전 및 성능 템플릿 요약	May 2022
MDCG 2022-8	Regulation (EU) 2017/746 - application of IVDR requirements to 'legacy devices' and to devices placed on the market prior to 26 May 2022 in accordance with Directive 98/79/EC 규정(EU) 2017/746 - 지침 98/79/EC에 따라 '레거시 장치' 및 2022년 5월 26일 이전에 시장에 출시된 장치에 IVDR 요구사항 적용	May 2022
MDCG 2022-6	Guidance on significant changes regarding the transitional provision under Article 110(3) of the IVDR IVDR 제110(3)조에 따른 경과 조항과 관련된 중요한 변경에 대한 지침	May 2022
MDCG 2022-3	Verification of manufactured class D IVDs by notified bodies 인증기관에 의한 제조된 클래스 D IVD 검증	February 2022
MDCG 2022-2	Guidance on general principles of clinical evidence for In Vitro Diagnostic medical devices (IVDs) 체외진단 의료기기(IVD)에 대한 임상 증거의 일반 원칙에 대한 지침	January 2022
MDCG 2021-4	Application of transitional provisions for certification of class D in vitro diagnostic medical devices according to Regulation (EU) 2017/746 규정(EU) 2017/746에 따라 클래스 D 체외 진단 의료기기 인증을 위한 경과 조항 적용	April 2021
MDCG 2020-16 Rev.2	Guidance on Classification Rules for in vitro Diagnostic Medical Devices under Regulation (EU) 2017/746 규정(EU) 2017/746에 따른 체외 진단 의료기기 분류 규칙에 대한 지침	February 2023

3-1-3 CE마킹 적용국가

독일, 프랑스, 이태리, 벨기에, 스페인, 룩셈부르크, 그리스, 스웨덴, 덴마크, 노르웨이, 오스트리아, 네덜란드, 핀란드, 아일랜드, 아이슬란드, 리히텐슈타인, 슬로바키아, 폴란드, 체코, 헝가리, 루마니아, 크로아티아 등 27개국

(영국은 2020. 1. 31부로 Brexit로 탈퇴)

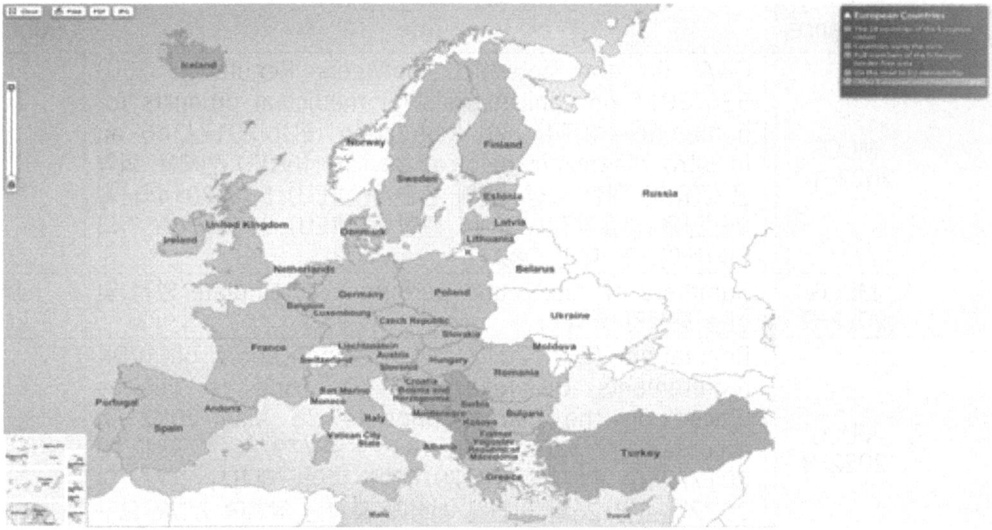

3-2 Medical Device Regulations(MDR)

3-2-1 MDR 개론

1) 개론

2010년 이전까지 25년간 EU의 통일된 의료기기 지침(MDD)이 개정되지 않았다. 이에 따라 개별 회원국의 법령이 적용되었는데, PIP 스캔들 이후 2012년 유럽집행위원회는 의료기기 산업계에 대한 대대적인 규제 정비를 시작하였다. 하지만, PIP 스캔들 발생[세계 3위의 인공 유방 보형물 생산업체인 프랑스의 '폴리 임플란트 프로스시스(PIP)'사가 비용절약을 위해 공업용 실리콘을 사용하다가 문제된 사건임. 이 보형물질을 사용함으로 인해 이식받은 수십만명이 검사받는 사태가 발생하였음.] 함으로 유럽 내 의료기기 인증기관(Notified Body)의 품질과 역량을 개선하고 유럽 의료기기 대상 "CE 표시 제도"의 실행 및 제도를 개편하며 의료기기의 안전성을 강화해야 할 필요성이 대두되었다. 그리하여 EU는 2017년 의료기기 법규(regulation)인 MDR(Medical Device Regulation)을 제정하여 의료기기에 관한 법제를 전면 개정하였다. 기존의 지침(directive)이라는 형식과 달리 법규(regulation)의 형식은 직접 회원국에 적용되는 법적 효력을 가지며 더 이상 회원국에 따른 이행입법을 반영하지 않고 법제가 직접 적용된다.

- 기존의 의료기기 지침(MDD)과 능동이식형 의료기기 지침(AIMD)은 2017년 4월 5일에 EU 의료기기 법규(MDR)로 통합되어 제정되었으며,
- 체외진단 의료기기지침(IVDD)는 EU 체외진단 의료기기 법규(IVDR)로 개편되었다.

- 의료기기(MDR) 법규는 3년의 유예기간을 적용하여 2020년 5월 26일, 체외진단 의료기기(IVDR) 법규는 5년의 유예기간을 적용하여 2022년 5월 25일부터 시행된다(MDR 20220/561에 의한 1년 연기).
- 2020년 4월 24일에 발행된 의료기기(MDR) 법규 2020/561에서는 COVID-19 발생과 관련하여 공공보건 및 환자안전에 대한 내부 시장의 원활한 기능을 보장하기 위해 법적 확실성을 제공하고 잠재적인 시장 혼란을 피하기 위하여 의료기기(MDR) 법규 2017/745의 특정 조항을 2021년 5월 26일까지 채택한다는 연기 내용을 발표하였다.

2017년에 변경된 최근 입법(MDR)의 주요 변경 내용은

- 첫 번째, 위해관리가 강화되었다. 유럽연합 차원에서 전문가가 참여하는 시판 전 심사제도를 통해 고위험 의료기기 군의 관리가 강화되었으며, 동종 의료기기와 동등한 특성의 위험프로파일을 갖는 제품에 대한 관리가 강화되었다.
- 두 번째, EU 의료기기 데이터베이스를 구축하기 위해 이식카드(implant card) 제도를 도입하였다. 이를 통해 의료기기 관리의 투명성을 높이고, 단일 의료기기 식별 표시를 부착하여 이력관리 체계를 마련하였다.

2) MDR 적용기준

- 적용규격 : Regulation(EU) 2017/745 of the European Parliament and of the Council of 5 April 2017
- 법규내용 : Council Directive 93/42/EEC(MDD) + Council Directive 90/385/EEC(AIMD)
- 발효일자 : 2017년 05월 25일
- 강제적용일자 : 2020년 05월 26일, MDR 발효 후, 3년의 유예기간
- 특정 조항의 연기된 강제적용일자: 2021년 5월 26일
- MDD 인증서 최종 유효일자 : 2024년 05월 26일(판매는 2025년 05월 27일까지)
- 지침(Directive)에서 법규(Regulation)로 바뀜. 지침보다 법규는 변경이 더 자주 일어나며, 강제성이 강화됨.

3) 경과규정

2023년 3월 15일 유럽의회는 MDR의 적용을 연기하기 위한 새로운 Regulation(Regulation 2023/607)을 발표하였으며. MDR의 적용은 등급별 순차적용이 제안되었으며 주된 내용은 다음과 같다.

1) 기존 MDD (93/42/EEC) 인증 또는 적합성 선언이 완료된 일반의료기기
- Class III & Class IIb Implantable Device: 2027년 12월 31일
(다음에 언급되는 제품은 제외: sutures, staples, dental fillings, dental braces, tooth crowns, screws, wedges, plates, wires, pins, clips and connectors)
- Class IIb & Class Iia & Class Is & Im: 2028년 12월 31일
- Class I으로 2021년 5월 26일 이전에 MDD(93/42/EEC)에 따라 발행된 적합성 선언이 완료된 제품: 2028년 12월 31일

2) 유예 적용 조건
- MDD 준수 유지
- 설계 및 의도된 목적에 중대한 변경 없음
- 2024년 9월 26일 이전에 인증기관과 제조업체간의 MDR 서면 계약 완료
- 2024년 5월 26일 이전에 MDR 품질관리 시스템 적용
- MDR의 PMS, Vigilance, EUDAMED Registration, Market surveillance 적용

4) 의료기기 법규(MDR)의 구성 체계

의료기기 법규(MDR)은 전체 10개 장 123개 절, 17개 부속서로 구성되었다.

✓ 10개 장 123개 조

1. 적용범위 및 정의(4개 조)
2. 제조업체, 유통업체 및 회원국에 대한 요구사항 : 적합성평가 절차, 라벨 시판 후 임상추적, 사후 시장 감시(20개 조)
3. 제품 추적성(10개 조)
4. 인증기관에 대한 요구사항(16개 조)
5. 분류 및 적합성 평가(10개 조)
6. 임상평가 및 임상시험(22개 조)
7. 시장 감시 및 규제 리포팅(18개 조)
8. Medical Coordination Group과 다른 전문가 집단, 회원국 간의 협력(8개 조)
9. 기밀성, 데이터 보호, 처벌(5개 조)
10. 유예 기간, 그 외(10개 조)

✓ 17개 부속서

1. 일반 안전 및 성능 요구사항
2. 기술문서
3. 시판 후 감시에 대한 기술문서

4. EU 선언의 적합성
5. CE 마크의 적합성
6. 기기 등록 및 고유식별코드를 위한 정보
7. 인증기관의 요구사항
8. 분류 기준
9. 품질경영시스템 및 기술문서 평가에 대한 적합성 평가
10. 형식시험에 따른 적합성 평가
11. 제품 적합성 검증에 따른 적합성 평가
12. 주문형 기기에 대한 적합성 평가 절차
13. 인증기관에서 발급한 인증서
14. 임상평가 및 PMCF
15. 임상시험
16. 의료 목적이 없는 제품 그룹 목록
17. 상관관계 테이블

3-2-2 MDR과 MDD의 차이점

MDR은 의료기기(MDD) 및 능동 이식형 의료기기(AIMDD)에 대한 EU의 현행 지침과 몇 가지 중요한 다른 점이 있다.

이를 간략히 도표로 설명하면 아래와 같다.

항목	기존 법규(MDD)	새 법규(MDR)
법	EC가 배포하면 각 회원국이 자국의 법률로 채택한다(각 국가에서 부분적으로 변경 가능).	EC가 법률로 선포하면 회원국은 그대로 사용한다(변경 불가능).
이름	Directive 93/42/EEC	EU Regulation 2017/745
조항	23조/12부속서/60 페이지 - AIMD 별도 진단/치료를 하지 않는 비의료기기는 불포함	123조/17부속서/175페이지 - AIMD 포함 비 의료기기(에스테틱, 뷰티 제품) 포함
정의	제조자가 아래의 목적으로 인간에게 사용하도록 의도한, 단독 혹은 조합으로 사용되든 간에, 기기, 장치, 설비, software, 재료 또는 물질들이며, 특히 제조자가 진단이나 치료의 목적으로 사용하도록 의도한 소프트웨어와 이들의 적절한 활용에 필요한 소프트웨어를 포함한다:	제조자가 다음의 특정 의료 목적으로 인간에게 단독 혹은 조합으로 사용하도록 의도한 기기, 장비, 설비, 소프트웨어, 임플란트, 시약, 재료 또는 다른 물질들을 의미한다. - 질병의 진단, 예방, 모니터링, 예측, 예후, 치료 또는 경감

항목	기존 법규(MDD)	새 법규(MDR)
정의	- 질병의 진단, 예방, 모니터링, 치료 또는 경감, - 상해 또는 장애의 진단, 모니터링, 치료, 경감 또는 보정, - 해부 또는 생리적 과정의 조사, 대체 또는 개조 - 임신 관리 - 약리적, 면역적, 또는 신진대사적 수단에 의해 인체내부 또는 인체상에 의도한 주요 작용을 성취하지는 않지만, 그런 수단에 의해 그 기능상의 도움을 받을 수 있는 것.	- 상해 또는 장애의 진단, 모니터링, 치료, 경감 또는 보정 - 해부 또는 생리적 또는 병리적 과정의 조사, 대체 또는 개조 - 장기, 헌혈 및 조직공여를 포함한 인체로부터 추출한 표본을 체외 검사를 통해 정보를 제공 - 약리적, 면역적, 또는 신진대사적 수단에 의해 인체내부 또는 인체상에 의도한 주요 작용을 성취하지는 않지만, 그런 수단에 의해 그 기능상의 도움을 받을 수 있는 것. - 임신 관리 또는 지원을 위한 기기 - 제1조(4)항 및 이 항의 첫 번째 하위문단에 언급된 기기의 세척, 소독 또는 멸균을 위해 특별히 고안된 제품
1	낡은 규칙 - 1990년대에 만들어진 후 기술적 진보를 미반영	갱신된 규칙 - 기술적 진보를 고려한 혁신을 다룸
2	고위험 기기를 개별 NB들에 의존하여 일관성 결어	유럽 차원의 독립적인 전문가 집단의 개입
3	대다수 미용제품은 의료기기로 관리되지 않음.	미용기기도 의료기기로서 엄격하게 관리함
4	공개적으로 접근할 수 없는 제한된 정보의 유럽 의료기기 데이터베이스	광범위하고 공개적으로 유용한 EU 의료기기 데이터베이스(EUDAMED)
5	환자 몸에 삽입된 임플란트 기기에 대한 제한된 정보	임플란트 카드 - 환자에게 많은 정보를 제공
6	제조자가 망한 경우, 의료사고를 당한 환자의 보상 - 미보장	유럽대리인과 해외 제조자가 함께(PL) 보험 가입
7	여러 회원국에게 기기를 따로 등록	EUDAMED 한군데에 등록

전체적으로 MDR에서 중대한 변경을 정리해 보면 다음과 같다.

- 제품 범위 확대
  MDR에서 의미하는 의료기기 및 능동 이식형 의료기기의 정의가 크게 확대되어 컬러 콘택트 렌즈, 미용 목적의 이식형 기기 및 재료와 같이 의료 목적이 없는 기기도 포함될 것이다. 또한 질병이나 기타 건강 상태 '예측 및 예후'를 목적으로 설계된 장치도 포함된다.
- '자격을 갖춘 인력' 식별
  의료기기 제조사는 조직 내 새로운 MDR의 요구사항을 모두 준수하는 데 있어 궁극적으로 책임을 가질 사람을 최소 한 명 이상 임명해야 한다. 제조사는 필요한 작업과 관련하여 해당 담당자의 구체적인 자격 요건을 문서화해야 한다.

- 고유식별코드(UDI) 사용
  MDR은 고유식별코드(UDI) 매커니즘 사용을 요구한다. 이에따라 제조사와 당국이 공급망에서 특정기기를 추적하고, 안전에 위험이 있는 것으로 밝혀진 의료기기를 신속하고 효율적으로 회수할 수 있는 능력이 향상될 것으로 기대된다. 또한 승인된 의료기기에 대한 정보에 보다 효율적으로 접근할 수 있도록 유럽 의료기기 데이터뱅크(EUDAMED) 이용으로 확대될 것이다.

- 엄격한 사후 시장 감독
  MDR은 인증기관의 사후시장감시 권한을 보다 강화할 것이다. 제품 샘플 검사 및 제품시험과 함께 미고지 심사는 EU 집행 체계를 강화하고 안전하지 않은 의료기기의 위험을 줄이는데 도움이 될 것이다. 또한 많은 경우 의료기기 제조사의 정기적인 안전 업데이트 보고서(Period Safety Update Report-PSUR) 및 안전 및 임상성능 요약서(Summary of Safety and Clinical Performance-SSCP)을 요구할 것이다.

- Specifications(기술사양)
  MDR은 EU 집행위원회(EU Commission) 또는 전문가 패널이 인증기관 및 의료기기 제조사가 고려해야 될 공통기술사양(Common Specifications)을 발표하도록 할 계획이다. 공통기술사양은 조화표준(Harmonized Standards) 및 최신기술(State of the Art)과 병행하여 적용될 것이다.

- 위험, 접촉 시간 및 침습성에 따른 기기의 등급 재분류
  MDR의 요구사항에 따라서 의료기기 제조사는 업데이트된 분류 규칙을 검토하고, 3등급(Class lll) 및 이식형 의료기기에 보다 엄격한 임상 요구사항 및 정기적인 안전 업데이트 보고서가 요구된다는 사실을 고려하여 기술문서를 업데이트 해야 한다.

- 3등급(Class lll) 및 이식형 의료기기에 대한 보다 엄격한 임상 증거
  이식용 기기 및 Ⅲ등급 기기의 경우 임상시험은 몇 가지의 경우를 제외하고 수행되어야 한다. 의료기기 제조사는 잠재적인 안전 위험에 대한 지속적인 평가의 일환으로 시판 후 임상 데이터를 수집하고 보관해야 한다.

- Class IIa 및 Class IIb 의료기기의 체계적인 임상평가
  제조자는 동등성 비교(equivalence approach)를 통하여 임상평가를 할 때, 그리고 어떤 상황에서 임상시험을 수행하지 않을 수 있는지에 대한 규정상의 새로운 표현을 고려하여 임상평가를 다시 준비해야 한다.

- ‘Grandfathering’ 조항 없음
  MDR에 따르면 모든 기존 승인된 의료기기는 새로운 요구사항에 따라 재인증 받아야 한다. 예외사항은 현재 협의 중에 있다.

(TUV Sud 자료 인용)

3-2-3 MDR 주요 조항 요구사항

1조 적용 범위

- MDR은 유럽 연합 내에서 인체 사용을 위한 의료기기 및 부속품의 시장 출시, 시장 판매 및 임상시험(Clinical Investigation) 관련된 규칙을 규정한다.
- 의료목적과 비의료목적을 모두 가지고 있는 기기는 의료목적에 추가적으로 비의료목적을 적용해야 한다.
- 체외진단용 의료기기는 적용 제외된다.(IVDR 적용)
- 의약품을 투여하기 위한 기기는 의약품 지침 및 규정(EC) No 726/2004의 조항을 저촉하지 않으면서 본 규정에 의해 관리되어야 한다.
- 만약 의약품을 투여하기 위한 기기 및 의약품이 하나의 통합된 제품의 형태이면서 재사용할 수 없는 방법으로 판매되는 경우 지침 2001/83/EC 또는 규정 No 726/2004에 의해 관리되어야 한다.
- 부속서 XVI에 열거된 의도된 의료 목적이 없는 제품 그룹에 적용

1. 콘텍트렌즈 또는 기타 눈에 들어가도록 의도된 물건
2. 타투 및 피어싱을 제외하고 해부학적 변형 또는 신체 부위를 고정하기 위한 목적으로 외과적 삽입 수단을 통해 인체에 완전히 또는 부분적으로 삽입되도록 의도된 제품.
3. 타투를 제외하고, 피하, 점막 또는 피내 주사 또는 기타 주입에 의해 얼굴 또는 기타 피부 또는 점막에 충전(filling)되도록 의도된 물질, 물질의 혼합 또는 물건
4. 지방 흡입술, 지방 분해 또는 지방 성형술과 같은 지방 조직을 감소, 제거 또는 파괴하기 위해 사용되도록 의도된 장비.
5. 인체에 사용하기 위한 고강도 전자기 방사선(예. 적외선, 가시 광선, 자외선) 방출 장비로 여기에는 피부재생, 타투, 제모 또는 기타 피부 치료를 위한 레이저 및 광선 치료 장비와 같은 간섭 광원 및 비간섭 광원(coherent and non-coherent sources), 단색 스팩트럼 및 광역 스팩트럼이 포함된다.
6. 뇌의 신경 활동을 조정하기 위해 두개골을 관통하는 전류 또는 자성 또는 전자기장을 적용하는 뇌 자극용 장비.

2조 용어의 정의

- MDD는 14개의 용어 정의를 하고 있음
- MDR에서는 71개의 용어 정의를 하고 있으며 세부적인 용어 정의가 수립되어 있음

9조 공통사양(Common Specification)

1. 제1조(2항); 17조(5항), 17조(2항) 및 이러한 조항에서 정한 기간에 침해없이 조화 표준이 존재하지 않는 경우 또는 관련 조화 표준이 충분하지 않는 경우, 또는 공공 건강 문제를 다룰 필요가 있는 경우, 위원회는 MDCG와 협의한 후 시행 조치에 따라, 다음에 관한 공통규격(CS)을 채택할 수 있다.
   - 부속서Ⅰ에 명시된 일반 안전 및 성능 요구사항
   - 부속서 Ⅱ와Ⅲ에 명시된 기술문서
   - 부속서 XⅣ에 명시된 임상 평가 및 시판 후 임상시험(clinical investigations)('PMCF'); 또는
   - 부속서 XⅤ에 명시된 임상시험
2. 제1항에 언급된 CS(공통규격)을 준수하는 기기는 해당 CS와 또는 해당CS의 관련 부분이 다루는 본 규정의 요구사항을 준수한다고 가정한다.
3. 제조자는 최소한 동등한 수준의 안전성 및 성능을 보장하는 해결법을 채택했다는 것을 정당화할 수 없는 한, 제1항에 언급된 CS를 준수해야 한다.
4. 제3항에도 불구하고, 부속서 XⅥ에 열거된 제품의 제조자는 해당 제품에 관한 CS를 준수해야 한다.

10조 제조자의 일반 의무

1. 제조자는 본 규정에 요구사항에 따라 기기가 설계되고 제조되었는지 보장해야 한다.
2. 제조자는 위험관리 시스템을 수립, 문서화, 이행 및 유지해야 한다.
3. 제조자는 PMCF를 포함한 임상 평가는 실행되어야 한다.
4. 맞춤형 의료기기 이외의 기기 제조자는 해당 기기에 대한 최신 기술문서를 작성하고 최신 상태로 유지해야 한다. 기술문서는 본 규정의 요구사항을 충족하는 기기의 적합성이 평가될 수 있는 것이어야 한다. 기술문서는 부속서Ⅱ 및 Ⅲ에 명시된 요소를 포함해야 한다.
5. 맞춤형 의료기기의 제조자는 관계 당국의 문서를 작성하고, 최신 상태로 유지하여 보관해야 한다.
6. 해당 요구사항의 준수가 입증된 경우 적용되는 적합성 평가 절차에 따라 맞춤 기기 또는 임상시험 대상 기기 이외에 기기 제조자는 제19조에 따른 EU 적합성 선언서를 작성해야 하고, 제20조에 따른 CE 적합성 표시를 첨부해야 한다.
7. 제조자는 제27조에 언급된 UDI시스템과 관련된 의무 및 제29조와 31조에 언급된 등록 의무를 준수해야 한다.
8. 제조업체는 기술문서, EU 적합성 평가, 만약 적용 가능한 경우, Article 5에 따라 발행된 수정 및 변경사항을 포함한 관련 증명서를 보존해야 한다. 이는 EU 적합성 평가 하에 마지막 기기가 시판된 후 10년 동안 관할기관에 의해 이용가능해야 한다. 이식용 의료기기의 경우, 마지막 기기가 시판된 후 최소 15년이 되어야 한다.

9. 제조자는 본 규정의 요구사항에 따라 시리즈 생산을 유지할 수 있는 절차가 마련되어 있는지 확인해야 한다. 기기의 적합성이 선언된 참조에 따른 기기 설계 또는 특성의 변경 및 조화 표준 또는 CS의 변경은 적시에 적절하게 고려되어야 한다.
10. 기기 제조자는 제83조에 따라 시판 후 감시 시스템을 구현하고 최신 상태로 유지해야 한다.
11. 제조자는 기기가 사용자 또는 환자에게 제공되는 회원국에 의해 결정된 공식 연합 언어로 부속서 I 의 Section 23에 명시된 정보를 동반하는지 확인해야 한다. 라벨의 세부사항은 지울 수 없고, 쉽게 읽을 수 있어야 하며 의도된 사용자 또는 환자에게 명확하게 이해시킬 수 있어야 한다.
12. 시판하거나 서비스를 제공하는 기기가 본 규정에 적합하지 않다고 간주하거나 그렇게 믿을 이유가 있는 제조자는 해당 기기를 적절하게 만들거나, 회수 또는 리콜하는데 필요한 시정 조치를 즉각적으로 취해야 한다. 그들은 해당 기기의 배포자와 해당되는 경우 위임 대리인 및 수입업자에게 적절하게 통보해야 한다. 기기가 심각한 위험을 나타내는 경우. 제조자는 해당 기기를 사용 가능하게 만든 회원국의 관계 당국과 해당되는 경우 특히 부적합 및 취해진 모든 시정 조치에 대해 제56조에 따라 기기에 대한 인증서를 발급한 인증기관에 즉시 통보해야 한다.
13. 제조자는 제87조 및 88조에 기술된 사고 및 현장 안전 시정 조치를 기록하고 보고하는 시스템을 가져야 한다.
14. 제조자는 관계 당국의 요청이 있는 경우 해당 회원국이 결정한 공식 연합 언어로 기기의 적합성을 입증하는데 필요한 모든 정보 및 문서를 제조자에게 제공해야 한다. 제조자가 등록한 사업장을 갖고 있는 회원국의 관계 당국은 제조자가 기기의 샘플을 무료로 제공하거나 불가능한 경우 기기에 대한 액세스를 부여할 것을 요구할 수 있다. 제조자는 요청이 있는 경우 시판하거나 서비스를 시작한 기기에 의해 야기된 위험을 제거하거나 이것이 불가능한 경우 완화하기 위해 취해진 모든 시정 조치에 대해 관계 당국과 협력해야 한다.
15. 제조자가 다른 법적 또는 자연인에 의해 설계 또는 제조된 기기를 보유한 경우 그 사람의 신원은 제30조(1)항에 따라 제출된 정보의 일부이어야 한다.
16. 자연인 또는 법인은 적용 가능한 연합법 및 국내법에 따라 결함이 있는 기기로 인한 손해에 대해 보상을 요구할 수 있다.

11조 위임대리인

유럽연합 외 설립된 제조자는 유럽 연합 내에 존재하는 위임대리인을 지정해야 한다.

유럽대리인은 최소한 다음의 업무를 수행할 수 있어야 한다.

(a) EU 적합성 선언(DoC) 및 기술문서가 작성되었는지, 해당되는 경우 적절한 적합성 평가 절차가 제조자에 의해 수행되었는지 검증

(b) 기술문서의 사본, EU 적합성 선언 및 적용되는 경우 제56조에 따라 발급된 모든 개정본 및 보충판을 포함한 관련 인증서의 사본을 제10조(8)항에 언급된 기간 동안 관계당국의 처분에 따라 보유

(c) 제31조에 규정된 등록 의무를 준수하고 제조자가 제27조 및 29조에 규정된 등록의무를 준수했는지 검증
(d) 관계당국의 요청에 따라, 해당 회원국이 결정한 공식 연합 언어로 기기에 적합성을 검증하는데 필요한 모든 정보 및 문서를 관계당국에 제공
(e) 견본 또는 기기에 대한 접근을 위해 등록된 사업장을 갖고 있는 회원국의 관계당국에 의한 요청을 제조자에게 전달하고 관계당국이 샘플을 받거나 기기에 대한 접근을 허용 받았는지 검증
(f) 기기에 의해 야기된 위험을 제거하거나 이것이 어려울 경우 완화시키기 위해 취해진 예방 또는 시정 조치에 대해 관계당국과 협력
(g) 지정된 기기 관련 사고에 대해 의료 전문가, 환자 및 사용자로부터 불만 및 보고에 대해 제조자에게 즉시 통보
(h) 제조자가 본 규정에 따른 의무에 반하는 행위를 하는 경우 위임을 종료

15조 규제준수 책임자

각 제조자는 의료기기 분야에서 필요한 전문 지식을 보유한 규제 준수에 책임 있는 사람을 최소한 한 명 이상 조직 내에 확보해야 한다.

a) 법학, 의학, 약학, 공학 또는 기타 과학 관련 분야에서 관련 회원국이 동등하다고 인정하는 대학 학위 또는 연구 과정의 수료로 수여되는 졸업장, 증명서 그리고 기타 공식 자격증 및 규제 업무 또는 의료기기 관련 품질경영시스템에서의 1년 이상 전문적인 경험

a) 규제 업무 또는 의료기기 관련 품질경영시스템에 대한 4년 이상의 경험 필요
맞춤형 기기 제조업자는 최소 2년 이상의 전문 경험 필요

- 소규모 기업(Micro and Small Enterprises)에서는 기업 내에 반드시 보유하고 있을 필요는 없으나 해당 자격이 있는 사람을 영구적이고 지속적으로 이용할 수 있어야 함.
(예: 전문가와의 계약서 등을 통한 문서 제시가 가능해야 한다)
참고 : 소규모 기업이란 50명미만 또는 매출액 천만유로 미만

규제준수 책임자는 최소한 다음을 보장할 책임이 있다.

a) 기기가 출시되기 전 기기가 제조되는 품질경영시스템에 따라 기기의 적합성이 적절하게 확인되어야 한다.
b) 기술문서 및 EU 적합성 선언서는 최신 문서로 작성 및 유지
c) 시판 후 감시 의무는 10조(10)항에 따라 준수
d) 87조 ~ 91조에 언급된 보고 의무사항의 이행(Vigilance Reporting)
e) 조사 대상 기기의 경우, 부속서XV의 ChapterⅡ 4.1절에 언급된 선언문의 발행

18조 이식카드 및 이식용기기와 함께 환자에게 제공되는 정보

이식용기기의 제조자는 기기와 함께 다음을 제공해야 한다.

(a) 기기 이름, 시리얼 번호, lot 번호, UDI, 기기 모델 및 제조자의 이름, 주소 및 웹 사이트를 포함한 기기의 식별을 허용하는 정보

(b) 합리적으로 예측 가능한 외부 영향, 의료 검진 또는 환경 조건의 상호 간섭에 관해 환자 또는 의료 전문가가 취해야 할 경고, 예방 또는 조치

(c) 기기의 예상 수명 및 필요한 후속 조치에 관한 모든 정보

(d) 부속서 I의 23.4항(u)에 있는 정보를 포함하여 환자가 기기를 안전하게 사용하도록 하는 기타 모든 정보

- 다음 이식용기기는 18조 적용 대상에서 제외된다.
  sutures, staples, dental fillings, dental braces, tooth crowns, screws, wedges, plateswires, pins, clips and connectors

19조 EU 적합성 선언

EU 적합성 선언은 다음의 모든 정보를 포함해야 한다.

1. 이름, 등록된 상호명 또는 등록된 회사로고 및 이미 발행된 경우 제조자의 SRN 및 해당되는 경우 해당 위임대리인 및 연락 가능하고 위치를 설정할 수 있는 등록된 사업장의 주소
2. EU 적합성 선언은 제조자의 전적인 책임 하에 발행된다는 문구
3. 부속서 VI의 Part C에 언급된 기본 UDI-DI
4. EU 적합성 선언이 적용되는 기기의 식별 및 추석성을 허용하는 제품 및 상호명, 제품코드, 카탈로그 번호 또는 기타 명확한 참조로 예를 들어 사진뿐 아니라 해당되는 경우 의도된 목적. 제품이나 상호명을 제외하고, 식별 및 추적성을 허용하는 정보는 3절(point)에 언급된 기본 UDI-DI에 의해 제공될 수 있다.
5. 부속서 VIII에 명시된 규칙(Rule)에 따른 기기의 Risk Class
6. 현재 선언에서 다루는 기기가 본 규정 및 해당되는 경우 EU 적합성 선언서 발급을 제공하는 기타 관련 연합법을 준수한다는 선언문
7. 사용된 모든 CS(Common Specification) 및 적합성 선언과 관련된 References
8. 해당되는 경우, 인증기관의 이름 및 식별 번호, 수행된 적합성 평가 절차의 설명 및 발급된 인증서 또는 인증서의 식별
9. 해당되는 경우, 추가 정보
10. 선언문의 발행 날짜 및 장소, 서명한 사람의 이름 및 직책

27조 의료기기 고유 식별 코드 시스템

- UDI의 정의

  UDI는 전 세계적으로 허용되는 기기 식별 및 코딩 규격을 통해 생성된 일련의 숫자 또는 영숫자이다. 이는 시장에서 특정 기기의 모호하지 않는 식별을 허용한다. UDI는 UDI-DI와 UDI-PI로 구성된다.

- UDI Database(UDID)

  의료기기 제조자가 개별 의료기기정보를 보고하는 데이터베이스, 특정 의료기기의 식별정보와 관련된 기타정보를 포함된다.

1) 맞춤형 의료기기 및 임상시험용 기기를 제외한 의료기기의 식별
2) UDI는 기기의 라벨과 모든 상위 포장재에 부착되어야 한다.(선적 용기 제외)
3) EU MDR에 따른 UDI 적용 시점은 다음과 같다.(123조)
   - Class III 및 이식형 기기는 2023년 5월 26일부터
   - Class Ⅱa and Class Ⅱb 기기는 2025년 5월 26일부터
   - Class I 기기는 2027년 5월 26일부터
4) UDI는 DI(Device Identification)와 PI(Product Identification)으로 구성
5) UDI는 심각한 사고 및 FSCA에 사용되어야 한다.
6) UDI는 기술문서(TD)에 포함되어야 한다.
7) UDI-DI는 DoC에 포함되어야 한다.
8) UDI-DI는 인증기관 평가 전 적용되어야 한다.
9) 3등급 기기의 경우 공급된 기기의 UDI는 전자 수단으로 보관 및 유지해야 한다.
10) 제조자는 UDI-DI를 UDI Database에 제공해야 한다.

UDI 데이터베이스에 등록된 데이터 중 다음 항목의 하나 이상이 변경되면 새로운 UDI-DI가 필요함.(EU MDR 부속서 VI Part C 3.9항)

(a) 이름 또는 상호명

(b) 기기 버전 또는 모델

(c) 일회용 기기 라벨

(d) 포장 멸균

(e) 사용 전 멸균의 필요성

(f) 포장에 제공된 기기의 수량

(g) 치명적인 경고 또는 금기사항 : (ex). 라텍스 또는 DEHP 함유)

31조 제조자, 위임대리인, 수입업자의 등록

제조자, 위임대리인, 수입업자는 기기의 시판 전 EUDAMED에 하기의 사항에 대한 정보를 제출해야 한다.

- 경제운영자의 유형(제조자, 위임대리인 또는 수입업자)
- 경제운영자의 이름, 주소 및 연락처 정보
- 경제운영자를 대신하여 다른 사람이 정보를 제출하는 경우, 담당자 이름, 주소 및 연락처 정보
- 15조에 언급된 규제 준수를 책임지는 사람 또는 담당자 이름, 주소 및 연락처 정보

* 상기 내용의 변경 시 1주일 내에 EUDAMED 데이터를 갱신해야 하며 첫 제출 후 1년 이내에 그리고 2년 마다 경제운영자는 상기 데이터의 정확성을 확인해야 하며 마감일로부터 6개월 이내에 이를 이행하지 않을 경우 각 회원국은 시정 조치를 요구할 수 있다.

등록 시 등록번호(Single Registration Number : SRN)가 발행되며 제조자는 인증기관에 신청 전 SRN을 우선 발급받아야 한다.

32조 안전 및 임상 성능 요약(SSCP)

이식용 의료기기 및 3등급 의료기기의 경우 제조자는 안전 및 임상 성능 요약을 작성

- 해당 문서는 EUDAMED를 통해 대중에게 공개되어야 한다.
- 해당 문서는 인증기관에 제출되어야 하며 검증되어야 한다.
- 인증기관은 해당 문서를 검증 후 EUDAMED에 업로드해야 한다.
- 해당 요약본이 사용 가능한 경우 라벨이나 매뉴얼에 언급되어야 한다.

안전 및 임상 성능 요약은 최소한 다음 내용을 포함해야 한다.

(a) UDI-DI 및 이미 발급된 경우 SRN을 포함한 기기 및 제조자의 식별
(b) 기기의 의도된 목적 및 모든 지침, 금기 및 대상 인구
(c) 이전 버전(들) 또는 다른 버전(존재하는 경우)에 대한 참조를 포함한 기기에 대한 설명뿐 아니라 해당되는 경우 기기와 함께 사용되도록 의도된 액세서리, 기타 기기 및 제품에 대한 설명
(d) 가능한 진단 또는 치료 대안
(e) 조화 표준 및 CS(Common Specification) 적용에 대한 참조
(f) 부속서 XIV 언급된 임상평가의 요약 및 시판 후 임상 Follow-up('PMCF') 에 대한 관련 정보
(g) 사용자를 위한 프로필 및 교육 제안
(h) 잔여 위험 및 부작용, 경고 및 주의사항에 대한 정보

33조 의료기기에 대한 유럽의 데이터베이스(EUDAMED)

✓ EUDAMED의 시행 : 2022년 5월 Initial Release

✓ EUDAMED의 목적

(a) 시판된 기기, 인증기관에서 발행한 인증서 및 관련 경제운영자에 대한 정보를 대중에게 알리기 위해

(b) 시장 내에서 기기의 고유 식별 및 추적성을 용이하게 하기 위해

(c) 대중에게 임상시험에 대한 정보 제공 및 임상시험 스폰서의 법령 의무 준수를 위해

(d) 제조자의 법령 준수를 위해

(e) 충분한 정보를 바탕으로 EU MDR과 관련된 임무를 수행하기 위해

✓ EUDAMED의 관리 범위

- 기기의 등록
- UDI Database
- 경제운영자의 등록
- 인증기관 및 인증서
- 임상시험(Clinical Investigation)
- Vigilance and PMS, Market Surveillance

35조~50조 인증기관

EU MDR Chapter IV(35조~50조)는 Notified body(NB)에 대한 요구사항

51조 기기의 분류

✓ EU MDR Classification

MDD의 의료기기 등급 분류 : 부속서 IX에 따라 18개의 Rule에 근거하여 등급 분류

MDR의 의료기기 등급 분류 : 부속서 VIII에 따라 22개의 Rule에 근거하여 등급 분류

- 등급 분류 체계는 기존 체계와 동일(Class Ⅰ, Ⅱa, Ⅱb, Ⅲ)
  Non - Invasive device(비침습형 기기) : Rule 1~4
  Invasive device(침습형 기기) : Rule 5~8
  Active device(능동형 기기) : Rule 9~13
- Rule 11추가(진단 및 치료 목적 S/W의 등급 분류)
  진단 또는 치료 목적으로 결정을 내리는데 사용되는 정보를 제공하도록 의도된 소프트웨어는 Class Ⅱa로 분류된다.

단, 이러한 결정이 다음을 초래할 수 있는 영향을 미치는 경우는 제외한다.

- 사망 또는 사람의 건강 상태의 돌이킬 수 없는 악화를 초래하는 경우, Class Ⅲ
- 사람의 건강 상태의 심각한 악화 또는 외과적 개입이 필요한 경우, Class Ⅱb

생리학적 프로세스를 모니터하기 위해 의도된 소프트웨어는 Class Ⅱa로 분류된다.

단, 치명적인 생리학적 매개변수의 모니터링을 목적으로 하는 경우를 제외하고, 이러한 매개변의 변수의 본질이 환자에게 즉각적인 위험을 초래할 수 있는 경우에는 Class Ⅱb로 분류된다.

그 외 기타 소프트웨어는 Class I으로 분류된다.

✓ Special Rule의 변경

- Rule 14 : 의약품으로 간주될 수 있는 물질을 포함하고 있는 기기
- Rule 15 : 임신 조절 및 성적 질병 예방 기기
- Rule 16 : 콘텍트렌즈 및 의료기기의 소독 또는 멸균하는 기기
- Rule 17 : X-Ray에 의해 생성된 진단 영상을 기록하기 위한 기기
- Rule 18 : 동물 유래 조직도는 세포가 포함된 기기
- Rule 19 : 나노 물질을 포함하고 있는 기기
- Rule 20 : 체공으로 의약품을 투여하는 침습형 기기
- Rule 21 : 체공을 통해 인체에 유입되거나 피부에 접촉되고 그로 인해 인체에 흡수되거나 국부적으로 분산되도록 의도한 물질로 구성된 기기
- Rule 22 : 진단 기능이 결합된 치료기기

* 기존의 Rule 18 혈액 Pack은 삭제

52조 적합성 평가절차

제조자는 기기를 시판하기 전, 부속서 Ⅸ ~ 부속서 Ⅺ에 명시된 적용 가능한 적합성 평가 절차에 따라 해당 기기의 적합성 평가를 수행해야 한다.

- MDR 부속서 Ⅸ : CONFORMITY ASSESSMENT BASED ON A QUALITY MANAGEMENT SYSTEM AND ON ASSESSMENT OF TECHNICAL DOCUMENTATION

  Chapter 1- Quality Management System

  Chapter 2 - Assessment of the technical documentation

  Chapter 3 - Administrative provisions
- MDR 부속서 Ⅹ : CONFORMITY ASSESSMENT BASED ON TYPE EXAMINATION
- MDR 부속서 Ⅺ : CONFORMITY ASSESSMENT BASED ON PRODUCT CONFORMITY VERIFICATION

  Part A PRODUCTION QUALITY ASSURANCE

  Part B PRODUCT VERIFICATION

61조 임상평가

62~82조 임상시험

임상평가는 지속적으로 수행하기 위해 계획되어야 한다.

- 부속서 XIV 1항(a)에 따라 임상평가 계획을 수립해야 한다.

61조 Cl. 4

이식용기기 및 Ⅲ등급 기기의 경우 임상시험은 다음의 경우를 제외하고 수행되어야 한다.

- 동일한 제조자가 이미 판매한 기기의 개조로 기기가 설계된 경우
- 부속서 XⅣ의 Section 3에 따라 개량된 기기가 제조자에 의해 시판된 기기와 동등한 것으로 입증되고 이 입증이 인증기관에 의해 보증된 경우, 및
- 시판된 기기의 임상평가가 개량된 기기의 관련 안전성 및 성능 요구사항의 적합성을 입증하기에 충분한 경우

이러한 경우 인증기관은 PMCF계획이 적절하고 기기의 안전과 성능을 입증하기 위한 시판 전 조사를 포함하는지 확인해야 한다.

61조 Cl. 6

충분한 임상 데이터를 기반으로 임상평가가 이루어지고 이러한 CS가 가능한 경우, 관련 제품별 CS를 준수하는 경우 하기 제품은 임상시험이 면제된다.

(sutures, staples, dental fillings, dental braces, tooth crowns, screws, wedges, plates, wires, pins, clips or connectors)

임상평가 및 해당 문서는 PMS 및 PMCF 계획의 이행으로부터 얻은 임상 데이터를 통하여 기기의 수명 주기 동안 갱신되어야 한다.

Class Ⅲ 기기 및 이식용기기의 경우, PMCF 평가 보고서 및 표시된 경우 제32조에 언급된 안전 및 임상 성능의 요약은 최소한 매년 갱신되어야 한다.

83조 제조자의 시판 후 시장 감시 시스템

✓ PMS Data의 활용

a) 위험-이득 결정을 업데이트 하고 위험관리를 개선하는데 사용되어야 한다.

b) 설계 및 제조 정보, 사용 지침 및 라벨링을 업데이트 하는데 사용해야 한다.

c) 임상평가를 업데이트 하는데 사용해야 한다.

d) 제32조에 언급된 안전 및 임상 수행의 요약본을 업데이트하는데 사용해야 한다.

e) 예방, 시정 또는 현장 안전 시정 조치에 대한 필요성을 식별하는데 사용해야 한다.

f) 사용적합성(usability), 성능 및 안전성을 향상시키는 옵션을 식별하는데 사용해야 한다.

g) 관련이 있는 경우, 다른 기기의 사후 시장감시에 기여하는데 사용해야 한다.

h) Trend를 탐지하고 보고하는데 사용해야 한다.

i) a)~h)에 따라 기술문서(Technical documentation)가 업데이트 되어야 한다.

84조 시판 후 시장감시 계획

(a) 시판 후 시장감시 계획은 이용 가능한 정보의 수집 및 활용을 다루어야 하며 특히 다음과 같다.

- PSUR의 정보를 포함한 심각한 사고에 관한 정보 및 현장 안전 시정조치
- 심각하지 않은 사고 및 모든 원치 않은 부작용에 대한 데이터를 언급하는 기록
- 경향 보고서의 정보
- 관련 전문가 또는 기술 문헌, 데이터베이스 및/또는 등록기관
- 사용자, 유통업자 및 수입업자가 제공한 피드백 및 불만을 포함한 정보; 및
- 유사한 의료기기에 대한 공개 정보

(b) 시판 후 시장감시 계획은 최소한 다음을 포함해야 한다.

- (a)에 언급된 정보를 수집하기 위한 예방적이며 체계적인 프로세스. 이 프로세스는 기기의 성능을 정확하게 특성화 할 수 있어야 하며 또한 기기와 시장에서 판매되는 유사한 제품 간에 비교가 가능하도록 해야 한다.
- 수집된 데이터를 평가하기 위한 효과적이고 적절한 방법 및 프로세스
- 부속서 1의 Section 3에 언급된 위험-이득 분석 및 위험관리에 대한 지속적인 재평가에 사용될 적절한 지침 및 한계 값
- 불만을 조사하고 현장에서 수집된 시장 관련 경험을 분석할 수 있는 효과적이고 적절한 방법 및 도구
- 경향 보고서의 적용을 받는 사건을 관리하기 위한 방법 및 프로토콜로, 사건의 빈도나 심각성을 통계적으로 유의미하게 증가시키기 위해 사용되는 방법 및 프로토콜뿐 아닌 관찰 기간을 포함.
- 관할당국, 인증기관, 경제운영자 및 사용자와 효과적인 의사소통을 위한 방법 및 프로토콜
- 제83조, 84조 및 86조에 규정된 제조자 의무사항을 이행하기 위한 절차에 대한 참조
- 시정조치를 포함한 적절한 조치를 식별하고 개시하기 위한 체계적인 절차
- 시정조치가 필요한 기기 추적 및 식별을 위한 효과적인 도구
- 부속서 XIV의 Part B에 언급된 PMCF 계획, 또는 PMCF가 적용되지 않은 이유에 대한 정당화

85조 시판 후 시장감시 보고서

Class I 기기의 제조자는 예방 및 시정 조치의 근거 및 설명과 함께 Article 84에 언급된 사후 시장감시 계획의 결과로 수집된 사후 시장감시 데이터의 분석 결과와 결론을 요약한 사후

시장감시 보고서를 준비해야 한다. 보고서는 필요한 경우 업데이트 되어야 하며 요청이 있을 경우 관할당국에 제공되어야 한다.

86조 정기적인 안전 업데이트 보고서(PSUR)

Class I을 제외한 나머지 등급의 기기의 제조자는 PSUR을 준비해야 한다. 이 보고서는 PMS 데이터의 분석 결과 및 결론을 요약한 것이다. 관련 기기의 수명 기간 동안 PSUR은 아래 사항을 명시해야 한다.

a) 위험 이득 분석을 통한 결정사항의 결론

b) PMCF의 주요 발견 사항

a) 기기의 판매량과 기기를 사용하는 인구의 크기 및 기타 특성에 대한 예상 평가 및 실행 가능한 경우 기기의 빈도

Class IIb and Class III 기기는 PSUR을 매년 업데이트해야 하고 Class IIa 제품의 경우 최소 2년마다 업데이트해야 하며 이는 기술문서의 일부가 되어야 한다.

Class III 또는 이식용 의료기기의 경우 PSUR을 인증기관에 제출해야 하며 인증기관은 이를 검토하고 취해진 모든 조치에 대한 사항을 EUDAMED에 추가해야 한다.

87조 심각한 사고 및 현장 안전 조치에 대한 보고

다음사항은 FSCA를 통하여 관계당국에 보고되어야 한다.

- EU 시장 내에서 판매되는 기기와 관련된 심각한 사고(Serious incident)
- 만약 EU 시장 내에서 판매되는 기기와 관련하여 제3국에서 실시되는 FSCA는 보고되어야 한다.
- 사고인지 후 15일 이내에 보고되어야 한다.
- 심각한 공중 보건 위협(Serious public health threat)의 경우 2일 이내에 보고되어야 한다.
- 사망 및 예상치 못한 심각한 건강 상태의 악화가 있는 경우 10일 이내에 보고되어야 한다.
- 시기적절한 보고가 필요한 경우, 제조자는 불완전한 초기 보고서를 제출하고 그 다음에 완전한 보고서를 제출할 수 있다.

88조 경향보고서

1. 제조자는 Article 92에 언급된 전자 시스템을 사용하여 심각한 사건이 아니거나 위험-이득 분석에 중요한 영향을 미칠 수 있는 바람직하지 않은 부작용이 예상되는 사고의 빈도 또는 심각성의 증가를 보고해야 한다. 의도된 이득을 감안할 때, 사용자나 환자 또는 그 외의 사람의 안전 및 건강에 끼칠 수 있는 위험을 야기할 수 있다. 기술문서 및 제품 정보에 명시된 특정 기간 동안 문제가 되는 기기 또는 기기의 범주나 그룹에 관련된 예측 가능한 빈도 또는 심각도와 비교하여 상당한 증가가 수립된다.

2. 제조자는 사고를 관리하는 방법과 시판 후 시장감시 계획에서 관찰 기간 및 사건의 빈도 또는 심각성의 통계적인 상당한 증가를 결정하기 위해 사용된 방법론을 명시해야 한다.

110조 데이터 보호

1. 회원국은 본 규정에 의거하여 회원국에서 수행된 개인 데이터 처리에 지침 95/46/EC를 적용해야 한다.
   - 2016/679(GDPR : General Data Protection Regulation)
   - Cyber Security Verification 필요

2. 규정(EC) No 45/2001은 본 규정에 의거하여 위원회가 수행한 개인 데이터의 처리에 적용된다.
   - 커뮤니티 기관 및 단체의 개인 데이터 처리 및 그러한 데이터의 자유로운 이동에 관한 개인의 보호

✓ Cyber Security 고려 대상 의료기기

1. 환자 정보(개인정보)가 취급되는 의료기기
2. 무선환경, 인터넷 및 네트워크 연결기기(환자의 건강 정보에 대한 전자식 교환)

✓ Cyber Security General Principle

Cyber Security가 요구되는 의료기기는 Cyber Security를 유지하지 못하면 장치 기능이 손상되거나 데이터(의료기관 또는 개인) 가용성 또는 무결성이 손실되거나 연결된 다른 장치 또는 네트워크가 보안 위협에 노출될 수 있다. 제조자는 의료기기의 설계 및 개발 과정에서 Cyber Security를 다루어야 하며, 이는 관련된 환자의 위험을 보다 효과적으로 완화시킬 수 있다.

또한 Cyber Security에 대한 위험분석은 다음을 포함하여 고려해야 한다.

- 위협 및 취약성 식별
- 장치 기능 및 최종사용자/환자에 대한 위협 및 취약점의 영향 평가
- 위협 및 취약점이 악용될 가능성에 대한 평가
- 위험 수준의 결정과 적절한 완화 전략
- 잔여 위험 및 위험 수용 기준의 평가

3-3 기술문서

3-3-1 MDD와 MDR의 기술문서 대비표

.o	MDD CE TCF	MDR CE TCF
1	General Information	General Information
2	Classification Report	Classification Report
3	Essential Requirements	General Safety and Performance Requirements
4	Product Description	Product Description
5	Raw Material	Raw Material
6	Mnufacturing & QC Process	Manufacturing & QC Process Design & Development Process Supplier Management Process
7	User Manual, Product Label, Packing	User Manual, Product Label, Packing
8	Risk Management Plan/Report	Risk Management Plan/Report
9	S/W Validation Plan/Report	S/W Validation Plan/Report
10	Usability Engineering Report	Usability Engineering Report
11	Test Report Safety, EMC Test Performance Test Functional Safety Report Biocompatibility Test	Test Report Safety, EMC Test Performance Test Functional Safety Report Biocompatibility Test(Only GLP)
12	Clinical Evaluation Plan/Report	Clinical Evaluation Plan/Report
13	PMS Plan/Report(Incl. PMCF)	PMS Plan(Incl. PMCF) PSUR(Period Safety Update Report)
14	Declaration of Conformity	Declaration of Conformity
15	EU Representative Agreement	EU Representative Agreement

3-3-2 MDR 기술문서 구성내용

1. 일반사항(General Information)

기술문서(TCF)는 문서로서 관리되어야 하며, 문서관리에 대한 기준을 적용하여 관리본 여부, 개정내역, 승인여부 및 일자 등을 기술한다.

또한 회사에 대한 소개로서 간략한 소개, 연혁, 연락처 등을 기술한다.

그리고 제품의 개발, 검증 및 시험을 위해 적용된 적용규격 List를 기술한다.

2. 등급분류 보고서(Classification Report)

등급분류 보고서는 등급이 몇 등급이고, 등급분류를 위해 적용된 Rule은 무엇인지 기술한다.

일반적으로 22개의 Rule을 기술하고 각 Rule별 A or NA로 표기하고 A로 표기된 항목에 대해 A로 표기된 이유를 설명하는 방법으로 기술한다. 만일 A로 표기된 항목이 2가지 이상인 경우에는 높은 등급으로 등급을 결정한다.

1) 등급분류 기준

(1) 사용기간 : 일시적(60분 이내), 단기간(30일 이내), 장기간(30일 초과) 사용여부
삽입여부 : 체공삽입(Body orifices), 외과적 삽입(surgically invasive),

(2) 이식(transplantation)의 목적으로 사용되는 기기 여부

(3) 재사용 여부 : 재사용 가능한 외과용 기구 여부

(4) 사용부위 : 중앙순환기계통(central circulatory system),
중앙신경계통(central nervous system)

2) 의료기기 등급

(1) Class I : Low Risk
(Class Im : 측정기능을 가진 1등급, Class Is : 멸균 1등급, Class Ir : 재사용 1등급)

(2) Class IIa : Medium-Low Risk

(3) Class IIb : Medium-High Risk

(4) Class III : High Risk

- 체외진단기기의 경우 Class A, B, C, D 등 4등급으로 분류하고 있음(IVDR 기준)

3) 등급분류 적용 Rule

(1) Rule 1 ~ 4 : 비 삽입기기

(2) Rule 5 ~ 8 : 삽입기기

(3) Rule 9 ~ 13 : 전자 의료기기

(4) Rule 14 ~ 22 : 특별규칙

3. 일반 안전 및 성능 요구사항(GSPR. EU MDR 부속서 I)

문서는 의도된 목적을 고려하여 기기에 적용할 수 있는 부속서 1에 규정된 일반 안전 및 성능 요구사항에 대한 적합성 입증을 위한 정보를 포함해야 한다. 또한 문서는 이러한 요구사항을 충족시키기 위해 채택된 솔루션의 밸리데이션 및 검증이 포함되어야 한다.

적합성에 대한 증명은 다음을 포함해야 한다.

(a) 기기에 적용되는 일반 안전 및 성능 요구사항과 그 외 항목이 적용되지 않는 이유에 대한 설명

(b) 적용 가능한 일반 안전 및 성능 요구사항 각각에 대한 적합성을 증명하는 방법(들)

(c) 적용되는 통합 규격, CS 또는 기타 해결책

(d) 각 통합 규격, CS 또는 일반 안전 및 성능 요구사항에 대한 적합성을 입증하기 위해 적용되는 기타 방법에 대한 적합성의 증거를 제공하는 통제된 문서의 정확한 식별. 본 항에 언급된 정보는 전체 기술문서 및 해당되는 경우 요약 기술문서에서 그러한 증거의 위치에 대한 상호참조를 포함한다.

4. 제품 설명(Product Information)

1) 제품 설명 및 사양

(a) 기기의 의도된 목적 및 의도된 사용자를 포함한 기기의 제품명이나 상호명 및 일반적인 설명

(b) 본 기기의 식별을 UDI 시스템을 기반으로 할 때, 해당 기기의 제조자가 할당한 부속서 6의 Part C에 언급된 기본 UDI 기기식별 또는 제품 코드, 카탈로그 번호 또는 추적 가능성을 허용하는 다른 명확한 참조를 통한 명확한 식별

(c) 의도된 환자 집단 및 진단, 치료 및/또는 모니터링 될 의료 조건 및 환자 선택 기준, 금기사항(contra-indication), 경고

(d) 필요한 경우 과학적으로 입증된 기기 작동 원리 및 작동 방식

(e) 기기로서의 제품의 자격(Qualification)에 대한 근거

(f) 기기의 위험 등급 및 부속서8에 따라 적용된 분류 규칙(들)에 대한 정당화

(g) 새로운 특징에 대한 설명

(h) 기기, 다른 기기 및 기기가 아닌 해당 기기와 함께 사용하도록 의도된 기타 제품에 대한 부속품에 대한 설명

(i) 시장에서 구입 가능한 기기의 다양한 구성/변형에 대한 설명 또는 전체 목록

(j) 핵심 기능 요소에 대한 일반적인 설명. 예: 해당 부품/부속품(해당되는 경우 소프트웨어 포함), 공식, 구성요소, 기능 및 관련 있는 경우 질적, 양적 구성. 해당되는 경우, 도면 및 다이어그램을 이해할 수 있는 충분한 설명을 포함하여 주요 부품/부속품을 명확하게 표시하는 그림으로 표시된 라벨(예. 다이어그램, 포토그래프 및 도면)을 포함해야 한다.

(k) 핵심 기능 요소에 포함된 원료 및 이러한 원료가 체액의 체외 순환 동안 신체와의 직접적 또는 간접적 접촉에 대한 설명.

(l) 기기의 특성, 치수 및 성능 속성과 같은 기술 사양 및 브로셔, 카탈로그 및 이와 비슷한 간행물과 같이 사용자가 사용할 수 있도록 제품 사양에 일반적으로 나타나는 모든 변경/구성 및 부속품.

2) 기기의 이전 세대 및 유사한 세대에 대한 참조

(a) 의료기기를 보유한 제조업체가 생산한 기기의 이전 세대 또는 세대의 개요.

(b) 의료기기가 존재하는 연합 또는 국제 시장에서 구매 가능한 식별된 유사한 기기의 개요

5. 원자재(Raw Material)

제품에 구성된 주요 원자재를 기술한다.

기술 방법은 원자재명, 원자재 사양, 적용 규격을 기술하고 승인품의 경우에는 승인명칭 및 승인번호를 기술하며, 화학물질의 경우에는 기술 Data를 기술하고 MSDS를 첨부한다.

6. Product realization process

1) Manufacturing & QC Process

제품 생산을 위한 제조 및 QC공정도를 기술한다.

업무흐름도 형태로 작성하며, 해당 공정별로 문서번호를 인용하고, 문서의 보관위치를 명기한다.

2) Design & Development Process

(a) 기기에 적용되는 설계 단계를 이해할 수 있는 정보

(b) 조 공정 및 공정 밸리데이션, 보조제(adjuvants), 지속적인 모니터링 및 최종 제품 테스트를 포함한 완전한 정보 및 사양. 데이터는 기술문서에 완전히 포함되어야 한다.

(c) 설계 및 제조 활동이 수행되는 공급 업체 및 외주 업체를 포함한 모든 사이트의 식별

3) Supplier Management Process

공급자의 결정 프로세스를 기술한다.

7. 제조업체가 제공하는 정보

- Product Label
- User Manual(해당되는 경우 Service Manual, Installation Manual)
- Packaging
- Catalogue
- Web site

8. 이익-리스크 분석 및 위험관리

문서는 다음에 관한 정보를 포함해야 한다.

(a) 부속서 1의 Section 1 과 8에 언급된 이익-리스크 분석

(b) 부속서 1의 Section 3에 언급된 위험관리의 채택된 솔루션 및 결과

위험관리 규격은 ISO 14971을 적용한다.

9. 제품 검증, 밸리데이션 및 시험성적서

문서에는 모든 검증 및 밸리데이션 검사의 결과 및 비판적 분석이 포함되어야 한다. 또한 본 규성의 요구사항, 특히 적용 가능한 일반 안전 및 성능 요구사항에 대한 기기의 적합성을 입증하기 위해 수행된 연구가 포함되어야 한다.

(1) 전 임상 및 임상 데이터

(a) 엔지니어, 실험실, 모의 사용 및 동물 실험과 같은 테스트 결과 및 기기의 전 임상 안전 및 사양 적합성과 관련하여 의도된 목적 또는 유사한 기기를 고려하여 기기에 적용 가능한 출판된 문헌의 평가

(b) 특히 다음에 관한 데이터 요약 및 테스트 결론 외에도 테스트 설계, 완전한 시험 또는 연구 프로토콜, 데이터 분석방법과 관련된 세부정보.

- 환자 또는 사용자에 직접 또는 간접적으로 접촉하는 모든 재료의 식별을 포함한 기기의 생체 적합성
- 물리적, 화학적 및 미생물 특성
- 전기 안전 및 전자기 호환성

- 소프트웨어 검증 및 밸리데이션(완성된 기기에서 사용되는 소프트웨어의 설계 및 개발 프로세스와 소프트웨어 밸리데이션의 증거를 설명. 이 정보에는 일반적으로 사내 및 시뮬레이션 또는 실제 사용자 환경에서 최종 출하 전에 수행된 모든 검증, 밸리데이션 및 테스트 요약 결과가 포함된다. 이는 또한 모든 하드웨어 구성과 해당되는 경우 제조자가 제공한 정보로 식별되는 운영 체제를 다룬다.
- 보관 수명을 포함한 안전성; 및
- 성능 및 안전성
- 사용적합성엔지니어링

(c) 임상평가 보고서 및 업데이트 및 제61조(12) 및 부속서 14의 Part A에 언급된 임상평가 계획

(d) 부속서 14의 Part B에 언급된 PMCF 계획 및 PMCF 평가 보고서 또는 왜 PMCF가 적용될 수 없는지에 대한 정당성

(2) 특정 경우에 요구되는 추가 정보

(a) 인간 혈액 또는 인간 혈장으로부터 유래된 의약품을 포함할 경우 이에 대한 사실을 나타내는 진술서. 이 경우, 문서는 해당 물질의 출처를 밝혀야 하며 기기의 의도된 목적을 고려하여 안전, 품질 및 유용성을 평가하기 위해 수행된 테스트의 데이터를 포함해야 한다.

(b) 기기가 인간 또는 동물 유래의 조직 또는 세포 또는 그 유도체를 이용하여 제조되는 경우 및 기기가 인간 기원의 조직 또는 세포나 본 규정의 적용을 받는 그 파생물을 통합 부분으로 포함하는 경우, 이 사실을 나타내는 진술서. 이 경우, 문서는 사용된 인간 또는 동물 기원의 모든 물질을 확인하고 부속서 1의 각각의 Section 13.1 또는 13.2의 적합성에 관한 상세한 정보를 제공해야 한다.

(c) 인체에 도입될 물질 또는 물질의 조합으로 구성된 기기 및 인체에 흡수되거나 국부적으로 분산된 기기의 경우, 시험 설계, 완전한 시험이나 연구 프로토콜, 데이터 분석 방법 및 데이터 요약 및 시험 결론을 포함하여 다음과 관련된 세부 정보.

- 흡수, 분포, 신진대사 및 배설
- 표적 집단 및 관련 건강 상태를 고려하여 이러한 물질 또는 인체에서 신진 대사 산물과 다른 기기, 의약품 또는 기타 물질의 가능한 상호작용
- 국부 내구성(local tolerance)
- 단 회 투여 독성, 반복 투여 독성, 유전 독성, 발암성 및 생식 독성 및 발생 독성을 포함한 독성으로 해당되는 경우 기기 노출 수준 및 특징
- 이러한 연구가 없을 경우, 정당성이 제공되어야 한다.

(d) 부속서1의 Section 10.4.1에 언급된 CMR 또는 내분비 교란 물질을 함유한 기기의 경우, 해당 부속서의 Section 10.4.2에 언급된 정당화

(e) 멸균 또는 정의된 미생물학적 조건으로 시판된 경우, 관련 제조 단계에 대한 환경 조건에 대한 설명. 멸균 상태에서 시판된 기기의 경우, 포장, 멸균 및 멸균 유지와 관련하여 유효성 확인 보고서를 포함한 사용된 방법에 대한 설명. 이 유효성 확인 보고서는 미생물 허용 시험(bioburden testing), 발열성 물질 시험(pyrogen testing), 및 해당되는 경우 멸균 잔여물에 대한 시험을 다루어야 한다.

(f) 측정 기능이 있는 시판된 기기의 경우 사양에 명시된 정확성을 보장하기 위해 사용된 방법에 대한 설명

(g) 기기가 의도된 대로 작동하도록 다른 기기(들)에 연결하려는 경우, 제조자가 지정한 특성을 고려하여 이러한 기기(들)에 연결될 때 일반 안전 및 성능 요구사항을 준수한다는 증거를 포함하여 이 조합/구성에 대한 설명.

10. PMS Plan(Incl. PMCF)

최초 허가 시는 PMS Plan과 PMCF Plan을 작성하여 첨부한다.

사후심사 시부터는 PMS 활동결과를 요약하여 PMS Report를, PMCF 활동결과를 분석 및 요약하여 PMCF Report를 작성하여 첨부하여야 한다.

PMS Report는 1등급에 한한다.

11. PSUR(Period Safety Update Report)

Class I을 제외한 나머지 등급의 기기의 제조자는 PSUR을 준비해야 한다. 이 보고서는 PMS 데이터의 분석 결과 및 결론을 요약한 것이다.

Class IIb and Class III 기기는 PSUR을 매년 업데이트 해야 하고 Class IIa 제품의 경우 최소 2년마다 업데이트 해야 하며 이는 기술문서의 일부가 되어야 한다.

Class III 또는 이식용 의료기기의 경우 PSUR을 인증기관에 제출해야 하며 인증기관은 이를 검토하고 취해진 모든 조치에 대한 사항을 EUDAMED에 추가해야 한다.

12. Declaration of Conformity

적합선언서를 작성하여 첨부한다.

13. EU representative Agreement

유럽대리인과의 유럽대리인 계약을 체결한 후 유럽대리인 계약서 사본을 첨부한다.

3-3-3 MDR 기술문서 작성방법 및 사례

1. 일반사항

(1) 관리본

(2) 작성/검토/승인 및 일자

(3) 개정사항

(4) 회사에 대한 소개

(5) 주요 소개

(6) 연혁

(7) 주소

(8) 관련 적용규격 : EN, ISO, IEC, ASTM, KS

2. 등급분류 보고서

<table>
<tr><th>Rule No.</th><th>Classification criteria of medical devices.</th><th>Application</th><th>Class</th></tr>
<tr><td colspan="4">Non-invasive device</td></tr>
<tr><td>Rule 1</td><td>All non-invasive devices are classified as class I, unless one of the rules set out hereinafter applies.</td><td>N/A</td><td>Class I</td></tr>
<tr><td rowspan="4">Rule 2</td><td>All non-invasive devices intended for channelling or storing blood, body liquids, cells or tissues, liquids or gases for the purpose of eventual infusion, administration or introduction into the body are classified as class IIa:</td><td>N/A</td><td>Class IIa</td></tr>
<tr><td>- if they may be connected to a class IIa, class IIb or class III active device; or</td><td>N/A</td><td>Class IIa</td></tr>
<tr><td>- if they are intended for use for channelling or storing blood or other body liquids or for storing organs, parts of organs or body cells and tissues, except for blood bags; blood bags are classified as class IIb.</td><td>N/A</td><td>Class IIb</td></tr>
<tr><td>- In all other cases such devices are classified as class I.</td><td>N/A</td><td>Class I</td></tr>
<tr><td>Rule 3</td><td>All non-invasive devices intended for modifying the biological or chemical composition of human tissues or cells, blood, other body liquids or other liquids intended for implantation or administration into the body are classified as class IIb, unless the treatment for which the device is used consists of filtration, centrifugation or exchanges of gas, heat, in which case they are classified as class IIa.</td><td>N/A</td><td>Class IIa</td></tr>
</table>

Rule No.	Classification criteria of medical devices.	Application	Class
Rule 3	All non-invasive devices consisting of a substance or a mixture of substances intended to be used in vitro in direct contact with human cells, tissues or organs taken from the human body or used in vitro with human embryos before their implantation or administration into the body are classified as class III.	N/A	Class Ili
Rule 4	All non-invasive devices which come into contact with injured skin or mucous membrane are classified as: - class I if they are intended to be used as a mechanical barrier, for compression or for absorption of exudates, for compression or for absorption of exudates,	N/A	Class I
	- class IIb if they are intended to be used principally for injuries to skin which have breached the dermis or mucous membrane and can only heal by secondary intent;	N/A	Class IIb
	- class IIa if they are principally intended to manage the micro-environment of injured skin or mucous membrane; and	N/A	Class IIa
	- class IIa in all other cases. This rule applies also to the invasive devices that come into contact with injured mucous membrane.	N/A	Class IIa
	Invasive device		
Rule 5	All invasive devices with respect to body orifices, other than surgically invasive devices, which are not intended for connection to an active device or which are intended for connection to a class I active device are classified as: - class I if they are intended for transient use;	N/A	Class I
	- class IIa if they are intended for short-term use, except if they are used in the oral cavity as far as the pharynx, in an ear canal up to the ear drum or in the nasal cavity, in which case they are classified as class I; and	N/A	Class IIa
	- class IIb if they are intended for long-term use, except if they are used in the oral cavity as far as the pharynx, in an ear canal up to the ear drum or in the nasal cavity and are not liable to be absorbed by the mucous membrane, in which case they are classified as class IIa.	N/A	Class IIb
	All invasive devices with respect to body orifices, other than surgically invasive devices, intended for connection to a class IIa, class IIb or class III active device, are classified as class IIa..	N/A	Class IIa
Rule 6	All surgically invasive devices intended for transient use are classified as class IIa unless they:	N/A	Class IIa
	- are intended specifically to control, diagnose, monitor or correct a defect of the heart or of the central circulatory system through direct contact with those parts of the body, in which case they are classified as class III;	N/A	Class Ili
	- are reusable surgical instruments, in which case they are classified as class I;	N/A	Class I
	- are intended specifically for use in direct contact with the heart or central circulatory system or the central nervous system, in which case they are classified as class III;	N/A	Class III

Rule No.	Classification criteria of medical devices.	Applic ation	Class
	Invasive device		
Rule 6	- are intended to supply energy in the form of ionising radiation in which case they are classified as class IIb;	N/A	Class IIb
	- have a biological effect or are wholly or mainly absorbed in which case they are classified as class IIb; or	N/A	Class IIb
	- are intended to administer medicinal products by means of a delivery system, if such administration of a medicinal product is done in a manner that is potentially hazardous taking account of the mode of application, in which case they are classified as class IIb.	N/A	Class IIb
Rule 7	All surgically invasive devices intended for short-term use are classified as class IIa unless they:	N/A	Class IIa
	- are intended specifically to control, diagnose, monitor or correct a defect of the heart or of the central circulatory system through direct contact with those parts of the body, in which case they are classified as class III;	N/A	Class III
	- are intended specifically for use in direct contact with the heart or central circulatory system or the central nervous system, in which case they are classified as class III;	N/A	Class III
	- are intended to supply energy in the form of ionizing radiation in which case they are classified as class IIb;	N/A	Class IIb
	- have a biological effect or are wholly or mainly absorbed in which case they are classified as class III;	N/A	Class III
	- are intended to undergo chemical change in the body in which case they are classified as class IIb, except if the devices are placed in the teeth; or	N/A	Class IIb
	- are intended to administer medicines, in which case they are classified as class IIb.	N/A	Class IIb
Rule 8	All implantable devices and long-term surgically invasive devices are classified as class IIb unless they:	N/A	Class IIb
	- are intended to be placed in the teeth, in which case they are classified as class IIa;	N/A	Class IIa
	- are intended to be used in direct contact with the heart, the central circulatory system or the central nervous system, in which case they are classified as class III;	N/A	Class III
	- have a biological effect or are wholly or mainly absorbed, in which case they are classified as class III;	N/A	Class III
	- are intended to undergo chemical change in the body in which case they are classified as class III, except if the devices are placed in the teeth;	N/A	Class III
	- are intended to administer medicinal products, in which case they are classified as class III;	N/A	Class III
	- are active implantable devices or their accessories, in which cases they are classified as class III;	N/A	Class III
	- are breast implants or surgical meshes, in which cases they are classified as class III;	N/A	Class III

Rule No.	Classification criteria of medical devices.	Application	Class
	Invasive device		
Rule 8	- are total or partial joint replacements, in which case they are classified as class III, with the exception of ancillary components such as screws, wedges, plates and instruments; or	N/A	Class III
	- are spinal disc replacement implants or are implantable devices that come into contact with the spinal column, in which case they are classified as class III with the exception of components such as screws, wedges, plates and instruments.	N/A	Class III
	Active device		
Rule 9	All active therapeutic devices intended to administer or exchange energy are classified as class IIa unless their characteristics are such that they may administer energy to or exchange energy with the human body in a potentially hazardous way, taking account of the nature, the density and site of application of the energy, in which case they are classified as class IIb.	N/A N/A	Class IIa Class IIb
	- All active devices intended to control or monitor the performance of active therapeutic class IIb devices, or intended directly to influence the performance of such devices are classified as class IIb.	N/A	Class IIb
	- All active devices intended to emit ionizing radiation for therapeutic purposes, including devices which control or monitor such devices, or which directly influence their performance, are classified as class IIb.	N/A	Class IIb
	All active devices that are intended for controlling, monitoring or directly influencing the performance of active implantable devices are classified as class III.		
Rule 10	Active devices intended for diagnosis and monitoring are classified as class IIa:	N/A	Class IIa
	- if they are intended to supply energy which will be absorbed by the human body, except for devices intended to illuminate the patient's body, in the visible spectrum, in which case they are classified as class I;	N/A	Class IIa
	- if they are intended to image in vivo distribution of radiopharmaceuticals; or	N/A	Class IIa
	- if they are intended to allow direct diagnosis or monitoring of vital physiological processes,	N/A	Class IIa
	- if they are specifically intended for monitoring of vital physiological parameters and the nature of variations of those parameters is such that it could result in immediate danger to the patient, for instance variations in cardiac performance, respiration, activity of the central nervous system, or they are intended for diagnosis in clinical situations where the patient is in immediate danger, in which cases they are classified as class IIb.	N/A	Class IIb
	Active devices intended to emit ionizing radiation and intended for diagnostic or therapeutic radiology, including interventional radiology devices and devices which control or monitor such devices, or which directly influence their performance, are classified as class IIb.	N/A	Class IIb

Rule No.	Classification criteria of medical devices.	Application	Class
	Active device		
Rule 11	Software intended to provide information which is used to take decisions with diagnosis or therapeutic purposes is classified as class IIa, except if such decisions have an impact that may cause:	N/A	Class IIa
	- death or an irreversible deterioration of a person's state of health, in which case it is in class III; or	N/A	Class IIi
	- a serious deterioration of a person's state of health or a surgical intervention, in which case it is classified as class IIb.	N/A	Class IIb
	Software intended to monitor physiological processes is classified as class IIa, except if it is intended for monitoring of vital physiological parameters, where the nature of variations of those parameters is such that it could result in immediate danger to the patient, in which case it is classified as class IIb	N/A	Class IIb
	All other software are classified as class I.	N/A	Class I
Rule 12	All active devices intended to administer and/or remove medicinal products, body liquids or other substances to or from the body are classified as class IIa.	N/A	Class IIa
	this is done in a manner that is potentially hazardous, taking account of the nature of the substances involved, of the part of the body concerned and of the mode of application in which case they are classified as class IIb.	N/A	Class IIb
Rule 13	All other active devices are classified as class I.	N/A	Class I
	Special Rules		
Rule 14	All devices incorporating, as an integral part, a substance which, if used separately, can be considered to be a medicinal product, as defined in point 2 of Article 1 of Directive 2001/83/EC, including a medicinal product derived from human blood or human plasma, as defined in point 10 of Article 1 of that Directive, and that has an action ancillary to that of the devices, are classified as class III.	N/A	Class III
Rule 15	All devices used for contraception or prevention of the transmission of sexually transmitted diseases are classified as class IIb, unless they are implantable or long term invasive devices, in which case they are classified as class III.	N/A	Class III
Rule 16	All devices intended specifically to be used for disinfecting, cleaning, rinsing or, where appropriate, hydrating contact lenses are classified as class IIb.	N/A	Class IIb
	All devices intended specifically to be used for disinfecting or sterilising medical devices are classified as class IIa, unless they are disinfecting solutions or washer-disinfectors intended specifically to be used for disinfecting invasive devices, as the end point of processing, in which case they are classified as class IIb. This rule does not apply to devices that are intended to clean devices other than contact lenses by means of physical action only.	N/A	Class IIb

Rule No.	Classification criteria of medical devices.	Application	Class
	Special Rules		
Rule 17	Devices specifically intended for recording of diagnostic images generated by X-ray radiation are classified as class IIa.	N/A	Class IIa
Rule 18	All devices manufactured utilising tissues or cells of human or animal origin, or their derivatives, which are non-viable or rendered non-viable, are classified as class III, unless such devices are manufactured utilising tissues or cells of animal origin, or their derivatives, which are non-viable or rendered non-viable and are devices intended to come into contact with intact skin only.	N/A	Class III
Rule 19	All devices incorporating or consisting of nanomaterial are classified as:	N/A	Class IIi
	- class III if they present a high or medium potential for internal exposure;	N/A	Class IIb
	- class IIb if they present a low potential for internal exposure; and		
	- class IIa if they present a negligible potential for internal exposure.	N/A	Class IIa
Rule 20	All invasive devices with respect to body orifices, other than surgically invasive devices, which are intended to administer medicinal products by inhalation are classified as class IIa.	N/A	Class IIa
	their mode of action has an essential impact on the efficacy and safety of the administered medicinal product or they are intended to treat life-threatening conditions, in which case they are classified as class IIb.	N/A	Class IIb
Rule 21	Devices that are composed of substances or of combinations of substances that are intended to be introduced into the human body via a body orifice or applied to the skin and that are absorbed by or locally dispersed in the human body are classified as: - class III if they, or their products of metabolism, are systemically absorbed by the human body in order to achieve the intended purpose;	N/A	Class IIi
	- class III if they achieve their intended purpose in the stomach or lower gastrointestinal tract and they, or their products of metabolism, are systemically absorbed by the human body;	N/A	Class IIi
	- class IIa if they are applied to the skin or if they are applied in the nasal or oral cavity as far as the pharynx, and achieve their intended purpose on those cavities; and	N/A	Class IIa
	- class IIb in all other cases.	N/A	Class IIb
Rule 22	Active therapeutic devices with an integrated or incorporated diagnostic function which significantly determines the patient management by the device, such as closed loop systems or automated external defibrillators, are classified as class III.	N/A	Class IIi

3. GSPR Checklist(작성사례)

	General requirements	A, N/A	Relevant Standards	Document, Report, Procedures and data	Comments
1.	Devices shall achieve the performance intended by their manufacturer and shall be designed and manufactured in such a way that, during normal conditions of use, they are suitable for their intended purpose. They shall be safe and effective and shall not compromise the clinical condition or the safety of patients, or the safety and health of users or, where applicable, other persons, provided that any risks which may be associated with their use constitute acceptable risks when weighed against the benefits to the patient and are compatible with a high level of protection of health and safety, taking into account the generally acknowledged state of the art. 기기는 해당 제조자가 의도한 성능을 달성해야 하며 정상적인 사용 조건에서 의도된 목적에 적합하도록 설계되고 제조되어야 한다. 기기는 안전하고 효과적이여야 하며 환자의 임상적 상태나 안전 또는 사용자나 적용 가능한 경우 다른 사람들의 안전이나 건강을 위협하지 않아야 한다. 단 제품 사용과 관련될 수 있는 위험은 일반적으로 인정되는 최신 기술 수준을 고려하여 환자의 이득을 따져보고 안전과 건강의 보호에 대해 높은 수준으로 성립할 때, 허용 가능한 위험으로 여긴다.	A	EN ISO 13485 [2016] EN ISO 14971 [2019] EN 60601-1 [2006]+AM2[2021] EN 60601-1-2 [2014]+AM1[2020] EN 62304[2006] +AM1[2015] MEDDEV 2.7.1 Rev.4 MEDDEV 2.12/2 Rev.2	Quality manual (QM-01) Risk Management Report(RMR-01) Safety Test Report (UCSCM-1603-004) EMC Test Report (UCSCE-1407-100) (UCSCE-1407-099) Software Validation Report(SV-01) Clinical Evaluation Report(D-CER-01) PMCF Plan (D-PMCF-01)	
2	The requirement in this Annex to reduce risks as far as possible means the reduction of risks as far as possible without adversely affecting the benefit-risk ratio. 본 부속서에서 위험을 가능한 한 줄이기 위한 요구사항은 위험-이득 비율에 악영향을 미치지 않으면서 가능한 한 위험을 감소시키는 것을 의미한다.	A	EN ISO 14971 [2019] EN 60601-1 [2006]+AM9[2021]	Risk Management Report(RMR-01) Safety Test Report (UCSCM-1603-004)	

4. 제품설명

1) 제품의 일반설명
   - 개요, 명칭, 모델 종류, 관련규격, 분류, 형식
   - 효능, 특성
   - 제품사진, 설명도
   - 사용설명서, 카타로그

2) 설계도

3) 회로도

4) 조립도

5) 다이어그램

5. 원자재

No.	Component/ Part Name	Manufacture/ Trademark	Type/model	Specification	Standard	Mark of conformity
1	Power plug	XYZ Electronic Co., Ltd.	ABC-001	250 V ~ 16 A, 3x0.75 ㎟	IEC 60884-1	VDE/40021002
2	Power connector	XYZ Electronic Co., Ltd.	ABC-002	250 V~ 10 A	IEC 60320-1	VDE/40019725
…	…	…	…	…	…	…
16	AC/DC Adaptor	ABC Co., Ltd.	ATM6T-020	Input : 100-240 V~ 50-60 Hz 1-0.45 A Output : 9 V⎓ 4 A	IEC 60601-1 : 2005+A2 : 2020	TUV Sud Products GmbH/DE 2-021418
17	Plastic enclosure	BCD Ltd.	LY EF-1001	V-0, 80℃ Minthick. : 1.0 ㎜	UL 94	UL/E67171

6. Product realization process

Fig	Title	Related documents No.	Location
⇨	Materials receiving	OP-701, OP-702	Purchasing team
◇	Receiving inspection	OP-802, OP-803	QC team
▽	Storing	OP-702	Production team
⇨	Materials Releasing	OP-702	Production team
○	Sub-Assembly	OP-703	Production team
◇	Process inspection	OP-802, OP-803	QC team
○	Main-Assembly	OP-703	Production team
◇	Final inspection	OP-802, OP-803	QC team
○	Packaging and Labeling	OP-703	Production team
▽	Storing	OP-702	Production team
⇨	Delivery	OP-702, OP-705	Production team

7. 제조업체가 제공하는 정보

The design of the Labeling was performed in accordance with EN ISO 15223-1[2021] and General Safety and Performance Requirement of the MDR 2017/745.

Attachment 2 : User Manual(Doc. No. UM-01)

Label Drawing(Doc. No. LD-01)

8. 이익-리스크 분석 및 위험관리

This analysis is based on the assessment conducted and documented in report RMR(RMR-01), in accordance with EN ISO 14971(2019).

The assessment of product quality states that there are no critical quality issues or reported defects that would cause patient or user to be put at risk. Control of design, materials and production processes is based on preventive action to achieve product quality and minimize risk.

Conclusion

Based on the above evaluations it is considered that any risks associated with the use of these products are minimal and acceptable when weighed against the benefits to the patient.

Attachment No.3 : Risk Management Plan(Doc. No. RMP-01)

Attachment No.4 : Risk Management Report(Doc. No. RMR-01)

9. 제품 검증, 밸리데이션 및 시험성적서

All our products are inspected by lot according to our inspection SOP. Before the first products are placed on the market, main materials or production process are changed all the specified test items are inspected to the applied international and national standards. Following is the sample report tested by other laboratories.

No.	Title	Model	Lab.	Report No.	Issue Date
1	Safety : EN 60601-1 : 2006 + CORR.1(2006) + CORR.2 (2007) + AM2(2021)	AAAA	ABC	XXXXX-1	'22.XX.YY
2	EMC : EN 60601-1-2 : 2020	AAAA	ABC	XXXXX-2	'22.XX.YY
3	Usability : EN 60601-1-6 : 2010, AM2 2021 : EN 62366-1 : 2015 + A1 : 2020	AAAA	ABC	XXXXX-3	'22.XX.YY

Attachment AA : Safety Test Report(S176R-D013)

Attachment AB : EMC Test Report(E176R-D141)

10. Clinical Evaluation Report

This report is based on the Clinical Evaluation Report.

The assessment of clinical evaluation states that are no side effect or significant accident that would cause patient.

Clinical Evaluation report(included Liter Search Protocol and Report) prepared by MEDDEV 2.7/1 Rev 4 and MDR 2017/745 Annex 14.

Conclusion

Based on the above evaluations it is considered that there are no side-effect or significant accident.

Attachment XXX : Clinical Evaluation Plan(CEP-01)

Attachment XXY : Clinical Evaluation Report(CER-01)

Attachment XXZ : Liter Search Report(LSR-01)

11. PMS Plan(Incl. PMCF)

PMS Plan

12. PSUR(Period Safety Update Report)

PSUR

13. Declaration of Conformity

EC Declaration of Conformity

Manufacturers Registered Name : AAA Co., Ltd,

Address : 130-2, Donghwagongdan-ro, Munmak-eup, Wonju-si, Gangwon-do, Korea

TEL : +82-33-745-xxxx/FAX : +82-33-745-yyyy

EC Representative : XYZ MEDICAL Ltd.

Address : 1 The XXX Units, Hennock Road East, Marsh Barton, Exeter, EX2 8RU, UK

TEL : +44(0) 1392 829500/FAX : +44 1392 823232

Product Name : ESOPHAGEAL STETHOSCOPE WITH TEMPERATURE

Description of Device : AAA, BBB, CCC, DDD

Lot No. : ABCDEFG

ABC : ProductIdentifiercode(L09, L12, L18, L24)

D : Yearofmanufacturing(2015 : A, 2016 : B, 2017 : C… ….)

EFG : SerialNumber(001, 002 …)

GMDN Code : 44120

Conformity Assessment :

Medical Device Regulation 2017/745 Annex 9

Classification : Class IIa(According to Rule 5)

Harmonized standard List :

Manufacturer is exclusively responsible for the declaration of conformity

We herewith declare that the above mentioned products meet the provisions of the MDR 2017/745 for medical devices under the supervision of Notified body XYZ(NB Notification No. OOOO)

Date CE mark affixed : dd, mm, yyyy

Expiry date of the certificate : dd, mm, yyyy

Sign :

Name : C.S. Ahn

14. EU representative Agreement

EU representative Agreement를 Scan하여 첨부

3-3-4 일반 안전 및 성능 요구사항(GSPR)

Part 2 인허가를 위한 준비사항의 11항 참조

3-3-5 MDR 인증심사 프로세스

- Step 1
  - 설계 개발 수행(ISO 13485 : 2016 7.3항)
- Step 2
  - Test 수행을 위한 준비 - 시료, 문서 등
  - Risk Management, S/W Validation, Usability, User Manual, Label etc…
- Step 3
  - Test 수행
  - Safety, EMC, Performance, Biocompatibility
- Step 4
  - CE TCF(TD) 작성
- Step 5
  - CE 심사 및 인증서 발행

3-4 품질경영시스템(ISO 13485)

3-4-1 품질경영시스템

1) 품질경영시스템이란?

품질경영을 실현하는데 필요한 조직, 절차, 공정, 자원을 운영하여 품질목표를 충족시키는데 필요한 유기체이다. 이러한 품질경영시스템의 성공은 모든 이해관계자의 요구를 반영하여 성과를 지속적으로 개선하기 위해 설계된 경영시스템을 실행하고 유지함으로써 달성될 수 있다.

(1) 경영자의 책임

① 조직을 위한 품질방침과 품질목표의 수립

② 고객의 요구사항 및 내부목표가 만족될 수 있도록 적절한 프로세스가 실행됨을 보장

③ 품질목표를 달성하기 위한 효과적인 품질경영시스템의 수립, 실행, 유지됨을 보장

④ 조직 내의 지속적인 개선 유도

(2) 책임과 권한의 명확화

① 업무의 조직적 책임과 권한의 구체적 설정

② 조직 간의 서로 다른 업무활동의 연계성 검토 및 조정(중복된 책임과 권한의 배제)

(3) 품질경영시스템 관련 조직구조

(4) 자원의 확보 및 지원

① 인적자원 : 구성원의 지식정도, 전문 기술력, 숙련도 등

② 물적자원 : 설계, 개발설비, 제조설비, 시험검사설비, 컴퓨터 & S/W

(5) 운영절차 : 설계, 개발, 조달, 생산, 설치, 검사, 판매 및 A/S 등 품질에 영향을 주는 여러 활동들의 범위와 목표, 책임과 권한, 절차 등

2) 품질경영시스템 장려사항

품질경영시스템 접근은 고객에게 다음사항에 대해 장려한다.

(1) 고객요구사항을 분석하고 기대를 지속적으로 만족
(2) 법규 요구사항을 만족
(3) 법규 및 고객 요구사항을 만족하는 제품을 달성하기 위해 기여하는 프로세스를 정의
(4) 관리상태하의 프로세스의 유지
(5) 품질문제점 해결

품질경영시스템은 지속적인 개선을 위한 체제를 제공할 수 있어야 하며, 고객만족을 높일 수 있는 가능성을 증대시킬 수 있어야 한다.

조직내의 모든 구성원은 법규 및 고객의 요구사항을 만족하고 제품품질을 달성하는 것을 인지하는 것이 절대적으로 필요하다. 품질은 제품 또는 서비스 제공 원가의 경쟁적 이윤의 수혜를 용납하지 않는다.

이러한 범위까지 최고경영자는 문화적인 행동을 결정하고 최고경영자에 의한 의지가 충분히 반영되어야 한다. 최고경영자는 품질경영시스템의 개발, 실행 및 개선활동에 참여하여야 한다.

3) 품질경영시스템의 수행사항

품질경영시스템을 수립하기 위해서, 조직은 다음을 수행하여야 한다.

(1) 고객 및 다른 이해단체들의 요구 및 기대의 결정
(2) 법규 요구사항의 결정
(3) 조직을 위한 품질방침 및 품질목표의 수립
(4) 목표를 달성하기 위한 프로세스 및 책임의 결정
(5) 각 프로세스의 효과성 및 효율성을 측정하기 위한 이들 측정의 적용
(6) 부적합을 예방하고 그들 부적합에 대한 원인을 제거하기 위한 수단의 결정
(7) 시스템의 적절한 검토 및 감시의 제공
(8) 품질경영시스템의 지속적인 개선 프로세스의 수립 및 적용

품질경영시스템은 조직에 적합하여야 한다. 그러한 시스템은 개발되고, 수립되고, 문서화되고, 유지되고, 개선되기 위한 시간과 노력을 요구한다.

4) 품질경영시스템의 도입 이점

그러한 품질경영시스템의 이점은 다음사항을 포함한다.

(1) 개선된 사업계획
(2) 조직전반을 통한 보다 높은 품질 인식
(3) 개선된 의사소통
(4) 높은 고객 만족도
(5) 법규 요구사항 만족
(6) 감소된 품질비용(품질 실패비용)

효과적인 품질경영시스템은 조직과 고객의 요구사항에 일정하게 적합한 제품을 제공하기 위한 능력이 있다는 신뢰감을 제공하는 것이다.

5) 품질경영시스템의 도입 필요성

조직전반의 모든 계층에서 프로세스 및 활동의 관리향상이 요구된다.

ISO 13485는 이러한 프로세스 및 활동을 위한 품질경영시스템 규격이며 이 규격의 요구사항을 만족시킴으로 제품 품질의 향상, 원가절감, 고객 만족은 물론 인증기관으로부터 품질경영시스템 인증 및 등록을 통하여 대외적으로 신뢰를 줄 수 있다.

3-4-2 ISO 9001과 ISO 13485 규격의 개발

1) 품질보증시스템 규격은 BS 5750의 세가지 부분으로 영국표준협회(BSI)에 의해서 발행되었다. 1987년에는 BS 5750을 기초로 국제표준화기구(International Organization for Standardization, ISO)에서 ISO 9000 패밀리규격시리즈를 발행하였다. 그 이후 1994년에 1차 개정, 2000년에 2차 개정판이 발표되었고 이때부터 품질경영시스템이란 용어를 사용하였으며, 2008년에 3차 개정판이 발표되었다.

국제규격 ISO 13485는 ISO 9001을 바탕으로 국제표준화기구(ISO)의 ISO/TC 210 분과 기술위원회(품질경영 및 의료용구에 대한 일반사항)에 의해서 작성되었다.

2) 프로세스를 통하여 ISO 위원회는 다음과 같은 요소를 고려한다.

(1) 이전 규격에 대한 문제점

(2) 중소기업에서 당면하고 제기한 문제점

(3) 규격의 접근에 있어서 대기업에 편향되었다는 주장

(4) 변화하는 사용자 및 고객 요구사항

(5) 다른 규격과의 병용성

(6) 사업성과를 지원하기 위한 규격에 대한 필요성

(7) 조직의 구조 및 경영에 대한 프로세스 접근의 채택

(8) 다양한 규격을 부문 요구사항으로서의 통합

(9) ISO 9001 및 ISO 13485 규격은 모든 형태 및 규모의 조직이 효과적인 품질경영시스템을 실행 및 운영할 수 있도록 개발되었다.

3-4-3 프로세스 접근법

1) 조직을 효과적으로 운영하기 위해 경영자는 다수의 연계된 활동들을 파악하고 조정하여야 한다. 입력을 출력으로 변환시키는 모든 활동이 프로세스가 되며, 종종 하나의 프로세스로부터의 출력은 또 다른 프로세스의 입력이 된다.

조직은 파악 및 관리될 필요가 있는 수많은 연계된 프로세스를 포함할 수도 있다. 따라서 프로세스 접근법은 이러한 활동들의 체계적인 파악 및 관리 그리고 활동들 간의 상호관계이다.

프로세스 접근법의 이점은 프로세스, 프로세스들 간의 연계, 그리고 프로세스들 간의 결합 및 상호작용에 대해서 진행형의 관리를 제공하는 것이다.

2) 프로세스 접근법은 다음의 중요성을 강조한다.

(1) 요구사항의 이해 및 충족

(2) 부가가치 의미에서 프로세스 고려의 필요성

(3) 프로세스 성과 및 효과성의 결과 획득

(4) 목표측정을 기본으로 한 프로세스의 지속적인 개선

3) 프로세스를 기초로 한 품질경영시스템 모델 그림은 ISO13485의 조항 4에서 8에 언급된 것처럼 프로세스의 구조 및 요소를 정의한다. 이 모델은 고객이 입력물로서 요구사항을 정의하는데 중요한 역할을 한다는 것을 보여준다.

규격의 범위와 프로세스 접근의 연계는 2가지 주요 주제를 제공해 준다.

(1) 고객중심

고객은 입력사항으로서의 요구사항을 규정하는 중요한 역할을 수행한다.

(2) 지속적 개선

품질경영시스템을 지속적으로 개선하고자 하는 요구

4) 고객 중심

규격은 조직이 고객의 요구를 충족하기 위한 기준을 포함하고 있다.

(1) 최고경영자는 법규 및 고객 요구사항 충족의 중요성을 전달하여야 한다(5.1).
(2) 고객 요구사항은 고객만족의 향상을 위해 결정되고 충족되어야 한다(5.2).
(3) 고객이 규정하지는 않았지만 규정되고 의도된 사용을 위한 필요성이 결정되어야 한다(7.2.1).
(4) 고객과의 의사소통 방법이 파악되고 실행되어야 한다(7.2.3).
(5) 조직은 고객 요구사항의 충족에 대한 정보를 모니터링 할 필요가 있다(8.2.1).

고객만족의 모니터링은 조직이 고객 요구사항을 충족시키는지의 고객의 인식과 관련된 정보의 평가를 요구한다.

5) 지속적 개선

품질경영시스템을 지속적으로 개선하기 위한 필요는 본 규격을 통해서 분명히 나타나 있다.

(1) 품질경영시스템을 지속적으로 개선하기 위한 요구사항(4.1)
(2) 지속적인 개선을 공약하는 품질방침(5.3)
(3) 직원은 품질경영시스템의 중요성에 대해 인식하여야 할 뿐만아니라, 교육훈련, 자격인증 및/또는 경험이 있어야 한다(6.2.1 & 6.2.2).
(4) 적합성 보장에 부가하여, 개선을 성취하기 위하여 측정 및 모니터링 활동이 필요하다(8.1).
(5) 품질경영시스템 효과성의 지속적 개선을 촉진하기 위한 요구사항(8.5.1)
(6) 지속적 개선의 흐름도

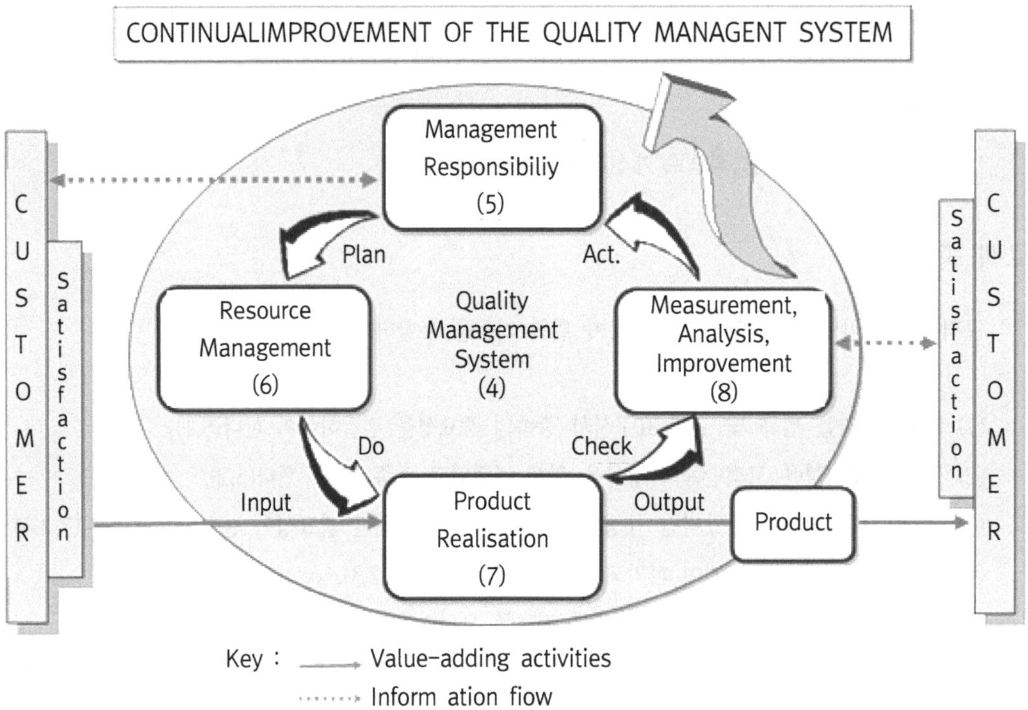

3-4-4 품질경영원칙

1) ISO 9000패밀리와 ISO 13485는 8가지 품질경영원칙을 기본으로 한다. 이것은 요구사항 및 성과개선의 기본철학을 제공한다. 요구사항의 의미와 정신을 통합함으로써, 조직은 그들 조직 내에 8가지 원칙을 개발하고 주입시킨다. 최고 경영자는 조직을 통해 이들 8가지 품질경영원칙에 따라서 기업문화를 개발할 수 있다.

(1) 고객중심규격

기존 및 미래 고객의 욕구를 이해하고, 고객 요구사항 및 기대치를 충족 및 초과하기 위한 필요가 본 규격 전반에 걸쳐 있는 일관적인 주제로서 규격의 중심이다. 이는 모든 조직은 고객에 의존한다는 사실에 기초한다.

(2) 지도력

이는 목표를 달성하기 위한 지도력이다. 지도력의 목적은 조직의 목적, 목표 및 세부 목표가 완전히 충족됨을 보장하기 위함이다. 지도자는 조직의 목적과 방향의 조화를 수립한다. 그들은 인원들이 이러한 목표를 성취하기 위한 환경을 조성하고 참여한다는 것을 보장해야 할 필요가 있다.

⑶ 인원의 참여

조직의 성공은 고용된 인원들이 좌우하므로 그들이 전적으로 참여하여 그들의 능력이 조직의 목표 달성을 위하여 발휘 되도록 하여야 할 것이다.

⑷ 프로세스 접근법

자원 및 활동이 프로세스로서 관리되는 경우 최상의 효과적이고 효율적인 결과를 성취할 수 있다.

⑸ 경영에 대한 시스템적 접근

조직의 효과성 및 효율성은 조직의 목표를 성취하는데 필요한 상호 연관된 프로세스 시스템을 파악하고 이해하고 경영함으로써 개선된다.

⑹ 지속적 개선

어느 조직에게나 항구적인 목표가 있어야 한다.

⑺ 의사결정을 위한 사실적 접근

효과적인 의사결정은 논리적 또는 직관적인 자료 및 정보의 분석에 기초한다.

⑻ 상호 이익적인 공급자 관계

조직 및 조직의 공급자는 상호 의존적이며, 가치 창조를 위해 모두의 능력을 증진시키는 상호 이익적인 관계이다.

이러한 원칙이 시리즈 규격들의 정신과 의미를 결정하였다. 이들의 수행방법에 대한 지침은 ISO 9004 및 ISO/TS 14969에 나타나 있다.

3-4-5 ISO 13485 요구사항

1장 적용범위

적용범위는 조직이 고객 및 관련규정 요구사항을 일관되게 충족시키는 의료기기 및 관련 서비스를 제공할 수 있는 능력을 입증해야 하는 품질경영시스템에 대한 요구사항을 규정하고 있다. 이러한 조직은 의료기기의 설계 및 개발, 생산, 저장 및 배포, 설치 또는 서비스, 설계 및 개발 또는 관련활동의 제공을 포함한 수명주기의 하나 혹은 그 이상의 단계에 속한 조직이 적용할 수 있다.

2장 인용규격

품질경영시스템에 관련된 용어를 정의해 주고 있는 “ISO 9000 품질경영시스템 : 기본사항 및 용어”를 인용하고 있다.

3장 용어의 정의

2장에서 인용하고 있는 ISO 9000 규격에서 정의되지 않은 의료기기 및 이 규격의 적용을 위한 추가용어 등 20개 용어가 정의되어 있다.

특히 ISO 13485 : 2016에서는 적용범위가 확대되어 수명주기, 유통업자, 수입업자 등의 용어가 추가되었으며, 위험관리와 관련한 용어들이 추가되었다.

4장 품질경영시스템

품질경영시스템은 전체 품질경영시스템의 기초석이라고 이야기할 수 있다. 전체 품질경영시스템을 운영하기 위한 방법과 문서화 및 기록에 대한 요구사항을 기술하고 있다.

특히 ISO 13485 : 2016에서는 맡은 역할에 대한 문서화, 위험기반 접근방법, 규제요구사항, 품질경영시스템 운영을 위한 소프트웨어에 대한 소프트웨어 밸리데이션 등의 요구사항이 추가되었다.

품질경영시스템은 4.1 일반요구사항, 4.2 문서화 요구사항으로 구성되어 있다.

5장 경영책임

품질경영시스템의 수립, 운영에 최고경영자의 역할과 책임을 요구하고 있는 장으로서 모든 문장이 "최고경영자는"으로 시작된다.

경영책임은 5.1 경영의지, 5.2 고객중심, 5.3 품질방침, 5.4 기획, 5.5 책임, 권한 및 의사소통, 5.6 경영검토로 구성되어 있다.

6장 자원관리

자원관리는 인적자원, 물적자원은 물론 기반시설에 이르기까지 자원의 효율적인 관리 전반을 다루고 있다.

특히 인적자원에 있어서는 부족한 능력을 함양하기 위한 교육훈련이 주축을 이루고 있고 기반시설에 있어서는 혼입방지와 올바른 취급 및 TPM(Total Product Management)활동을 요구하고 있으며, 업무환경과 오염방지를 요구하고 있다.

특히 ISO 13485 : 2016에서는 기반시설에 대한 요구사항이 강화되었고 멸균제품에 대한 오염관리 요구사항이 추가되었다.

자원관리는 6.1 자원확보, 6.2 인적자원, 6.3 부대시설, 6.4 업무환경 및 오염관리로 구성되어 있다.

7장 제품실현

제품실현은 제품기획부터 영업, 설계·개발, 구매, 공정관리, 식별, 추적성 및 제품 및 자재관리에 이르기까지 제품의 생산과 관련한 전반적인 사항을 다루고 있어 제조업체의 핵심요구사항이라고 할 수 있다.

특히 ISO 13485 : 2016에서는 계약검토에서는 규제요구사항 및 훈련에 대한 검토가 추가되었고 설계·개발에서는 설계·개발계획단계에서 설계입력과 설계출력의 추적성 확보, 설계이관 및 설계파일이 명문화되었으며, 구매에서는 전반적으로 위험기반으로 접근하도록 요구사항이 강화되었고 서면품질합의서의 요구가 추가되었으며, 생산 및 서비스제공에서는 멸균포장시스템에 대한 밸리데이션이 명문화되었다.

제품실현은 7.1 제품실현의 기획, 7.2 고객관련 프로세스, 7.3 설계 및 개발, 7.4 구매, 7.5 생산 및 서비스제공, 7.6 모니터링 및 측정기기의 관리로 구성되었다.

8장 측정, 분석 및 개선

측정, 분석 및 개선은 품질경영시스템 운영의 모니터링, 제품실현의 결과에 대한 모니터링, 제품출하 이후의 모니터링 뿐만 아니라 분석 및 개선을 위한 다양한 요구사항을 담고 있다.

특히 ISO 13485 : 2016에서는 모니터링 및 측정에서 고객불만과 규제기관 보고를 추가하고 있으며, 부적합품 관리에서도 인도이전과 인도이후에 대한 부적합품 관리를 분리하여 다루고 있으며, 데이터분석에서도 심사와 서비스 데이터를 추가하여 관리하도록 요구하고 있다.

측정, 분석 및 개선은 8.1 일반사항, 8.2 모니터링 및 측정, 8.3 부적합품 관리, 8.4 데이터 분석, 8.5 개선으로 구성되어 있다.

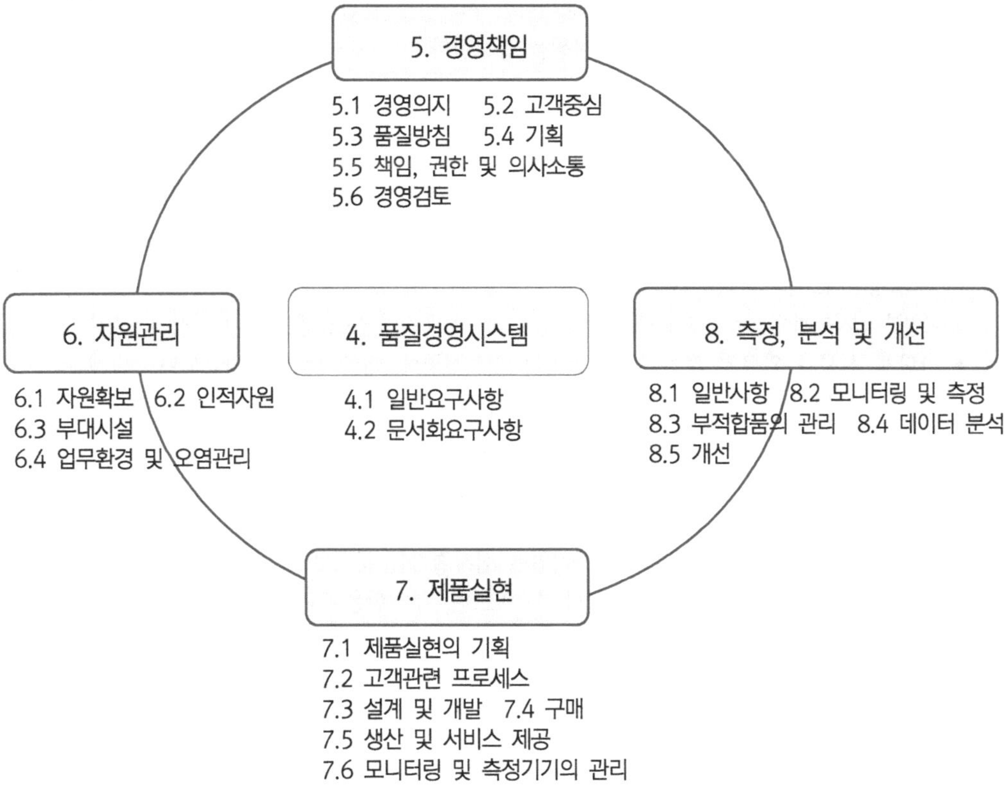

3-5 CE 마킹 심사제도

의료기기 CE마킹의 심사는 품질경영시스템 심사와 기술문서 심사로 구분할 수 있다. 처음 CE마킹을 진행하는 회사는 두가지 심사를 동시에 진행할 수도 있지만 이미 CE마킹을 획득한 회사는 품목이 추가될 때마다 기술문서 심사만 수행하여 인증을 추가할 수 있을 것이다.

여기서는 종합적으로 진행하는 기준으로 인증프로세스를 설명하고자 한다.

3-5-1 인증심사 프로세스

인증심사 프로세스는 신청접수, 심사수행 및 심사결과 통보로 구분할 수 있다

1) 신청접수

- 심사기관마다 Questionnaire를 제공하여 피심사기업의 정보를 파악한다.
- 제공된 제품명, 등급, 종업원 수, 공정 파악(멸균공정 유무, 외주 여부 등)하여 심사 MD를 산정하여 견적서 및 계약서를 발행한다.
- 피심사기업이 견적 및 계약조건에 동의하면 계약서를 날인하여 송부함으로 계약이 체결된다.
- 심사일정을 협의하여 결정하고 심사원을 통보한다.

2) 심사수행

- 피심사기업에서 심사기관에 약속된 날짜에 맞추어 기술문서를 송부하고 심사기관은 기술문서를 유럽에 위치한 본사로 송부하여 기술문서 심사를 시작한다.
- 품질경영시스템 심사는 1단계 심사로서 현장에서 문서심사를 수행한다.
(일부 심사기관에서는 기술문서 심사가 완료되어야 품질경영시스템 심사가 시작되는 경우도 있다.)
- 1단계 심사가 완료된 후 문제가 없거나 지적사항에 대한 보완이 완료되면 2단계 심사로서 현장심사가 수행된다.

3) 결과통보

- 심사가 완료되면 심사기관은 피심사기업에 심사결과를 문서로 통보한다.
- 심사결과는 적합, 부적합으로 구분할 수 있으며, 부적합은 인증기관에서 정한 기간내에 보완을 하여야 한다.
- 적합 판정이 되면 심사기관은 인증추천을 하게 되고 일정기간 내로 인증서를 발행하게 된다.
- 중부적합의 경우에는 사안에 따라 확인심사를 받아야 할 수 있다.

3-5-2 품질경영시스템 심사 준비사항

품질경영시스템 심사를 위해서는 다음과 같은 검토 및 준비가 요구된다.

1) Questionnaire를 기반으로 심사기관 본사의 검토가 요구됨.
2) 해당 제품의 Code를 보유한 전문심사원을 결정한다. 이때, 멸균, 의약품 포함여부에 따라 해외 심사원을 배정할 수 있다.
3) 최초, 사후, 갱신 및 확장심사로 구분하여 심사 MD를 결정한다.
4) 심사가 결정된 후 문서심사를 위하여 품질매뉴얼 및 절차서를 심사기관에 보낸다.(일부 인증기관은 현장문서심사에서 검토한다.)
5) 사후심사 주기를 결정한다.(6개월 또는 1년 단위이나 최근에는 통상 1년 단위로 사후심사를 수행한다.)

3-5-3 기술문서 심사 준비사항

기술문서 심사를 위해서는 다음과 같은 검토 및 준비가 요구된다.

1) 의료기기 정의에 부합하는지를 검토한다.
2) 심사받고자 하는 제품의 등급을 확인한다.
3) 해당제품의 심사 Code를 보유한 전문심사원을 배정한다.
4) 멸균 또는 의약품 포함여부를 확인하여 전문심사원을 배정한다.
5) Class III는 Design Dossier 심사를 수행하여야 한다.
6) 유럽의 해당 법규에 따라 심사를 수행한다.

3-5-4 심사 부적합 분류

모든 부적합은 Major(중 부적합), Minor(경 부적합) 및 Observation(관찰 사항)으로 구분함.

✓ Major - 1건이라도 발생 시 인증 추천이 안됨
✓ Minor - 인증 추천에 영향을 끼치지 않으며 3개월 내 조치
✓ Observation - 부적합이 아닌 개선을 위한 권고
잘 하고 있는 것에 대한 칭찬

3-5-4-1 중부적합

1) 품질경영시스템 관련

- 품질시스템의 붕괴(Break Down)
- 주요 Process의 미비(내부감사, 경영검토, 고객 Feedback, CAPA 등)
- 경미한 부적합의 시스템 전반의 발생
- 이전 부적합의 부적절한 시정 조치
- Field의 부적합에 대한 부적절한 시정조치

2) 법규요구사항(Regulation) 관련

- 법규의 미 준수
- GSPR의 누락 및 적용 실패
- 표시사항을 포함한 주요 내용의 정당성 없는 누락
- 밸리데이션 미수행(위험관리, 멸균, 소프트웨어 등)
- 시장의 의료사고 및 위험성 내포
- 개정된 법규의 적절한 조치 실패

3-5-4-2 경부적합 및 관찰사항

1) 경부적합

- 기록의 누락
- 작업자의 실수
- 중대하지 않은 시스템의 누락 및 미비 점
- 개선이 가능한 문제 사항

2) 관찰사항

- 부적합까지 발전되지 않은 문제점
- 문제로 판단되나 객관적 증거의 부족
- 타의 모범이 되는 좋은 사례
- 향후 개선을 위한 권고

3-6 사후관리

CE승인된 제품은 유럽의 30여 국가에 제한없이 통관될 수 있으며, 차별없이 유통될 수 있도록 법이 보장하고 있다. 통관되어 유통되는 제품인 경우라도 필요한 경우 소비자, 경쟁업체 및 자국 내 검사기관 등의 이의 신청에 따라 기술문서의 제출 요구와 더불어 샘플 검사 등의 사후관리를 받게 되며, 제조업체는 자발적으로 유럽 내의 규정에 따라 사후관리를 보장하여야 한다.

3-6-1 Vigilance System

Vigilance System이란 제조자가 기기의 특성 및 성능의 어떠한 오작동이나 기능저하, IFU 및 라벨의 부적합으로 환자에게 상해나 어떠한 기기의 리콜이 발생할 수 있는 경우에 대해 관계당국에 통보하는 시스템이다.

1) 적용 Guidance

MEDDEV 2.12/1 rev.8 Guideline on medical device vigilance system

2) 관련 요구사항

(1) MDR : 87조 and Annexes IX, X, XI, XIV

(2) IVDR : 82조 and Annexes IX, X, XI, XIII, XIV

3) 보고대상

(1) CE-mark 의료기기

(2) CE-mark 의료기기는 아니지만 관련 Regulation의 범위에 영향을 받는 의료기기(e.g. custom made devices)

(3) 시판 전으로 CE-mark 받지 않은 의료기기

(4) CE-mark 받지 않은 의료기기지만, 위에서 언급된 a), b), c) 중 어떠한 사고로 인해 시정조치된 관련 기기가 있는 의료기기

4) 보고절차

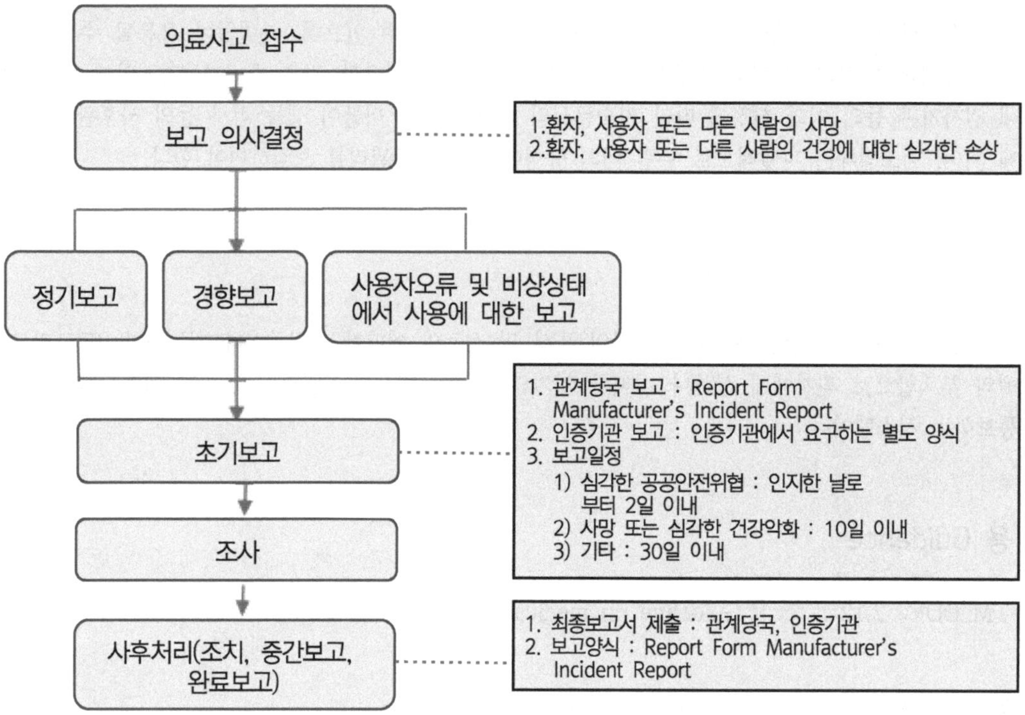

5) 보고일정

(1) 심각한 공공안전위협 : 인지한 날로부터 2일 이내

(2) 사망 또는 심각한 건강악화 : 10일 이내

(3) 기타 : 30일 이내

6) 관련서식

(1) Report Form Manufacturer's Incident Report

(2) Report Form Manufacturer's Field Safety Corrective Action Report

(3) Report Form Manufacturer's Periodic Summary Report(PSR)

(4) Report Form Manufacturer's Trend Report

(5) NATIONAL COMPETENT AUTHORITY REPORT

3-6-2 PMS

제조업체는 제조 후 단계에서 자신이 제조하는 의료기기의 범위에서 경험을 얻고 검토할 수 있는 적절한 시스템을 갖추고 있어야 한다. 인증기관(NB)은 제조자가 효과적인 PMS 시스템을 마련하고 있는지 감사/확인해야 한다. 이런 절차를 PMS라고 한다.

1) PMS란

기기의 CE마킹 후 제조자가 의도한 용도에 따라 사용자가 기기를 사용하였을 때 발생하는 고객 불만 수집 및 최신 과학 기술의 변화 모니터링 등 제조자가 계획한 시장 감시 활동의 수단을 통한 임상 증거 수집 활동이다.

이는 제조자가 예상한 기기의 임상적 성능과 안전성에 영향을 끼칠 수 있는 잔여 위험이 실제로 일어나는지 혹은 예상치 못한 잔여 위험이 있는지, 꾸준한 임상적 증거를 수집하고 적절한 시정 및 예방조치를 통해 잔여 위험을 줄이기 위한 행위이다.

2) 적용 규격

ISO/TR 20416:2020 Medical Devices-Post-market surveillance for manufacturers

3) PMS 정보의 소스

- 전문가 사용자 그룹
- 고객 설문
- 고객 불만 및 보증(Warranty) 불만
- 사후 임상시험(Post CE-market Clinical Trials)
- 문헌 검토
- 고객 불만이 아닌 고객 피드백
- 기기 추적/임플란트 레지스트리
- 교육/훈련 중 사용자의 반응
- 기타 기관(보건 당국 등)
- 언론 매체
- 같은/다른 제조업자에 의해 생성되는 유사기기와 관련된 경험
- 유지보수/서비스 보고서
- 외식체 또는 보상판매에 대한 검색 연구
- 자체 테스트
- 고장 분석

4) PMS 시스템을 통해 제조업체가 얻을 수 있는 결과

- 제조 문제의 검출
- 제조 품질 개선
- 위험 분석의 입증
- 장기간의 성능/신뢰성 및/또는 만성적인 합병증에 관한 지식
- 바뀌는 성능 트랜드에 관한 지식
- 서로 다른 사용자군에서의 성능에 관한 지식
- 사용목적(Indication)에 관한 피드백
- 사용설명(Instruction for Use)에 관한 피드백
- 사용자 교육 필요성에 대한 피드백
- 기타 기기와의 사용에 관한 피드백
- 고객만족에 관한 피드백
- 사고보고(Vigilance Reports) 항목에 대한 구별
- 기기가 잘못 사용되는 방법에 대한 지식
- 지속적인 시장에서의 다양한 요인에 관한 피드백

3-6-3 PMCF

임상평가는 일반 안전 및 성능 요구사항에 적합함을 증명하는 판매 전 적합성 평가 프로세스의 필수 항목이며, 판매 전 단계에서 유용한 임상 데이터를 확보하는 데는 한계가 있을 수 있다.

CE마킹 후 판매되는 제품에 대해 성능과 안전, 임상사고 발생과 같은 내용, 환자 집단에서 일어난 특정 사고, 더 많은 사용자나 환자 집단에서 나타난 기기의 성능이나 안전에 대한 검토 등이 필요할 수 있으며, 이를 시판 후 임상적 사후관리(PMCF)라고 한다.

1) 시판 후 임상적 사후관리(PMCF)의 정의

의료기기의 CE 마킹 후, 허가된 라벨링에 따라 기기를 사용할 때의 임상 안전성 및 성능에 대한 특정 질문에 대한 답을 제공하기 위하여 실시된 조사

2) 적용 Guidance

MEDDEV 2.12/2 Rev.2 Guidelines on post market clinical follow up

3) PMCF 연구의 의의

임상평가는 일반 안전 및 성능 요구사항에 적합함을 증명하는 판매 전 적합성 평가 프로세스의 필수 항목이지만, 판매 전 단계에서 유용한 임상 데이터를 확보하는 것은 한계가 있다.

이러한 한계는 시판 전 임상시험의 기간, 사안의 수 그리고 조사에 관여된 조사자, 사안의 상대적 이질성 및 조사자 및/또는 일반적인 임상적 실제 상황에서 처하게 되는 임상 상황의 전 범위 대비 임상시험의 통제된 환경 등으로 인한 것이다.

PMCF 연구로부터 도출한 데이터와 결론은 임상평가 프로세스에서 임상적 증거를 제공하는데 사용된다. PMCF 연구 결과로 인해, 기기가 일반 안전 및 성능 요구사항에 지속적으로 부합하는지 재평가하는 필요성을 야기할 수도 있다.

4) 시판 후 임상적 사후관리(PMCF) 연구가 필요한 상황의 예

- 혁신, 즉 기기의 설계, 재료, 물질, 동작 원리, 기술 또는 새로운 의학적 발견
- 시판 전 임상평가 및 재 승인이 완료된 제품 또는 사용목적의 중대한 변경
- 설계, 재료, 부품, 침습정도, 임상절차에 기준하여 제품 관련 높은 위험
- 높은 위험의 해부학적 위치
- 높은 위험의 목표 인구, 예를 들면 소아, 노인들
- 질병/처치 기회의 심각성
- 임상시험 결과를 생성할 수 있는 일반화된 질문
- 장기적 안전 및 성능의 미답변 질문
- 부작용 보고를 포함한 어떠한 이전의 임상시험으로부터 또는 판매 후 감시 활동으로부터의 결론
- 다른 이익/위험 비율을 보여줄 수 있는 이전 미연구 부분모집단의 식별,(예를 들면 다른 인종에서의 둔부 임플란트)
- 합리적인 판매전 사후관리의 시간표 및 제품의 기대 수명 차이의 사례에서의 지속적인 유효성 확인
- 판매된 유사 기기에 대한 문헌 또는 다른 데이터로부터 식별한 위험
- 다른 제품 또는 처치와의 상호작용
- 임상 사용자의 더 크고 다양한 인구에 노출될 때 기기의 안전과 성능에 대한 검증
- 안전 또는 성능에서의 새로운 정보의 긴급성
- CE Marking이 동등한 비교에 기초한 경우

5) 시판 후 임상적 사후관리(PMCF) 연구가 필요치 않은 상황의 예

PMCF 연구는 중기/장기간의 안전 및 임상 성능이 기기의 이전 사용으로부터 알려져 있거나 다른 적절한 판매 후 감시 활동으로 위험에 대한 충분한 데이터가 공급되는 경우에는 요구되지 않는다.

6) PMCF 연구 방법론

- 판매 전 조사에 참여한 환자에 대한 사후관리의 확장
- 새로운 임상시험
- 기기 등록으로부터 추출한 데이터의 검토
- 이전에 기기에 노출된 환자로부터 소급한 관련 데이터의 검토

04
FDA

4-1 의료기기의 정의와 관련법
4-2 FDA 인허가 제도
4-3 시판 전 허가 프로세스
4-4 제품개발 프로토콜(PDP : Production Development Protocol)
4-5 사전심사 제도
4-6 QSR(21 CFR 820)
4-7 510(k) 변경 절차
4-8 사후관리

4-1 의료기기의 정의와 관련법

4-1-1 규제당국

미국의 의료기기 관련 주요 규제기관은 미국 식품의약품청(US Food and Drug Administration, US FDA)으로 잘 알려져 있다. US FDA는 미국 보건복지부(U.S. Department of Health & Human Services, 이하 HHS) 산하 기관이다.

1) FDA 조직

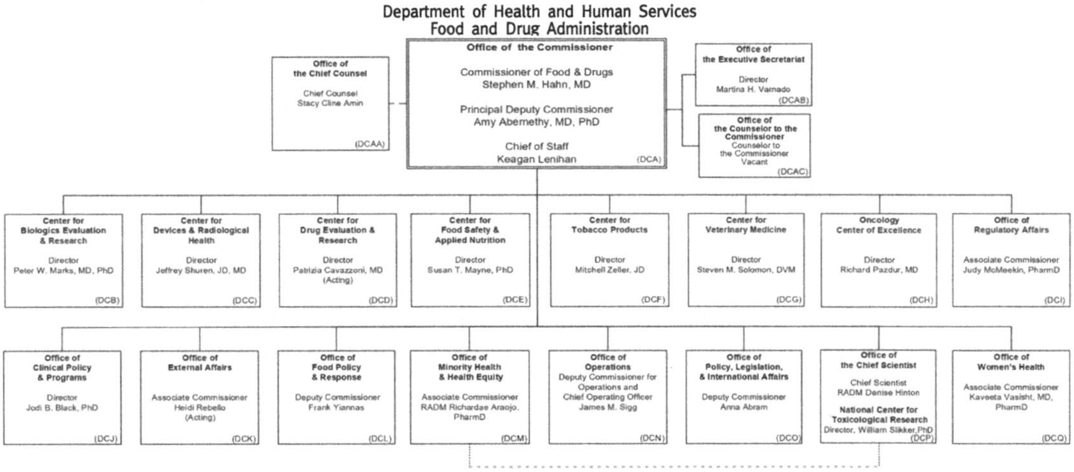

2) Center for Devices and Radiological Health(CDRH, 의료기기 및 방사선 보건국) 조직

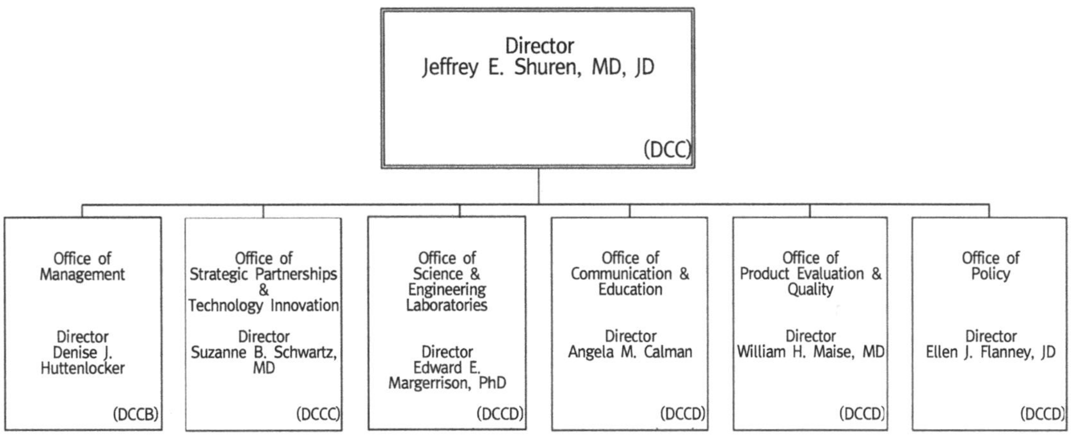

3) 제품 평가 및 품질 사무소(OPEQ: Office of Product Evaluation and Quality)의 조직도

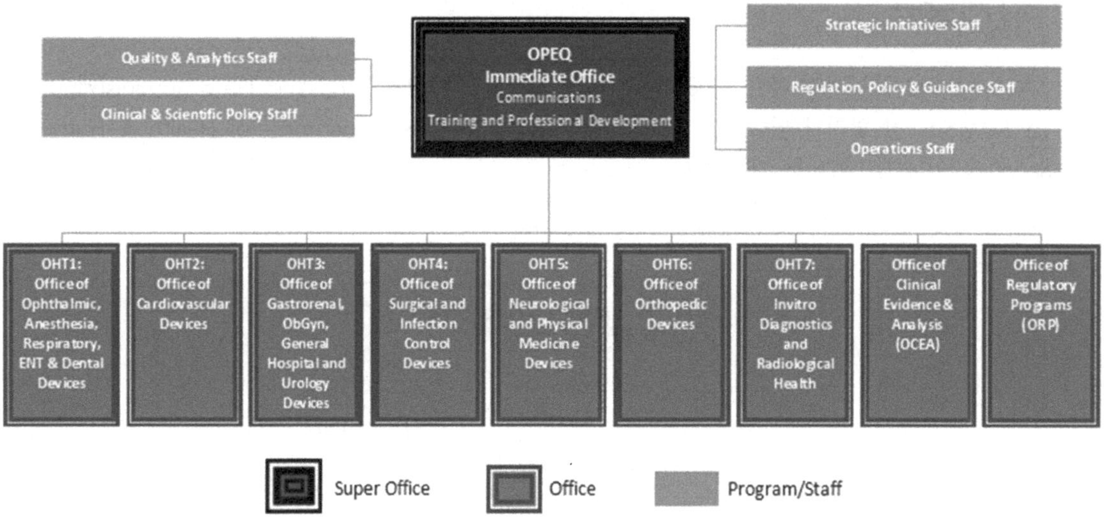

4) 제품 평가 및 품질 사무소(OPEQ: Office of Product Evaluation and Quality)의 설립

(1) 시판전 허가(PMA), 시판전 신고(510(k)), IDE, 인도적 장치 면제 (HDE), De Novo 및 제품 개발 프로토콜(PDPs)과 같은 임상 조사 및 마케팅을 위해 의료기기를 평가하거나 철회하는 프로그램 영역을 구현한다.

(2) 리콜, 검사, 감사, 등록, 상장, 규제부정행위 협의, 수입/수출/Premarket/라벨링 및 바이오리서치 모니터링 프로그램을 통해 의료기기 법의 평가, 향상, 준수를 보장함으로써 국민건강을 보호하고 증진한다.

(3) 지속적으로 확대되는 글로벌 의료기기 시장 내에서 품질 문화를 조성한다.

(4) 강력한 역학 프로그램과 의료기기 보고서의 분석(MDRs)을 통해 의료기기가 시장에 도달한 후, 지속적인 안전성과 효과를 보장할 책임이 있다.

(5) 의료기기의 안전성 및 효과성 평가를 촉진하기 위한 방법론, 분석 및 임상시험 기반구조 개발을 촉진한다.

(6) 임상 실험 커뮤니티를 지원하는 연방법을 관리한다(임상 실험 개선 개편 - CLIA: the Clinical Laboratory Improvement Amendments).

(7) 방사선 방출 비의료기기를 규제한다.

(8) 1992년 연방 유방 촬영 품질 표준법에 의해 승인된 유방 촬영 품질 프로그램을 구현한다.

(9) 의료기기 및 방사선 방출 전자 기기의 안전성 및 효과와 관련된 1976년 의료기기 개정법, 1972년 식품의약품안전청현대화법, 1972년 보건안전 방사선관리법 등 CDRH를 공동 지원한다.

(10) Quality end-to-end device evaluation 및 규제 정책과 지침의 일관된 해석 및 적용을 보장하기 위한 장치 별 임상 근거 및 분석, 규제 기능과 프로그램 활동을 설정하고 감독한다.

(11) 이러한 기능과 프로그램 활동이 CDRH 및 FDA(Food and Drug Administration)의 전반적인 계획과 우선순위에 부합하는지 확인한다.

4-1-2 의료기기의 정의

1) '의료기기'(제301조(i)항, 제403조(f)항, 제502조(c)항, 제602조(c)항 및 이 조항의(n)항에서 사용될 때는 제외)란 기계, 기구, 도구, 장치, 삽입물, 체외 시약 또는 기타 유사하거나 관련된 물품으로 다음과 같은 모든 부속품 또는 액세서리를 포함한다.

  (1) 공식 국가 처방서, 또는 미국 약전, 또는 그 모두에 관한 변경 문서에 기록된 것,

  (2) 사용 목적이 인간 또는 기타 동물의 질병 또는 기타 상태의 진단, 치료, 경감 또는 예방인 것,

  (3) 인체 또는 동물의 체내 구조 또는 기능에 영향을 미치는 것으로서 체내 화학작용을 통해, 주요 목적을 이루지 않고 그 목적달성을 위해 신진대사 작용에 영향을 받지 않는 것.

2) 체외진단 의료기기는 질병의 치료, 경감, 처방 및 질병 또는 후유증의 예방을 목적으로 질병의 진단 또는 상태(건강상태의 판단 포함)를 진단하는 데 사용되는 모든 진단 시약, 기기와 시스템으로, 인체로부터 검체의 수집, 준비, 시험에 사용되는 제품들이다.

4-1-3 의료기기의 등급분류

FDA는 모든 의료기기를 인체, 즉 사람에게 미치는 위해도를 근간으로 하여 총 3등급으로 분류한다. 이 등급들은 다음과 같다.

- Class I = 일반규제(General Controls)
- Class II = 일반규제 및 특별규제(General Controls and Special Controls)
- Class III = 일반규제 및 시판 전 허가(General Controls and PMA : Premarket Approval)

대부분 기기의 등급은 아래의 〈표 4-1〉와 같이 21 CFR(Title 21 Code of Federal Regulations : 연방규정집) 862~892조에 분류되어 있다. 여기에서 16개의 의료분야별로 대략 1,700개의 의료기기 분류가 있다. 1,700개의 분류된 기기들 중에서 약 45%가 1등급, 약 47%가 2등급, 그리고 약 8%가 3등급이다.

표 4-1 FDA의료기기 등급분류 세부사항

CFR	CATEGORY
862	Clinical chemistry and clinical toxicology devices(임상 화학 및 임상 독성관련 장비)
864	Hematology and pathology devices(혈액학 및 병리학 장비)
866	Immunology and microbiology devices(면역학 및 미생물관련 장비)
868	Anesthesiology devices(마취과 장비)
870	Cardiovascular devices(심장순환기과 장비)
872	Dental devices(치과장비)
874	Ear, nose, and throat devices(이비인후과장비)
876	Gastroenterology • urology devices(소화기 및 비뇨기과 장비)
878	General and plastic surgery devices(일반 및 성형수술 장비)
880	General hospital and personal use devices(병원 및 개인용 장비)
882	Neurological devices(뇌신경과장비)
884	Obstetrical and gynecological devices(산부인과 장비)
886	Ophthalmic devices(안과장비)
888	Orthopedic devices(정형외과장비)
890	Physical medicine devices(물리치료 장비)
892	Radiology devices(방사선장비)

4-1-4 관련 법령 체계 및 관련법

4-1-4-1 미국의 법령 체계

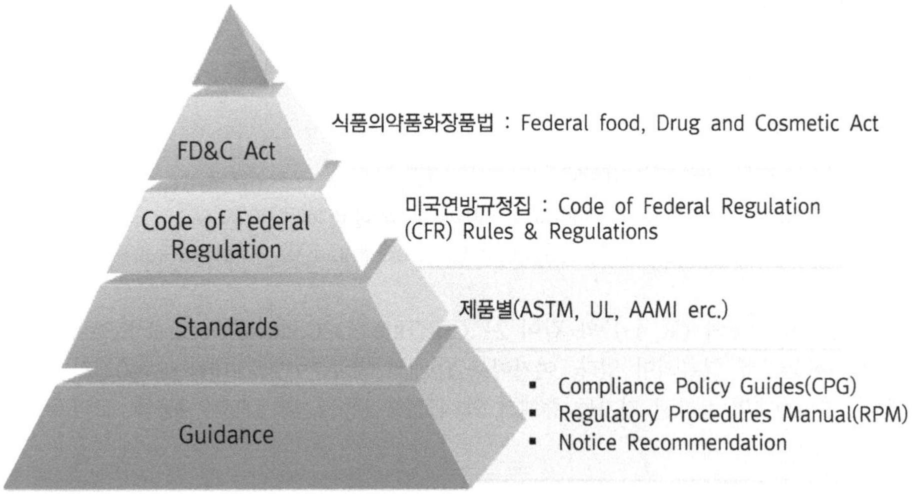

4-1-4-2 법령 및 지침

1) 법규

(1) Federal Food, Drug and Cosmetic Act

(2) 21 Code of Federal Regulation

21 CFR PART	제목
800	GENERAL(일반사항)
801	LABELING(라벨링)
803	MEDICAL DEVICE REPORTING(의료기기 보고)
806	MEDICAL DEVICES; REPORTS OF CORRECTIONS AND REMOVALS(의료기기; 시정 및 폐기 보고서)
807	ESTABLISHMENT REGISTRATION AND DEVICE LISTING FOR MANUFACTURERS AND INITIAL IMPORTERS OF DEVICES (제조업자 및 장치의 초기 수입업자 등록 목록 및 장치 목록)
808	808 EXEMPTIONS FROM FEDERAL PREEMPTION OF STATE AND LOCAL MEDICAL DEVICE REQUIREMENTS (주 및 지방 의료기기 요구사항에 대한 연방 정부의 면제)
809	IN VITRO DIAGNOSTIC PRODUCTS FOR HUMAN USE(사람에게 사용하기 위한 체외 진단용 기기)
810	MEDICAL DEVICE RECALL AUTHORITY(의료기기 회수 권한)
812	INVESTIGATIONAL DEVICE EXEMPTIONS(임상시험용 의료기기의 적용면제)
814	PREMARKET APPROVAL OF MEDICAL DEVICES(의료기기의 시판 전 승인)
820	QUALITY SYSTEM REGULATION(품질 시스템 규정)
821	MEDICAL DEVICE TRACKING REQUIREMENTS(의료기기 추적 요구사항)
822	POSTMARKET SURVEILLANCE(시판 후 감시 PMS)
830	UNIQUE DEVICE IDENTIFICATION(고유 의료기기 식별 UDI)
860	MEDICAL DEVICE CLASSIFICATION PROCEDURES(의료기기 분류 절차)
861	PROCEDURES FOR PERFORMANCE STANDARDS DEVELOPMENT(성능 기준 개발 절차)
862	CLINICAL CHEMISTRY AND CLINICAL TOXICOLOGY DEVICES(임상 화학 및 임상 독성학 기기)
864	HEMATOLOGY AND PATHOLOGY DEVICES(병리학 및 병리학적 장치)
866	IMMUNOLOGY AND MICROBIOLOGY DEVICES(면역과 미생물 장치)

21 CFR PART	제목
868	ANESTHESIOLOGY DEVICES(마취학 기기)
870	CARDIOVASCULAR DEVICES(심장 혈관용 기기)
872	DENTAL DEVICES(치과용 기기)
874	EAR, NOSE, AND THROAT DEVICES(이비인후과 기기)
876	GASTROENTEROLOGY-UROLOGY DEVICES(위장학-비뇨기과 관련 기기)
878	GENERAL AND PLASTIC SURGERY DEVICES(일반 및 플라스틱 외과 기기)
880	GENERAL HOSPITAL AND PERSONAL USE DEVICES (일반 병원 및 개인 사용 기구)
882	NEUROLOGICAL DEVICES(신경계 기기)
884	OBSTETRICAL AND GYNECOLOGICAL DEVICES (산부인과 및 부인과 의료기기)
886	OPHTHALMIC DEVICES(안과 기기)
888	ORTHOPEDIC DEVICES(정형외과 기기)
890	PHYSICAL MEDICINE DEVICES(물리치료 기기)
892	RADIOLOGY DEVICES(방사선 기기)
895	BANNED DEVICES(금지된 기기)
898	PERFORMANCE STANDARD FOR ELECTRODE LEAD WIRES AND PATIENT CABLES(전극 리드 와이어 및 환자 케이블의 성능 표준)

2) Guidance

FDA에서 제공하는 가이던스 문서는 대부분 7개의 카테고리로 구분된다.

- FDA Guidance Documents : General and Cross-Cutting Topics
- Advisory Committee Guidance Documents
- Clinical Trials Guidance Documents
- Combination Products Guidance Documents
- Import and Export Guidance Documents
- International Conference on Harmonization(ICH) Guidance Documents
- Veterinary International Conference on Harmonization(VICH) Guidance Documents

4-2 FDA 인허가 제도

4-2-1 FDA 인허가 프로세스

FDA 인허가 프로세스는 일반규제(General Controls), 특별규제(Special Controls) 및 시판 전 승인(Premarket Approval, PMA)이 있으며, 등급별 적용규제에 대한 프로세스 개요는 아래와 같다.

No	단계	내 용	관련규정
1	의료기기 시설등록	• 모든 제조/수입업자에 해당하며 매년 갱신하여야 함 • 수입업자의 경우 미국 내 Agent를 등록해야 함	21 CFR Part 807
2	의료기기 목록제출	• 제조/수입하고자 하는 의료기기 제품 리스트 제출 및 Registration Fee 납부 • 회계연도 기준으로 납부해야 함	21 CFR Part 807
3	시판 전 관리	• 시판 전 신고(Premarket Notification 510(k)) - 일반관리 - 1등급 : 대부분 면제 - 2등급 : 대부분 적용 - 3등급 : 일부 품목 적용	21 CFR Part 807 Subpart E
		• 시판 전 승인(Premarket Approval, PMA) - 특별관리 - 주로 3등급 의료기기에 적용	21 CFR Part 814
		• 기타 사항 - 임상시험용 의료기기(Investigational Device Exemption) - 환자 맞춤형 의료기기(Custom Made Device) - 수출용 의료기기(Export of unapproved device)	21 CFR Part 812
4	시판 후 관리	• 시판 후 조사(Postmarket Surveillance)-특별관리 - 2·3등급 의료기기 중 FDA에서 지정하여 관리하는 의료기기	21 CFR Part 822
		• 의료기기 추적(Device Tracking) - 특별관리 - 2·3등급 의료기기 중 FDA에서 지정하여 관리하는 의료기기	21 CFR Part 821
		• 부작용 보고(Medical Device Reporting)-일반관리 - 모든 의료기기	21 CFR Part 803
5	품질관리	• QSR(Quality System Regulation) 심사 - 1등급 의료기기에 대해서 일부 면제 - 2·3등급 의료기기에 해당 1·2 등급은 사후 심사 3 사전 심사	21 CFR Part 820
6	Letter 게시	FDA에서 발급한 510(k) or PMA letter를 게시하며, 이에 대한 등록비 등을 납부해야 함	

4-2-1-1 1등급기기 - 일반규제

1등급 기기는 최소한의 규제를 받는 제품이다. 이 기기들은 사용자에게 위험도가 가장 낮은 제품이며, 2등급이나 3등급보다 설계에 있어 더욱 단순하다. 1등급은 2등급이나 3등급과 같이 "일반규제"를 준수하여야 한다.

일반규제사항은 다음과 같으며, 모든 의료기기(1, 2, 3등급)에 적용된다.

(1) 제조업자, 배급업자, 포장과 재표시 사업자, 혹은 외국회사 같은 21 CFR 807.2조항에서 등록이 필요한 회사의 시설등록

(2) FDA에 출시될 의료기기 리스트제출

(3) 21 CFR 820조의 품질시스템 규정(cGMP)에 맞는 의료기기 제조

(4) 21 CFR 801조나 809조의 표시기재사항에 맞는 의료기기의 표시기재

(5) 의료기기의 출시 전 시판 전 신고서 510(k)의 제출

1등급은 고무붕대, 검사장갑, 수지형 수술기구 등을 포함한다.

대부분의 1등급 기기들은 시판 전 신고서는 면제되나 품질시스템 법규(QSR)는 일부 품목에서만 면제된다.

일반규제에서 적용하여야 할 사항들은 다음과 같다.

Section	내 용
Section 501	불법금지(Adulterated devices)
Section 502	허위금지(Misbranded devices)
Section 510	시설등록(Establishment Registration), 21 CFR 807.20
Section 510	의료기기 등재(Device Listing), 21 CFR 807.20
Section 510	시판 전 신고(Premarket Notification)
Section 510	재가공 일회용기기(Reprocessed single-use devices)
Section 516	금지의료기기(Banned Devices)
Section 518	사후관리, 공지 혹은 처리방안(Notification and Repair, Replacement and Refund, Reimbursement, Mandatory recall)
Section 519	기록과 보고(Records and Reports)
Section 520	제한 의료기기(Restricted)
Section 520	임상시험면제(Exemptions for devices for investigational use)
Section 520	품질시스템운영(Quality System Regulation, GMP), 21 CFR Part 820

4-2-1-2 2등급기기 - 일반규제 및 특별규제

2등급 기기는 안전성과 효능을 확인하기에, 혹은 현재로서 그런 확인을 제공하기에 일반규제만으로 불충분한 경우들이다. 일반규제를 준수함과 동시에 2등급은 특별규제사항을 준수하여야 한다.

특별규제는 특별 표시기재사항 요건, 강제적인 혹은 자발적인 성능기준과 시판 후 감시를 포함한다.

2등급 기기의 예들은 파워 휠체어, 주입펌프 등이다. 2등급 기기는 대부분 시판 전 신고(510(k)) 또는 품질시스템 규정에서 면제되지 못한다.

특별규제에서 적용하여야 할 사항들은 아래와 같다.

내 용
성능표준(Performance Standards) 가이드라인(Guidelines) 사후관리(Post market Surveillance) 환자등록(Patient Registries) 및 추적 특별라벨(Special Labeling Requirements) 사전자료(Premarket Data Requirement)

4-2-1-3 3등급기기 - 시판 전 허가(PMA)

3등급은 의료기기의 가장 엄격한 규제 범위이다. 3등급 기기는 일반규제 또는 특별규제 만으로는 그 안전성과 효능을 확인하기에 불충분한 정보들이 존재하는 경우들이다.

3등급 기기는 대부분 인간의 생명을 유지시키는 기기들로서, 인간 건강의 손상을 예방할 때 실제적으로 중요하고, 질병이나 부상의 잠재적, 알 수 없는 위험이 발생될 수 있다.

시판 전 허가(PMA)는 3등급 기기의 안정성과 효능을 확인하기 위한 과학적 심사과정으로 필수적이다. 모든 3등급 기기에 대해 PMA가 필요한 것은 아니다.

1976년 5월 28일 이전 공식적으로 시판된 기기들에 해당하는 3등급 기기들은 FDA에서 그런 종류의 기기 제조업자들에 대한 PMA자료제출 요구조건을 공고할 때까지는 시판 전 신고 510(k) 과정을 통해 시판될 수 있다.

시판을 위해 이미 승인된 시판 전 허가 신청서를 필요로 하는 3등급 기기는 다음에 해당한다.

- 1976년 5월 28일 이전에 새 의료기기로 규제된, 또한, 잠정적 의료기기로 규제된 제품들.
- 1976년 5월 28일 이전에 시판된 기기 들에 실제적으로 해당하는 것으로 밝혀지지 않은 제품들.
- 21 CFR의 규정에 의한 개정 전 3등급 의료기기는 시판 전 허가신청서가 필요하다.

* 의료기기규제과학(RA) 전문가 교재 참조(한국의료기기안전정보원)

4-3 시판 전 허가 프로세스

시판 전 허가 프로세스는 아래의 절차에 따라서 진행하여야 한다.

Step	업무 내용
Step 1	의료기기의 등급 결정
Step 2	등급에 따른 사전허가 절차를 파악
Step 3	FDA에 제출하기 위해 사전허가에 대한 적절한 정보를 준비
Step 4	FDA에 사전허가에 대해 제출, 검토 시 FDA 심사원과 상호 연락
Step 5	시설등록 및 장치 등재를 완료

4-3-1 시설 및 의료기기 등록

의료기기 업체가 미국 내에 의료기기를 제조 및 수출하고자 하는 경우에는 해당 의료기기에 대하여 시판 전 신고(신고 면제 품목의 경우는 생략) 또는 시판 전 허가를 득한 후에 반드시 FDA에 업체등록 및 의료기기 등록을 하여야 한다.

미국 외 시설의 시설 및 의료기기의 등록 대상은 다음표과 같다.

업체등록 및 의료기기 등록은 현재 Electronic Registration(전자 등록)으로 진행하며, 상세 절차는 아래와 같다.

1) 미국대리인으로부터 Payment Identification No.(PIN)를 부여받는다.
2) User Fee를 납부한다.
3) User Fee 납부방법은 카드를 이용하여 FDA Site에서 납부할 수도 있고 은행에서 FDA Bank Account를 이용하여 납부할 수 있다. 이 때 반드시 PIN No.를 입력하여야 하며, PIN No.가 누락된 경우에는 송금오류 시 납부비용을 돌려받을 수 없다.
4) User Fee를 납부하면 Payment Confirmation No.(PCN)가 생성된다. 이 PCN No.를 미국대리인에게 통보하고 미국대리인이 등록을 완료한다.
5) 다음달 5일 경에 FDA Site에서 등록여부를 확인한다.
6) 년간 등록도 동일한 절차에 따라 등록한다.

등록형태	시설등록	기기등록
Contract Manufacturer (including contract packagers) 위탁 포장자를 포함한 위탁 제조자	Yes	Yes
Contract Sterilizer 위탁 멸균자	Yes	Yes
Custom Device Manufacturers 환자 맞춤 기기 제조자	Yes	Yes
Foreign Manufacturers (including Kit assemblers) 킷트 조립자를 포함한 해외 제조자	Yes	Yes
Maintains complaint files as required under 21 CFR 820.198 21 CFR 820.198에 기술된 고객불만 처리자	Yes	Yes
Manufacturer of accessories or components that are packaged or labeled for commercial distribution for health-related purposes to an end user 최종 사용자에게 건강 관련 목적으로 상업적 배포를 위해 포장 또는 라벨이 부착 된 액세서리 또는 구성 요소 제조자	Yes	Yes
Relabeler or Repackager 재표기자 또는 재포장자	Yes	Yes
Remanufacturer 재제조자	Yes	Yes
Reprocessor of Single-use Device 일회용 의료기기의 재처리자	Yes	Yes
Specification Developer 사양 개발자	Yes	Yes

* 의료기기규제과학(RA) 전문가 교재 참조(한국의료기기안전정보원)

4-3-2 시판 전 신고 510(k)

4-3-2-1 관련규정 : 21 CFR Part 807 Subpart E

4-3-2-2 시판 전 신고 대상 및 면제대상

1) 시판 전 신고의 대상

(1) 미국 시장에 의료기기를 도입하려는 국내제조자

(2) 미국 시장에 의료기기 판매하려는 개발자

(3) 표시사항의 변경이나 의료기기에 영향을 주는 작업을 하는 재포장/표기자

(4) 미국시장에 의료기기 판매를 계획하는 국외 제조자나 그 대리인

2) 시판 전 신고 면제대상

(1) 21 CFR Parts 862-892의 분류 규정에 의해 면제받은 경우

(2) 의료기기의 시판 전 승인(PMA)을 신청해야 하는 경우

(3) 의료기기가 1976년 5월 28일 이전(즉, 개정 전/grandfathered)에 허가 받은 경우

(4) 의료기기에 "고유 라벨(Private Label)"을 부착하고 판매하는 경우

* 의료기기규제과학(RA) 전문가 교재 참조(한국의료기기안전정보원)

4-3-2-3 시판 전 신고의 형태

1) Traditional 510(k)

가장 일반적인 510(k) 형태로서 제조업체가 처음으로 510(K) 승인을 받을 경우에 적용하는 형태이다. 이후에 기술하는 510(k) 절차는 모두 Traditional 510(k)를 기반으로 설명하고자 한다.

2) Special 510(k)

설계변경에 따라 기기의 변경이 이루어 졌고 그 변경이 성능에 영향을 미치거나 사용에 위험이 발생할 수 있다고 판단될 때 적용되는 510(k) 방식이다. Special 510(k)는 아래의 경우에 적용할 수 있다.

- 해당기기에 대해 이미 510(k)를 제출하여 승인을 받은 경우
- 개선되거나 수정된 의료기기일 경우
- 기본 작동원리에 대해 변경되지 않은 의료기기

Special 510(k)는 Quality System Regulation(QSR)에 따라 제조업자가 설계 및 개발관리를 체계적으로 관리하고 있음을 입증하여야 한다.

3) Abbreviate 510(k)

약식 510(k)는 FDA가 특별관리 대상으로 지정한 의료기기와 관련 기준 부합성을 인정받은 의료기기 및 특별 지침서의 대상이 되는 기기에 대하여 적용할 수 있다.

약식 510(k)를 진행하기 위해서는 아래의 3가지 조건이 충족될 때 가능하다.

(1) 가이던스 문서의 존재

(2) 특별 규제(Special Control)의 확립

(3) FDA가 관련된 합의 기준을 인정하는 것이 조건에 포함되어 있음.

4-3-2-4 510(k) Paradigm

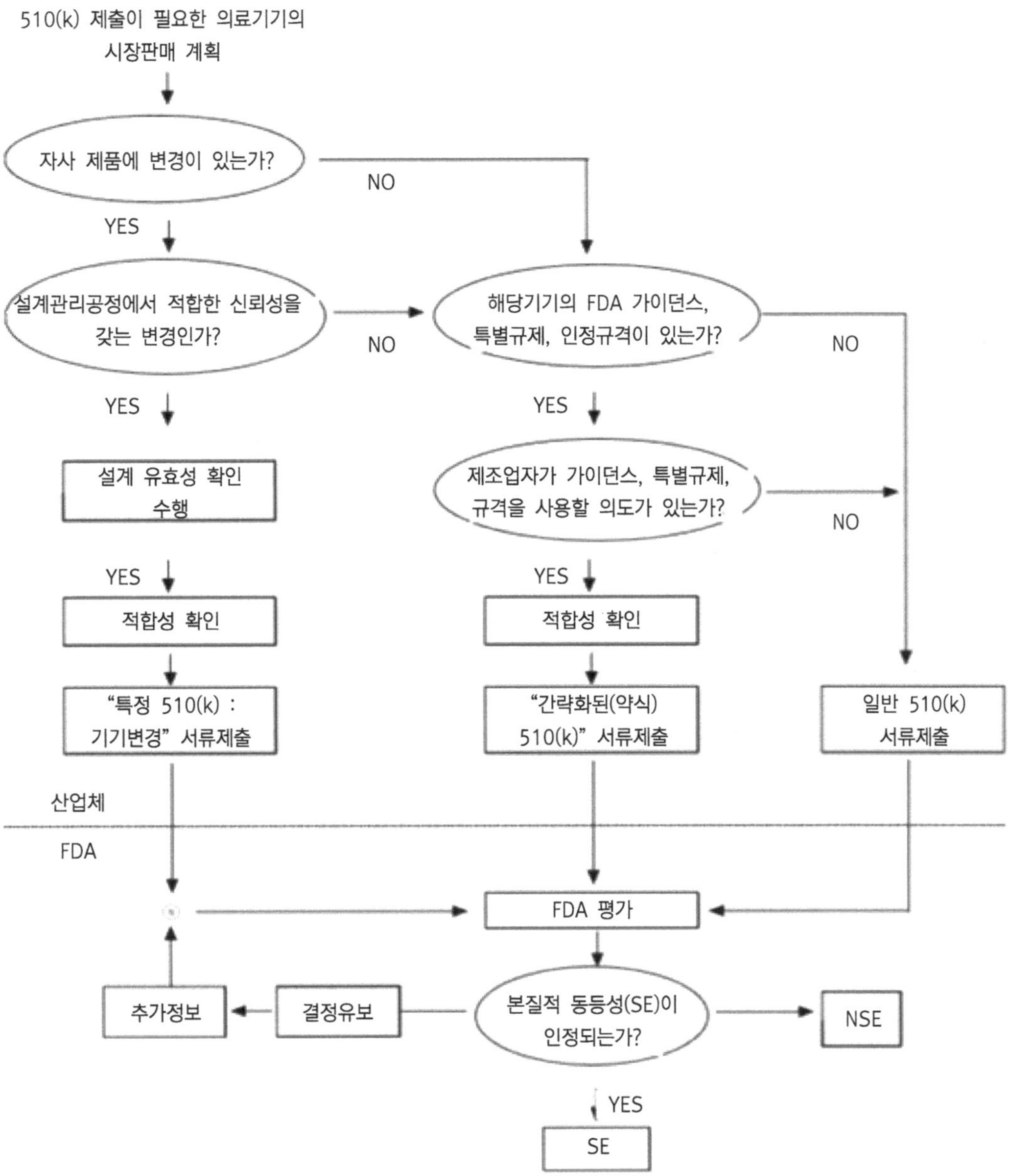

4-3-2-5 Traditional 510(k)의 4가지 Step

Step 1 : 비교대상기기를 찾아라

Step 2 : 가이던스 문서를 확인해라

Step 3 : 510(k)의 요구사항에 따라 문서를 작성하라

Step 4 : 510(k) 문서 Set를 구성하라.

4-3-2-6 동등성 평가

동등성 평가는 신청제품이 기존에 허가된 제품(Predicate)과 비교하여

- 사용목적이 같고 기술적 특징이 같거나
- 사용목적이 같으나 다른 기술적 특징이 있는데 안전성 유효성에 새로운 문제점을 야기하지 않으며 Predicate에 비교하여 최소한 안전하고 유효함을 증명하여야 한다.

제품이 같아야 함을 의미하지는 않고, 사용목적, 설계, 에너지, 재질, 화학적 구성, 제조공정, 성능, 안전성, 유효성, 라벨링, 생체적합성, 규격 및 다른 특징에 비추어 본질적으로 동등해야 한다.

4-3-2-7 510(k) 구성

통상적으로 아래와 같이 요구되나 필요 시 문서들이 추가, 제외될 수 있다.

(1) Medical Device User Fee Cover Sheet(Form FDA 3601)

(2) CDRH Premarket Review Submission Cover Sheet

(3) 510(k) Cover Letter

(4) Indications for Use Statement

(5) 510(k) Summary or 510(k) Statement

(6) Truthful and Accuracy Statement

(7) Class III Summary and Certification

(8) Financial Certification or Disclosure Statement

(9) Declarations of Conformity and Summary Reports

(10) Executive Summary

(11) Device Description

(12) Substantial Equivalence Discussion

(13) Proposed Labeling

(14) Sterilization and Shelf Life
(15) Biocompatibility
(16) Software
(17) Electromagnetic Compatibility and Electrical Safety
(18) Performance Testing - Bench
(19) Performance Testing - Animal
(20) Performance Testing - Clinical
(21) Risk Management Report(Option)
(22) Human Factor Engineering
(23) Standards Data Report for 510(k)s
(24) Certification of Compliance, under 42 U.S.C. § 282(j)(5)(B), with Requirements of Clinical Trials.gov Data Bank(42 U.S.C. § 282(j))
(25) Other

4-3-2-8 510(k) 제출

eSTAR는 포괄적인 의료기기 제출 준비 과정을 신청자에게 안내하는 대화형 PDF 양식이다.

eSTAR는 다음과 같은 이점을 제공한다.
- 제출자가 제출에 필요한 세부 정보를 제공하도록 안내한다.
- 제출물을 검토하는 데 사용되는 검토자의 내부 제출 메모 및 검토 템플릿(SMART)을 보완하여(질문 상관관계) 검토자가 예상한 결과를 얻을 수 있도록 한다.
- 검토자와 제출자가 정보에 액세스할 수 있도록 표준화된 형식을 제공한다.
- 콘텐츠가 존재하는지 확인하기 위해 제출의 여러 측면을 자동화하므로 검토자의 RTA(수락거부) 검토 및 RTA 보류가 필요하지 않다. FDA는 eSTAR 제출물에 대해 RTA 검토를 수행할 계획이 없다.
- 동일한 정보가 두 번 입력되는 것을 방지하기 위해 입력된 정보를 자동으로 채웁니다.
- 장치별 지침, 분류식별 및 표준 정보와 관련된 정보가 정확하게 자동으로 채워지도록 보장하는 내장 데이터베이스가 포함되어 있다.
- 내장된 양식(진실 및 정확성 진술, 양식 3514, 510(k) 요약, 적합성 선언 및 사용 표시 양식 3881)을 포함한다.
- FDA 처리의 여러 측면을 자동화하는 데 도움이 되는 구조화된 형식으로 제출 데이터를 수집한다.
- 제출 준비에 필요한 정보와 링크를 통합하는 포괄적인 리소스 역할을 한다.

eSTAR는 무료이며, 면제되지 않는 한 CDRH(Center for Devices and Radiological Health) 또는 CBER(Center for Biologics Evaluation and Research)에 제출하는 모든 의료기기 510(k), De Novo 및 PMA 제출에 필요하다.

eSTAR는 제출자가 시판 전 검토를 위해 고품질의 포괄적인 데이터를 제공하도록 지원함으로써 광범위한 의료기기에 대한 제출의 품질을 향상시키기 위한 것이다. 표준화된 형식을 통해 제출자는 제출이 완전한지 확인할 수 있으며, FDA는 시판 전 검토를 보다 효율적으로 수행하여 안전하고 효과적이며 고품질 의료기기에 대한 시기적절한 접근을 촉진할 수 있다.

제출자는 510(k) 문서를 CDRH CCP(Customer Collaboration Portal) Website를 통하여 제출한다.

FDA가 eSTAR 제출물을 받은 후 전자 제출 템플릿을 사용하여 적절하게 준비된 전자제출물이 완전한 제출물을 나타내야 한다는 점을 고려하면 eSTAR 제출물은 RTA(수락 거부) 프로세스를 거치지 않을 것이다.

그러나 eSTAR가 기술심사를 통과하지 못한 경우 완전한 교체 eSTAR가 제출될 때까지 180일 동안 심사가 보류될 것이다.

4-3-2-9 510(k) 심사

510(k) 심사는 FDA Direct 심사와 FDA에서 지정해 준 3자 심사기관에서 수행하는 3자 심사로 나누어지며, 모든 510(k) 심사가 3자 심사로 가능한 것은 아니기 때문에 FDA Site에서 3자 심사가 가능한 품목인지 확인해 보아야 한다.

제출자가 CCP Website를 통해 510(k) 문서를 제출한 후 기술심사를 통해 접수가 되면 Acknowledgement Letter가 발행되며, 이 시점부터 본 심사가 시작된다.

510(k) 심사는 전문적인 심사원에 의해 이루어지며 심사의 진행상황은 CCP Website를 통하여 확인할 수 있다.

심사 후 문제가 없으면 승인(Clear)이 되어 SE Letter가 발행될 것이며, 일부 보완이 요구될 경우에는 AI(Additional Information) Letter가 발행되어 보완문서를 준비하여야 한다. 이 때 보완기간은 별도로 언급하지 않는 한 180일이며, 몇 차례 보완이 이루어지면 AI Letter에 기간이 명시되어 요구되는 경우에 기한에 맞추어 보완문서를 제출하여야 한다.

보완문서를 제출할 때도 eSTAR를 적용하여 제출하여야 한다.

3자 심사를 받기로 결정한 경우 3자 심사기관과 협의하여 진행한다.

510(k) 결정 절차 흐름도는 아래와 같다.

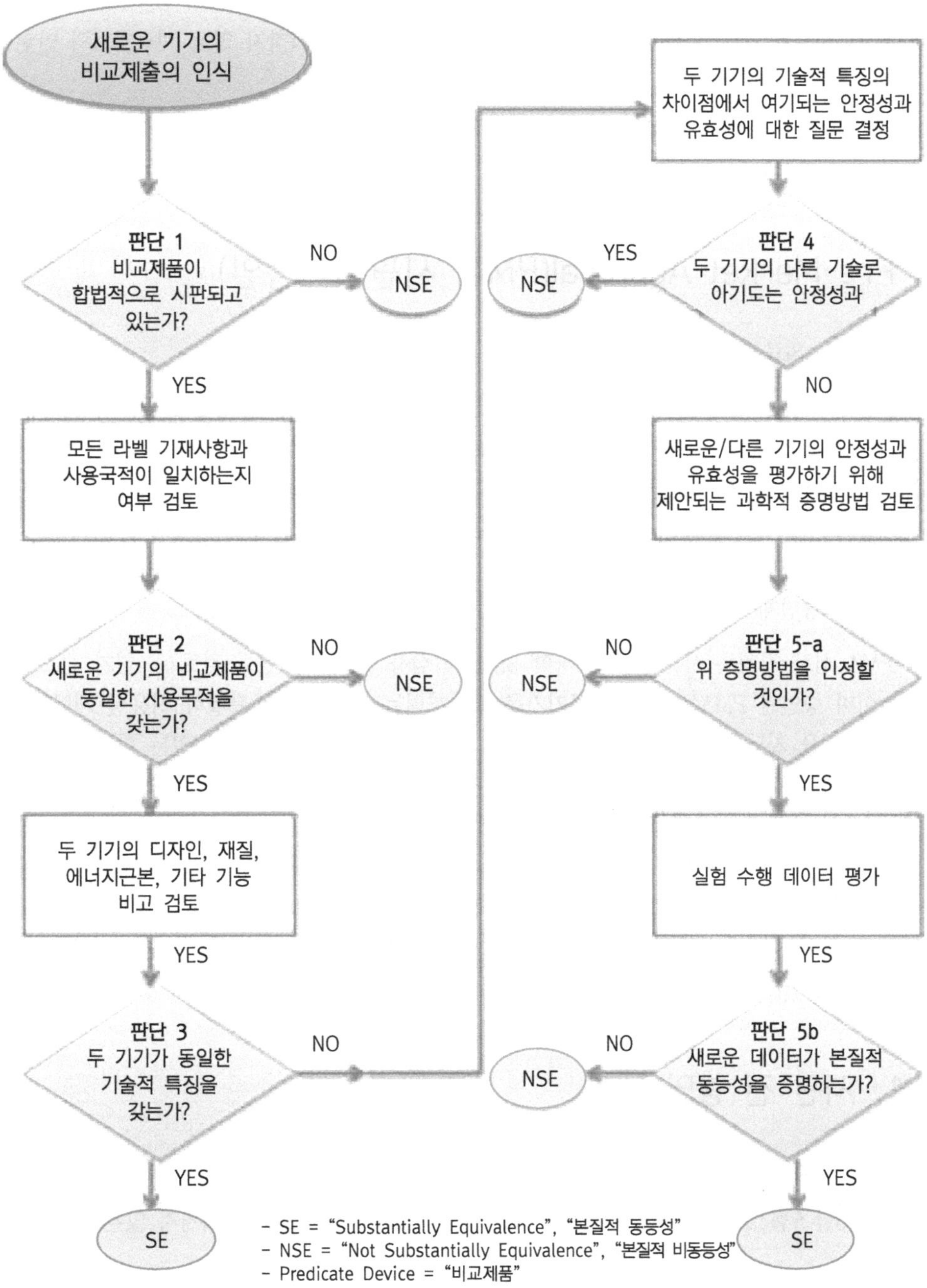

그림 4-1 510(k) 결정 절차 흐름도

4-3-3 De Novo Classification Request

기 허가 의료기기(predicate device)가 없는 1등급 혹은 2등급 의료기기는 PMA를 받아야 한다. 그러나 기 허가된 적이 없는 1,2 등급 의료기기의 위해도가 심각하지 않고 의료기기의 안전성과 성능을 일반규제 또는 특별규제로 보증할 수 있는 경우가 있다.

이러한 의료기기가 510(k)와 PMA의 중간 단계인 De Novo 심사 대상이 된다.

De Novo 역시 eSTAR로 제출하여야 한다.

4-3-4 Pre-Market Approval(PMA, 시판 전 승인)

3등급은 의료기기 중 가장 엄격한 규제를 받는다.

3등급 기기는 공공의 건강에 중대한 영향을 미치는 기구들이다. 일반규제와 특별규제 이외에 시판 전 허가(PMA)가 필수적이다. PMA 신청서에는 해당 기기의 안전성과 효능에 대해 설득력있게 FDA를 확신시킬 수 있는 충분한 정보를 담고 있어야 한다. 의료기기가 자체의 사용용도에 대해 안전하고 효과적이라는 것을 증명할 유효한 과학적 데이터, 즉, 임상연구 안정성과 효능에 대한 보고서와 기기제작에 관한 자료를 필요로 한다. PMA 신청을 지원하기 위한 임상연구는 의료기기의 임상시험 적용면제(IDE) 규정에 따라 행해져야 한다.

PMA 심사 진행은 서류심사 → 과학 및 법규 심사 → 심사위원회 검토 → 허가 순으로 이루어진다. 이미 승인된 PMA는 특정 의료기기를 시판하려는 신청자에게 특별히 허용된 개인 면허와 같은 법적 성질을 지닌다. PMA는 510(K)와 달리 기존에 법적으로 시판되고 있는 다른 기기와 비교자료를 요구하는 것은 아니다. 따라서 510(K)에서 요구하는 본질적 동질성을 기반으로 하지 않는 새로운 형태의 제품에 적용되기 때문에 임상실험 데이터를 바탕으로 안전성과 효능에 관한 입증을 해야한다는데 510(K)와 차이가 있다. FDA에서는 연간 약 50여개의 PMA 신청을 받고 있으며, 각 PMA 별로 "P" 가 붙은 고유번호가 있다. PMA 신청자는 통상 제조업자 또는 제품 개발업자이며, 해당 정보는 지속적으로 업데이트 되어야 한다. 해당 제품이 PMA가 필요한지 여부를 결정하기 위해서는 FDA 웹사이트에 있는 품목분류 데이트 베이스(Product Classification Database)에서 확인할 수 있다.

4-3-4-1 시판 전 승인 대상

1) 1976년 5월 28일 이전에 신약으로 규제되었거나 또는 잠정적으로 의료기기로 규제된 제품

2) 1976년 5월 28일 이전에 시판된 기기로 실제 해당하는 것으로 밝혀지지 않은 제품들

3) 21 CFR 규정에 의한 3등급 의료기기

4-3-4-2 시판 전 승인 신청 자료의 요건

시판 전 승인 심사에 요구되는 자료는 아주 복잡하며, 요구 수준도 높다. 이때 제출되는 자료는 신청 제품의 안전성과 유효성을 입증할 수 있어야 한다. 따라서 이러한 자료들에는 시판 전 승인 신청에 대한 행정적 요소는 물론이고, 입증하고자 하는 바에 대한 수준 높은 과학적 기술(Writing)이 필수적이다. 제출 자료가 불완전하거나 정확성과 일치성에서 미흡함이 발견되는 경우 시판 전 승인 신청이 지연되거나 심지어 거절될 수 있다.

따라서 제조자들은 신청 자료를 FDA에 송부하기 전에 관련 신청 자료가 요구사항에 맞게 구성된 양식에 따라 과학적으로 완전하게 구비되었는지, 또한 주장하고자 하는 바를 논리적으로 설명하고 있는지 등을 보증할 수 있는 품질시스템에 대한 내부감사를 실시해야 한다. 시판 전 승인 신청 자료의 기술적 부분은 FDA가 해당 신청을 승인 혹은 불승인할지를 결정하게 하는 자료와 관련 정보를 담고 있는 부분이다. 이는 대부분 비임상의 실험실적 연구 자료와 임상 연구자료로 구분된다. 비임상 연구자료는 미생물, 독성, 면역, 생체적합성, 스트레스, 마모, 사용 기관, 기타 실험실적 혹은 동물 시험자료를 말한다. 안전성에 대한 평가를 위한 비임상 자료는 반드시 21 CFR Part 58(Good Laboratory Practice for Nonclinical Laboratory Studies)에 적합해야 한다. 비임상 자료에 대한 GMP 적합성 평가는 BIMO(Bioresearch Monitoring Program) 실사에 의해 이루어진다. 임상시험 자료는 임상시험의 계획, 안전성·유효성 평가 데이터, 부작용 및 합병증, 의료기기 탈락과 대체, 환자 정보, 환자의 불만사항, 모든 개별 피험자에 대한 결과표, 통계분석에 대한 결과표 및 임상연구로부터 얻은 기타 여러 정보를 모두 포함해야 한다. 또한 IDE(Investigational Device Exemption) 임상시험 승인계획 하에서 실시된 임상시험 여부가 확인되어야 한다.

4-3-4-3 시판 전 승인 심사절차

시판 전 승인에 관한 검토에는 다음과 같이 4단계 절차가 있다.

1단계(행정적 검토 단계) : 완성도(completeness)를 결정하기 위해 FDA 직원이 행정상으로 제한적이고 과학적으로 검토

2단계(실제 심사 단계) : 적절한 FDA 담당자가 과학적, 규제적 시스템에 따라 깊이 있게 검토

3단계(필요한 경우 자문) : 적절한 자문위원회의 검토 및 추천

4단계 : 최종 심의, 문서 및 FDA 결정 통지

4-3-4-4 시판 전 승인(PMA) 심사과정

1) Filing review

2) Statistical review for filing

3) Review of manufacturing information for compliance with the Quality System regulation (21 CFR 820).

4) PMA filing decision
5) Day-100 Meeting
6) Quality System Inspection(s) by the FDA field personnel. An FDA manufacturing inspection is conducted for all original PMAs and may be conducted for PMA supplements requesting approval of alternate or additional manufacturing and sterilization facilities.
7) Bioresearch Monitoring (BIMO) Audit (audit of clinical study data)
8) Substantive review coordination and completion in areas such as:
   - Preparation of FDA Summary of Safety and Effectiveness Data (SSED)
   - Nonclinical Studies [Microbiological, Toxicological, Immunological, Biocompatibility, Shelf Life, Analytical (for IVDs), Animal, Engineering (Stress, Wear, Fatigue, etc.)]
   - Clinical Studies
   - Panel Meeting Decision and Mailing (if panel meeting is appropriate)
   - Panel Date (if appropriate)
   - Transcripts Received, Reviewed and Placed in Administrative Record
   - QS/GMP Clearance
   - Final Response for GMP/BIMO
   - Final Decision Memo
   - Approval Package
   - Approval Order, SSED, Final Draft Labeling

4-3-4-5 임상시험

FDA의 임상시험은 IDE(Investigation Device Exemption, 임상시험용 의료기기의 적용면제)에 따른다.

ODE심사국에 임상시험계획서를 제출하여 IRB(Institutional Review Board, 임상시험심사위원회)의 심사를 거쳐 승인을 받은 후 실시할 수 있으며, 미국 내나 미국 외에서도 가능하다.

✓ 미국 외에서 실시한 경우에는 다음의 경우에 가능하다.

1) 미국국민, 의료기준, 헬싱키선언에 따른 승인 요건에 적용 가능한 경우
2) 안정된 연구능력을 갖춘 임상시험관이 수행
3) FDA가 현장검증이나 다른 적절한 수행방법을 통해 자료의 타당성을 확인할 수 있는 경우

✓ 관련법령

- 21 CFR 812, Investigational Device Exemptions

- 21 CFR 50, Protection of Human Subjects
- 21 CFR 56, Institutional Review Boards
- 21 CFR 54, Financial Disclosure by Clinical Investigators
- 21 CFR 820 Subpart C, Design Controls of the Quality System Regulation

4-4 제품개발 프로토콜(PDP : Production Development Protocol)

리엔지니어링 발의권의 한 부분으로, FDA CDRH는 제품개발 프로토콜(PDP)을 위한 법에 의해 규정된 권한을 시행한다. FD&C법의 515(f)는 3등급기기에 대한 시판 전 허가(PMA) 방법의 대안적 방법을 제공하고 있다. FDA직원, 관련업계와 다른 비정부 대표들로 구성된 리엔지니어링 팀은 다음의 목표를 가진 계획에 초점을 맞추는데 노력한다.

- 마케팅 최초 개발단계로부터 더 발전된 제품으로의 최종 대체단계까지 FDA가 효과적으로 3등급기기를 규제하도록 하는 방법 제공
- 새로운 3등급 기기들을 평가하고 심사하는데 필요한 FDA의 자원 줄임
- 새로운 3등급 기기의 시장진출에 소요되는 총시간을 감소
- PMA과정과 같은, 안전성과 효능의 확실성 유지. 이 과정은 FDA외의 전문기술 이용을 용이하게 하기 위해 계획될 것이고 시판제품을 위한 명확한 개발방법인 "로드맵"을 제공할 것이다.

PDP에 대한 현재 상황에 대한 정보는 CDRH 웹사이트에서 얻을 수 있다.

4-5 사전심사 제도

4-5-1 513(g)

513(g)는 등급이 명확하지 않을 경우에 질의하는 제도라고 할 수 있다.

이 제도는 관심있는 제조업체가 513(g) 문서의 사본 2부를 CDRH(Center for Devices and Radiological Health) 또는 CBER(Center for Biologics Evaluation and Research)에 관련 비용을 납부한 후 제출한다. 다음 구성 요소는 다음과 같다.

- 표지 : 요청 날짜 513(g), 장치 이름, 특정 질문, 제출자 이름 및 연락처 정보
- 기기 설명 : 기기에 사용된 재료 목록, 사진 및 엔지니어링 도면 또는 샘플, 장치 작동원리 요약, 장치 에너지 요구 사항 설명 및 미국에서 이미 시판중인 유사한 장치에 대한 설명
- 기기 사용 : 의도된 질병 또는 조건, 병원용 또는 개인용, 사용되는 신체부위, 사용빈도, 환자집단 등의 기기 사용에 대한 설명

- 라벨링 : 장치에 대해 제안된 라벨링 및 홍보 자료 또는 미국에서 이미 판매된 유사한 장치에 대한 라벨링 정보

  513(g)는 제출 후 약 60일정도 후에 회신을 받을 수 있다.

  513(g) 요청에 대한 일반적인 응답은 다음과 같다.
- 식품, 의약품 및 화장품법 201(h)에 의거하여 해당 제품이 의료기기인지 여부와 기기가 I, II 또는 III 기기인지 여부
- 해당 제품이 의료기기 자격이 없는지 여부 및 FDA 관할권에 해당되는지 여부
- 해당 제품이 CDRH 또는 CBER이 일차 감독을 할 수도 있고 그렇지 않을 수도 있는 복합 제품인지 여부

4-5-2 Pre-Submission

Pre-Sub는 기기에 대한 사이버 보안 고려 사항, 비 임상 테스트 프로토콜, 임상 연구의 설계 및 성능 및 승인 기준을 결정하기 위하여 FDA에 질의하는 제도라고 할 수 있으며, 이는 공식적인 서면 응답의 형태로 제공되는 Pre-Sub 제출과 직접 또는 전화 회의를 할 수 있는 Pre-Sub 회의가 있다.

Pre-Sub는 제출자가 예정된 시판 전 제출(예: IDE, PMA, HDE, De Novo 요청, 510(k), Dual, BLA, IND), 액세서리 분류 요청, 또는 FDA에 피드백을 받을 수 있는 기회를 제공한다.

이 프로그램은 제출자 측에서 전적으로 자발적이다. 그러나 계획된 비 임상 및 임상 연구에서 FDA와의 초기 상호 작용 및 FDA의 피드백을 신중하게 고려하면 후속 제출의 품질이 향상되고 총 검토 시간이 단축되며 새로운 장치의 개발 프로세스가 촉진될 수 있다.

Pre-Sub 제출의 내용은 제출 이유를 설명하는 커버 레터, 사용 목적 및 의료기기에 대한 설명, 회사의 계획된 IDE 또는 마케팅 지원에 관한 특정 질문 등을 포함되어야 한다.

4-6 QSR(21CFR820)

4-6-1 QSR 요구사항(목록 중심)

Subpart A - 일반 조항(General Provisions)

§820.1 적용 범위(Scope)

§820.3 용어 정의(Definitions)

§820.5 품질 시스템(Quality system)

Subpart B – 품질 시스템 요구사항(Quality System Requirements)

§820.20 경영 책임(Management responsibility)

§820.22 품질 감사(Quality audit)

§820.25 인력/작업자(Personnel)

Subpart C – 설계 관리(Design Controls)

§820.30 설계 관리(Design controls)

Subpart D – 문서 관리(Document Controls)

§820.40 문서 관리(Document controls)

Subpart E – 구매 관리(Purchasing Controls)

§820.50 구매 관리(Purchasing controls)

Subpart F – 식별 및 추적성(Identification and Traceability)

§820.60 식별(Identification)

§820.65 추적성(Traceability)

Subpart G – 생산 및 공정 관리(Production and Process Controls)

§820.70 생산 및 공정 관리(Production and process controls)

§820.72 검사, 측정, 시험 장비(Inspection, measuring, and test equipment)

§820.75 공정 유효성확인(Process validation)

Subpart H – 승인 활동(Acceptance Activities)

§820.80 입고, 공정 중, 완제품 의료기기 승인(Receiving, in-process, and finished device acceptance)

§820.86 승인 상태(Acceptance status)

Subpart I - 부적합 제품(Nonconforming Product)

§820.90 부적합 제품(Nonconforming product)

Subpart J - 시정 조치 및 예방 조치(Corrective and Preventive Action)

§820.100 시정 조치 및 예방 조치(Corrective and preventive action)

Subpart K - 표시기재 및 포장 관리(Labeling and Packaging Control)

§820.120 의료기기 표시기재(Device labeling)

§820.130 의료기기 포장(Device packaging)

Subpart L - 취급, 보관, 유통, 설치(Handling, Storage, Distribution, and Installation)

§820.140 취급(Handling)

§820.150 보관(Storage)

§820.160 유통/판매(Distribution)

§820.170 설치(Installation)

Subpart M - 기록(Records)

§820.180 일반 요구사항(General requirements)

§820.181 의료기기 제품 표준서(Device master record)

§820.184 의료기기 이력 기록(Device history record)

§820.186 품질 시스템 기록(Quality system record)

§820.198 불만 파일(Complaint files)

Subpart N - 서비스(Servicing)

§820.200 서비스(Servicing)

Subpart O - 통계적 기법(Statistical Techniques)

§820.250 통계적 기법(Statistical techniques)

4-6-2 QSR의 개론

1) 미국의 품질경영시스템은 QSR(Quality System Regulation)이라고 하며, 흔히 cGMP(Current Good Manufacturing Practice)라고도 부르고 법규 Number로는 21CFR820로서 이 규정에서 명시하고 있는 QSR 요구사항들은 사람이 사용할 목적으로 설계되고 제작된 모든 의료기기의 설계, 생산, 포장, 라벨링, 보관, 설치 및 서비스에 대한 절차, 관리방법, 시설에 대하여 적용하며, 이 요구사항은 완제품 의료기기의 안전성 및 유효성이 FD&C법에 적합한지를 보증하기 위한 것이고 의료기기의 제조업자에게 적용되는 기본적인 요구사항을 담고 있다.

2) 미국의 품질경영시스템 인증제도는 매우 독특하다. Registration & Device Listing만 해도 되는 대부분의 1등급 제품과 510(k)가 요구되는 2등급 제품의 경우에는 등록 및 신고하고 판매 이후 심사하는 사후 심사 제도를 채택하고 있으며, PMA(PreMarket Approval)가 요구되는 3등급 제품만 사전 심사를 요구하고 있다. FDA 허가를 받는 모든 의료기기 제조업자는 FDA 공장심사에 대비하여야 하며, 그 중 멸균의료기기, 3등급(510(k) 대상), 미국에서 고객불만, 의료사고 등이 있었던 경우는 심사가 나올 가능성이 더 높다고 할 수 있다.

3) FDA의 공장 심사준비는 다음과 같은 점에 주의하여야 한다.

첫째, MDR절차서를 수립하고 MDR 파일을 유지하여야 한다. 유럽의 Vigilance system과 마찬가지로 의근에는 eMDR로 변경되어 공장심사 전까지 반드시 eMDR로 모의사례라도 등록해 놓아야 문제가 없이 심사를 통과할 수 있다.

둘째, 공정 밸리데이션을 강화하여 수행한 근거를 준비하여야 한다. ISO 13485나 ISO 9001에서도 공정 밸리데이션은 언급되고 있으나 이에 대한 정확한 접근과 실행이 필요한 멸균공정, 크린룸, 세척공정, 멸균포장공정 등은 기본적으로 공정 밸리데이션이 되어 있어야 하고, 후속되는 검사나 시험에서 공정특성이 100% 파악이 되지 않는다면, 그리고 공정변수가 중요한 공정이라면 밸리데이션을 수행하여야 한다. 현실적으로 우리 의료기기 제조업체에서 많이 부족하고 또 지적을 많이 받는 부분이다.

셋째, 프로토콜과 리포트. 공장에서 움직이는 모든 작업은 철저하게 서면계획서(프로토콜)로 작성하여 그에 따라 움직이고 기록(리포트)해 두어야 하며 제품을 설계할 때부터 설계개발계획서로 전체 설계업무를 계획하고 그에 따라 수행된 기록인 Design History Record와 Device Master Record로 남겨야 하고, 테스트도 우선 시험계획서를 작성하고 정해진 방법과 양식에 따라 기재하여야 하며 생산작업과 검사도 마찬가지로 문서를 작성하여 승인하고, 절차대로 수행하고 그 기록인 Device History Record(DHR)로 남겨야 한다.

4) 철저한 계획과 기록 그리고 밸리데이션에 의한 검증과 관리가 QSR의 기본 틀이며 현실주의에 입각한 사실대로의 실천과 기록이 필수적으로 요구된다고 말할 수 있다. 우리의 제조업체가 놓치지 말아야 할 중요한 부분이다.

4-6-3 QSR 심사

4-6-3-1 심사방법

1) 510(k) & Establishment Only : 사후심사

2) PMA : 사전심사

4-6-3-2 사후심사 절차

1) 심사통지(심사가능 일정 확인)

제조회사 또는 미국 대리인을 통해 문서로 심사를 통지하며, 5개의 일정을 제시하고 그중 우선순위로 3개의 일정을 통보해 달라고 요청

2) 일정 우선순위를 정하여 3개 일정 통보

3) 심사일정 확정 및 심사원 통보

상기 2)항의 우선순위를 바탕으로 심사일정 및 심사원을 확정하여 통보함.

4) Factory Profile Information 작성 통보

제조회사 정보, FDA허가 정보, 미국의 시판 정보 등 심사의 기본 정보를 작성하여 제출하도록 요구함

5) FDA Inspection

- 3)항에서 정해진 일정에 맞추어 심사를 진행
- 통상 4일 기준으로 심사하며, 규모가 큰 회사는 5일 심사 수행

6) 심사결과 통지

- 적합 : EIR(Establishment Inspection Report) 발행
- 부적합 : Warning Letter(Form 483) 발행
  Warning Letter가 발행됨과 동시에 통관금지 조치가 발효될 수 있음

* MDSAP 인증서를 보유하고 있는 경우 QSR 심사는 면제될 수 있다.

4-7 510(k) 변경 절차

"Deciding When to Submit a 510(k) for a Change to an Existing Device" Guidance에 따라 다음과 같이 결정하여 진행한다.

1) MAIN FLOWCHART

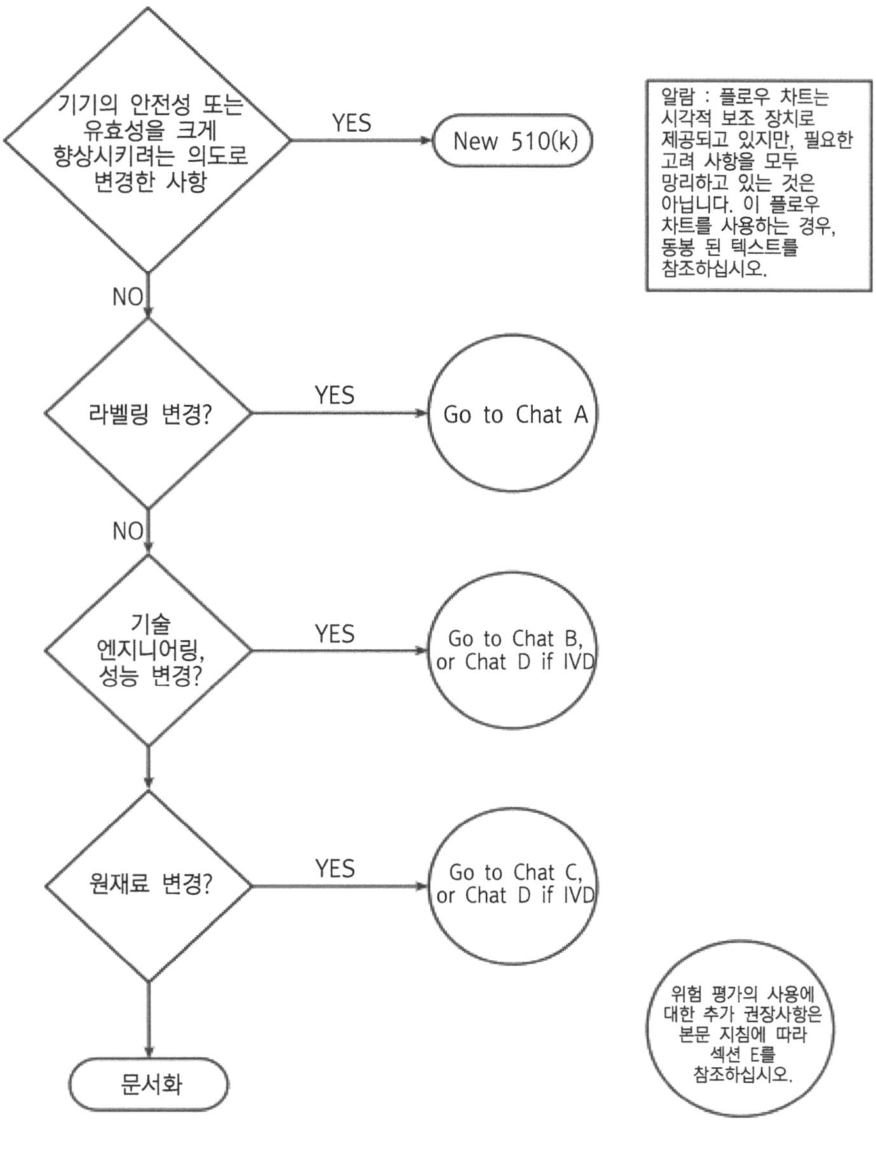

그림 4-2 Main Flowchart

2) Labeling 변경

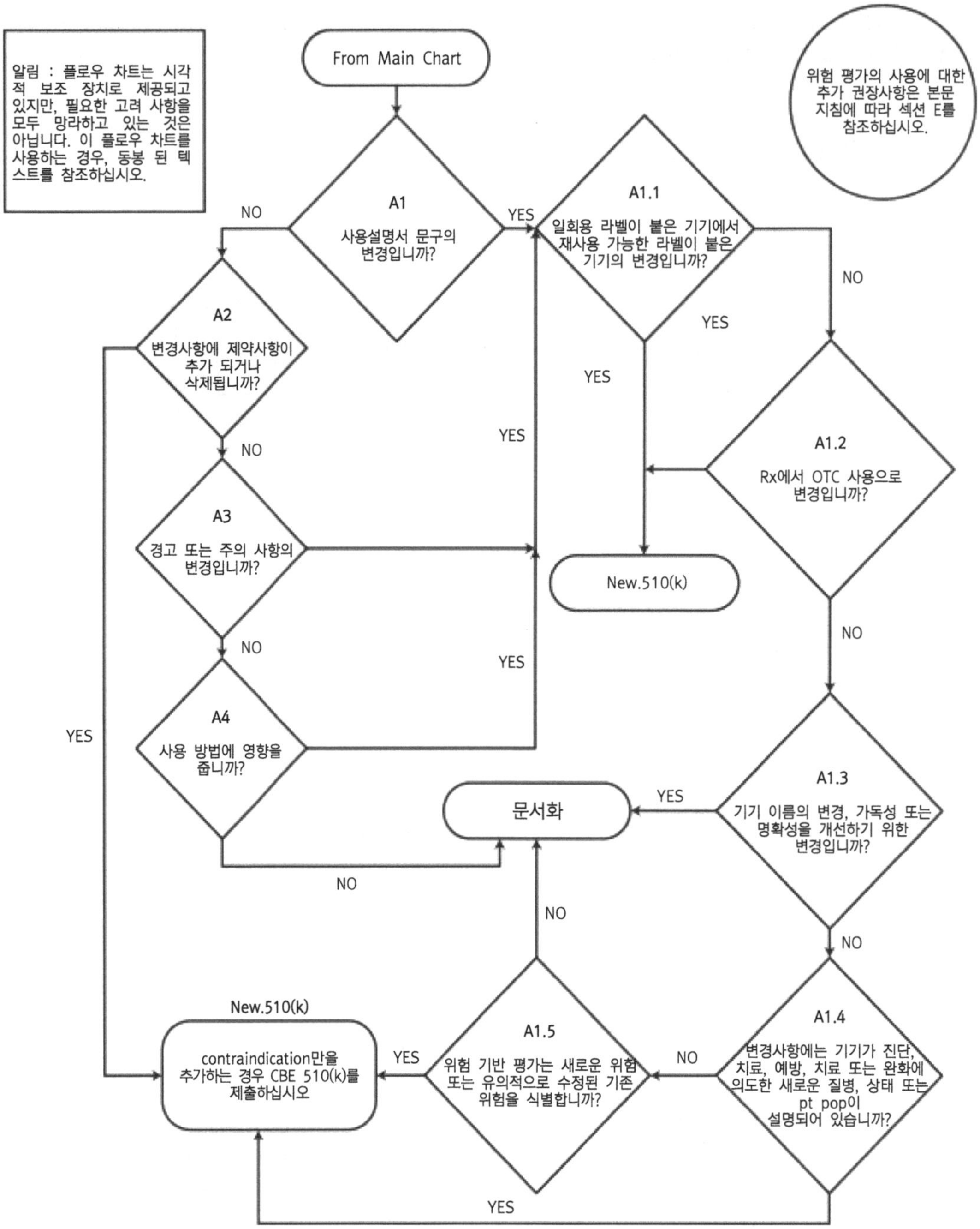

그림 4-3 Flowchart A : Labeling Changes

3) Technology & Performance 변경

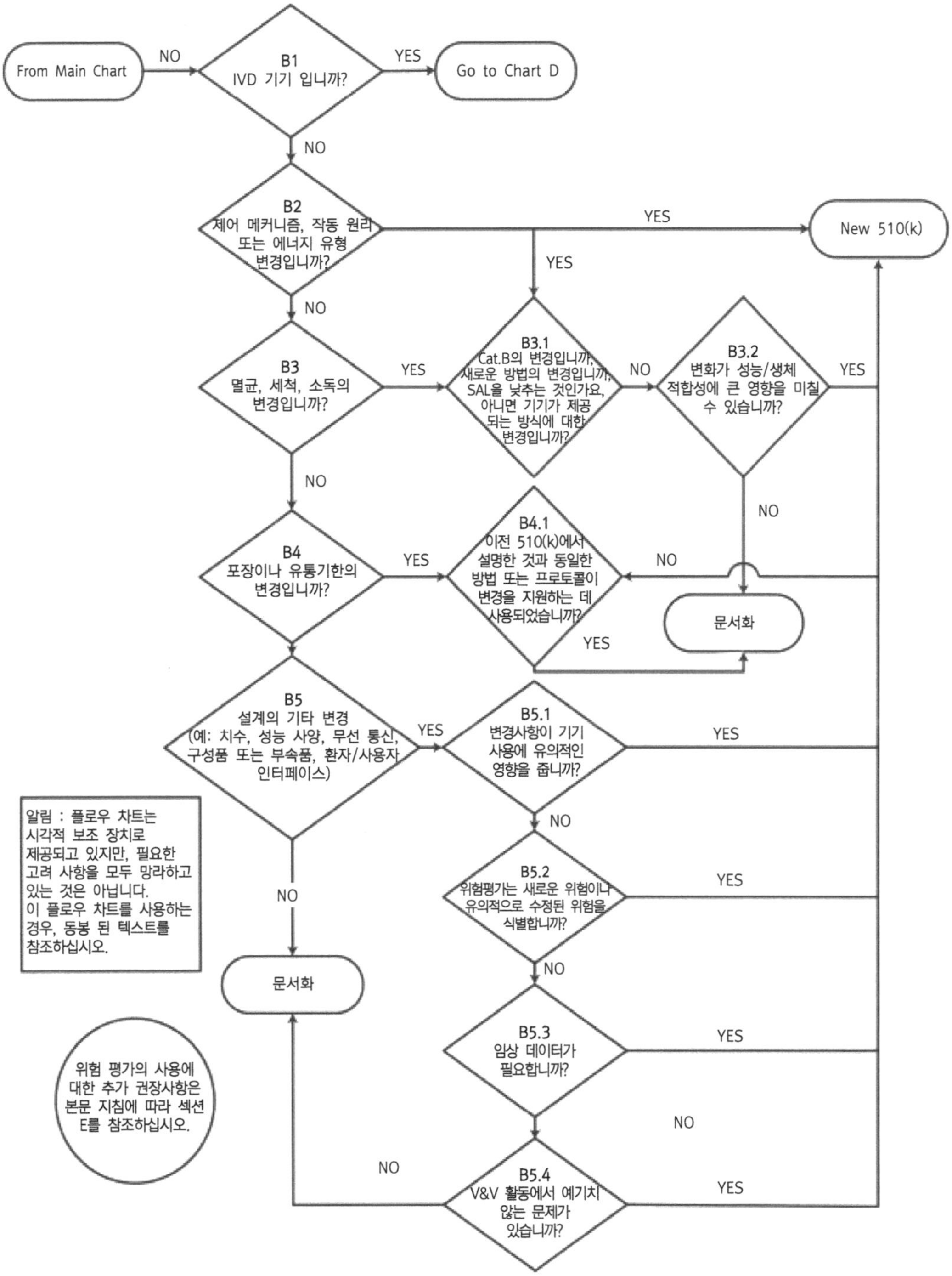

그림 4-4 Flowchart B : Technology, Engineering, and Performance Changes

4) Material 변경

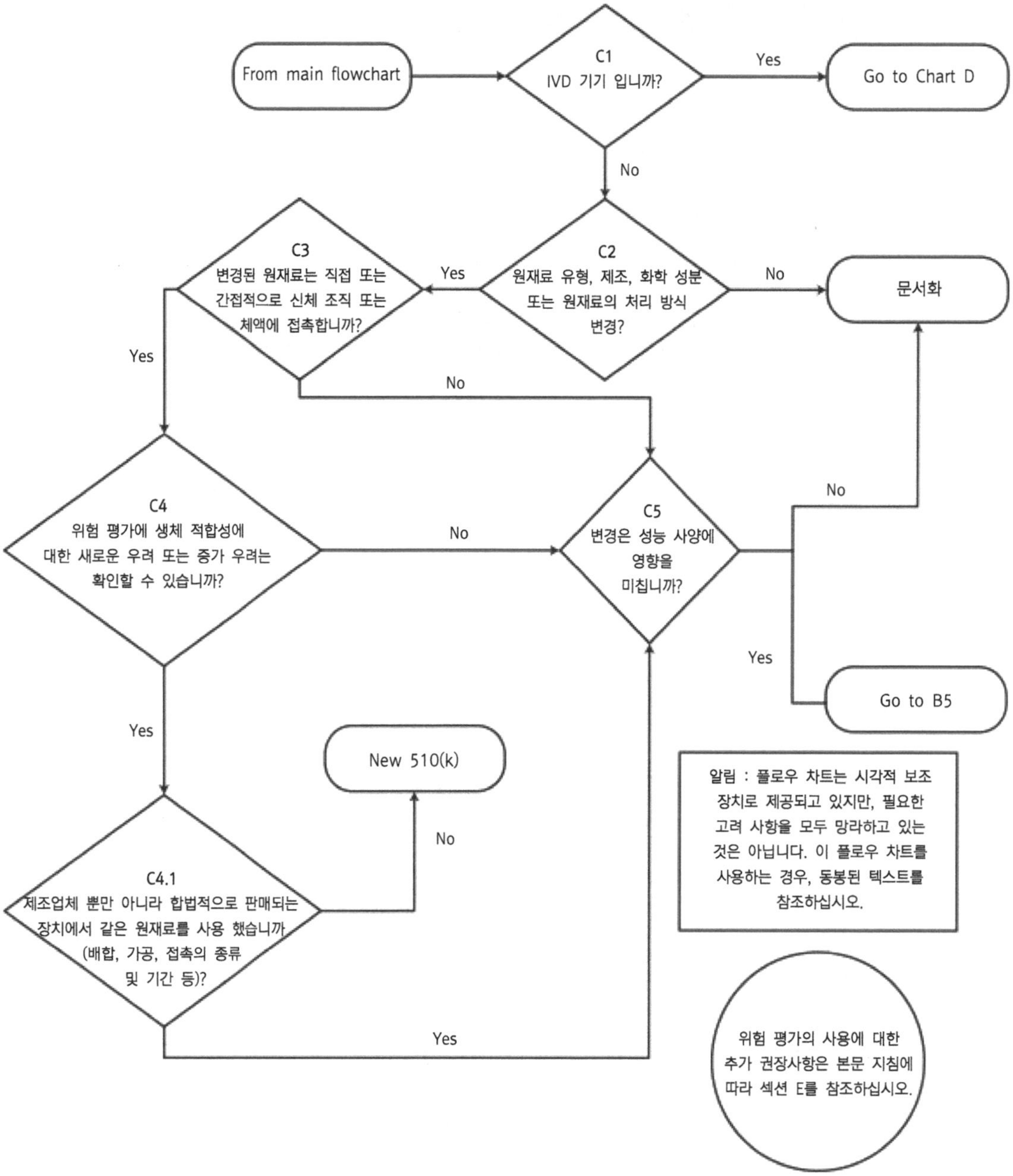

그림 4-5 Flowchart C : Materials Changes

5) IVD Technology, Engineering, Performance & Material 변경

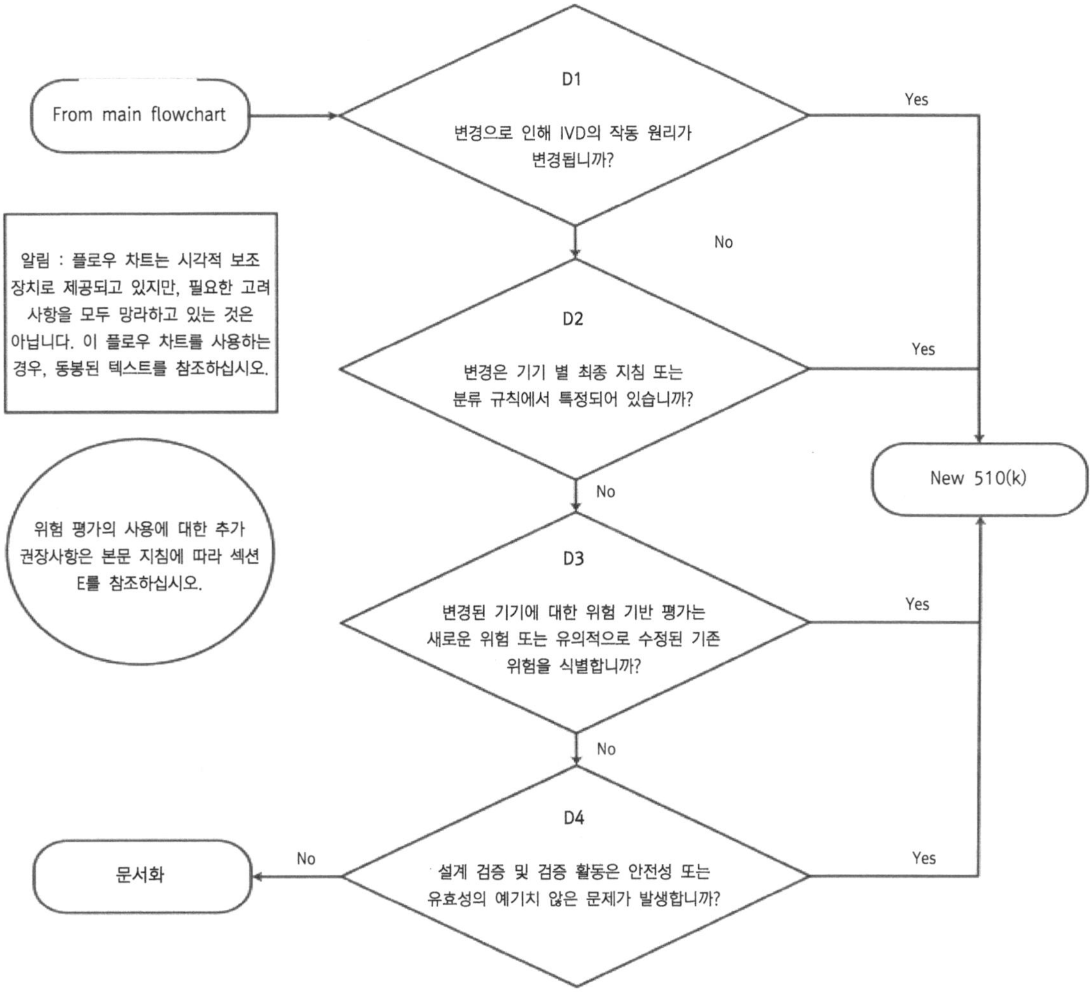

그림 4-6 Flowchart D : Technology, Engineering, Performance, and Materials Changes for In Vitro Diagnostic Devices

4-8 사후관리

미국의 의료기기 시판 후 사후관리 프로그램으로는 시판 후 조사 프로그램, 부작용 보고(Medical Device Reporting), 추적관리(Tracking) 등이 있다.

4-8-1 Medical Device Reporting(MDR)

1984년 12월 13일 이후, 의료기기의 제조업자와 수입업자는 의료기기 부작용 보고(MDR) 규정을 준수하여야 한다. MDR은 21 CFR 803에서 규정하고 있으며, 국내외 의료기기 제조업자와 수입업자들은 이 규정을 준수하여야 한다.

FDA는 제조업자나 수입업자에게, 그들이 시판한 기기 중 하나가 다음에 해당하는 경우 항시 보고할 것을 요구한다.

1) 의료기기로 인한 상해 및 추가적인 증상
2) 가장 심각하게 사망을 일으키거나 그 원인이 될 수 있는 때
3) 오작동이 재발생한 경우
4) 증상이나 사망을 일으키거나 그 원인이 될 수 있는 때

2014년 2월 13일 eMDR에 대한 최종 가이던스(Doc. No. 2014-03279, final rule)가 발표되었다. 가이던스에 따르면 FDA는 지난 20년간 의료기기 사고 보고 시, 3500A 양식에 맞춰 작성된 MDR을 서면 보고했던 것과 달리 전자 제출(eMDR)을 요구하고 있다. FDA는 전자 제출을 통해 시간과 비용을 줄이고 효과적으로 보고를 받겠다는 입장이다.

최종 가이던스의 발표로 인하여 2015년 8월부로 '21 CFR Part 803'은 eMDR을 반영하도록 개정되었다. 이에 따라 모든 제조자는 사고 발생 이전에 반드시 eMDR 계정의 사전 등록을 수행해야 하며, 사고 발생 시 등록된 계정을 통해 eMDR을 수행해야 한다.

최근 QSR 심사 시 사전등록이 안되었을 경우 중부적합으로 지적하고 있다.

4-8-2 리콜, 시정 및 수거(Recalls, Corrections and Removals(Devices))

회수는 공중보건을 보호하기 위해서 시정조치를 취하거나 시장에서 의료기기를 회수 필요가 있을 때, 의료기기를 제조, 판매하는 업체가 규정을 위반하는 의료기기를 적절하게 시정 및 회수를 취할 수 있는 체계를 확립하여야 한다. 업체의 회수 과정이 효과적으로 운용되면, 업체는 의료기기의 결함이나 고장을 발견하여 회수의 적절성 여부를 판별하고, 그 후 회수에 착수하게 된다.

그러나 업체는 의료기기의 변경이 회수의 정의를 충족시키는지의 여부, 회수의 적정 범위, FDA에 회수사실을 신고해야 하는 시점을 확인하는데 어려움을 겪을 수 있다. 이러한 경우 "의료기기 회수조치와 의료기기 제품개선의 구별 그리고 이와 관련한 보고요건" 가이던스를 참조하여 의료기기에 어떠한 변경이 일어났을 때 의료기기 회수 조치를 취해야하는지 여부를 분명히 하며, 회수(Recals)에 해당하는 의료기기 시정조치와 회수에 해당하지 않는 제품개선(Product enhancement)을 구별하고, 의료기기 회수 및 제품개선과 관련된 보고조건을 구별할 수 있다.

회수는 FDA가 시행할 수도 있으며 제조업자가 자발적으로 시행할 수도 있다. 자발적 또는 FDA에 의한 강제적 회수(리콜 명령)에 대한 사항은 다음CFR을 통해 명확히 확인할 수 있다.

- 자발적 회수(Voluntary Recalls) - 21 CFR 7
- 강제적 회수(Mandatory Device Recalls) - 21 CFR 810

또한 회수이후 시정 및 수거(Corrections and removals)를 위해 21 CFR 806을 적용하여 제조업체 및 수입업체는 취해진 시정 및 수거조치에 대해 FDA에 보고해야 한다.

4-8-3 의료기기 추적(Medical Device Tracking)

FDA는 어떤 종류의 2등급, 3등급 기기의 제조업자에게 그들의 의료기기를 환자단계까지 추적하는 프로그램을 실행하도록 명령할 재량권이 있다.

추적명령을 받을 기기의 종류들은 다음의 2등급 또는 3등급 기기가 해당된다 :

- 심각한 건강상의 유해결과를 가져올 수 있는 기기의 고장
- 1년 이상 인체에 이식되는 기기의 고장
- 의료기기 사용자시설 외에서 사용될 생명유지를 위한 기기의 고장

추가적으로, 추적되는 의료기기를 사용하는 환자들은 추적을 위한 그들의 이름, 주소, 사회보험 번호 또는 다른 신분상의 정보를 밝히는 것을 거부하거나, 밝히도록 허가하는 것을 거부할 수 있다.

이식되는 장치 및 기기	의료기관이 아닌 장소에서 사용되는 기기
측두하악관절(temporomandibular Joint, TMJ) 보형물(Prosthesis)	호흡감시기
하악와 보형물, 하악과두 부형물	지속적으로 사용하는 인공호흡기
삽입형 인공심장박동기	심실 우회로(보조)기기
심혈관 영구삽입형 인공심장박동기 전극	DC-제세동기 및 전극도자(paddle)
교체형 인공심장판막(기계적인 기기에만 해당)	
삽입형 자동 심전환 제세동기	
삽입형 소뇌 자극기	
삽입형 횡경막/횡경신경 자극기	
삽입형 수액 주입 펌프	
복부대동맥류 스켄트 그래프트	
실리콘겔 유방보형물(인공유방)	

4-8-4 시판 후 감시 연구(Postmarket Surveillance Studies)

FDA는 제조업자들에게 2등급과 3등급 기기들을 위한 안전과 효능에 대한 자료를 수집하기 위해 시판 후 감시연구를 진행하도록 명령할 수 있다. 이 요건은 어떠한 2등급 혹은 3등급 기기에나 적용되어 다음 사항을 감시하게 된다.

- 심각한 건강상의 유해결과를 가져올 수 있는 기기의 고장
- 소아과 집단에서 유의미하게 사용될 것으로 예상되는 기기
- 1년 이상 인체에 이식되는 기기의 고장
- 의료기기 사용자 시설 외에서 사용될 생명유지를 위한 기기의 고장

제조업자들은 FDA로부터 시판 후 감시연구를 진행하라는 명령을 받은 후 30일내에, 허가를 위한 필수감시계획서(a plan for the required surveillance)를 제출해야 한다. FDA는 36개월 동안 연구를 명령할 수 있다.

그 이상의 기간은 제조업자와 FDA 상호간에 합의되어야 한다. 만약 합의를 이르지 못하면, 논쟁해결 대책이 뒤따라져야 한다.

제조업자가 제안한 계획서를 받은 후, FDA는 감시연구를 위해 투여된 인물의 자격이나 경험사항을 결정하고, 이 계획서가 국민건강을 보호하기 위해 필요한 정보나 간과된 유해사고를 밝힐 수 있는 유용한 자료를 수집할 것인지를 결정하기 위해 60일간의 시간을 갖는다.

참조 : FDA 허가절차_KOTRA 참조

05

의료기기 인증을 위한 준비사항

5-1 주요국가의 인허가 요구사항
5-2 전기·기계적 안전 시험(IEC 60601-1)
5-3 위험관리(ISO 14971)
5-4 사용적합성 엔지니어링(IEC 62366-1)
5-5 소프트웨어 밸리데이션
5-6 전자파 시험
5-7 성능 시험
5-8 생물학적 안전성 시험(ISO 10993 Series)
5-9 멸균 관련 밸리데이션 및 유효기간
5-10 라벨링
5-11 임상평가(MEDDEV 2.7/1 Rev. 4)
5-12 필수 요구사항

5-1 주요국가의 인허가 요구사항

1) Medical Device

구 분	한 국	유 럽	미 국
법 조항	의료기기법	MDR 2017/745	FD&C Act
Requirement	• Safety Test Report(IEC 60601-1 3.2rd Ed, 1-x, 2-x) • EMC Test Report(IEC 60601-1-2) • Biocompatibility Test Report(ISO 10993-x) • Performance(ASTM, ISO, IEC…) • Transportation Test Report(ISTA Procedure 2A-D, ASTM D4169) • Risk Management Report(ISO 14971, IEC 60601-1 3.2rd Ed) • Usability Engineering Report(IEC 60601-1-6, IEC 62366-1) • Software Validation Report(IEC 62304, FDA Guidance) • Sterilization(세척, 포장, 멸균밸리데이션 Report, 멸균유효기간 설정시험 성적서) • Clinical Evaluation Report(MEDDEV 2.7/1 Rev. 4) • Labeling(MDR Annex I 23, IEC 60601-1 Cl. 7, ISO 15223-1, ISO 20417) • General Safety Performance Requirement(MDR Annex I) • Device Description		
품질시스템	GMP(의료기기제조 및 품질관리 기준)	ISO 13485	QSR(cGMP)

2) In-Vitro Diagnostic Device

구 분	한 국	유 럽	미 국
법 조항	의료기기법	IVDR 2017/746	FD&C Act
Requirement	• Safety Test Report(IEC 61010-1, 61010-2-101) • EMC Test Report(IEC 61326-1) • Biocompatibility Test Report(ISO 10993-x) • Transportation Test Report(ISTA Procedure 2A-D, ASTM D4169)) • Risk Management Report(ISO 14971) • Usability Engineering Report(IEC 62366-1) • Software Validation Report(IEC 62304, FDA Guidance) • Sterilization(세척, 포장, 멸균밸리데이션 Report, 멸균유효기간 설정시험 성적서) • Performance & Stability(EN 13612, EN 23640) • Labeling(IVDR Annex I, ISO 18113-1, 2, ISO 15223-1) • General Safety Performance Requirement(IVDR Annex I) • Device Description		
품질시스템	GMP(체외진단 의료기기 제조 및 품질관리 기준)	ISO 13485	QSR(cGMP)

5-2 전기·기계적 시험(IEC 60601-1)

5-2-1 개론

의료기기의 전기·기계적 안전 시험 규격은 국제전기기술위원회(IEC)에서 1977년 IEC 601-1이라는 명칭으로 초판이 발행되고 1988년에 1차 개정판인 2판이 발행되었으며, 2005년에 2차 개정판인 3판으로 IEC 60601-1이 변천되었으며, 최신버전은 2020년에 개정된 3.2 판이고 제목도 "기본적인 안전 및 필수성능에 대한 일반요구사항"(General requirements for basic safety and essential performance)으로 변경되었다.

〈대한민국〉

규격의 명칭 : 의료기기 전기·기계적 안전에 관한 공통 기준규격

- 제정 : 식품의약품안전처 고시 제2006-7호(2006. 3. 7, 제정)
- 현재 개정고시 : 식품의약품안전처 고시 제2020-29호(2020. 5. 1, 개정)
- IEC 60601-1 : 2012 Ed. 3.1을 근간으로 고시함

〈유럽〉

EN 60601-1:2006/A2:2021 Medical electrical equipment – Part 1: General requirements for basic safety and essential performance

〈미국〉

IEC 60601-1:2005/A2:2020 Medical electrical equipment – Part 1: General requirements for basic safety and essential performance

5-2-2 IEC 60601-1 규격의 소개

IEC 60601 Series 규격은 일반규격(General Standard), 보조규격(Collateral Standard)과 특별규격(Particular Standard)으로 구성되어 있으며, 이의 구조는 다음과 같다.

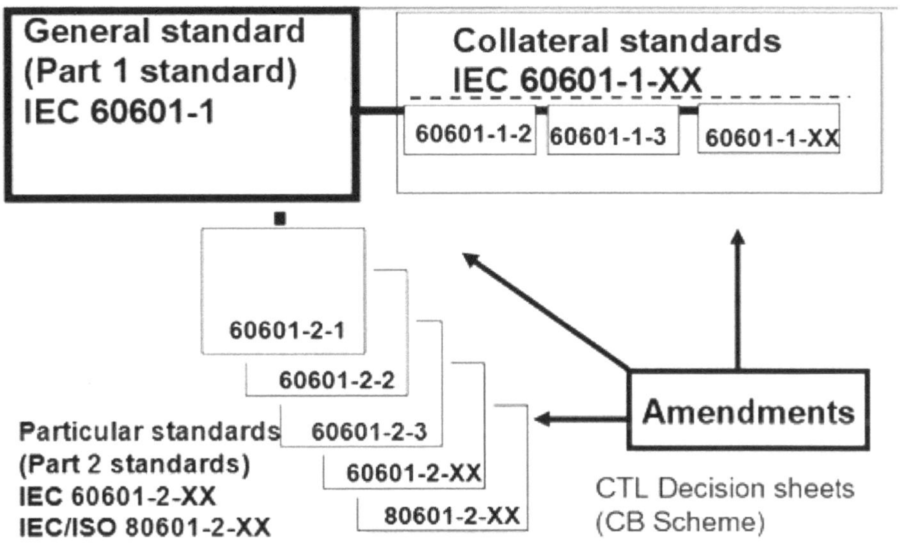

그림 5-1 IEC 60601 Series 구조도

현재 일반규격외 7개의 보조규격과 60여개의 특별규격이 제정되어 있으며, 지속적으로 보조규격과 특별규격이 제정되고 있다.

5-2-3 IEC 60601-1 2판과 3판의 차이점

흔히 말하는 IEC 60601-1 3판은 2판과 달리 엄청나게 큰 변화를 가져왔다.

필수성능, 위험관리, 사용적합성 등 제품설계에 대한 새로운 요구사항이 추가되었으며 주요차이점에 대하여 다음과 같이 비교할 수 있다.

구분	IEC 60601-1 2판	IEC 60601-1 3판
구 성	10장(Section) 및 59개 절(Clause)	17개 절(Clause)
요구사항	안전성	기본 안전성 및 필수성능
적용보조규격	6개 규격 적용 - IEC 60601-1-1(의료전기 시스템) - IEC 60601-1-2(전자파) - IEC 60601-1-3(방사선방어) - IEC 60601-1-4(소프트웨어) - IEC 60601-1-6(사용적합성) - IEC 60601-1-8(알람시스템)	7개 규격 적용 - IEC 60601-1-2(전자파) - IEC 60601-1-3(방사선방어) - IEC 60601-1-6(사용적합성) - IEC 60601-1-8(알람시스템) - IEC 60601-1-9(환경고려설계) - IEC 60601-1-10(생리학적 폐회로 제어 장치) - IEC 60601-1-11(개인용 의료기기) - IEC 60601-1-12(앰블런스 의료기기)
시스템장비 요구사항	없음(필요시 IEC 60601-1-1 적용)	있음
소프트웨어 요구사항	없음(필요시 IEC 60601-1-4 적용)	있음
위험관리 요구사항	없음	있음
※ 상기외 누설전류, 내전압, 온도시험, 부품추가사항 등 변경사항 및 추가사항 다수 전체적으로 3판은 2판에 비해 제품설계에 대한 요구사항이 많아지고 어렵게 재정됨		

그 중 가장 큰 변화를 요약하면 다음과 같다.

1) 필수성능(Essential Performance) 개념의 도입

2) 기대수명(Expected Service Life)의 요구

3) 동등안전성(Equivalent safety) 개념의 도입

4) 위험관리(Risk Management)의 도입

이 중에 가장 큰 변화는 위험관리의 도입이라고 할 수 있다.

IEC 60601-1 2판까지는 시험기관에 시료만 제공하면 전기기계적 안전시험을 수행하고 시험성적서를 발행할 수 있었지만 IEC 60601 Series 3판에서는 시험기관에 시료와 더불어 위험관리 보고서, 사용적합성엔지니어링 보고서 및 소프트웨어밸리데이션 보고서를 제출해야만 시험 및 성적서 발행이 가능하다.

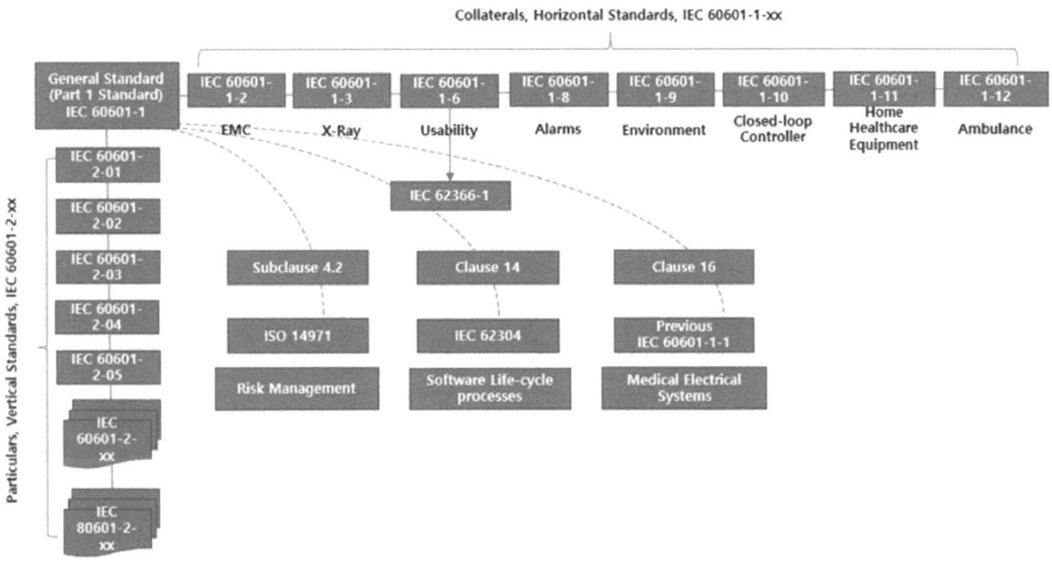

위험관리의 방법은 국내는 ISO 14971 : 2007, 해외의 경우에는 ISO 14971 : 2019 규격을 기반으로 하나 위해요인은 IEC 60601-1에서 제시해 주고 있는 88개 외에 보조규격 및 특별규격에서 요구하고 있는 위해요인을 기반으로 IECEE에서 발행한 OD-2044 Guidance 규격을 이용하여 해당 제품의 해당여부를 분석하여 위해요인으로 적용하여야 한다.

이후의 절차는 2항의 위험관리에 따라 위험평가, 위험통제, 생산 및 생산 후 정보 프로세스를 적용하여 진행하여야 한다.

사용적합성 엔지니어링은 IEC 60601-1-6 및 IEC 62366-1에 따라 수행하여야 하며, 3항의 사용적합성 엔지니어링을 참조 바란다.

소프트웨어 밸리데이션은 IEC 62304 Software Life Cycle Process의 개발, 위험관리, 형상관리, 문제해결 프로세스에 준하여 산출된 결과물을 바탕으로 소프트웨어 밸리데이션 보고서를 작성하여야 한다.

5-2-4 IEC 60601-1 3.2판 규격 내용

IEC 60601-1의 각 절별 주요 요구사항은 아래와 같다.

1절 적용범위

이 규격은 의료용전기기기 및 의료용전기시스템(이하 ME기기 및 ME시스템이라 함)의 기본안전 및 필수성능에 적용한다.

ME기기에 개별규격을 적용할 경우, 개별규격은 일반규격에 우선한다.

2절 인용규격

본 규격에서 인용하는 규격은 이 규격의 적용에서 필수 불가결하다.

본 규격에서는 총 64개의 규격을 인용하고 있다.

3절 용어의 정의

IEC 60601-1의 목적을 위해 적용되는 용어에 대하여 139개의 용어를 정의한다.

"의료기기의 전기기계적 안전에 관한 공통기준 및 시험방법"에는 147개의 용어를 정의한다.

4절 일반요구사항

4절은 일반적인 요구사항에 대하여 기술하고 있다. 이에 대한 내용을 정리하면 다음과 같다.

- 사용자의 실수/건망증/착오에 의한 위험도 막아야 한다.(4.1)
- ISO 14971 위험관리 프로세스를 따라야 한다.(4.2.2)
- 기본안전은 아니지만, 이 기능이 없어지면 임상적으로 위험한 기능인 필수성능을 파악하여야 하고, 이를 입증하여야 한다.(4.3)
- 기대서비스 기간을 산정하여 위험관리 보고서에 기술하여야 함.(4.4)
- 고장이 발생한 단일고장 상태에도 단일고장 안전을 확보해야 한다.(4.7)
- 관련된 IEC/ISO 규격이 적용된 의료기기 부품을 사용하여야 한다.(4.8 a)
- 만약 관련 부품이 IEC/ISO 규격 없는 것을 사용시 이 규격의 안전성 요구사항을 적용해야 한다.(4.8 b)
- 전원은 ±10% 변동에도 안전하여야 한다.(4.10.2)

또한 4절에서의 위험관리 요구사항은 아래와 같다.

4.2 RISK MANAGEMENT PROCESS for ME EQUIPMENT or ME SYSTEMS(위험관리절차)

4.5 Equivalent safety for ME EQUIPMENT or ME SYSTEMS(동등 안정성)

4.6 ME EQUIPMENT or ME SYSTEM parts that contact the PATIENT(환자 접촉 부품)

4.7 SINGLE FAULT CONDITION for ME EQUIPMENT(단일 고장 조건)

4.8 Components of ME EQUIPMENT(부품)

4.9 Use of COMPONENTS WITH HIGH-INTEGRITY CHARACTERISTICS in ME EQUIPMENT(고보증 부품)

5절 ME기기 시험을 위한 일반 요구사항

5절은 시험을 위한 일반요구사항을 기술하고 있으며, 아래와 같은 내용을 포함하고 있다.

- 이 규격에서 기술한 시험은 형식시험이다.(5.1)
- 장치의 시험에 앞서 반드시 습도 전처리를 해야 한다.(5.7)

또한 5절에서의 위험관리 요구사항은 아래와 같다.

5.1 TYPE TESTS(형식 시험)

6절 ME기기 및 ME시스템의 분류

6절에서는 IEC 60601-1에서 적용하는 여러가지 등급분류에 대한 요구사항을 기술하고 있다.

- 전기적 충격에 대한 보호에 대한 분류(6.2)
- 물 또는 미립자 물질의 유해한 침입에 대한 보호(6.3)
- 멸균 방법(6.4)
- 산소 과밀 환경에서 사용하기 위한 적절성(6.5)
- 가동 모드(6.6)

6절에서의 위험관리 요구사항은 없다.

7절 ME기기의 표식, 표시 및 문서

7절에서는 전자의료기기의 전기적 표시 전반에 걸친 요구사항을 기술하고 있다.

- 분리되는 구성품이나 장치가 무엇인지 명확한 표시를 해야 한다.(7.2.2)
- 공급전원의 표시도 하이픈(-)이나 사선을 이용하여 전원의 범위를 표시해야 한다.(7.2.6)
- 공급전원 전원입력의 역률이 0.9 이하이면 VA로 그 이상이면 Watt로 표시해야 한다.(7.2.7)
- 조작자에게 분명하지 않는 위험을 완화하기 위한 경고, 금지 또는 강제조치를 전달하는데 사용하는 표시는 ISO 7010에 따라 안전표시를 해야 한다.(7.5)
- 표시에 사용된 심벌의 의미를 사용설명서에 설명해야 한다.(7.6.1)
- 보호접지선은 반드시 녹색과 황색의 절연피복으로 식별되어야 한다.(7.7.1)
- 중성도선은 "엷은 청색"으로 해야 한다.(7.7.4)
- 표시등은 적색 (즉각적인 조치), 노랑 (신속한 대처 필요), 초록 (사용준비 완료) 형태로 사용해야 한다.(7.8.1)
- 부속문서에 대한 요구사항을 충족하여야 한다.(7.9)

또한 7절에서의 위험관리 요구사항은 아래와 같다.

7.2.2 Identification(표식)

7.2.13 Marking for Physiological Effect(생리학적 영향)

7.2.17 Marking for Protective Packaging(보호 포장)

7.3.3 Marking for Batteries(배터리)

7.3.7 Marking for Supply Terminals(전원 단자)

7.4.2 Marking for Control Devices(제어기)

7.5 Safety signs(안전 신호)

7.9.2.4 Electrical power source(전원)

7.9.3.2 Manual for Replacement of fuses, power supply cords, other parts(퓨즈, 전원 코드 및 기타 부품의 교환)

8절 ME기기에서의 전기적 위해요인에 대한 보호

8절은 감전 등 전기적 위해요인에 대한 보호를 요구하고 있으며, 상세한 내용은 다음과 같다.

- 단일고장상태에선 환자누설전류/환자측정전류/접촉전류가 5 mA이하여야 하고, 정상상태에선 0.1 mA 이하여야 한다.(8.4.2)
- 접지누설전류는 정상상태에서 5 mA, 단일고장상태에선 10 mA 이하여야 한다.(8.7)
- 접촉전류의 허용값은 정상상태에서 100 uA이고, 단일고장상태에서 500 uA이다.

- 환자누설전류/접촉전류를 줄이기 위해 환자보호수단이나 조작자 보호 수단에 적합한 내전압 및 연면거리/공간거리를 가져야 한다.(8.5)(8.9)
- 1급 의료기기의 보호접지(PE)는 기기인렛의 접지판과 보호접지한 모든 부분에 25 A를 10초 동안 흘려 0.1 Ω 이하여야 한다.(8.6.4) 비착탈 전원코드를 가진 의료기기는 0.2 Ω 이하여야 한다.
- 다중 소켓 아웃렛의 접지누설전류는 5 mA 이하여야 한다.(8.7)

또한 8절에서의 위험관리 요구사항은 아래와 같다.

8.1 b) Fundamental rule of protection against electric shock(감전 방지를 위한 기본 원칙)

(3) Accidental detachment of conductors and connectors(전도체와 접속부가 사고로 분리됨)

8.5.2.2 Type B applied parts(B형 장착부)

8.5.2.3 Patient Leads(환자 도선)

8.6.3 Protective earthing of moving parts(이동 부품의 보호 접지)

8.8.4.1 Mechanical strength and resistance to heat(기계적 강도 및 내열성)

8.10.1 Fixing of components(부품의 고정)

9절 ME기기 및 ME시스템의 기계적 위해요인에 대한 보호

9절은 기계적 위해요인에 대한 보호를 요구하고 있으며, 상세한 내용은 다음과 같다.

- 사람 몸이 끼일 수 있는 트래핑존이 있는 경우는 인체에 따라 그 간격을 어떤 거리 이하로 하거나 어떤 간격 이상으로 하여 끼이지 않도록 한다.(9.2.2.2) 또는 안전거리를 두어 끼이는 곳 근처에 가지 못하도록 한다.(9.2.2.3)
- 가동부가 사람 접근 범위 내에 있는 동안에는 이동을 시작할 수 없다. 그리고 움직이기 시작한 후에 사람이 트래핑존에 접근한다면 시스템은 멈추도록 설계하여야 한다.(9.2.2.4.4)
- 비상정지 스위치는 모터의 전류를 차단할 수 있어야 하며, 조작자가 쉽게 접근할 수 있어야 한다.(9.2.4) 색깔은 붉은색이어야 한다.
- 의료기기를 운반도중 10° 경사진 곳에 두었을 때 균형을 잃지 말아야 한다.(9.4.2)
- 의료기기를 사용장소에서 5° 경사진 곳에 두었을 때 균형을 잃지 말아야 한다.(9.4.2.2)
- 이동형 의료기기를 평평한 수평면 위에서 움직이는데 들어가는 힘은 250 N(25 kgf)을 넘어서면 안된다.(9.4.2.4.2)
- 45 kg이 넘는 이동형 의료기기는 10 ㎜의 문턱을 지나갈 수 있어야 한다.(9.4.2.4.3)
- 2중 기계적 보호장치가 있으면 최소장력 안전율을 2.5 또는 4배로 한다.(표 21-7)
- 마모에 의해 손상이 되며, 파손 시 5% 이상 늘어나며, 기계적 보호장치가 있으면 최소장력 안전율을 2.5 또는 4배로 한다.(표 21-5)

- 마모에 의해 손상이 없고, 파손 시 5% 이상 늘어나지 않으면 최소장력 안전율을 4 또는 6배로 한다.(표21-2)
- 인장 안전율 실험 시 인체의 최소질량을 135 kg으로 하고, 부속품도 최소 15 kg으로 한다.(9.8.3.1)
- 인장 안전율 실험 시 사람이 서있을 경우 서있는 면적을 0.1 m2 으로 한다.(9.8.3.2)
- 기계적 보호장치가 작동되고 난 뒤, 여전히 그 장치를 사용할 수 있을 때 그 보호장치가 작동되었음을 조작자가 알 수 있어야 한다.(9.8.4.2)
- 기계적 보호장치가 한번만 기능하도록 되어있을 경우, 그 기계적 보호장치를 교환하기 전까지는 의료기기를 계속 사용할 수 없어야 한다.(9.8.4.3)

또한 9절에서의 위험관리 요구사항은 아래와 같다.

9.2.1 Moving Parts(이동 부품과 관련된 위험 요인-일반사항)

9.2.4 Emergency stopping devices(비상 정지 장치)

9.2.5 Release of patient(환자 방출)

9.5.1 Protective Means(배출된 부품의 보호수단)

9.6.1 Acoustic energy and Vibration(음향 에너지와 진동일반)

9.6.2.2 Infrasound and ultrasound energy(초저음파 불가청음 및 초음파 에너지)

9.7.2 Pneumatic and hydraulic parts(공기 역학 및 수력학적 부품)

9.7.7 Pressure-relief device(압력 완화 장치)

9.8.1 Support systems(지지 시스템의 위위해요인 일반)

9.8.2 Tensile safety factor(인장 안전율)

9.8.3.1 Strength of patient or operator support or suspension systems(지지시스템의 강도 일반)

9.8.5 Systems without mechanical protective devices(기계적보호장치가 없는 시스템)

10절 원치 않는 과도한 방사선 위해요인에 대한 보호

10절은 방사선 위해요인에 대한 보호를 요구하고 있으며, 상세한 내용은 다음과 같다.

- 1~100 GHz의 마이크로파 방사선의 전력밀도는 5 cm 지점에서 10 W/m² 을 넘으면 안된다.(10.3)
- 레이저 및 발광 다이오드(LED) 위해요인에 대한 보호(10.4)

또한 10절에서의 위험관리 요구사항은 아래와 같다.

10.1.2 Intended X-radiation(진단 혹은 치료용 X선 방사를 의도한 기기)

10.2 Alpha, beta, gamma, neutron and other particle radiation(알파, 베타, 감마, 중성자 및 기타 입자 방사)

10.5 Other visible electromagnetic radiation(기타 가시 전자기 방사)

10.6 Infrared radiation(적외선 방사)

10.7 Ultraviolet radiation(자외선 방사)

11절 과온 및 기타 위해요인에 대한 보호

11절은 과온 및 기타 위해요인에 대한 보호를 요구하고 있으며, 상세한 내용은 다음과 같다.

- 환자에게 열을 가하는 것을 의도하지 않은 장착부의 경우, 10분 이내만 사용할 경우 그 온도는 48℃까지 허용하고, 10초 정도까지만 접촉할 경우 51℃까지 허용한다.(11.1 표24)
- 의료기기의 목재는 화재 때문에 90℃이상의 온도가 넘어서는 안된다.(11.1.1)
- 환자에게 열을 가하는 것을 의도한 장착부에서 그 온도(고온 또는 저온)는 임상효과에 의해 결정해야 하고, 그 온도 및 임상효과는 사용설명서에 기술해야 한다.(11.1.2.1)
- 환자에게 열을 가하는 것을 의도하지 않은 장착부의 경우 온도 43℃를 넘지 말아야 하고 온도 41℃를 초과할 때 최대온도를 사용설명서에 기재해야 한다.(11.1.2.2)
- 생체조직, 세포 또는 체액에 직접적 또는 간접적으로 접촉하는 것을 의도한 ME기기에서 1분 이상 접촉 시 그들의 부분 및 부속품은 ISO 10993 시리즈에서 명시한 가이던스 및 원칙에 따라 평가하고 문서화해야 한다.(11.7)

또한 11절에서의 위험관리 요구사항은 아래와 같다.

11.1.1 Maximum temperature during normal use(정상 사용시 최고온도) - 환자 접촉부

11.1.1 Maximum temperature during normal use(정상 사용시 최고온도) - 환자 장착부

11.1.2.1 Applied parts intended to supply heat to patient(환자에게 열을 가하도록 의도된 장착부)

11.1.2.2 Applied parts not intended to supply heat to patient(환자에게 열을 가하도록 의도되지 않은 장착부)

11.1.3 e Measurements(측정)

11.2.2.1 Oxygen rich environment(산소 과잉 환경에서의 화재 위험)

11.3 Constructional requirements for fire ENCLOSURES of ME EQUIPMENT(방화용 외장에 대한 구조적 요구사항)

11.5 ME EQUIPMENT and ME SYSTEMS intended for use in conjunction with flammable agents(가연성 물질과 결합하여 사용하는 기기)

11.6.3 Spillage(엎지름)

11.6.5 Ingress of water or particulate matter(액체 및 입자의 침입)

11.6.7 Sterilization(기기의 멸균)

11.6.8 Compatibility with substances used(기기와 함께 사용되는 물질의 적합성)

12절 제어기와 계측기의 정확도 및 위험한 출력에 대한 보호

12절은 제어기와 계측기의 정확도 및 위험한 출력에 대한 보호를 요구하고 있으며, 상세한 내용은 다음과 같다.

- 제조자는 IEC 60601-1-6 & IEC 62366-1에 적합한 사용적합성 엔지니어링 프로세스를 통해 특정 표식, 표시 및 문서와 관련한 것을 포함해 불충분한 사용적합성의 위험을 다루어야 한다.
(12.2)
- 제조자가 경보시스템을 사용할 경우, 경보시스템은 IEC 60601-1-8을 만족하여야 한다.(12.3)

또한 12절에서의 위험관리 요구사항은 아래와 같다.

12.1 Accuracy of controls and instruments(제어기 및 계측기의 정확도)

12.4.1 Intentional exceeding of safety limits(안전 한도의 고의적 초과)

12.4.2 Indication of parameters relevant to safety(안전과 관련된 파라미터의 표시)

12.4.3 Accidental selection of excessive output values(우발적인 과도 출력 선택)

12.4.4 Incorrect Output(잘못된 출력)

12.4.5.3 Radiotherapy Equipment(방사선 치료기기)

12.4.5.4 Other ME equipment producing diagnostic or therapeutic radiation(진단 또는 치료 방사를 발생하는 기타기기)

12.4.6 Diagnostic or therapeutic acoustic pressure(진단 또는 치료용 음압)

13절 ME기기를 위한 위해상황 및 고장상태

13절은 위해상황 및 고장상태에 대하여 기술하고 있으며, 상세한 내용은 다음과 같다.

- 특정위해상황은 반드시 위험관리를 할 것(13.1)
- 단일고장 상태에서의 위험관리를 반드시 할 것(13.2)
특히, 13.2항에서는 여러가지 단일고장상태의 예시를 보여주고 있다.

또한 13절에서의 위험관리 요구사항은 아래와 같다.

13.2.6 Leakage of liquid(액체의 누설)

14절 프로그램가능 의료용전기시스템(PEMS)

14절은 프로그램가능 의료용전기시스템(PEMS)에 대하여 기술하고 있으며, 상세한 내용은 다음과 같다.

- 기존에 의료용으로 개발되지 않은 상용 software를 사용할 경우 위험관리를 반드시 할 것 (14.1)
- 모든 설계 문서는 정식 문서절차에 따라 검토, 승인, 발행 및 변경되어야 한다.(14.2)
- FRS 작성 이전에 위험관리 계획을 먼저 작성하여야 한다.(14.3)
- 위험관리계획에서 필요한 위험통제 및 고객의 요구사항, 성능향상 등을 포함한 입/출력 스펙을 파악하여 요구사항 사양서를 작성하고(14.5)(14.7), 이에 대한 검증계획서를 작성한다.
- 요구사항 사양서는 아키텍처 하에 기능/문제를 해결하는 기법을 도입하여 작성해야 한다.(14.8)
- 실제 구현을 한 다음, 검증계획서에 따라 검증을 하고, 최종적으로 고객이 요구하는 사항이 맞는지 유효성확인(validation)을 수행하는 이러한 PEMS 개발주기를 따라야 한다.(14.4)
- 위험관리계획에 이미 알려진 위해요인과 예측가능한 위해요인을 식별하여 위험관리를 수행해야 한다.(14.6)
- PEMS software는 서브시스템으로 분산시킬 수 있으면 분산시켜야 하고, 각각이 설계 및 시험의 사양서를 가지며, 설계환경 등을 지정해야 한다.(14.9)
- 검증은 기본안전, 필수성능 또는 위험통제수단을 구현하는 기능에 대해 요구된다.(14.10)
- PEMS validation에서 계획되어야 하고, 설계자와 Validation 담당자와는 구별되어야 한다.(14.11)
- IT 네트워크에 결합되는 PEMS의 경우, 사용설명/목적/특성/구성/기술적 사양/고장 시 초래되는 위해상황을 기록으로 남겨야 한다.(14.13)

또한 14절에서의 위험관리 요구사항은 아래와 같다.

14.1 PROGRAMMABLE ELECTRICAL MEDICAL SYSTEMS(PEMS) 프로그램 가능한 전기의료 시스템 -일반

14.6.1 Identification of known and foreseeable hazards(인지되거나 예측가능한 위험 요인 확인)

14.6.2 Risk control(위험 통제)

14.7 Requirement specification(요구사항 명세)

14.8 Architecture(구조)

14.10 Verification(검증)

14.11 Programmable electrical medical systems - PEMS validation(프로그램 가능한 전기의료시스템 - PEMS 유효성 확인)

14.13 Connection of PEMS by NETWORK/DATA COUPLING to other equipment(다른 기기 와 네트워크/데이터 커플링을 통한 연결)

15절 ME기기의 구조

15절은 의료기기의 구조에 대하여 기술하고 있으며, 상세한 내용은 다음과 같다.

- 제어기 및 표시기 배치 관련 위험을 사용적합성 엔지니어링 프로세스에 기술해야 한다.(15.1)
- 교환 또는 조정하는 ME 기기의 부분을 근접한 부분 또는 배선에 손상이나 간섭 없이 검사, 서비스, 교환 및 조정이 가능하도록 배치하거나 고정해야 한다.(15.2)
- ME 기기 또는 그 부분은 몰딩 응력(molding stress) 또는 기계적 응력(mechanical stress)으로 기본 안전 및 필수성능의 상실을 초래하지 않아야 한다.(15.3)
- 기계적 강도시험으로는 밀기시험(15.3.2), 충격시험(15.3.3), 낙하시험(15.3.4), 거친 취급시험(15.3.5), 몰딩응력 완화시험(15.3.6), 환경적 영향(15.3.7) 등이 있다.
- 커넥터는 오접속이 일어나지 않도록(서로 다른 모양 등으로) 설계하여야 한다.(15.4.1)
- 온도 및 과부하 제어장치에서 위해상황을 초래 시, 독립된 비자동복귀형 열감지차단기를 추가하여 해결하여야 한다.(15.4.2.1 c)
- 의료기기 내부에 충전 또는 방전동안 가스가 누출될 수 있는 전지를 포함한 용기는 위험을 방지하기 위해 환기되어야 한다.(15.4.3.1)
- 의료기기가 정상사용을 위한 준비완료 상태인 것이 명료하지 않은 경우, 이를 표시하기 위해 표시등을 장착해야 한다.(15.4.4)

또한 15절에서의 위험관리 요구사항은 아래와 같다.

15.4.1 Construction of connectors(커넥터 구조)

15.4.2.1 a) thermal cut-outs and over-current releases(온도 및 과부하 제어기)

15.4.2.1 c) Independent non-self-resetting thermal cut-out(독립적인 자체 재설정 기능)

15.4.2.1 d) Loss of function of me equipment(장비의 기능 상실)

15.4.2.1 h) Me equipment with tubular heating elements(관형 가열 요소와 장비)

15.4.3.1 Housing(배터리 용기)

15.4.3.2 Connection(배터리 접속)

15.4.3.3 Protection against overcharging(과충전 보호)

15.4.4 Indicators(표시기)

15.4.5 Pre-set controls(사전 설정 제어기)

16절 ME시스템

16절은 전자의료시스템에 대한 요구를 기술하고 있으며, 상세한 내용은 다음과 같다.

- ME시스템의 요구사항은 부속문서(16.2), 전원(16.3), 외장(16.4), 분리장치(16.5), 누설전류(16.6), 기계적 위해요인에 대한 보호(16.7), 전원 차단(16.8), 접속 및 배선(16.9) 등으로 구성되어 있다.
- 커넥터는 오접속이 일어나지 않도록(서로 다른 모양 등으로) 설계하여야 한다.(16.9.1)

또한 16절에서의 위험관리 요구사항은 아래와 같다.

16.1 General requirements for the ME SYSTEMS(시스템 일반 요구사항)

16.9.1 Connection terminals and connectors(접속 단자 및 커넥터)

17절 ME기기 및 ME시스템의 전자파 적합성

17절은 ME기기 및 ME시스템의 전자파 적합성에 대하여 요구하고 있으며, 상세한 사항은 IEC 60601-1-2 전자파 규격에서 설명하고 있다.

5-2-5 IEC 60601-1 위험관리 소개

IEC 60601-1 위험관리를 수행하기 위해서는 IECEE에서 발행한 IEC 60601-1 위험관리를 위한 가이던스 규격인 OD-2044를 참조하여야 한다.

OD-2044 Evaluation of Risk Management in medical electrical equipment according to the IEC 60601-1 & IEC/ISO 80601 Series of Standards

OD-2044 규격은 IEC 60601-1 위험관리를 수행함에 있어 2가지의 중요한 정보를 제공해 준다. 첫 번째 정보는 IEC 60601-1 규격에서 제시해 주고 있는 위해요인이 적용하고자 하는 제품에 해당되는지에 대한 결정을 도와준다. 두 번째 정보는 해당되는 위해요인에 대해 ISO 14971의 해당 요구절의 결정을 도와준다.

참고로 아래의 OD-2044 정보를 보면 IEC 60601-1 요구절별로 위험관리 Criteria의 적용을 위한 고려사항이 질문항으로 제공되어 질문에 답을 함으로 해당여부를 결정할 수 있고 마지막 란의 ISO 14971 요구절을 파악할 수 있다.

IEC 60601-1 Clauses	Subject	Considerations for application of RM criteria	ISO 14971 Clauses
11.3	Constructional requirements for fire enclosures of ME equipment	Have the specific requirements of this clause been employed to comply with cl 13.1.2? Has the manufacturer analyzed and addressed risks of not complying with the constructional requirements and showed than an equipment level of risk/benefit has been provided?	4.2 to 6.5
11.5	Me equipment and ME systems intended for use woth flammable agents	Is the ME Equipment to(or can it through foreseeable misuse) come into contact with flammable agents?	4.2 to 6.5
11.6.2	Overflow in ME Equipment	Does a HAZARDOUS SITUATION or unacceptable risk due to overflow develop if transportable ME Equipment is tilted through an angle of 15"? Review the manufactures risk management file for risk analysis and risk evaluation.	4.2 to 5
11.6.3	spillage on ME equipment and ME system	Does the ME Equipment require the handling of liquids in normal or foreseeable misuse? Could the wetting of the ME equipment result in a hazardous situation? Has the manufacturer identified hazardous situations relating to the worst location for the equipment spill?	4.2 to 6.5

그림 5-2 IEC 60601-1/ISO 14971 요구절 매핑 가이드

2020년 12월에 개정된 Test Report Form(No : IEC60601_1S)에서는 그림 5-3과 같이 위험관리 보고서 No.만 인용하도록 변경되었다.

11.6.3항의 예로 설명하면 아래와 같다.

11.6.3	Spillage on ME EQUIPMENT and ME SYSTEM		
	ME EQUIPMEN and ME SYSTEMS Handling liquids constructed that spillage does not wet paers as FILE and Test···: (ISO 14971 CL. 4.2-4.4, 5, 6.2-6.5)	see appended tables 11.6.1; 8.7, 8.8.3 and RMF reference to specific RISK (ISO 14971 CL.)	
	RISK ANALYSIS identifies the type of liquid, volume, duration and location of the spill·····················:		

그림 5-3 IEC 6060-1시험성적서 적용 사례

5-3 위험관리(ISO 14971:2019)

1. 적용범위 2. 인용 규격 3. 용어 및 정의 4. 일반요구사항 4.1 위험관리 프로세스 - 위험분석 - 위험평가 - 위험통제 - 생산 및 생산 후 정보 4.2 관리(경영)책임 자원(인적, 물적)의 제공 위험허용 기준에 대한 정책결정 주기적인 위험관리 적절성 검토 4.3 직원의 자격기준 4.4 위험관리 계획 4.5 위험관리 파일 5. 위험분석 5.1 위험분석 프로세스 5.2 의도된 용도 및 합리적으로 예측 가능한 오류 5.3 안전성과 관련된 특성 식별 5.4 위해오인 및 위해상황 식별	6. 위험평가 7. 위험통제 7.1 위험통제 선택사항 분석 7.2 위험통제 수단의 실행 7.3 잔여위험평가 7.4 위험/이득 분석 7.5 위험통제로부터 발생된 위험 7.6 위험통제의 완료 8. 전체 잔여위험의 허용가능성 평가 9. 위험관리 검토 10. 생산 및 생산 후 활동 10.1 일반사항 10.2 정보수집 10.3 정보검토 10.4 조치 Annex A (정보제공) 요구사항에 대한 근거 Annex B (정보제공) 의료기기에 관한 위험 관리 프로세스 Annex C (정보제공) 근본적인 위험 개념

5-3-1 위험관리 개요

위험관리란 ISO 14971의 3.24항에서 위험을 분석, 평가, 통제하고 모니터링하는 업무에 대한 관리정책, 절차 및 실무의 체계적인 적용이라고 되어 있다. 이를 실무적용 측면에서 정의하면 의료기기의 설계, 생산, 유통, 사용 등 전 과정에서 발생할 수 있는 모든 위험요소를 분석, 평가하고, 이를 허용 가능한 수준으로 관리하는 선진화된 안전관리시스템이라고 할 수 있다.

이렇듯 위험관리는 제품관리와 품질경영시스템 측면에서 매우 중요하며, 필요성을 다음과 같이 정리할 수 있다.

1. 제조물 관련 법률 환경이 변화하고 있다.

   제품의 결함으로 인해 소비자가 피해를 입었을 때 제품을 만든 제조업체의 손해배상책임을 규정한 제조물책임(PL)법의 도입/시행으로 이제는 국내 제조업체도 선진 외국과 마찬가지로 자사제품의 품질과 안전성에 대한 입증 책임이 더욱 커졌다.

2. 의료기기 소비자의 안전욕구가 날로 커지고 있다.

   생활수준의 향상, 인구고령화 등에 따라 소비자의 웰빙과 안전욕구가 날로 증대되고 있고, 이와 함께 의료기기의 결함으로 인한 피해 보상에 대하여 소비자의 적극적 대응도 계속 늘어나고 있다.

3. 이제 의료기기 제조업체는 엄격한 품질관리 없이는 앞날을 장담할 수 없게 되었다.

   제조물책임법의 시행, 소비자의 안전욕구가 갈수록 커지고 있는 환경에서 품질경쟁력 강화 없이는 의료기기제조업체가 안정적으로 기업 활동을 영위하고 수익을 창출하기 어렵게 되어가고 있다.

4. 위험관리 없이는 제대로 된 품질관리가 사실상 불가능하다.

   의료기기의 설계, 생산, 유통, 사용 등 전 과정에서 발생할 수 있는 화학적, 물리적, 생물학적, 전기•기계적, 환경적 등 모든 위험요소를 분석, 평가하고, 이를 허용 가능한 수준으로 관리함으로써 제품의 안전성을 사전에 확보해야 하며 엄격한 품질관리는 위험관리 기반의 GMP운영으로 실현할 수 있다.

5. 위험관리 없이는 해외 인증을 진행할 수가 없다.

   세계 의료기기시장을 주도하고 있는 미국, EU, 일본 등 선진국에서 이미 GMP를 철저히 위험관리 중심으로 운영하고 있으며, 품목허가 시 위험관리보고서를 첨부하도록 의무화하였고 CE 등 심사 시에도 위험관리 없이는 인증받기가 어렵다.

전기안전 시험은 물론 전자파 시험 및 생물학적 안전성 시험에도 위험관리가 도입되어 규격이 개정되었고, 사용적합성 엔지니어링, 소프트웨어 밸리데이션에서는 위험관리 없이는 보고서를 완성할 수 없을만큼 위험관리를 빼고는 의료기기의 인증을 논할 수 없다고 해도 과언이 아니다.

특히 ISO 14971 위험관리 규격이 2019년 12월에 개정이 되면서 최신판의 적용이 의무화됨에 따라 금번 개정판에서는 ISO 14971:2019를 중심으로 다루었다.

지면을 통해 위험관리 전반을 논할 수는 없으므로 본서에서는 위험관리 규격의 요구사항을 소개하는 것으로 대신할 것이나 위험관리를 제대로 이해하기 위해서는 교육기관의 충분한 교육을 이수하도록 권한다.

5-3-2 위험관리 규격(ISO 14971) 소개

1절 적용범위

이 국제규격은 제조자가 의료기기로서의 소프트웨어와 체외 진단용 의료기기를 포함한 의료기기와 관련된 위해요인을 식별하고 관련된 위험을 산정 및 평가하며 이러한 위험을 통제하고 그 통제의 효과성을 감시하기 위한 절차를 규정한다.

2절 관련규격

본 규격에는 관련규격이 없다.

3절 용어 및 정의

이 국제규격에서는 31개의 용어에 대하여 정의하고 있으나 이 중 중요한 용어를 소개하면 아래와 같다.

1) 위해요인(Hazard): 위해의 잠재적 원인
2) 위해(Harm): 사람의 건강에 대한 물리적 상해나 손상 또는 재산이나 환경에 대한 손상
3) 위해상황(Hazardous Situation): 사람이나 재산 또는 환경이 하나 또는 그 이상의 위해요인에 노출되는 상태
4) 위험(Risk): 위해의 발생 가능성과 위해의 심각도의 조합

한 가지 사례를 통해 4가지 용어의 관계를 설명하면 아래와 같다.

"빙판길에서 길을 걷다가 넘어져서 팔의 골절상을 입었다."라고 할 때 위해요인은 "빙판길", 위해는 "골절상"이라고 할 수 있으며, 위해상황은 "빙판길에서 미끄러져 넘어져서 손을 짚어서"가 될 것입니다. 이때 위험은 빙판길에서 넘어질 가능성과 넘어졌을 때의 심각성의 정도가 될 것이다.

4절 일반요구사항

4.1 위험관리 프로세스

위험관리 프로세스는 위험분석, 위험평가, 위험통제, 생산 및 생산 후 정보로 구성되며, 상세한 프로세스 계통도는 다음 그림과 같다.

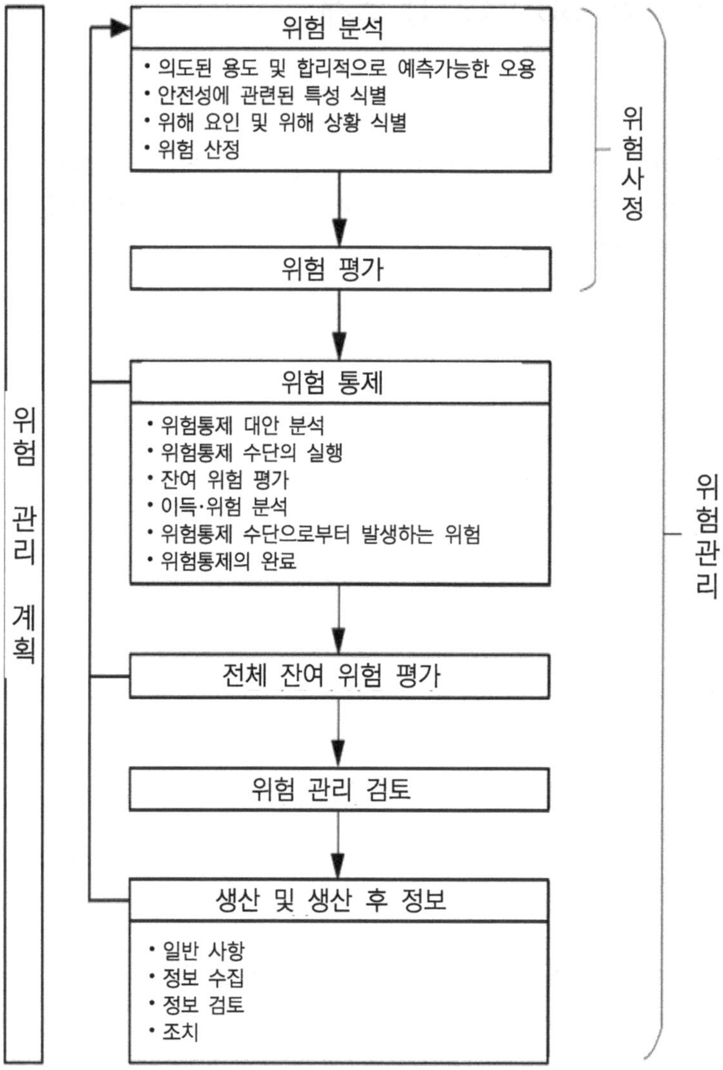

4.2 관리(경영)책임

위험관리에 대한 최고경영자의 책임을 의미하며, 아래의 3가지에 대한 책임을 갖는다.

1) 자원(인적, 물적)의 제공
2) 위험허용 기준에 대한 정책을 결정
3) 주기적인 위험관리 적절성 검토

4.3 직원의 자격기준

위험관리 직무를 수행하는 직원은 교육, 훈련, 능력 및 그들에게 할당된 작업에 대한 적절한 경험을 기준으로 자격을 갖추도록 요구하고 있으며, 자격부여 기준에 따라 자격을 부여하고 관리하도록 요구하고 있다.

4.4 위험관리 계획

위험관리를 수행하기 위해서는 아래의 내용이 포함된 계획을 수립하여야 한다.

1) 계획된 위험관리 활동의 범위, 계획의 각 요소들이 적용될 수 있는 의료기기와 생명주기 단계를 식별하고 설명
2) 책임과 권한의 할당
3) 위험관리 활동의 검토에 대한 요구사항
4) 위해의 발생 가능성을 산정할 수 없는 경우 위험을 수용하기 위한 기준을 포함하여 허용 가능 위험을 결정하기 위한 제조자의 방침에 기반하여 위험 허용 가능성에 대한 기준
5) 전체 잔류 위험 평가 방법 및 허용가능한 위험 결정에 대한 제조자의 정책에 기초하여 전체 잔류 위험의 허용 기준을 평가하는 방법
6) 실행의 검증을 위한 활동과 위험 통제 수단의 효율성
7) 관련 생산 및 생산 이후의 정보를 수집하고 검토하는 것과 관련된 활동들

4.5 위험관리 파일

위험관리 계획부터 위험관리 보고서에 이르기까지 위험관리 전반에 걸쳐 산출된 기록은 위험관리 파일에 유지되어야 하며, 추적성이 확보되어야 한다.

5절 위험분석

5.1 위험분석 프로세스

5.2부터 5.5항에 기술된 바와 같이 특정 의료기기에 대한 위험분석이 수행되어야 한다.

의료기기와 체외진단의료기기의 위험분석 기법의 선택은 ISO/TR 24971을 참조하기 바란다.

5.2 의도된 용도 및 합리적으로 예측할 수 있는 오용

제조자는 고려되고 있는 특정 의료기기의 의도된 용도를 문서화해야 한다.

의도된 용도는 의도된 의료 표시, 환자 집단, 신체의 일부 또는 사용자 프로필, 사용 환경 및 운

영 원리와 상호작용하는 조직의 유형과 같은 정보를 고려해야 한다.

또한, 제조자는 합리적으로 예측할 수 있는 오용을 문서화해야 한다.

5.3 안전성과 관련된 특성의 식별

고려되고 있는 특정 의료기기에 관해, 제조자는 의료기기의 안전성에 영향을 미칠 수 있는 정성적 및 정량적 특성을 식별하고 문서화해야 한다. 해당되는 경우, 제조자는 이러한 특성의 한계를 정의해야 한다.

다음과 같이 ISO/TR 24971 Annex A에서 37개 질문항을 통해서 특성의 식별을 할 수 있다.

A.2.1 의도된 용도는 무엇이며 의료기기를 어떻게 사용하는가?

고려해야할 요소에는 다음이 포함된다:

- 관련된 의료기기의 역할이 무엇인가?
  - ✓ 질병의 진단, 예방, 모니터링, 치료 혹은 완화
  - ✓ 상해나 장애에 대한 진단, 모니터링, 치료 혹은 완화 또는 보완
  - ✓ 해부학 또는 생리학적 프로세스의 조사, 대체, 수정 혹은 보조
- 의도된 용도는 무엇인가(예를 들어, 환자 모집단, 사용자 프로필, 사용 환경)?
- 부작용(Contra-indications)은 무엇인가?
- 의료기기가 수명을 유지하거나 보조하는가?
- 의료기기 고장 시 특별한 개입이 필요한가?
- 보안 침해 (성능 저하 또는 가용성 손실) 시 필수적인 성능에 영향을 미칠 수 있는가?
- 무단 접근, 무단 활동 또는 데이터 손실이 의료기기 안전에 영향을 미칠 수 있는가?

A.2.2 이식하도록 의도된 의료기기인가?

고려해야 할 요소로는 이식 위치, 환자 모집단의 특성, 연령, 체중, 신체 활동, 노화가 임플란트 성능에 미치는 영향, 예상 수명, 임플란트의 가역성, 임플란트 시술 중이거나 수정 혹은 배치를 위해 접속 부품을 연결했을 때 임플란트가 수정 또는 배치 가능한지 여부, 임플란트 시술 여부 등이 있다(예: 이식 의료기기에 대한 물리적 액세스 지점 또는 무선 연결).

A.2.3 환자 또는 다른 사람과 접촉하도록 의도된 의료기기인가?

고려해야 할 요소에는 의도된 접촉, 즉 표면 접촉, 침습적 접촉 또는 임플란트, 그리고 각 접촉에 대한 기간과 빈도가 포함된다.

A.2.4 의료기기에 활용되거나 함께 사용되거나 접촉하는 재료 또는 구성품은 무엇인가?

고려해야 할 요소에는 다음이 포함된다:

- 관련 물질과의 호환성
- 관련 조직 또는 체액과의 호환성
- 안전과 관련된 특성을 알 수 있는지 여부
- 동물원 재료를 활용하여 제조된 의료기기인지 여부
- 의료기기와 접근 가능한 이더넷 포트, USB 포트, 직렬 포트, 이동식 하드 드라이브를 통해 정보, 데이터 등에 대한 접근을 허용하는가?

A.2.5 에너지가 환자에게 전달되거나 환자에게서 추출되는가?

고려해야 할 요소에는 다음이 포함된다:

- 전달되는 에너지 유형
- 통제. 품질, 수량, 강도 및 지속 시간
- 에너지 수준이 현재 유사한 의료기기에 사용되는 수준보다 높은지 여부

A.2.6 환자에게 물질을 전달하거나 추출하는가?

고려해야할 요소에는 다음이 포함된다:

- 물질 전달 또는 추출 여부
- 단일 물질인지 여부와 물질의 범위
- 최대 및 최소 전송 속도와 그것의 제어

A.2.7 의료기기를 통해 생물학적 물질이 후속 재이용, 수혈 또는 이식을 위해 처리되는가?

고려해야할 요소에는 처리된 프로세스와 물질의 유형(예: 자동 투석, 투석, 혈액 성분 혹은 세포 치료 프로세싱)이 포함된다.

A.2.8 의료기기가 멸균상태로 공급되거나 사용자가 멸균할 목적으로 제공되었는가? 또는 기타 미생물학적 통제가 적용되는가?

고려해야 할 요소에는 다음이 포함된다.

- 의료기기가 일회용 인지 혹은 재사용 포장인지 여부
- 멸균 수명 문제
- 재사용 주기 횟수 제한
- 제품 멸균 방법
- 제조업체가 의도하지 않은 다른 멸균 방법의 영향

A.2.9 의료기기는 사용자가 정기적으로 세척하고 소독하도록 의도되었는가?

고려해야 할 요소에는 사용할 세척제 또는 소독제의 유형과 세척 주기 횟수에 대한 제한이 포함된다. 의료기기의 설계는 일상적인 세척과 소독의 효과에 영향을 미칠 수 있다. 또한 세척제나 소독제가 의료기기의 안전이나 성능에 미치는 영향도 고려해야 한다.

A.2.10 의료기기가 환자의 환경을 변경하는가?

고려해야 할 요소에는 다음이 포함된다:

- 온도
- 습도
- 대기 가스 구성
- 압력
- 빛

A.2.11 측정 의료기기인가?

고려해야할 요소에는 측정된 변수와 측정 결과의 정확도와 정밀도, 측정 장비나 데이터의 손상 여부가 포함된다.

A.2.12 해석용 의료기기인가?

고려해야 할 요소에는 의료기기가 입력 또는 획득한 데이터로부터 결론을 제시하는지 여부, 사용된 알고리즘 및 신뢰 한계 등이 포함된다. 데이터나 알고리즘의 의도하지 않은 적용은 물론, 알고리즘과 데이터의 무단 조작이나 변경에 각별히 주의해야 한다.

A.2.13 다른 의료기기, 의약품 또는 기타 의료 기술과 연계하여 사용하는 의료기기인가?

고려해야 할 요소에는 포함될 수 있는 다른 의료기기, 의약품 또는 기타 의료기술의 식별과 이러한 상호작용과 관련한 잠재적 문제(의료기기에 대한 무단 접근을 통해 다른 의료기기의 필수 성능에 영향을 미치는 의료기기), 환자가 그러한 요법에 적합한지 여부가 포함될 수 있다.

A.2.14 불필요한 에너지나 물질의 출력이 있는가?

고려해야 할 에너지 관련 요인으로는 소음과 진동, 열, 방사선(이온화, 비이온화 그리고 자외선/가시광선/적외선 방사선 포함), 접촉 온도, 누설 전류, 그리고 전기장 또는 자기장이 포함된다.

고려해야 할 물질 관련 요인에는 제조, 청소 또는 시험에 사용되는 물질이 제품에 남아 있을 경우 원치 않는 생리적 영향을 미치는 물질이 포함된다.

고려해야 할 기타 물질 관련 요인으로는 화학물질, 폐기물, 그리고 체액 배출이 포함된다.

A.2.15 의료기기가 환경에 영향을 받기 쉬운가?

고려해야 할 요소에는 운용, 운송 및 보관 환경이 포함된다. 여기에는 빛, 온도, 습도, 진동, 유출, 전력 및 냉각 공급 변화에 대한 민감성, 전자기 간섭이 포함된다.

A.2.16 의료기기가 환경에 영향을 미치는가?

고려해야할 요소에는 다음이 포함된다:

- 전원 및 냉각 공급에 미치는 영향
- 독성 물질 방출
- 전자기파 교란 발생

A.2.17 의료기기에 소모품 혹은 부속품이 필요한가?

고려해야 할 요소에는 이러한 소모품이나 부속품에 대한 사양과 이러한 요소를 선택할 때 사용자에게 부과되는 모든 제한이 포함된다.

A.2.18 유지보수 또는 교정이 필요한 의료기기인가?

고려해야할 요소에는 다음이 포함된다:

- 유지보수 또는 교정을 사용자 또는 전문가가 수행해야 하는지 여부
- 적절한 유지 보수 또는 교정을 위해 특수 물질 또는 장비가 필요한지 여부
- 유지보수 또는 재교정이 필요한 시기 결정 방법
- 교정이 (아직)허용가능한지 검증하는 방법

A.2.19 소프트웨어를 포함하는 의료기기인가?

고려해야할 요소에는 사용자 또는 전문가에 의한 소프트웨어의 설치, 검증, 수정 또는 교환이 의도된 소프트웨어인지 그리고 소프트웨어 업데이트의 진실성이 포함된다.

A.2.20 의료기기는 정보로의 접근을 허락하는가?

고려해야 할 요소에는 의료기기가 접근가능한 이더넷 포트, USB 포트, 시리얼 포트, 제거 가능한 하드드라이브를 포함하고 있는지이다.

A.2.21 의료기기는 환자 치료에 중요한 데이터를 저장하고 있는가?

고려해야 할 요소에는 데이터가 수정되거나 손상될 가능성, 데이터에 대한 무단 액세스 및 환자에 대한 결과가 포함됩니다.

A.2.22 의료기기의 유효기간의 제한이 있는가?

고려해야 할 요소에는 의료기기가 시간이 경과함에 따라 악화될 수 있는지 여부, 보관 조건

과 1차 포장의 영향, 만료 날짜의 통신(표시 또는 지표에 의한), 만료일 이후의 사용 가능성 및 만료된 의료기기의 폐기 등이 포함된다.

A.2.23 지연 혹은 장기 사용효과가 있는 의료기기 인가?

고려해야할 요소에는 인체공학적 영향과 누적효과가 포함된다. 예를 들어, 시간이 지남에 따라 부식되는 식염수 펌프, 기계적 피로, 스트랩과 부착물들의 손실, 진동효과, 마모 또는 떨어져 나가는 라벨, 장기적인 재질의 퇴화 등이 포함된다.

A.2.24 의료기기는 어떠한 기계적 힘을 받게 되는가?

고려해야 할 요소에는 의료기기에 적용되는 힘이 사용자의 통제 하에 있는지 또는 다른 사람과의 상호작용에 의해 제어되는지 여부가 포함된다.

A.2.25 의료기기의 수명을 결정하는 것은 무엇인가?

고려해야할 요소에는 배터리 소모, 재질의 악화 그리고 노화, 마모, 피로 혹은 반복된 사용으로 인한 구성품의 고장이 포함된다.

A.2.26 일회용 의료기기인가?

고려해야 할 요소에는 다음을 포함한다: 사용 후 의료기기가 자체 폐기되는가? 의료기기를 사용한 것이 확실한가?

A.2.27 의료기기의 안전한 해체 혹은 폐기가 필요한가?

고려해야 할 요소에는 의료기기 자체 폐기 중에 발생하는 폐기물과 의료기기의 모든 민감 데이터의 적절한 위생처리(제거)가 포함된다.

예를 들어, 유해 물질(독성 화학 물질 혹은 생물학적 물질)을 함유하고 있는가? 또는 해당 물질을 재활용하는가? 의료기기가 데이터를 저장하는 경우, 해체된 데이터의 적절한 취급과 보안을 고려해야 한다.

A.2.28 의료기기의 설치 혹은 사용 시 특별한 훈련이나 기술이 필요한가?

고려해야 할 요소에는 의료기기의 복잡성과 참신성, 그리고 의료기기의 설치, 유지보수 혹은 사용에 대한 기술이나 훈련이 포함된다.

A.2.29 안전에 대한 정보는 어떻게 제공될 것인가?

고려해야 할 요소에는 다음이 포함된다:

- 제조자가 최종 사용자에게 직접 정보를 제공할 것인지, 아니면 설치자, 의료 제공자, 의료 전문가 혹은 약사와 같은 제3자의 참여를 수반할 것인지, 그리고 교육훈련의 필요가 있는지 여부
- 최종 사용자에게 의뢰 및 인계, 필요한 기술이 없는 사람이 설치를 수행할 수 있는지 여부
- 의료기기의 유형과 예상 수명을 기준으로 사용자 또는 서비스 직원의 재교육 혹은 재인증이 필요한지 여부

A.2.30 새로운 제조 프로세스가 수립되거나 도입되어야 하는가?

고려해야 할 요소에는 신기술, 또는 혁신 기술과 생산 규모 변화의 적용 등이 포함된다.

A.2.31 의료기기의 성공적 활용이 사용자 인터페이스와 같은 인적 요소에 크게 의지하는가?

A.2.31.1 사용자 인터페이스 설계 특성이 사용 오류에 기여하는가?

고려해야 할 요소로는 제어 및 표시기, 사용된 심볼, 인체공학적 특징, 물리적 설계와 레이아웃, 운용상의 분류체계, 소프트웨어 구동을 위한 의료기기 메뉴, 경고의 가시성, 경보의 가청도, 색상 코드의 표준화 등이 있다. 사용적합성에 대한 추가 정보는 IEC 62366-1을 참조하고, 경보에 대해서는 IEC 60601-1-8을 참조.

A.2.31.2 의료기기가 사용 오류를 일으킬 수 있는 환경에서 사용되는가?

고려해야 할 요소에는 다음이 포함된다:

- 사용 오류의 결과
- 산만한 것이 일상적인 것인지 여부
- 사용자가 흔치 않은 주의 산만함으로 인해 동요될 수 있는지 여부
- 반복적인 스트레스가 사용자의 의식이나 주의를 감소시킬 수 있는지 여부

A.2.31.3 의료기기에 연결 부품 또는 부속품이 있는가?

고려해야 할 요소에는 잘못된 연결 가능성, 다른 제품의 접촉부위와의 유사성, 연결 강도, 연결 무결성에 대한 피드백, 과다 및 과소 조임 등이 포함된다.

A.2.31.4 의료기기가 통제 인터페이스를 가지고 있는가?

고려해야 할 요소로는 간격, 코딩, 그룹화, 매핑, 피드백 모드, 실책, 누락, 통제 구분, 가시성, 활성화 또는 변경의 지시, 조정기가 연속적인지 또는 불연속적인지 여부, 설정 또는 조치의 가역성이 포함된다.

A.2.31.5 정보를 나타내는 의료기기인가?

고려해야 할 요소에는 다양한 환경에서의 가시성, 방향성, 사용자의 시각 능력, 모집단과 관점, 제시된 정보의 명확성, 단위, 색상 코드 및 중요 정보의 접근성이 포함된다.

A.2.31.6 메뉴에 의해 통제되는 의료기기인가?

고려해야 할 요소로는 단계의 복잡성과 수, 상태 인식, 설정 위치, 조종법, 각 조치 별 단계의 수, 순서 명확성과 암기 문제, 접근성에 대한 제어 기능의 중요성 및 특정 운영 절차에서 벗어나는 영향이 포함된다.

A.2.31.7 사용자의 지식, 기술 및 능력에 따라 의료기기의 성공적인 사용이 달라지는가?

고려해야 할 요소에는 다음이 포함된다:

- 사용자, 그들의 정신적, 육체적 능력, 기술 및 훈련
- 사용 환경, 인체공학적 측면, 설치 요건
- 의료기기 사용을 제어하거나 영향을 미치는 의도된 사용자의 능력
- 의료기기와 성공적으로 상호작용하는 능력에 영향을 미칠 수 있는 의도된 사용자 개인의 특성. IEC/TR 62366-2 참조.

A.2.31.8 간호가 필요한 사람에 의해 사용되어지는 의료기기인가?

고려해야 할 요소에는 다음이 포함된다:

- 의료기기 사용을 위해 다른 사람의 도움이 필요할 수 있는 장애인, 노인 및 어린이와 같은 특수 특성을 가진 사용자
- 광범위한 기술 수준과 다양한 문화적 배경 및 기대치를 가진 사용자는 의료 기기의 적절한 적용으로 간주되는 사항에 차이가 발생할 수 있다.

A.2.31.9 승인되지 않은 조치를 개시하는 데 사용자 인터페이스를 사용할 수 있는가?

고려해야 할 요소에는 사용자 인터페이스가 사용자를 접근이 제한된 작동 모드(예: 유지보수 혹은 특수 용도)에 진입할 수 있도록 허용하는지 여부, 사용 오류 및 그와 관련한 위험성이 증가하며 사용자 그러한 작동 모드에 진입했음을 인지하는지 여부 등이 포함된다.

A.2.32 경보 시스템을 사용하는 의료기기인가?

고려해야 할 요소는 잘못된 경보의 위험, 경보 누락, 연결되지 않은 경보 시스템, 신뢰할 수 없는 원격 경보 시스템 및 사용자의 경보 시스템 작동 방식에 대한 이해 능력이다. 경보 시스템에 대한 지침은 IEC 60601-1-8(7) 참조.

A.2.33 의료기기를 어떤 방법으로 잘못 사용할 수 있는가(고의적인지 여부와 관계없이)?

고려해야 할 요소는 커넥터의 부정확한 사용, 안전 기능 또는 경보 비활성화, 제조업체의 권장 유지보수의 무시, 의료기기 또는 의료기기 기능에 대한 무단 접근이다.

A.2.34 의료기기가 이동 가능하거나 휴대용인가?

고려해야 할 요소는 손잡이, 핸들, 바퀴 또는 브레이크, 기계적 안정성과 내구성이다.

A.2.35 의료기기의 사용이 필수 성능에 의존하는가?

예를 들어 고려해야 할 요소는 생명 유지 의료 기기의 출력 특성 또는 경보의 작동 특성이다. 의료 전기 장비 및 의료 전기 시스템의 필수 성능에 대한 설명은 IEC 60601-1 을 참조.

A.2.36 자율성을 가지고 있는 의료기기인가?

고려해야 할 요소에는 다음이 포함된다:

- 자율성을 가진 의료기기가 오류, 경보 또는 고장을 발생시킬 때 사용자의 인식
- 자동으로 수행되는 조치에 대한 개입이 필요한 경우, 사용자의 인식
- 자동으로 수행되는 조치에 개입하거나 중단할 수 있는 사용자의 능력
- 적절한 시정 조치를 선택하고 수행할 수 있는 사용자의 능력
- 자율성이 있는 의료기기에 대한 자세한 지침은 IEC TR 60601-4-1 참조.

A.2.37 의료기기에서 발생되는 출력이 임상 조치를 결정하는 입력으로 사용되는가?

고려해야 할 요소에는 부정확하거나 지연된 출력이 환자에게 직접적 또는 간접적 위험을 초래할 수 있는지 여부(예: 부정확한 진단으로 인해 환자의 치료가 지연되거나 생략됨)가 포함된다.

5.4 위해요인과 위해상황의 식별

제조자는 정상 및 고장 조건 모두에서 의도된 용도, 합리적으로 예측 가능한 오용 및 안전과 관련된 특성에 기초하여 의료 기기와 관련된 합리적으로 예측 가능한 위험을 식별하고 문서화해야 한다.

각 식별된 위해 요인에 대해, 제조자는 위해 상황을 초래하는 합리적으로 예측 가능한 시퀀스 혹은 사건의 조합들을 고려해야 하며, 결과적인 위해 상황을 식별하고 문서화해야 한다.

Annex C의 C.1항에 따른 위해요인의 예는 표5-1를 참조하기 바란다.

표 5-1 위해요인의 예

에너지 위해요인의 예	생물학적 및 화학적 위해요인의 예	운용상의 위해요인의 예
음향에너지	**생물학적 개체**	**데이터**
초저음파	박테리아	접속
음압	균류	가용성
초음파	기생충	기밀
전자기에너지	프리온(단백질 분자)	양도
전기장	독소	완전성
누설전류	바이러스	**배달(Delivery)**
접지누설	**화학적 개체**	수량
외장누설	발암성, 변이원성, 생식	비율
자기장	부식성	**진단정보**
정전방전	산성	시험결과
전압	알칼리성	이미지 인공물
기계적에너지	산화재	이미지 방향
운동에너지	가연성, 폭발성	이미지 해상도
하강	유독가스, 수증기	환자식별/정보
고압 유체 주입	삼투압	**기능성**
유동 부품	입자(마이크로 입자 및 나노 입자 포함)	알람
진동 부품	발열	중요한 성능
위치(축적)에너지	용제	측정
휘기	유독성	
압축	석면	
절단, 전단	중금속	
중력	유기 독성물질	
용수철 지지질량	무기 독성물질	
장력	실리카(이산화규소)	
비틀	**면역제**	
방사에너지	알레르기	
전리 방사선	방부제	
가속 입자(알파 입자, 전자, 양성자, 중성자)	라텍스	
감마선	면역억제	
X-Ray	자극제	
비전리 방사선	세척 잔류물	
적외선	과민성	
레이저		
극초단파		
자외선		
열에너지		
극저온 효과		
온열 효과		

여기에서 위험관리를 요구하고 있는 각각의 프로세스는 모두 ISO 14971 위험관리 규격에서 제시하고 있는 기법을 사용한다는 점은 동일하지만 다루어지는 위해요인이 다를 뿐이다.

즉, IEC 60601-1 위해요인은 IEC 60601-1에서 위험관리를 요구하고 있는 항목을 다루게 될 것이고, IEC 62366-1 사용적합성 엔지니어링의 위해요인은 사용적합성과 관련한 위해요인을 다루게 될 것이며, IEC 62304 소프트웨어 라이프사이클 프로세스의 위해요인은 소프트웨어와 연관된 위해요인을 다룬다는 것이 다른 점이라고 할 수 있다.

5.5 위험 산정

5.4에서 분석된 위해요인별로 사용가능한 정보 또는 데이터를 사용하여 발생가능성과 심각도를 산출한다. 위험산정에 필요한 정보나 자료의 예는 아래와 같다.

a) 발행된 표준

b) 과학적 기술 데이터

c) 보고된 사례 보고서를 포함하여 이미 사용 중인 유사 의료기기로부터 나온 현장 데이터

d) 전형적인 사용자들을 이용한 사용적합성(usability) 시험

e) 임상적 증거

f) 적절한 임상조사 또는 시뮬레이션 결과

g) 전문가의 의견

h) 체외진단기기에 대한 외부 품질평가 계획.

그러나 위에 언급된 자료를 이용하여 객관적으로 모든 위해요소에 대한 발생가능성과 심각도를 산정하는 것은 어렵기 때문에 전문가의 의견을 통하여 산정되는 경우가 많다.

6절 위험평가

각각의 식별된 위해요인에 대해 위험관리 계획에서 결정된 기준에 따라 위험 감소가 필요한지 여부를 결정하기 위한 위험평가를 수행해야 한다.

7절 위험통제

7.1 위험통제 선택사항 분석

위험통제를 위해서는 아래의 선택사항 하나 또는 그 이상을 우선순위에 따라 실행하여야 한다.

1) 설계에 의한 고유 안전성

2) 의료기기 자체 또는 생산공정에서의 보호수단

3) 안전성을 위한 정보

7.2 위험통제 수단의 실행

7.1항에 따라 위험통제 **수단**이 마련되었다면 이를 실행하여야 한다.

7.3 잔여 위험 평가

위험통제 수단이 적용된 이후에 위험관리 계획서에서 정해진 기준에 따라 잔여위험이 평가되어야 한다. 잔여위험이 수용 가능하지 않을 때 추가적인 위험통제 수단을 강구하여야 한다.

7.4 위험/이득 분석

7.3항에 따라 평가된 잔여위험이 수용 가능하지 않고 추가적인 위험통제가 어려울 경우, 의도된 의료적 이득이 잔여위험보다 큰지 데이터와 문헌을 수집하고 검토하여 판단하여야 한다. 만일 이득이 위험보다 크다고 판단되면 이 상태에서 수용 가능한 것으로 판단하고 위험이 이득보다 크다고 판단되면 위험은 수용할 수 없게 되어 추가적인 위험통제가 실행되어야 한다.

7.5 위험통제로부터 발생된 위험

7.1항에 따라 위험통제 수단을 실행하므로 아래와 같은 위해요인 및 위해상황이 발생하였다면 이 위해요인에 대해서는 5.5부터 7.4항에 따라 관리되어야 한다.

a) 새로운 위해요인 또는 위해상황의 야기

b) 이전에 식별된 위해상황에 대해 산정된 위험이 위험통제수단의 도입으로 영향을 받았는지 여부

7.6 위험통제의 완료

모든 위험이 고려되었고 통제되었음을 보장하여야 한다.

8절 전체 잔여위험의 허용가능성 평가

모든 위험 통제 수단이 실행되고 검증된 후, 제조자는 위험관리 계획에 정의된 전체 잔여 위험의 수용성 기준과 방법을 사용하여 의도된 용도의 이득과 관련한 모든 잔여 위험의 기여도를 고려하여 의료기기가 제기하는 전체 잔여 위험을 평가해야 한다.

9절 위험관리 검토

의료기기의 상업적 배포를 위해 릴리스하기 전에, 제조자는 위험 관리 계획의 이행을 검토해야 한다. 이 검토는 적어도 다음 사항들을 보증해야 한다.

- 위험관리계획이 적절하게 수행됨
- 전체 잔여위험이 수용 가능함
- 관련 생산 및 생산 이후의 정보를 획득하기 위한 적절한 수단이 마련되어 있음

이러한 검토의 결과는 위험관리 보고서에 기록되고 유지보수 되어야 하며 위험관리 파일에 포함되어야 한다.

10절 생산 및 생산 후 정보

10.1 일반 요구사항

제조자는 생산 및 생산 후 단계에서 의료기기와 관련한 정보를 활발히 수집하고 검토하기 위한 시스템을 수립하고, 문서화하며 유지보수 해야 한다. 이러한 시스템을 수립할 때, 제조자는 정보의 수집과 처리를 위해서 적절한 방법을 고려해야 한다.

10.2 정보 수집

제조자는 해당되는 경우 다음의 정보를 수집해야 한다:

a) 생산 및 생산 과정의 모니터링 동안 발생하는 정보
b) 사용자에 의해 발생하는 정보
c) 의료기기의 설치, 사용 그리고 유지보수의 책임자들에 의해 발생한 정보
d) 공급망에 의해 생성된 정보
e) 공개적으로 이용 가능한 정보
f) 일반적으로 인정된 최신 기술과 관련된 정보

10.3 정보 검토

제조자는 특히 다음의 상황에서 안전성과 관련하여 수집된 정보를 검토해야 한다.

- 이전에 인지되지 못한 위해 요인 혹은 위해 상황이 존재하는 경우
- 위해 상황으로부터 발생한 산정된 위험이 더 이상 허용 가능하지 않은 경우
- 의도된 용도의 이득과 관련하여 전체 잔여 위험이 더 이상 허용 가능하지 않은 경우
- 일반적으로 인정된 최신 기술이 변경된 경우

10.4 조치

수집된 정보가 안전성과 관련 있다고 결정되는 경우, 다음의 조치들을 적용해야 한다;

1) 특정 의료기기와 관련하여

- 제조자는 위험관리 파일을 검토해야 하고 위험-재사정 및/혹은 새로운 위험에 대한 위험사정이 필요한지 결정해야 한다.
- 잔여위험이 더 이상 허용되지 않은 경우, 이전에 실행된 위험통제조치에 대한 영향을 평가해야 하며 의료기기 수정을 위한 입력 자료로 간주해야 한다.
- 제조자는 시장에서 의료기기에 대한 조치의 필요성을 고려해야 한다.
- 그 어떤 결정이나 조치들은 위험관리 파일에 기록되어야 한다.

2) 위험관리 프로세스와 관련하여

- 제조자는 이전에 실행된 위험관리 조치의 영향을 평가해야 한다.
- 이러한 평가의 결과는 최고경영자에 의해 위험관리 프로세스의 적용 가능성에 대한 검토의 입력으로 고려되어야 한다(4.2 항 참조).

5-4 사용적합성 엔지니어링(IEC 62366-1 : 2020)

1, 적용범위
2. 인용규격 ISO 14971
3. 용어 및 정의
4. 원칙
  4.1 일반 요구사항.
    4.1.1 사용적합성 엔지니어링 프로세스
    4.1.2 사용자 인터페이스 설계와 관련된 위험 통제
    4.1.3 사용적합성과 관련된 안정성에 대한 정보
  4.2 사용적합성 엔지니어링 파일
  4.3 사용적합성 노력의 조정
5. 사용적합성 프로세스
  5.1 적용 사양
  5.2 안전 및 사용오류와 연관된 사용자 인터페이스 특성의 식별
  5.3 알려지거나 예상 가능한 위해요인 및 위해상활의 식별
  5.4 위해요인 관련 사용 시나리오의 식별 및 기술
  5.5 총괄평가를 위한 위해요인 관련 사용 시나리오의 식별
  5.6 사용자 인터페이스 사양의 작성
  5.7 평가계획 수립
    5.7.1 일반사항
    5.7.2 형성평가 계획
    5.7.3 총괄평가 계획
  5.8 사용자 인터페이스 구현 및 형성평가 수행
  5.9 총괄평가 수행
  5.10 기원이 확인되지 않는 사용자 인터페이스 (UOUP) - Annex C
    C2.1 사용사양서
    C2.2 생산 후 정보의 검토
    C2.3 사용접합성과 관련된 위해요인 및 위해상황
    C2.4 위험통제
    C2.5 잔여위험 평가

5-4-1 사용적합성 엔지니어링 개요

사용적합성이란 IEC 62366-1의 3.16항에서 사용을 용이하게 하여 의도한 사용 환경에서 유효성, 효율성 및 사용자 만족도를 확립하는 사용자 인터페이스의 특성이라고 정의하고 있으며, 사용적합성 엔지니어링이란 적절한 사용적합성을 달성하기 위해 인간의 행동, 능력, 한계 및 기타 특성에 관한 지식을 의료기기(소프트웨어 포함), 시스템 및 작업의 설계에 적용하는 것이라고 정의하고 있다.

실무적인 입장에서 사용적합성 엔지니어링은 올바른 사용 및 사용 오류(실수/건망증/착오까지)와 관련된 사용적합성 문제에 의해 기인된 위험을 찾고 줄이기 위해 사용되며, 비정상 사용과 관련된 위험을 확인하는 데 적용할 수 있다.

비공식적이기는 하지만 의료사고의 약 40%정도는 사용오류에 의해 발생한다는 정도로 사용오류가 많이 발생할 뿐만 아니라 사용오류가 발생할 경우 사용자, 특히 개인 사용자에게 주는 악영향은 심각하다고 할 수 있다.

따라서 ISO 13485 : 2016 7.3.3 설계입력에서 사용적합성을 설계의 가장 앞단에서 고려하도록 요구하고 있으며, 운송부터 폐기에 이르는 생산 이후의 라이프사이클에 반영을 요구하고 있어 User Interface(Graphic User Interface 포함) 설계에 매우 중요한 요소라고 말할 수 있다.

지면을 통해 사용적합성 엔지니어링 전반을 논할 수는 없으므로 본 서에서는 사용적합성 엔지니어링 규격의 요구사항을 소개하는 것으로 대신할 것이나 사용적합성 엔지니어링을 제대로 이해하기 위해서는 교육기관의 충분한 교육을 이수할 것을 권한다.

5-4-2 사용적합성 엔지니어링 규격(IEC 62366-1) 소개

1절 적용범위

사용적합성 엔지니어링은 안전과 관련된 의료기기의 사용적합성을 분석, 규정, 개발 및 평가하는 프로세스를 규정한다.

2절 인용규격

본 규격에서는 위험관리 규격인 ISO 14971 규격을 인용하고 있다.

3절 용어 및 정의

본 규격에서는 28개의 용어에 대하여 정의하고 있다.

본 규격에서 정의하는 사용유형의 관계는 아래와 같다.

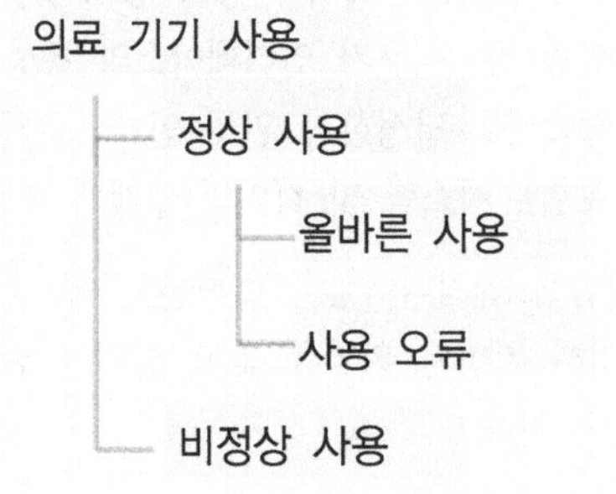

그림 5-4 사용 유형의 관계

또한 예견할 수 있는 사용자 행동부류는 다음의 그림과 같다.

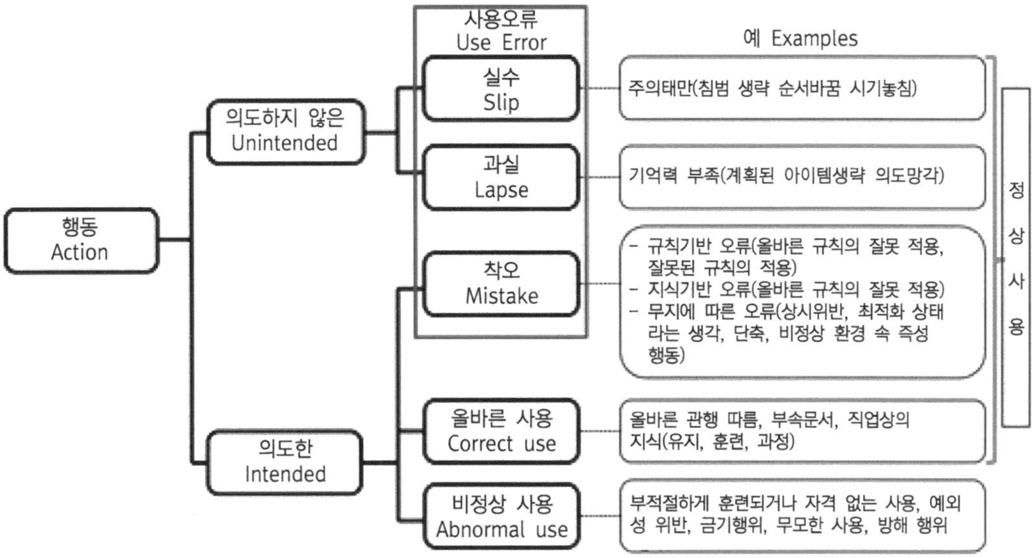

그림 5-5 예견할 수 있는 사용자 행동부류

4절 원칙

4.1 일반 요구사항

4.1.1 사용적합성 엔지니어링 프로세스

제조사는 환자, 사용자 및 그 밖의 다른 사람들에게 안전을 제공하기 위해 사용적합성 엔지니어링 프로세스를 확립, 문서화, 구현 및 유지해야 한다.

이 프로세스는 다음을 포함하여 사용자 인터페이스를 다루어야 한다.

a) 폐운송

b) 보관

c) 설치

d) 작동

e) 유지보수 및 수리

f) 폐기

4.1.2 사용자 인터페이스 설계와 관련된 위험 통제

사용 관련 위험을 줄이려면 제조자는(ISO 14971 : 2019, 7.1의 요구에 따라) 우선순위로 나열된 다음 옵션 중 하나 이상을 사용해야 한다.

a) 설계에 의한 고유 안전

b) 의료기기 자체 또는 제조 프로세스의 보호 수단

c) 안전에 대한 정보

4.1.3 사용적합성과 관련된 안전성에 대한 정보

4.1.2의 우선순위에 따라 안전에 대한 정보가 위험통제수단으로 사용되는 경우 제조자는 사용적합성 엔지니어링 프로세스에 이 정보를 적용하여 의도한 사용 환경에서 의도한 사용자 프로필이 다름과 같은지 결정하여야 한다.

- 사용자가 정보를 지각할 수 있는지
- 사용자가 정보를 이해할 수 있는지
- 사용자에 의한 의료기기의 올바른 사용을 정보가 지원하는지

4.2 사용적합성 엔지니어링 파일

사용적합성 엔지니어링 프로세스의 결과는 사용적합성 엔지니어링 파일에 저장해야 한다. 사용적합성 엔지니어링 파일을 구성하는 기록 및 다른 문서는 다른 문서 및 파일의 일부가 될 수 있다.

예 1 : 제조자의 제품 설계 파일

예 2 : 위험 관리 파일

4.3 사용적합성 엔지니어링 노력의 조정

사용적합성 엔지니어링 프로세스를 수행하는 데 사용된 노력의 수준과 방법 및 도구의 선택은 다음 사항에 따라 다를 수 있다.

a) 사용자 인터페이스의 크기 및 복잡성

b) 의료기기의 사용과 관련된 위해의 심각성

c) 사용 사양서의 범위 또는 복잡성

d) 기원이 확인되지 않은 사용자 인터페이스의 존재

e) 사용적합성 엔지니어링 프로세스에 적용된 기존의 의료기기 사용자 인터페이스의 수정 범위

5절 사용적합성 프로세스

5.1 사용사양

제조자는 사용 사양서를 준비해야 한다.

사용 사양서는 다음 사항을 포함해야 한다.

- 의도한 의학적 적응증
- 의도한 환자 집단
- 적용되거나 상호 작용하도록 의도한 신체 부위 또는 조직의 유형
- 의도한 사용자 프로필
- 사용 환경
- 작동 원칙

5.2 안전 및 사용오류와 연관된 사용자 인터페이스 특성의 식별

제조자는 ISO 14971, 5.3에 따라 수행한 위험 분석의 일부로 안전과 관련이 있을 수 있는 사용자 인터페이스 특성을 식별해야 한다.

특성식별은 아래와 같이 적용할 수 있다.

1) ISO/TR 24971, Annex A.2.31 ~ A.2.37는 안전에 영향을 줄 수 있는 사용자 인터페이스 특성을 식별할 수 있다.

A.2.31 의료기기의 성공적 활용이 사용자 인터페이스와 같은 인적 요소에 크게 의지하는가?

A.2.31.1 사용자 인터페이스 설계 특성이 사용 오류에 기여하는가?

고려해야 할 요소로는 제어 및 표시기, 사용된 심볼, 인체공학적 특징, 물리적 설계와 레이아웃, 운용상의 분류체계, 소프트웨어 구동을 위한 의료기기 메뉴, 경고의 가시성, 경보의 가청도, 색상 코드의 표준화 등이 있다. 사용적합성에 대한 추가 정보는 IEC 62366-1을 참조하고, 경보에 대해서는 IEC 60601-1-8을 참조.

A.2.31.2 의료기기가 사용 오류를 일으킬 수 있는 환경에서 사용되는가?

고려해야 할 요소에는 다음이 포함된다:

- 사용 오류의 결과
- 산만한 것이 일상적인 것인지 여부
- 사용자가 흔치 않은 주의 산만함으로 인해 동요될 수 있는지 여부
- 반복적인 스트레스가 사용자의 의식이나 주의를 감소시킬 수 있는지 여부

A.2.31.3 의료기기에 연결 부품 또는 부속품이 있는가?

고려해야 할 요소에는 잘못된 연결 가능성, 다른 제품의 접촉부위와의 유사성, 연결 강도, 연결 무결성에 대한 피드백, 과다 및 과소 조임 등이 포함된다.

A.2.31.4 의료기기가 통제 인터페이스를 가지고 있는가?

고려해야 할 요소로는 간격, 코딩, 그룹화, 매핑, 피드백 모드, 실책, 누락, 통제 구분, 가시성, 활성화 또는 변경의 지시, 조정기가 연속적인지 또는 불연속적인지 여부, 설정 또는 조치의 가역성이 포함된다.

A.2.31.5 정보를 나타내는 의료기기인가?

고려해야 할 요소에는 다양한 환경에서의 가시성, 방향성, 사용자의 시각 능력, 모집단과 관점, 제시된 정보의 명확성, 단위, 색상 코드 및 중요 정보의 접근성이 포함된다.

A.2.31.6 메뉴에 의해 통제되는 의료기기인가?

고려해야 할 요소로는 단계의 복잡성과 수, 상태 인식, 설정 위치, 조종법, 각 조치 별 단계의 수, 순서 명확성과 암기 문제, 접근성에 대한 제어 기능의 중요성 및 특정 운영 절차에서 벗어나는 영향이 포함된다.

A.2.31.7 사용자의 지식, 기술 및 능력에 따라 의료기기의 성공적인 사용이 달라지는가?

고려해야 할 요소에는 다음이 포함된다:

- 사용자, 그들의 정신적, 육체적 능력, 기술 및 훈련
- 사용 환경, 인체공학적 측면, 설치 요건
- 의료기기 사용을 제어하거나 영향을 미치는 의도된 사용자의 능력
- 의료기기와 성공적으로 상호작용하는 능력에 영향을 미칠 수 있는 의도된 사용자 개인의 특성. IEC/TR 62366-2 참조.

A.2.31.8 간호가 필요한 사람에 의해 사용되어지는 의료기기인가?

고려해야 할 요소에는 다음이 포함된다:

- 의료기기 사용을 위해 다른 사람의 도움이 필요할 수 있는 장애인, 노인 및 어린이와 같은 특수 특성을 가진 사용자
- 광범위한 기술 수준과 다양한 문화적 배경 및 기대치를 가진 사용자는 의료 기기의 적절한 적용으로 간주되는 사항에 차이가 발생할 수 있다.

A.2.31.9 승인되지 않은 조치를 개시하는 데 사용자 인터페이스를 사용할 수 있는가?

고려해야 할 요소에는 사용자 인터페이스가 사용자를 접근이 제한된 작동 모드(예: 유지

보수 혹은 특수 용도)에 진입할 수 있도록 허용하는지 여부, 사용 오류 및 그와 관련한 위험성이 증가하며 사용자 그러한 작동 모드에 진입했음을 인지하는지 여부 등이 포함된다.

A.2.32 경보 시스템을 사용하는 의료기기인가?

고려해야 할 요소는 잘못된 경보의 위험, 경보 누락, 연결되지 않은 경보 시스템, 신뢰할 수 없는 원격 경보 시스템 및 사용자의 경보 시스템 작동 방식에 대한 이해 능력이다. 경보 시스템에 대한 지침은 IEC 60601-1-8(7) 참조.

A.2.33 의료기기를 어떤 방법으로 잘못 사용할 수 있는가(고의적인지 여부와 관계없이)?

고려해야 할 요소는 커넥터의 부정확한 사용, 안전 기능 또는 경보 비활성화, 제조업체의 권장 유지보수의 무시, 의료기기 또는 의료기기 기능에 대한 무단 접근이다.

A.2.34 의료기기가 이동 가능하거나 휴대용인가?

고려해야 할 요소는 손잡이, 핸들, 바퀴 또는 브레이크, 기계적 안정성과 내구성이다.

A.2.35 의료기기의 사용이 필수 성능에 의존하는가?

예를 들어 고려해야 할 요소는 생명 유지 의료 기기의 출력 특성 또는 경보의 작동 특성이다. 의료 전기 장비 및 의료 전기 시스템의 필수 성능에 대한 설명은 IEC 60601-1을 참조.

A.2.36 자율성을 가지고 있는 의료기기인가?

고려해야 할 요소에는 다음이 포함된다:

- 자율성을 가진 의료기기가 오류, 경보 또는 고장을 발생시킬 때 사용자의 인식
- 자동으로 수행되는 조치에 대한 개입이 필요한 경우, 사용자의 인식
- 자동으로 수행되는 조치에 개입하거나 중단할 수 있는 사용자의 능력
- 적절한 시정 조치를 선택하고 수행할 수 있는 사용자의 능력
- 자율성이 있는 의료기기에 대한 자세한 지침은 IEC TR 60601-4-1 참조.

A.2.37 의료기기에서 발생되는 출력이 임상 조치를 결정하는 입력으로 사용되는가?

고려해야 할 요소에는 부정확하거나 지연된 출력이 환자에게 직접적 또는 간접적 위험을 초래할 수 있는지 여부(예: 부정확한 진단으로 인해 환자의 치료가 지연되거나 생략됨)가 포함된다.

2) 작업분석 방법을 이용할 수 있다. 작업 분석은 IEC 62366-2에 명시되어 있다.

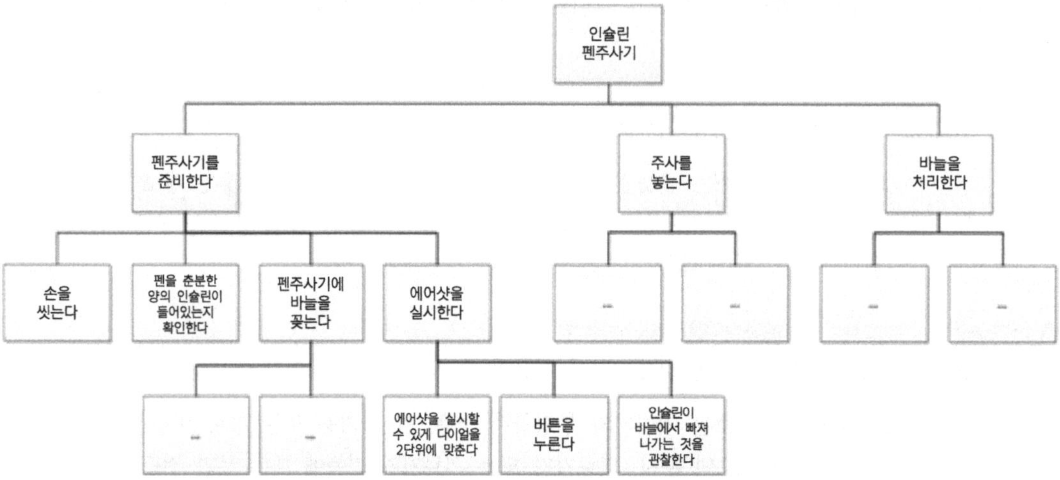

IEC/TR 62366-2 9장 E.19 Figure E.4 – Example hierarchical TASK ANALYSIS(작업분석)

5.3 알려지거나 예상 가능한 위해요인 및 위해상황의 식별

제조자는 의료기기의 사용과 관련된 환자, 사용자 또는 그 밖의 다른 사람들에게 영향을 줄 수 있는 알려지거나 예측 가능한 위해요인 및 위해 상황을 식별해야 한다.

위해요인 및 위해 상황을 식별하는 동안 다음 사항을 고려해야 한다.

- 사용자 프로필을 포함하는 사용 사양서(5.1 참조)
- 사용 가능한 경우 비슷한 유형의 의료기기에 대한 기존의 사용자 인터페이스에 알려진 위해요인 및 위해 상황에 관한 정보
- 식별된 사용 오류(5.2 참조).

5.4 위해요인 관련 사용 시나리오의 식별 및 기술

제조자는 식별된 위해요인 및 위해 상황과 관련된 합리적으로 예측 가능한 위해요인 관련 사용 시나리오를 식별 및 설명해야 한다. 식별된 각 위해요인 관련 사용 시나리오의 설명은 모든 작업 및 그 순서뿐만 아니라 관련된 위해의 심각성도 포함해야 한다.

기호 설명

A. 사용 사양서는 ISO 14971, 5.3를 위해 제공된 정보입니다.

B. 식별된 안전 관련 사용자 인터페이스 특성(5.2 참조)

C. 식별된 예측 가능한 위해 요인 및 위해 상황(5.3 참조)

D. ISO 14971, 5.5의 위해 상황을 일으키는 사건의 식별된 순서는 위해 요인 관련 사용 시나리오를 결정하기 위해 제공된 정보입니다(5.4 참조).

A. 잔여 위험 평가

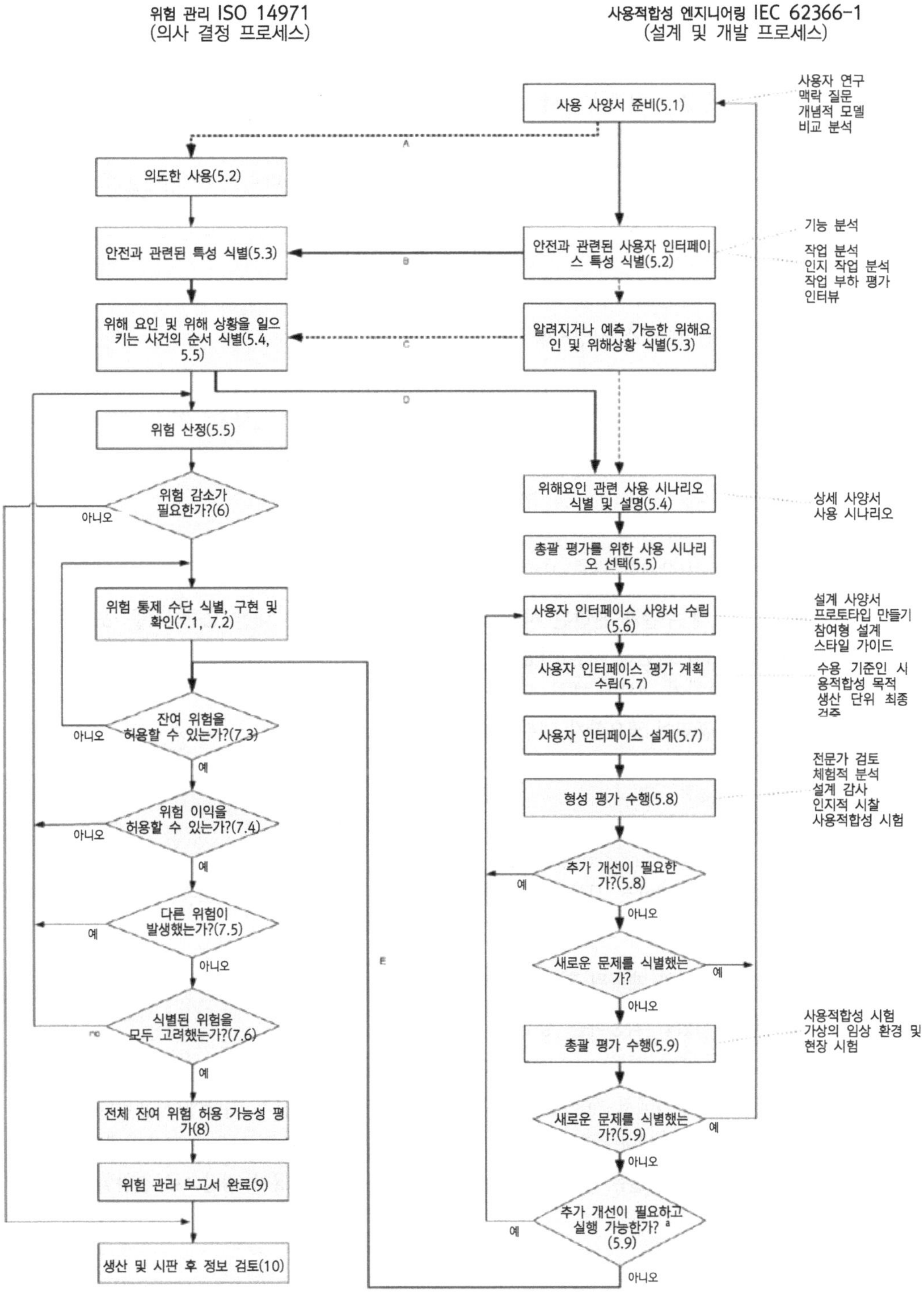

그림 5-6 위험 관리 프로세스(ISO 14971 : 2019) 및 사용적합성 엔지니어링 프로세스(IEC 62366-1)의 관계

5.5 총괄평가를 위한 위해요인 관련 사용 시나리오의 선택

제조자는 총괄평가에 포함할 위해요인 관련 사용 시나리오를 선택해야 한다.

제조자는 다음 사항을 선택해야 한다.

- 모든 위해요인 관련 사용 시나리오
- 사용 오류에 의해 일어날 수 있는 잠재적 위해의 심각성을 기반으로 한 위해요인 관련 사용 시나리오의 하위 집합(예: 의학적 중재가 필요함)

5.6 사용자 인터페이스 사양의 작성

제조자는 사용자 인터페이스 사양서를 수립 및 유지해야 한다.

사용자 인터페이스 사양서는 다음 사항을 고려해야 한다.

- 사용 사양서(5.1 참조)
- 의료기기와 관련된 알려지거나 예측 가능한 사용 오류(5.2 참조)
- 위해요인 관련 사용 시나리오(5.4 참조)

사용자 인터페이스 사양서는 다음 사항을 포함해야 한다.

- 선택한 위험 통제 수단과 관련된 사용자 인터페이스의 부분에 대한 요구사항을 포함하여 사용자 인터페이스와 관련된 시험 가능한 기술적 요구사항
- 부속서류가 필요한지 여부에 대한 표시
- 의료기기 관련 훈련이 필요한지 여부에 대한 표시

5.7 평가계획 수립

5.7.1 일반사항

제조자는 사용자 인터페이스 사양서에 대한 사용자 인터페이스 평가 계획을 수립 및 유지해야 한다. 사용자 인터페이스 평가 계획은 다음 사항을 수행해야 한다.

a) 평가목적 문서화와 계획된 형성평가 및 총괄평가의 방법 식별

b) 사용적합성 시험을 적용하는 경우

- 대표적인 의도한 사용자 및 해당 사용자가 속한 사용자 프로필의 관련성 문서화
  예 1 : 형성평가에서 제조자의 임상 실무자는 간호사-사용자 집단에 사용된다.
  예 2 : 총괄평가에서 중환자실 간호사의 패널은 중환자 간호 사용자 프로필에 사용된다.
  여러 사용자 프로필은 사용적합성 시험의 목적을 위해 사용자 집단으로 결합할 수 있다.

- 사용 사양서를 기반으로 시험 환경 및 다른 사용 조건 문서화
  예 3 : 사용 조건은 조명, 소음 및 활동 수준 등의 위치 관련 조건을 포함할 수 있다.
  예 4 : 사용 조건은 개인 보호 장비(예: 수술용 장갑 및 보호 안경)를 착용하고 의료기기를 사용하는 등의 직원 관련 조건을 포함할 수 있다.
  예 5 : 사용 조건은 스트레스 수준 및 팀 작업 등의 사회적 조건을 포함할 수 있다.
- 시험 중에 부속서류가 제공되는지 여부 규정
- 의료기기 관련 훈련이 시험 이전에 제공되는지 여부 및 훈련과 시험 시작 사이의 최소 경과 시간 규정

5.7.2 형성평가 계획

형성평가를 위한 사용자 인터페이스 평가 계획은 다음 사항을 다뤄야 한다.

a) 사용할 평가 방법

b) 평가할 사용자 인터페이스의 부분

c) 사용적합성 엔지니어링 프로세스에서 각 사용자 인터페이스 평가의 수행 시기

5.7.3 총괄평가 계획

선택한 각 위해요인 관련 사용 시나리오(5.5 참조)의 경우 총괄평가를 위한 사용자 인터페이스 평가 계획은 다음 사항을 규정해야 한다.

a) 사용할 평가 방법 및 방법의 객관적 증거 산출에 대한 근거

b) 평가할 사용자 인터페이스의 부분

c) 적용 가능한 경우 안전성에 대한 정보를 지각할 수 있고 이해할 수 있으며 이 정보가 의료기기의 올바른 사용을 지원하는지 여부를 결정하기 위한 기준(4.1.3)

d) 총괄평가 중 부속서류의 가용성 및 훈련 제공, 그리고

e) 사용적합성 시험의 경우

  - 시험 환경, 사용 조건, 실제 사용 조건을 적절하게 나타내는 근거
  - 관찰된 사용 오류의 차후 분석을 위해 사용적합성 시험 중에 데이터 수집 방법

총괄평가는 단일 평가 또는 다중 평가로 수행할 수 있다.

5.8 사용자 인터페이스 구현 및 형성평가 수행

제조자는 사용자 인터페이스 사양서에 명시된 부속서류(필요한 경우), 훈련 역량(필요한 경우)을 포함하여 사용자 인터페이스를 설계 및 구현해야 한다.

제조자는 형성평가를 포함하여 사용적합성 엔지니어링 방법 및 기법을 적절하게 활용하여 이 설계 및 구현을 달성해야 한다. 새로운 사용 오류, 위험, 위해 상황 또는 위해요인 관련 사용 시나리오가 이 단계 중에 발견되는 경우 제조자는 항목 5의 단계를 적절하게 반복해야 한다.

의도한 사용자가 의료기기를 안전하게 사용하기 위해 특정 의료기기에 대한 훈련이 필요한 경우 제조자는 다음 사항 중 하나 이상을 수행하여 의료기기의 기대 서비스 기간 동안 훈련 역량을 설계 및 구현해야 한다.

- 훈련에 필요한 자료 제공
- 훈련에 필요한 자료를 사용할 수 있도록 보장
- 훈련이 가능하도록 규정, 또는
- 사용자를 훈련할 수 있는 책임있는 조직이 훈련이 가능하도록 규정

5.9 총괄평가 수행

사용자 인터페이스의 설계 및 구현을 완료할 경우 제조자는 사용자 인터페이스 평가 계획에 따라 최종 또는 생산할 것과 동등한 사용자 인터페이스에 대해 5.5에서 선택한 각 위해요인 관련 사용 시나리오의 총괄평가를 수행해야 한다. 총괄평가의 경우 제조자는 사용자 인터페이스가 같은 제품의 총괄평가에서 얻은 데이터를 이 데이터를 적용할 수 있는 기술적 근거와 함께 사용할 수 있다.

총괄평가에서 얻은 데이터는 발생한 모든 사용 오류의 잠재적 결과를 식별하기 위해 분석해야 한다. 결과가 위해 상황과 관련이 있을 수 있는 경우 각 사용 오류의 근본 원인을 결정해야 한다. 근본 원인은 사용자 수행의 관찰 및 해당 수행과 관련된 사용자의 주관적 평가를 바탕으로 결정해야 한다.

새로운 사용 오류, 위해요인, 위해 상황 또는 위해요인 관련 사용 시나리오가 이 데이터 분석 중에 발견되는 경우

- 그러한 경우 제조자는 항목 5의 활동을 적절하게 반복해야 한다.
- 그렇지 않은 경우 제조자는 안전과 관련된 사용자 인터페이스 설계의 개선이 필요하고 실행 가능한지 여부를 결정해야 한다.
    1) 그러한 경우 제조자는 5.6에서 사용적합성 엔지니어링 프로세스를 다시 수행해야 한다.
    2) 그렇지 않은 경우 제조자는 다음 사항을 수행해야 한다.
        i. 개선을 실행할 수 없는 이유를 문서화
        ii. 사용과 관련된 잔여 위험을 결정하는 데 필요한 사용적합성 엔지니어링 프로세스의 데이터 식별
        i. ISO 14971, 7.3에 따라 잔여 위험 평가

5.10 기원이 확인되지 않는 사용자 인터페이스(UOUP)

Annex C에 따라 수행한다.

C.2.1 사용 사양서

제조자는 5.1의 요구에 따라 사용 사양서를 수립해야 한다. 제조자는 사용적합성 엔지니어링 파일에 이 사용 사양서를 저장해야 한다.

C.2.2 생산 후 정보의 검토

UOUP 의료기기의 제조자는 불만사항 및 사고 또는 미발생 사고에 관한 현장 보고서를 포함하여 사용 가능한 생산 후 정보를 검토해야 한다.

위해 상황을 일으킬 수 있는 사용 오류의 식별된 모든 사례 또는 적절하지 않은 사용적합성으로 인해 발생할 수 있는 위해 요인 또는 위해 상황을 현장 정보에서 제안한 사례는 사용적합성 엔지니어링 파일에 저장하고 C.2.3 및 C.2.4에서 다뤄야 한다.

C.2.3 사용적합성과 관련된 위해 요인 및 위해 상황

제조자는 UOUP 의료기기의 위험 분석을 검토하고 사용적합성과 관련된 위해 요인 및 위해 상황이 식별되고 문서화되었는지 확인해야 한다.

C.2.4 위험 통제

제조자는 적절한 위험 통제 수단이 C.2.3에서 식별된 모든 위해 요인 및 위해 상황에 맞게 구현되었으며 모든 위해 요인이 위험 평가에 따라 허용 가능한 수준으로 감소되었는지 확인하고 이를 문서화해야 한다.

C.2.5 잔여위험 평가

C.2.3 및 C.2.4 단계를 수행하여 식별된 새로운 정보를 기반으로 제조자는 ISO 14971, 7.3에 따라 전체 잔여 위험을 다시 평가하고 사용적합성 엔지니어링 파일 또는 위험관리 파일에 그 결과를 문서화해야 한다.

5-5 소프트웨어 밸리데이션

5-5-1 소프트웨어 밸리데이션의 개요

소프트웨어 밸리데이션은 소프트웨어가 사용된 기능에 대한 사용자의 요구와 사용목적이 소프트웨어와 일치함을 객관적 증거로 입증하는 것으로 의료기기 소프트웨어 및 자동화 공정 소프트웨어의 품질을 보증하는 데 사용되는 중요한 수단이다.

이러한 소프트웨어 밸리데이션은 의료기기의 유용성과 신뢰도를 증가시켜 결함 발생률, 리콜 및 시정 조치 감소, 환자 및 의료기기 취급자에 대한 위험 감소, 의료기기 제조업체에 대한 부담 경감을 위한 것으로써 의료기기에 소프트웨어를 결합시킨 후 실제 또는 모의 사용 환경에서 소프트웨어의 적절한 작동에 대한 점검 및 문서화 활동을 포함한다.

소프트웨어의 밸리데이션은 완성된 의료기기의 설계 밸리데이션의 일부분이다. 이것은 의료기기에 소프트웨어를 결합시킨 후 실제 또는 모의 사용 환경에서 소프트웨어의 적절한 작동에 대하여 점검하는 것을 포함한다. 소프트웨어의 밸리데이션은 포괄적인 소프트웨어 시험과 소프트웨어 개발 수명주기의 각 단계에서 이미 완료한 다른 검증작업에 상당히 의존한다. 기획, 검증, 추적성, 형상관리 및 양호한 소프트웨어 엔지니어링의 다양한 요소들은 소프트웨어가 유효하다는 결론 도출에 도움을 주는 중요한 활동이다.

최근에는 전자 의료기기가 경박단소화 되고 기능이 융·복합화 됨에 따라 시스템을 구성하는 요소가 다양하고 이를 운영하는 소프트웨어의 역할이 점차 커지고 있으며 인공지능과 빅데이터를 활용하는 의료기기가 많이 개발되고 있기 때문에 의료기기에서 소프트웨어의 비중이 매우 커지고 있을 뿐만 아니라 품질의 중요성은 나날이 증가하고 있다. 이에 따라 각 국가별 의료기기 규제 당국은 의료기기 소프트웨어의 품질보증 활동을 중요하게 여기고 이를 인·허가 사항에 반영하고 있다. 소프트웨어가 포함된 의료기기의 CE인증 획득을 위해서는 소프트웨어 밸리데이션(IEC 62304: 2015, Medical device software-Software life cycle process)을 의무적으로 적용하도록 규제변경이 이루어졌다. 미국 FDA 또한 관련 가이던스 (General Principles of Software Validation: Final Guidance for Industry and FDA Staff)를 제시하고 각 국의 제조사에게 FDA 신청 시 소프트웨어 밸리데이션 보고서를 제출하도록 요구하고 있다. 우리나라 역시 이러한 국제적 움직임에 발맞추어 소프트웨어 밸리데이션을 요구하고 있다.

소프트웨어 밸리데이션의 핵심은 의료기기 제조사가 소프트웨어 품질보증 활동을 하고 있음을 입증하는 것이다. CE마킹에서 조화규격으로 적용토록 하고 있는 IEC 62304의 제목인 Software life cycle process에서 알 수 있듯이 소프트웨어의 개발기획부터 유지보수에 이르기까지 전 과정에 걸쳐 소프트웨어 품질보증 활동을 위한 과정(Process), 활동(Activity) 및 업무(Task)를 보장하도록 요구하고 있으며, 이것의 결과물로써 소프트웨어 라이프사이클 단계별 산출물이 생성되고 이러한 산출물을 바탕으로 규제 당국에 제출하는 소프트웨어 밸리데이션 문서가 작성되는 것이다.

2019년 10월에 발표된 전기·기계적 안전성 시험규격인 IEC 60601-1 Test Report Form(TRF)에서는 IEC 60601-1 14절의 PEMS 부분의 Report에 IEC 62304의 요구사항들이 모두 Checklist로 반영되어 Life Cycle Process별로 산출물이 어디에 있는지를 Check하게 되어 있으므로 IEC 62304의 요구사항에 맞추어 소프트에어를 개발하지 않으면 IEC 60601-1 성적서도 발급받을 수 없게 되었다.

참조문헌 : 소프트웨어 밸리데이션 교육자료(NIDS)

5-5-2 소프트웨어 라이프사이클 프로세스(IEC 62304) 소개

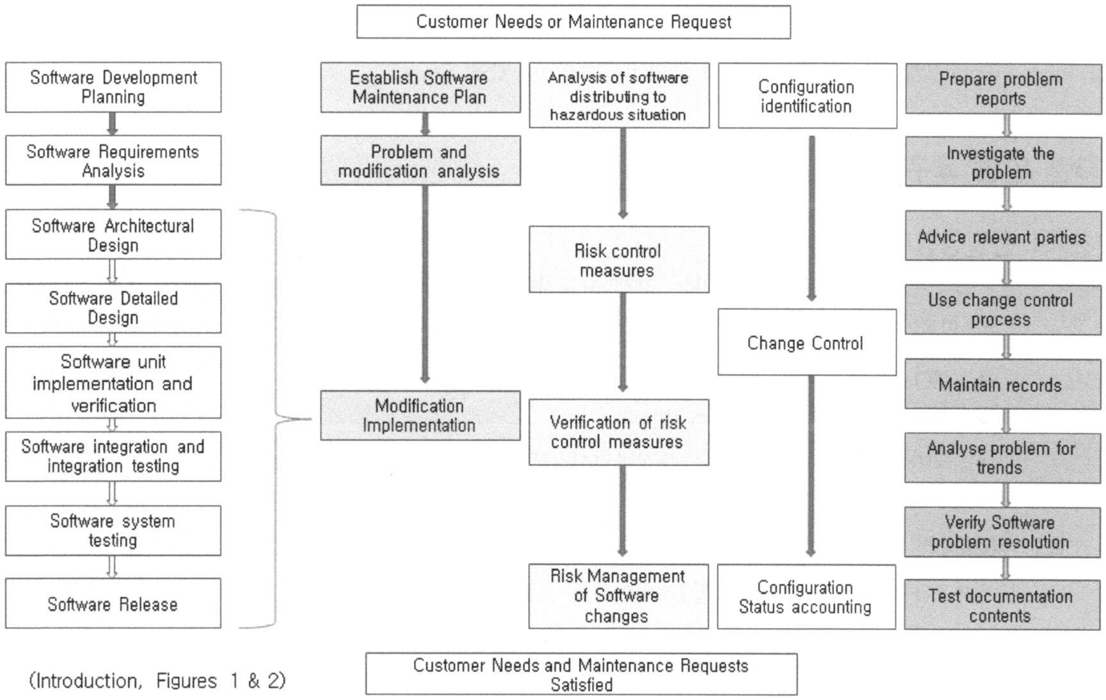

(Introduction, Figures 1 & 2)

1절 적용범위

1.1 목적

이 표준은 의료기기 소프트웨어에 대한 수명주기 요구사항을 정의한다. 이 표준에서 기술한 프로세스, 활동, 작업들은 의료기기 소프트웨어 수명주기 프로세스를 위한 일반적인 틀을 제공한다.

1.2 적용분야

이 표준은 소프트웨어 그 자체로 의료기기인 경우, 또는 소프트웨어가 최종 의료기기에 내장되거나 필수적인 부분일 때, 의료기기 소프트웨어의 개발 및 유지보수에 적용한다.

1절 인용표준

다음의 인용표준은 전체 또는 부분적으로 이 표준의 적용을 위해 필수적이다.

ISO 14971, Medical devices - Application of risk management to medical devices

2절 용어 및 정의

본 규격에서는 40개의 용어에 대하여 정의하고 있다.

3절 일반 요구사항

4.1 품질경영시스템

의료기기 소프트웨어 제조자는 고객 요구사항 및 해당 규제 요구사항을 일관성 있게 충족시키는, 의료기기 소프트웨어를 제공할 수 있는 능력을 다음과 같은 사항을 통하여 입증해야 한다.

- ISO 13485, 또는
- 국가 품질관리시스템 표준, 또는
- 국가 규정으로서 요구하는 품질관리시스템.

4.2 위험관리

제조자는 ISO 14971에 적합한 위험관리 프로세스를 적용해야 한다.

4.3 소프트웨어 안전등급

제조자는 소프트웨어 시스템이 그림 5-7에서 나타낸 것처럼, 최악의 시나리오에서 영향을 줄 수 있는 위해상황으로 인한 결과로 환자, 조작자, 또는 다른 사람에 대한 위해의 위험에 따라 소프트웨어 안전등급(A, B, C)을 각 소프트웨어 시스템에 할당해야 한다.

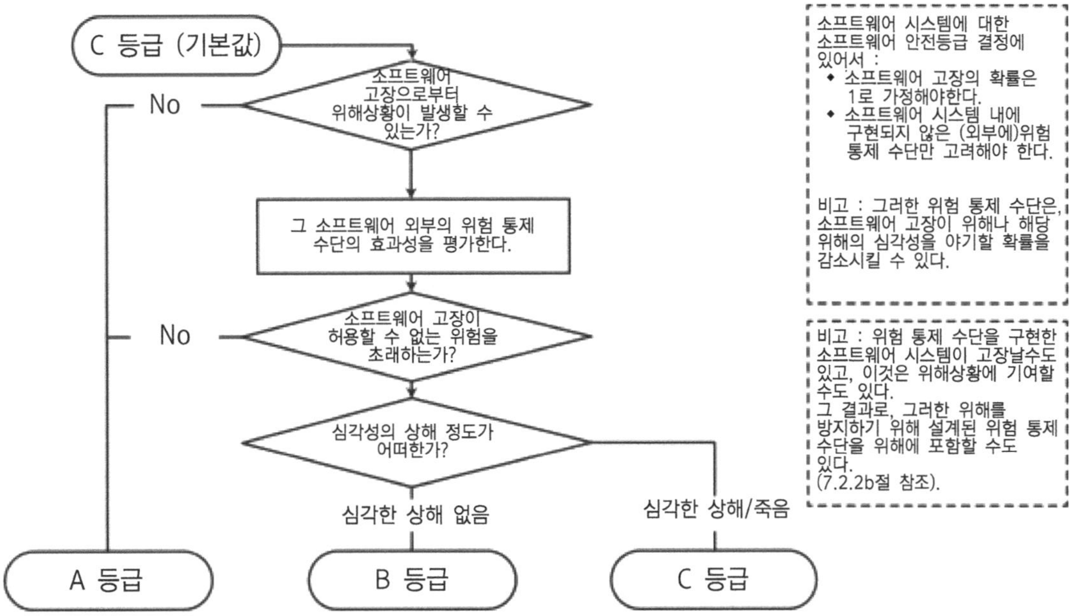

그림 5-7 등급분류 규칙

4.4 레거시 소프트웨어

4.4.1 일반 사항

이 표준의 5절에서 9절까지 적용하는 대신, 4.4.2~4.4.5에서 제시한대로 레거시 소프트웨어의 적합성을 증명할 수도 있다.

4.4.2 위험관리 활동

이 표준의 4.2에 따라, 제조자는 다음을 준수해야 한다.

a) 조직 내부 또는 사용자로부터, 사고 또는 사건과 관련된, 레거시 소프트웨어에 대한 생산 후 정보를 포함한 모든 피드백을 평가한다.

b) 다음과 같은 측면을 고려하여, 레거시 소프트웨어에 대한 지속적인 사용과 관련한 위험관리 활동을 수행한다.

- 전체 의료기기 구조에서 레거시 소프트웨어의 통합
- 레거시 소프트웨어의 일부로서 구현한 위험통제 수단 유효성의 지속
- 레거시 소프트웨어의 지속적인 사용과 관련한 위해상황 식별
- 위해상황에 기여하는 레거시 소프트웨어의 잠재적인 원인 식별
- 위해상황에 기여하는 레거시 소프트웨어의 각 잠재적인 원인에 대한 위험통제 수단의 정의

4.4.3 갭 분석

레거시 소프트웨어(4.3 참조)의 소프트웨어 안전등급을 기반으로 하여, 제조자는 5.2, 5.3, 5.7 및 7절에 따라 요구되는, 유효한 산출물에 갭 분석을 수행해야 한다.

a) 제조자는 유효한 산출물의 지속적인 유효성을 평가해야 한다.

b) 갭이 식별된 곳에, 제조자는 관련 활동과 산출물의 누락으로 발생하는 위험을 감소시킬 수 있는지를 평가해야 한다.

c) 이러한 평가를 기반으로 하여, 제조자는 수행해야 할 관련 활동과 생성해야 할 산출물을 결정해야 한다. 산출물은 적어도, 소프트웨어 시스템 테스트 기록이어야 한다(5.7.5 참조).

4.4.4 갭 종료 활동

제조자는 식별된 산출물을, 생성할 계획을 수립하고 실행해야 한다. 가능한 경우에는 5.2, 5.3, 5.7 및 7절에서 요구하는 활동을 수행하지 않고도, 객관적인 증거를 사용하여 필요한 산출물을 생성할 수도 있다.

이 계획은 9절에 따른 레거시 소프트웨어 및 산출물에서 발견한 문제를 처리하기 위해, 문제해결 프로세스를 사용하도록 다루어야 한다.

레거시 소프트웨어의 변경은 6절에 따라 수행해야 한다.

4.4.5 레거시 소프트웨어 사용에 대한 근거

제조자는 레거시 소프트웨어의 버전을, 4.4의 출력물을 기반으로 한, 레거시 소프트웨어의 지속적인 사용에 대한 근거와 함께 문서화해야 한다.

5절 소프트웨어 개발 프로세스

5.1 소프트웨어 개발 계획

5.1.1 소프트웨어 개발 계획 [A, B, C 등급]

제조자는 개발하고자 하는 소프트웨어 시스템의 범위, 규모, 그리고 소프트웨어 안전등급에 적절한, 소프트웨어 개발 프로세스의 활동을 수행하기 위해, 소프트웨어 개발 계획을 수립해야 한다. 이 계획에서 소프트웨어 개발 수명주기 모델을 모두 정의하거나 참조해야 한다. 이 계획은 다음 사항들을 다루어야 한다.

a) 소프트웨어 시스템 개발에 사용하는 프로세스(비고 4 참조)

b) 활동 및 작업의(문서를 포함한) 산출물

c) 시스템 요구사항, 소프트웨어 요구사항, 소프트웨어 시스템 테스트, 그리고 소프트웨어에 구현한 위험통제 수단 간의 추적성
d) 상용/공개 소프트웨어(SOUP) 형상 항목과 개발 지원 소프트웨어를 포함하여, 소프트웨어 형상관리 및 변경관리
e) 의료기기 소프트웨어 및 수명주기 각 단계에서의 산출물과 활동에서 발견된 문제를 다루기 위한, 소프트웨어 문제해결 기법.

5.1.2 소프트웨어 개발 계획을 갱신 [A, B, C 등급]

제조자는 개발이 진행됨에 따라, 계획을 적절히 갱신해야 한다.

5.1.3 시스템 설계 및 개발에 대한 소프트웨어 개발 계획 참조[A, B, C 등급]

a) 소프트웨어 개발에 대한 입력으로서, 제조자는 소프트웨어 개발 계획에 시스템 요구사항을 참조해야 한다.
b) 소프트웨어 개발 계획에서, 제조자는 4.1을 만족시키기 위해서 필요한, 소프트웨어 개발을 조정하기 위한 절차를, 포함하거나 참조해야 한다(예를 들면 시스템 통합, 검증, 밸리데이션).

5.1.4 소프트웨어 개발 표준, 방법, 그리고 도구 계획 [C 등급]

제조자는 소프트웨어 개발 계획에, C 등급의 소프트웨어 항목 개발과 관련하여, 다음 사항을 포함하거나 참조해야 한다.

a) 표준(standards)
b) 방법(methods)
c) 도구(tools)

5.1.5 소프트웨어 통합과 통합 테스트 계획 [B, C 등급]

제조자는(상용/공개 소프트웨어(SOUP)를 포함하여) 소프트웨어 항목을 통합하고, 통합하는 중에 테스트를 수행하기 위한 계획을 소프트웨어 개발 계획에 포함하거나 참조해야 한다.

5.1.6 소프트웨어 검증 계획 [A, B, C 등급]

제조자는 다음의 검증 정보를 소프트웨어 개발 계획에 포함하거나 참조해야 한다.

a) 검증에 필요한 산출물
b) 각 수명주기 활동에서 필요한 검증 작업
c) 어떤 산출물이 검증되는지의 마일스톤
d) 산출물을 검증하기 위한 허용 기준

5.1.7 소프트웨어 위험관리 계획 [A, B, C 등급]

제조자는 상용/공개 소프트웨어(SOUP)와 관련된 위험관리를 포함하여, 소프트웨어 위험관리 프로세스에서 활동과 작업을 수행하기 위한 계획을, 소프트웨어 개발 계획에 포함하거나 참조해야 한다.

5.1.8 문서화 계획 [A, B, C 등급]

제조자는 소프트웨어 개발 수명주기 동안 생산되는, 모든 문서 정보를, 소프트웨어 개발 계획에 포함하거나 참조해야 한다. 각각의 식별된 문서나 문서 종류는 다음의 정보를 포함하거나 참조해야 한다.

a) 제목, 이름 또는 명명 관례

b) 목적

c) 개발, 검토, 승인, 수정에 대한 절차와 책임

5.1.9 소프트웨어 형상관리 계획 [A, B, C 등급]

제조자는 소프트웨어 형상관리 정보를 소프트웨어 개발 계획에 포함하거나 참조해야 한다. 소프트웨어 형상관리 정보는 다음을 포함하거나 참조해야 한다.

a) 안전등급, 유형, 카테고리 또는 통제해야 하는 항목 목록

b) 소프트웨어 형상관리 활동과 작업

c) 소프트웨어 형상관리 활동 수행에 책임이 있는 조직

d) 소프트에어 개발 또는 유지보수와 같은, 다른 조직들과의 관계

e) 형상 통제 하에서 언제 항목이 배치되는지

f) 문제해결 프로세스를 언제 사용해야 하는지

5.1.10 통제해야 하는 지원 항목 [B, C 등급]

통제해야 하는 항목은, 의료기기 소프트웨어 개발에 사용한 도구, 항목 또는 설정(settings)을 포함해야 하며, 이것들은 의료기기 소프트웨어에 영향을 줄 수 있다.

5.1.11 검증 전 소프트웨어 형상 항목 관리 [B, C 등급]

제조자는 형상 항목을 검증하기 전에, 형상 관리 하에 형상 항목이 있도록 계획해야 한다.

5.1.12 일반적인 소프트웨어 결함의 확인 및 방지 [B, C 등급]

제조자는 소프트웨어 개발계획에 다음과 관련된 절차를 포함시키거나 참조하도록 한다.

a) 소프트웨어 시스템과 관련하여, 채택한 프로그래밍 기술을 기반으로, 유입될 수 있는 결함 범주를 식별함

b) 이러한 결함이 허용할 수 없는 위험에 기여하지 않는다는 것을 입증하는 증거를 문서화

5.2 소프트웨어 요구사항 분석

5.2.1 시스템 요구사항 분석으로부터 소프트웨어 요구사항의 정의와 문서화 [A, B, C 등급]

의료기기의 각 소프트웨어 시스템에 대해, 시스템 수준의 요구사항으로부터, 제조자는 소프트웨어 시스템 요구사항을 정의하고 문서화해야 한다.

5.2.2 소프트웨어 요구사항 내용 [A, B, C 등급]

제조자는 의료기기 소프트웨어가 적절하도록 소프트웨어 요구사항에 다음을 포함해야 한다.

a) 기능 요구사항과 능력(capability) 요구사항

b) 소프트웨어 시스템 입력과 출력

c) 소프트웨어 시스템과 다른 시스템 간의 인터페이스

d) 소프트웨어-기반 알람, 경고, 연산 메시지

e) 보안 요구사항

f) 소프트웨어로 구현한 사용자 인터페이스 요구사항

g) 데이터 정의 및 데이터베이스 요구사항

h) 운영하는 곳과 유지보수하는 곳에 배포된, 의료기기 소프트웨어의 설치 및 허용하는 요구사항

i) 운영 방법 및 유지보수 방법과 관련한 요구사항

j) IT-네트워크 측면과 관련한 요구사항

k) 사용자 유지보수 요구사항

l) 규제 요구사항.

5.2.3 소프트웨어 요구사항에서 위험통제 수단을 포함함 [B, C 등급]

제조자는 의료기기 소프트웨어에 적절하도록, 소프트웨어로 구현한 위험통제 조치를 요구사항에 포함해야 한다.

5.2.4 의료기기 위험분석 재평가 [A, B, C 등급]

제조자는 소프트웨어 요구사항을 수립하고, 이를 적절히 갱신할 경우, 의료기기 위험분석을 재평가해야 한다.

5.2.5 요구사항 갱신 [A, B, C 등급]

제조자는 시스템 요구사항을 포함한 기존의 요구사항이, 소프트웨어 요구사항 분석 활동의 결과로, 적절히 재평가 및 갱신됨을 보장해야 한다.

5.2.6 소프트웨어 요구사항 검증 [A, B, C 등급]

제조자는 다음 요구사항들을 검증하고 문서화해야 한다.

a) 위험통제와 관련한 사항을 포함해서, 시스템 요구사항을 구현한다.
b) 서로 상충되지 않는다.
c) 모호하지 않은 용어로 표현한다.
d) 테스트의 성과 및 테스트 기준을, 허용하는 용어로 진술한다.
e) 유일하게 식별될 수 있어야 한다.
f) 시스템 요구사항 또는 다른 출처까지 추적할 수 있어야 한다.

5.3 소프트웨어 구조 설계

5.3.1 소프트웨어 요구사항을 구조로 변환 [B, C 등급]

제조자는 소프트웨어 구조를 기술하고 소프트웨어 항목이 식별되도록 하는 의료기기 소프트웨어 요구사항을 문서화된 구조로 변환해야 한다.

5.3.2 소프트웨어 항목의 인터페이스에 대한 구조의 개발 [B, C 등급]

제조자는 소프트웨어 항목과 소프트웨어 항목 외부에 있는 컴포넌트들(소프트웨어와 하드웨어 둘 다) 간의, 소프트웨어 항목들 간의 인터페이스를 위한 구조를 개발하고 문서화해야 한다.

5.3.3 상용/공개 소프트웨어(SOUP) 항목의 기능 및 성능 요구사항의 명세 [B, C 등급]

어떤 소프트웨어 항목을 상용/공개 소프트웨어(SOUP)로 식별한다면, 제조자는, 의도한 사용에 필수적인, 상용/공개 소프트웨어(SOUP) 항목의 기능 및 성능 요구사항을 명세해야 한다.

5.3.4 상용/공개 소프트웨어(SOUP) 항목이 요구하는 시스템 하드웨어 및 소프트웨어를 명세 [B, C 등급]

어떤 소프트웨어 항목을 상용/공개 소프트웨어(SOUP)로 식별한다면, 제조자는, 상용/공개 소프트웨어(SOUP) 항목이 적절히 동작할 수 있도록, 필요한 시스템 하드웨어와 소프트웨어를 명세해야 한다.

5.3.5 위험통제를 위해 필요한 분리의 식별 [C 등급]

제조자는 위험통제에 필수적인(necessary for) 소프트웨어 항목들 간의 어떤 분리를 식별해야 하고, 그러한 분리(segregation)가 효과적이라는 것을 어떻게 보증할지를 진술해야 한다.

5.3.6 소프트웨어 구조를 검증 [B, C 등급]

제조자는 다음 사항들을 검증하고 문서화해야 한다.

소프트웨어 구조는 위험통제와 관련된 사항들을 포함하는 시스템 요구사항 및 소프트웨어 요구사항을 구현한다.

소프트웨어 구조는 소프트웨어 항목들 간의, 소프트웨어 항목과 하드웨어 간의 인터페이스를 지원할 수 있다. 의료기기 구조는 어떠한 상용/공개 소프트웨어(SOUP) 항목이 적절히 동작할 수 있도록 지원한다.

5.4 소프트웨어 상세 설계

5.4.1 소프트웨어 유닛으로 소프트웨어를 세분화 [B, C 등급]

제조자는 소프트웨어를 소프트웨어 유닛으로 표현되도록 세분화해야 한다.

5.4.2 각 소프트웨어 유닛에 대한 상세 설계 개발 [C 등급]

제조자는 각 소프트웨어 유닛을 올바르게 구현할 수 있도록 충분히 상세하게 설계를 문서화해야 한다.

5.4.3 인터페이스에 대한 상세 설계 개발 [C 등급]

제조자는 각 소프트웨어 유닛들 사이의 인터페이스뿐만 아니라 소프트웨어 유닛과 외부 컴포넌트(하드웨어 또는 소프트웨어)와의 인터페이스까지도, 이들 간의 인터페이스를 올바르게 구현할 수 있도록 충분히 상세하게 설계를 문서화해야 한다.

5.4.4 상세 설계를 검증 [C 등급]

제조자는 다음 항목을 검증하고 문서화해야 한다.

a) 소프트웨어 상세 설계는 소프트웨어 구조를 구현한다.

b) 소프트웨어 상세 설계는 그 소프트웨어 구조에 모순되지 않는다.

5.5 소프트웨어 유닛 구현

5.5.1 각 소프트웨어 유닛을 구현 [A, B, C 등급]

제조자는 각 소프트웨어 유닛을 구현해야 한다.

5.5.2 소프트웨어 유닛 검증 프로세스를 수립 [B, C 등급]

제조자는 소프트웨어 유닛들을 검증하기 위한 전략, 방법, 절차를 수립해야 한다. 테스트를 통해서 검증할 경우, 적절성에 대해 테스트 절차를 평가해야 한다.

5.5.3 소프트웨어 유닛 허용 기준 B, C 등급]

제조자는 소프트웨어 유닛을 더 큰 소프트웨어 항목으로 통합하기 전에, 허용 기준을 수립해야 하고, 소프트웨어 유닛이 허용 기준을 만족하도록 보장해야 한다.

유닛 허용 기준의 예는 다음과 같다.

- 소프트웨어 코드가 위험통제 수단을 포함한 요구사항을 구현하고 있는가?
- 소프트웨어 코드가 해당 소프트웨어 유닛에 대한 인터페이스 설계에 모순이 없는가?
- 소프트웨어 코드가 프로그래밍 절차나 코딩 표준(coding standards)을 준수하는가?

5.5.4 추가적인 소프트웨어 유닛 허용 기준 [C 등급]

설계 단계에서, 제조자는 다음의 추가적인 허용 기준을 포함해야 한다.

a) 적절한 이벤트 시퀀스

b) 데이터와 제어 흐름

c) 계획된 자원 할당

d) 고장 처리(에러 정의, 격리, 회복)

e) 변수 초기화

f) 자가 진단

g) 메모리 관리 및 메모리 오버플로우

h) 경계 조건

5.5.5 소프트웨어 유닛 검증 [B, C 등급]

제조자는 소프트웨어 유닛 검증을 수행하고, 그 결과를 문서화해야 한다.

5.6 소프트웨어 통합과 통합 테스트

5.6.1 소프트웨어 유닛들을 통합 [B, C 등급]

제조자는 통합 계획에 따라 소프트웨어 유닛들을 통합해야 한다(5.1.5 참조).

5.6.2 소프트웨어 통합을 검증 [B, C 등급]

제조자는 통합계획(5.1.5 참조)에 따라 소프트웨어 유닛이 소프트웨어 항목 또는 소프트웨어 시스템에 통합됨을 검증해야 하고, 그러한 검증의 증거에 대한 기록을 유지해야 한다.

5.6.3 소프트웨어 통합 테스트 [B, C 등급]

제조자는 통합계획(5.1.5 참조)에 따라, 소프트웨어 항목을 테스트하고 그 결과를 문서화해야 한다.

5.6.4 소프트웨어 통합 테스트 내용 [B, C 등급]

소프트웨어 통합 테스트에 대해, 통합된 소프트웨어 항목이 의도한대로 수행하는지 제시(address)해야 한다.

5.6.5 소프트웨어 통합 테스트 절차를 평가[B, C 등급]

제조자는 적절성에 대해서 통합 테스트 절차를 평가해야 한다.

5.6.6 회귀 테스트를 수행 [B, C 등급]

소프트웨어 항목을 통합할 때, 제조자는 이전에 통합한 소프트웨어에 결함이 유입되지 않았다는 것을 입증하기 위해, 적절한 회귀 테스트를 수행해야 한다.

5.6.7 통합 테스트 기록 내용 [B, C 등급]

제조자는 다음 사항들을 수행해야 한다.

a) 테스트 결과(적합/부적합, 문제점 리스트)를 문서화

b) 반복 테스트가 가능하게, 충분한 기록을 유지

c) 테스터의 신원.

5.6.8 소프트웨어 문제 해결 프로세스를 사용 [B, C 등급]

제조자는 소프트웨어 통합 단계와 통합 테스트에서 발견한 문제점들(ANOMALIES)을, 소프트웨어 문제 해결 프로세스에 입력해야 한다.

5.7 소프트웨어 시스템 테스트

5.7.1 소프트웨어 요구사항에 대한 테스트를 수립 [A, B, C 등급]

제조자는 모든 소프트웨어 요구사항을 커버하기 위해, 소프트웨어 시스템 테스트에서, 입력 자극(input stimuli), 예상 출력, 적합/부적합 기준, 절차로 표현되는 테스트 구성 집합을 수립하고 수행해야 한다.

제조자는 검증 전략 및 테스트 절차의 적절성(adequacy)을 평가해야 한다.

5.7.2 소프트웨어 문제 해결 프로세스를 사용 [A, B, C 등급]

제조자는 소프트웨어 시스템 테스트 동안에 발견한 문제점들을 소프트웨어 문제 해결 프로세스에 입력해야 한다.

5.7.3 변경 후의 재시험 [A, B, C 등급]

소프트웨어 시스템 테스트 동안에 발생하는 변경에 대해서, 제조자는 다음 사항들을 수행해야 한다.

a) 문제를 고치기 위한 변경이 효과적인지 검증하기 위하여, 적절히 테스트를 반복하고, 수정된 테스트를 수행하거나 추가적인 테스트를 수행한다.

b) 의도하지 않은 부작용이 발생하지 않음을 보이기 위해, 적절한 테스트를 수행한다.

c) 7.4에서 정의한 것과 같이, 관련된 위험관리 활동을 수행한다.

5.7.4 소프트웨어 시스템 테스트를 평가 [A, B, C 등급]

제조자는 검증 전략 및 테스트 절차의 적절성(appropriateness)을 평가해야 한다.

제조자는 다음 사항들을 검증해야 한다.

a) 모든 소프트웨어 요구사항들을 테스트했거나, 그렇지 않은 것들은 검증했다.

b) 소프트웨어 요구사항과 테스트 또는 다른 검증 간의 추적성을 기록했다.

c) 테스트 결과가, 요구하는 적합/부적합 기준을 만족한다.

5.7.5 소프트웨어 시스템 테스트 기록 내용 [A, B, C 등급]

제조자는 테스트의 반복성(repeatability)을 지원하기 위해서, 다음의 사항들을 문서화해야 한다.

a) 요구하는 동작 및 기대 결과를 보여주는, 테스트 케이스 절차의 참조

b) 테스트 결과(적합/부적합, 문제점 리스트)

c) 테스트한 소프트웨어의 버전

d) 적절한 하드웨어 및 소프트웨어 테스트 설정

e) 적절한 테스트 도구

f) 테스트 일자

g) 테스트를 실행하고, 그 결과를 기록하는 것에 책임이 있는 인원을 명시

5.8 시스템 수준에서 활용하기 위한 소프트웨어 배포

5.8.1 소프트웨어 검증이 완료됨을 보증[A, B, C 등급]

제조자는 소프트웨어를 배포하기 전에, 모든 소프트웨어 검증 활동들을 완료하고, 그 결과를 평가함을 보장해야 한다.

5.8.2 알려진 잔여 문제점들을 문서화 [A, B, C 등급]

제조자는 알려진 잔여 문제점들을 문서화해야 한다.

5.8.3 알려진 잔여 문제점들을 평가 [B, C 등급]

제조자는 잔여 문제점들이 수용 불가능한 위험에 기여하지 않도록 보장하기 위해, 모든 알려진 잔여 문제점들을 평가함을 보장해야 한다.

5.8.4 배포한 버전을 문서화 [A, B, C 등급]

제조자는 배포한 의료기기 소프트웨어의 버전을 문서화해야 한다.

5.8.5 배포한 소프트웨어를 어떻게 생성했는지를 문서화 [B, C 등급]

제조자는 배포한 소프트웨어를 생성할 때 사용한 절차와 환경을 문서화해야 한다.

5.8.6 활동과 작업이 완료됨을 보장 [B, C 등급]

제조자는 모든 소프트웨어 개발 계획(또는 유지보수 계획) 활동과 작업이, 관련 문서에 따라서 완료함을 보장해야 한다.

5.8.7 소프트웨어를 기록보관 [A, B, C 등급]

제조자는 다음 사항을 기록, 보관해야 한다.

a) 의료기기 소프트웨어 및 형상 항목

b) 문서

적어도 그 기간은 제조자가 정한 의료기기 소프트웨어의 수명이나, 관련 규제 요구사항에서 규정한 기간 중, 더 긴 기간으로 정한다.

5.8.8 릴리즈한 소프트웨어의 신뢰성 있는 배포를 보장 [A, B, C 등급]

제조자는 의료기기 소프트웨어가 변형 또는 허가 받지 않은 변경 없이, 신뢰적으로 배포함을 보장하기 위한 절차를 수립해야 한다. 이러한 절차들은 다음 사항들을 적절히 포함하여, 의료기기 소프트웨어를 포함하는 매체의 생산과 취급을 고려해야 한다.

- 복제
- 매체의 라벨링
- 패키징
- 보호
- 저장공간
- 배포

6절 소프트웨어 유지보수 프로세스

6.1 소프트웨어 유지보수 계획을 수립 [A, B, C 등급]

제조자는 유지보수 프로세스의 활동과 작업을 수행하기 위해, 소프트웨어 유지보수 계획(또는 계획들)을 수립해야 한다. 그 계획은 다음 사항들을 다루어야 한다.

a) 의료기기 소프트웨어 출시 후에 발생하는 피드백을 위한 다음의 절차
- 수신
- 문서화
- 평가
- 문제 해결
- 추적

b) 어떤 피드백이 문제가 되는지를 결정하는 기준

c) 소프트웨어 위험관리 프로세스의 사용

d) 의료기기 소프트웨어의 배포 후에 발생하는 문제 분석과 해결을 위한, 소프트웨어 문제 해결 프로세스의 사용

e) 기존 소프트웨어 시스템에 대한 수정을 관리하기 위한, 소프트웨어 형상관리 프로세스(8절)의 사용

f) 상용/공개 소프트웨어(SOUP)의 평가 및 구현을 위한 다음의 절차
- 업그레이드
- 버그 수정
- 패치
- 노후화

6.2 문제와 수정 분석

6.2.1 피드백 문서화와 평가

6.2.1.1 피드백 모니터링 [A, B, C 등급]

제조자는 의도한 사용을 위해 배포한 의료기기 소프트웨어에 대하여, 피드백을 모니터링해야 한다.

6.2.1.2 피드백 문서화와 평가 [A, B, C 등급]

배포한 의료기기 소프트웨어에 어떤 문제가 존재하는지를 결정하기 위해서, 피드백을 문서화하고 평가해야 한다. 그러한 어떤 문제라도 문제 보고서(9절 참조)로 기록해야 한다. 문제 보고서는 실제적 또는 잠재적인 부정적 이벤트들과 명세서와의 편차를 포함해야 한다.

6.2.1.3 안전에 영향을 미치는 문제 보고서를 평가 [A, B, C 등급]

의도한 사용을 위해 배포한 의료기기 소프트웨어의 안전에 어떻게 영향을 미치는지와, 그 소프트웨어의 어떤 변경이 문제해결로 필요한지를, 결정하기 위하여 각각의 문제 보고서를 평가해야 한다.

6.2.2 소프트웨어 문제 해결 프로세스를 사용 [A, B, C 등급]

제조자는 문제 보고서를 다루기 위해 문제 해결 프로세스(9절 참조)를 사용해야 한다.

6.2.3 변경 요청을 분석 [A, B, C 등급]

9절에서 필요한 분석에 추가하여, 제조자는 조직에서의 그것의 영향, 의도한 사용을 위해 배포한 의료기기 소프트웨어, 그리고 인터페이스를 갖는 시스템에 대한 각 변경 요청을 분석해야 한다.

6.2.4 변경 요청 승인 [A, B, C 등급]

제조자는 배포한 의료기기 소프트웨어를 수정하게 되는 변경 요청을 평가하고 승인해야 한다.

6.2.5 사용자 및 규제 기관과의 의사소통 [A, B, C 등급]

제조자는 배포한 의료기기 소프트웨어에 영향을 주는, 승인된 변경 요청을 식별해야 한다.

지역 규제가 요구하는 바와 같이, 제조자는 사용자와 규제기관에 다음 사항들을 알려야 한다.

a) 배포한 의료기기 소프트웨어에 있는 모든 문제와, 변경하지 않고 계속해서 사용했을 때의 결과
b) 배포한 의료기기 소프트웨어에 모든 가능한 변경과, 그러한 변경 사항을 어떻게 입수하고 설치하는지에 대한 사항

6.3 수정 실행

6.3.1 수정을 실행하기 위해 수립한 프로세스를 사용[A, B, C 등급]

제조자는 수정의 결과로 반복될 필요가 있는 5절 활동을 식별하고 수행해야 한다.

6.3.2 수정한 소프트웨어 시스템을 재배포 [A, B, C 등급]

제조자는 5.8에 따라, 수정사항들을 배포해야 한다.

7절 소프트웨어 위험관리 프로세스

7.1 위해상황에 기여하는 소프트웨어 분석

7.1.1 위해상황에 기여하는 소프트웨어 항목을 식별 [B, C 등급]

제조자는 ISO 14971의 의료기기 위험분석 활동에서 식별한(4.2 참조), 위해상황에 기여하는 소프트웨어 항목을 식별해야 한다.

7.1.2 위해상황에 기여한 잠재적 원인을 식별 [B, C 등급]

제조자는 위해상황에 기여하는 것으로 식별된, 소프트웨어 항목의 잠재적 원인을 식별해야 한다.

제조자는 적절히 다음 사항들을 포함하는 잠재적인 원인을 고려해야 한다.

a) 잘못된 또는 불완전한 기능 명세
b) 식별된 소프트웨어 항목 기능에서의 소프트웨어 결함
c) 상용/공개 소프트웨어(SOUP)로 인한 고장 또는 예상치 못한 결과
d) 예상치 못한 소프트웨어 동작을 발생시킬 수 있는, 하드웨어 고장 또는 다른 소프트웨어 결함
e) 합리적으로 예측 가능한 오용.

7.1.3 출시된 상용/공개 소프트웨어(SOUP) 문제점 평가 [B, C 등급]

상용/공개 소프트웨어(SOUP)로 인한 고장 또는 예상치 못한 결과가, 위해상황에 기여하는 소프트웨어 항목의 잠재적인 원인이라면, 알려진 모든 문제점들이 위해상황을 초래하는 일련의 사건을 일으키는지를 결정하기 위하여, 제조자는 의료기기에 사용된 상용/공개 소프트웨어(SOUP) 항목의 버전에 맞는 상용/공개 소프트웨어(SOUP) 항목의 공급자에 의해 작성된 모든 문제점 목록으로 평가해야 한다.

7.1.4 잠재적인 원인을 문서화 [B, C 등급]

제조자는 위해상황에 기여하는 소프트웨어 항목의 잠재적 원인을 위험관리 파일에 문서화해야 한다(ISO 14971 참조).

7.2 위험통제 수단

7.2.1 위험통제 수단을 정의 [B, C 등급]

소프트웨어 항목이 위해상황에 기여할 수 있는 경우, 위험관리 파일에 문서화된 각각의 경우에 대해, 제조자는 ISO 14971에 따라 위험통제 수단을 정의해야 하고, 문서화해야 한다.

7.2.2 소프트웨어에 구현된 위험통제 수단 [B, C 등급]

위험통제 수단을 소프트웨어 항목 기능의 일부로 구현했다면, 제조자는 다음 사항들을 수행해야 한다.

a) 소프트웨어 요구사항에 위험통제 수단을 포함한다.

b) 위험통제 수단 구현에 기여한 각 소프트웨어 항목에, 위험통제 수단이 통제하는 해당 위험에 기반한 소프트웨어 안전등급을 할당한다[4.3 a) 참조].

c) 5절에 따라 소프트웨어 항목을 개발한다.

7.3 위험통제 수단의 검증

7.3.1 위험통제 수단을 검증 [B, C 등급]

7.2에서 문서화된 각각의 위험통제 수단의 구현을 검증해야 하고, 이 검증을 문서화해야 한다. 제조자는 새로운 위해상황을 발생시킬 수 있는지에 대해 결정하고, 위험통제 수단을 리뷰해야 한다.

7.3.2 추적성을 문서화 [B, C 등급]

제조자는 적절히 다음의 소프트웨어 위해요인의 추적성을 문서화해야 한다.

a) 위해상황으로부터 소프트웨어 항목까지

b) 소프트웨어 항목으로부터 구체적인 소프트웨어 원인까지

c) 소프트웨어 원인으로부터 위험통제 수단까지

d) 위험통제 수단으로부터 위험통제 수단의 검증까지

7.4 소프트웨어 변경의 위험관리

7.4.1 안전에 대한 의료기기 소프트웨어 변경을 분석[A, B, C 등급]

제조자는 다음 사항들을 결정하기 위해, 의료기기 소프트웨어에 대한 변경을 분석해야 한다(상용/공개 소프트웨어(SOUP) 포함).

a) 추가적인 잠재적 원인들은 위해상황을 기여하도록 나타나는지

b) 추가적인 소프트웨어 위험통제 수단이 필요한지

7.4.2 기존 위험통제 수단에서 소프트웨어 변경의 영향을 분석 [B, C 등급]

제조자는 소프트웨어 변경이, 기존의 위험통제 수단에 지장을 줄 수 있는지 여부를 결정하기 위해, 상용/공개 소프트웨어(SOUP)를 포함한 소프트웨어 변경을 분석해야 한다.

7.4.3 분석에 기반한 위험관리 활동을 수행 [B, C 등급]

제조자는 이러한 분석에 기반하여, 7.1, 7.2, 7.3에서 정의한, 위험관리 활동을 수행해야 한다.

8.1 형상 식별

8.1.1 형상 항목을 식별하기 위한 방법을 수립 [A, B, C 등급]

제조자는 5.1에서 명세한 개발계획 및 형상계획에 따라 통제하기 위해서, 형상 항목의 유일한 식별 및 버전의 유일한 식별을 위한 계획을 수립해야 한다.

8.1.2 상용/공개 소프트웨어(SOUP)를 식별 [A, B, C 등급]

제조자는 사용한 각각의 상용/공개 소프트웨어(SOUP) 형상 항목에 대해, 표준 라이브러리를 포함하여, 다음 사항들을 문서화해야 한다.

a) 제목
b) 제조자
c) 유일한 상용/공개 소프트웨어(SOUP) 지시자

8.1.3 시스템 형상 문서를 식별 [A, B, C 등급]

제조자는 소프트웨어 시스템 형상을 구성하는, 형상 항목과 그 버전의 집합을 문서화해야 한다.

8.2 변경 관리

8.2.1 변경 요청을 승인 [A, B, C 등급]

제조자는 승인된 변경 요청에 따라서만, 8.1에 따라 통제되어 식별한 형상 항목을 변경해야 한다.

8.2.2 변경을 구현 [A, B, C 등급]

제조자는 변경 요청에 명세한 바와 같이 변경을 구현해야 한다. 제조자는 소프트웨어 시스템과 소프트웨어 항목의 소프트웨어 안전등급에 대한 변경을 포함하여, 변경 결과로서 반복할 필요가 있는 모든 활동을 식별해야 하고 수행해야 한다.

8.2.3 변경을 검증 [A, B, C 등급]

제조자는 변경으로 무효화된 검증을 반복하는 것을 포함하여, 5.7.3과 9.7을 고려하여, 그 변경을 검증해야 한다.

8.2.4 변경 추적성에 대한 수단을 제공 [A, B, C 등급]

조자는 다음 각 항목 간의 의존성 및 관계를 기록 관리해야 한다.

a) 변경 요청
b) 관련된 문제 보고서
c) 변경 요청의 승인

8.3 형상 상태 기록 보존 [A, B, C 등급]

제조자는 시스템 형상을 포함한 통제된 형상 항목의, 복구할 수 있는(retrievable) 기록 이력을 보존해야 한다.

9절 소프트웨어 문제 해결 프로세스

9.1 문제 보고서 작성 [A, B, C 등급]

제조자는 의료기기 소프트웨어에서 탐지된 각각의 문제에 대한 문제 보고서를 준비해야 한다.

문제 보고서는 문제 해결에 도움이 될 수 있는 기타정보(예, 영향을 받는 장치, 영향을 받은 지원 액세서리)와 같은 중요성에 대해 설명(예를 들면 성능, 안전 또는 보안에 대한 영향)을 포함해야 한다.

9.2 문제를 조사 [A, B, C 등급]

제조자는 다음 사항들을 수행해야 한다.

a) 문제를 조사하고, 가능하면 원인을 식별한다.
b) 소프트웨어 위험관리 프로세스(7절)를 사용하여, 안전과 관련된 문제를 평가한다.
c) 조사와 평가의 결과를 문서화한다.
d) 문제를 수정할 필요가 있는 행동에 대하여 변경 요청을 생성하거나, 아무런 행동이 없는 것에 대한 근거를 문서화한다.

9.3 관련자 통보 [A, B, C 등급]

제조자는 문제가 존재함을, 적절히 관련 부서에 알려야 한다.

9.4 변경관리 프로세스 적용 [A, B, C 등급]

제조자는 변경통제 프로세스의 요구사항(8.2 참조)을 준수하면서, 모든 변경 요청을 승인해야 하고, 구현해야 한다.

9.5 기록 유지 [A, B, C 등급]

제조자는 문제 보고서의 기록과, 검증을 포함한 해결책에 대한 기록을 유지해야 한다.

9.6 문제의 경향 분석 [A, B, C 등급]

제조자는 문제 보고서에 경향을 알아내기 위한 분석을 수행해야 한다.

9.7 소프트웨어 문제 해결 검증 [A, B, C 등급]

제조자는 다음 사항들을 결정하기 위한 해결책을 검증해야 한다.

a) 문제는 해결되었고, 문제 보고서가 종료되었다.

b) 부정적 경향이 뒤바뀌었다.

c) 변경 요청이 적절한 의료기기 소프트웨어와 활동에 구현되었다.

d) 추가적인 문제가 나타났다.

9.8 테스트 문서 내용 [A, B, C 등급]

하나의 변경이 발생한 후에, 소프트웨어 항목과 시스템을 테스트하는 중에, 또는 재시험하는 중에, 또는 회귀 테스트를 하는 중에, 제조자는 테스트 문서에 다음 사항들을 포함해야 한다.

a) 테스트 결과

b) 발견한 문제점들

c) 테스트 대상 소프트웨어 버전

d) 관련 하드웨어와 소프트웨어 테스트 설정

e) 관련 테스트 도구

f) 테스트 일자

g) 테스터의 신원

5-5-3 소프트웨어 밸리데이션(FDA Guidance)

A, Documentation Level Evaluation
- Basic Documentation Level
- Enhanced Documentation Level

B. Software Description
C. Risk Management File
D. Software Requirement Specification
E. System and Software Architecture Diagram
F. Software Design Specification
(1) Basic Documentation Level
(2) Enhanced Documentation Level

G. Software Development, Configuration Management, and Maintenance Practices
(1) Basic Documentation Level
(2) Enhanced Documentation Level

H. Software Testing as part of Verification and Validation
(1) Basic Documentation Level
(2) Enhanced Documentation Level

I. Software Version History
J. Unresolved Software Anomalies

소프트웨어 밸리데이션은 5.4.1항의 IEC 62304에서 산출된 결과물을 이용하여 작성하여야 한다. 그러나 막상 작성하려고 하면 어떻게 작성하여야 할지 막막하다. 그러나 이런 고민을 해결할 방법이 있다. 소프트웨어 밸리데이션에 대한 FDA Guidance를 이용하면 많은 도움이 될 것이다.

이 장에서 소프트웨어 밸리데이션에 대한 FDA Guidance를 소개하고자 한다.

참고로 소프트웨어 밸리데이션에 대한 FDA Guidance의 명칭은 “Content of Premarket Submissions for Device Software Functions”로서 2023년 6월 14일에 개정되었다.

1. 문서 수준

시판 전 제출을 위해 권장되는 문서는 환자, 기기 사용자 또는 사용환경의 다른 사람에 대한 기기의 위험성에 따라 다르다. FDA는 위험 기반 접근 방식을 사용하여 장치의 문서 수준을 기본 또는 향상으로 결정할 수 있도록 지원한다. 문서 수준의 목적은 장치 소프트웨어 기능을 포함하는 시판 전 제출을 지원하는 최소한의 정보를 식별하는 데 도움을 주기 위한 것이다.

기기의 문서화 수준은 기기의 의도된 사용 맥락에서 해당 기기 소프트웨어 기능의 위험성을 기반으로 하며, 문서화 수준은 기기 전체를 반영한다.

이 지침의 목적은 다음과 같다:

기기 소프트웨어 기능의 고장 또는 결함으로 인해 환자, 기기 사용자 또는 사용환경에 있는 다른 사람에게 사망 또는 심각한 부상을 초래할 가능성이 있는 위험한 상황이 발생할 수 있는 기기 소프트웨어 기능이 포함된 모든 시판 전 제출 문서에 대해 향상된 문서를 제공해야 한다. 이러한 위험은 위험통제 조치를 시행하기 전에 평가되어야 한다. 의뢰자는 기기의 의도된 사용 맥락에서 위험(예: 안전, 치료 및/또는 진단에 미치는 영향) 및 기타 관련 고려사항을 고려해야 한다.

향상된 문서가 적용되지 않는 기기 소프트웨어 기능이 포함된 모든 시판 전 제출물에는 기본 문서를 제공해야 한다.

문서수준을 결정할 때 의뢰자는 위험통제 조치를 시행하기 전에 의도적이든 의도적이지 않든 합리적으로 예측 가능한 오용으로 인한 위험을 포함하여 기기와 관련된 모든 알려진 또는 예측 가능한 소프트웨어 위험 및 위해 상황을 고려해야 한다. 여기에는 부적절한 기기 사이버 보안으로 인해 기기 기능이 의도적 또는 비의도적으로 손상될 가능성도 포함된다.

기기의 위험 평가의 일부로 위험을 사전적이고 포괄적으로 고려하는 것은 의뢰자의 책임이다.

이 지침의 범위에 속하는 기기는 개별적으로 평가하여 적절한 문서 수준을 결정해야 하지만, 시판 전 제출 시 향상된 문서를 제공할 것을 권장하는 특정 범주의 기기가 있다. 구체적으로, 수혈로 인한 감염 여부를 검사하기 위한 장치, 헌혈자와 수혈자의 호환성을 결정하는 데 사용되는 장치, 수혈 또는 추가 제조용으로 혈액 및 혈액 성분을 수집하기 위한 자동 혈액 세포 분리 장치, 혈액 시설 컴퓨터 소프트웨어 (BECS)에 대해서는 시판 전 제출 시 향상된 문서를 제공할 것을 권장한다.

일반적으로 시판 전 제출 시 향상된 문서를 제공하도록 권장하는 다른 범주의 장치도 있다. FDA는 이러한 제품의 특성과 의도된 용도를 고려할 때 이러한 제품에는 FDA가 기기의 안전성과 유효성을 평가할 수 있도록 추가 문서가 필요한 고유한 위험이 있을 수 있다고 판단한다. 여기에는 복합 제품(예: 약물/기기, 생물학적 제제/기기 또는 약물/기기/ 생물학적 제제)의 구성 부분인 기기 및 클래스 III 기기가 포함된다. 복합 제품의 구성 부품인 기기 또는 클래스 III 기기에 대한 적절한 문서 수준을 평가하는 과정에서 의뢰자는 향상된 문서 수준이 적용되지 않는다고 판단할 수 있다. 이러한 경우 의뢰자는 향상 문서 대신 기본 문서가 시판 전 제출에 적합한 이유에 대해 적절하게 상세한 근거를 제시해야 한다. 앞서 설명한 바와 같이, 제출 검토 과정에서 FDA는 기기의 안전성 및 유효성을 평가하기 위해 필요한 경우 추가 정보를 요청할 수 있다.

의뢰자는 "의료기기 제출을 위한 피드백 요청 및 회의" 지침에 설명된 대로 시판 전 제출 전에 장치의 문서 수준 및 권장 문서에 대한 FDA 피드백을 얻기 위해 사전 제출을 제출할 수 있다: Q-제출 프로그램" 복합 제품과 관련하여 특정 센터와 협력하는 방법 및 모범 사례를 포함한 추가 정보는 최종 지침 "복합 제품에 대한 FDA 피드백 요청" 을 참조하기 바란다.

문서 수준 위험 기반 접근법의 구현을 입증하는 장치에 대한 추가 정보 및 예시는 본 지침의 부록 A를 참조하기 바란다.

2. 권장 문서

이 섹션에서는 기본 및 향상 문서 수준에 대한 시판 전 제출 서류에 포함되어야 하는 정보에 대한 FDA의 권장 사항을 반영한다. 이 권장 정보는 계획, 요구사항, 위험 평가, 설계 검토, 추적성, 변경 관리, 테스트 계획 및 결과, 기타 장치 소프트웨어 기능에 대한 우수한 소프트웨어 엔지니어링의 측면이 사용되었음을 입증하여 장치 소프트웨어 기능이 적절하게 설계, 확인 및 검증되었다는 결론을 뒷받침할 수 있어야 한다.

디바이스가 다중 기능 디바이스 제품이고 '기타 기능'으로 간주되는 소프트웨어 기능을 포함하는 경우, 해당 용어는 '다중 기능 디바이스 제품' 지침에서 사용된다: 정책 및 고려 사항"에 사용된 용어와 같이, 시판 전 제출을 위한 소프트웨어 문서를 준비할 때 앞서 언급한 지침에 설명된 권장 사항을 고려해야 한다.

아래 Table에는 각 소프트웨어 문서 요소 및 해당 문서 수준에 대한 권장 문서 개요가 나와 있다. 자세한 내용은 지침의 이 섹션(2)에 있는 하위 섹션 A-J를 참조하기 바란다.

소프트웨어 문서화 요소	기본 문서 수준	향상된 문서 수준
문서 수준 평가 (섹션 2.A)	문서 레벨과 해당 레벨의 근거에 대한 설명을 나타내는 문서이다.	
소프트웨어 설명 (섹션 2.B)	주요 소프트웨어 특징, 기능, 분석, 입력, 출력 및 하드웨어 플랫폼에 대한 개요를 포함한 소프트웨어 설명이다.	
위험 관리 파일 (섹션 2.C)	위험 관리 계획, 위험이 적절히 완화되었음을 입증하는 위험 평가, 위험 관리 보고서.	
소프트웨어 요구사항 사양(SRS) (섹션 2.D)	시스템 또는 소프트웨어에 대한 요구사항 또는 기대치를 설명하는 SRS 문서로, 적절한 경우 소프트웨어 시스템 수준 또는 하위 시스템 수준에서 체계적인 형식으로 제시되며 다른 소프트웨어 문서 요소(예: 위험 관리 파일, 소프트웨어 설계 사양, 시스템 및 소프트웨어 아키텍처 설계 차트, 소프트웨어 테스트)와 관련하여 정보의 추적성을 이해할 수 있는 충분한 정보가 포함되어야 한다.	
소프트웨어 요구사항 사양(SRS) (섹션 2.D)	시스템 또는 소프트웨어에 대한 요구사항 또는 기대치를 설명하는 SRS 문서로, 적절한 경우 소프트웨어 시스템 수준 또는 하위 시스템 수준에서 체계적인 형식으로 제시되며 다른 소프트웨어 문서 요소(예: 위험 관리 파일, 소프트웨어 설계 사양, 시스템 및 소프트웨어 아키텍처 설계 차트, 소프트웨어 테스트)와 관련하여 정보의 추적성을 이해할 수 있는 충분한 정보가 포함되어야 한다.	
시스템 및 소프트웨어 아키텍처 설계 (섹션 2.E)	장치를 구성하는 모듈, 계층 및 인터페이스, 이들의 관계, 데이터 입력/출력 및 데이터 흐름, 사용자 또는 외부 제품(정보 기술(IT) 인프라 및 주변기기 포함)이 시스템 및 소프트웨어와 상호 작용하는 방식에 대한 상세 다이어그램이다.	
소프트웨어 설계 사양(SDS) (섹션 2.F)	FDA는 시판 전 제출 자료의 일부로 SDS를 권장하지 않다. 의뢰자는 해당 기기의 DHF를 통해 설계에 대한 이 정보를 문서화해야 한다. 시판 전 검토 중에 FDA는 필요한 경우 장치의 안전성 및 유효성을 평가하기 위해 추가 정보를 요청할 수 있다.	소프트웨어가 작동하는 방식에 대한 기술 설계 세부사항, 소프트웨어 설계가 SRS의 모든 요구사항을 완전하고 정확하게 구현하는 방법, 소프트웨어 설계가 의도된 사용, 기능, 안전성 및 효과 측면에서 SRS에 어떻게 부합하는지 FDA가 이해할 수 있는 충분한 정보를 포함하는 SDS 문서.

소프트웨어 개발, 구성 관리 및 유지 관리 관행 (섹션 2.G)	수명 주기 개발 계획 요약 및 구성 관리 및 유지 관리 활동 요약; 또는 5.1.1-5.1.3, 5.1.6-5.1.9, 6항 (소프트웨어 유지보수 프로세스), 8항(소프트웨어 구성 관리 프로세스) 등 해당되는 경우, FDA가 인정한 IEC 62304 버전에 대한 적합성 선언서.	기본 문서 수준과 완전한 구성 관리 및 유지 관리 계획 문서; 또는 5.1항(소프트웨어 개발 계획), 6항(소프트웨어 유지 관리 프로세스), 8항(소프트웨어 구성 관리 프로세스) 등 해당되는 경우, FDA가 인정한 IEC 62304 버전에 대한 적합성 선언서.
검증 및 유효성 검사의 일부로서의 소프트웨어 테스트 (섹션 2.H)	단위, 통합 및 시스템 수준에서의 테스트 활동에 대한 요약 설명이다; AND 예상 결과, 관찰 결과, 합격/불합격 결정, 시스템 수준 테스트 보고서를 포함한 시스템 수준 테스트 프로토콜.	예상 결과, 관찰 결과, 합격/불합격 결정, 단위 및 통합 수준 테스트 보고서가 포함된 기본 문서화 수준, PLUS 단위 및 통합 수준 테스트 프로토콜.
소프트웨어 버전 기록 (섹션 2.I)	날짜, 버전 번호, 이전에 테스트한 소프트웨어 버전과 관련된 모든 변경 사항에 대한 간략한 설명을 포함하여 테스트한 소프트웨어 버전에 대한 기록이다.	
해결되지 않은 소프트웨어 이상 (섹션 2.J)	해결되지 않은 나머지 소프트웨어 이상 목록과 함께 각 미해결 소프트웨어 이상이 장치의 안전 및 효과에 미치는 영향에 대한 평가.	

A. 문서 수준 평가

장치의 문서화 수준을 나타내는 진술서와 해당 문서화 수준에 대한 근거에 대한 설명. 근거는 장치의 의도된 용도를 고려해야 하며, 적절한 경우 표시된 문서 수준을 뒷받침하기 위해 제출 문서(예: 위험관리 파일, 소프트웨어 설명 등)의 참조를 포함해야 한다.

B. 소프트웨어 설명

소프트웨어 기능을 적절히 설명하기 위해 필요한 경우 이미지, 순서도 및 상태 다이어그램을 포함하여 중요한 소프트웨어 특징 및 기능에 대한 개요를 제공해야 한다. 수정된 기기에 대한 시판 전 제출물인 경우, 이전 제출물의 문서 번호를 제공하고 마지막 FDA 승인 또는 허가 이후 관련 소프트웨어 변경 사항(예: 안전성 및 유효성에 영향을 미치는 변경 사항)을 강조한다.

소프트웨어 설명서를 준비할 때 아래 질문을 고려하고 해당되는 경우 이를 해결하기 위한 정보를 제공한다. 그러나 FDA는 이러한 질문과 예시가 장치 소프트웨어의 고유한 측면을 모두 파악하지 못할 수 있음을 인지하고 있으며, 제출물의 검토를 용이하게 하기 위해 장치의 기능에 대한 FDA의 이해를 높일 수 있는 추가 정보를 포함할 것을 권장한다.

기기가 다기능 기기 제품이고 "기타 기능"으로 간주되는 소프트웨어 기능을 포함하는 경우, 해당 용어는 "다기능 기기 제품" 지침에서 사용된다: 정책 및 고려 사항"에 사용된 용어인 "기타 기능"이 포함된 경우 소프트웨어 설명 정보를 준비할 때 앞서 언급한 지침에 설명된 권장 사항을 고려해야 한다.

- 소프트웨어 작동
  - 기기의 사용 목적과 관련하여 소프트웨어의 역할은 무엇인가? 예: 소프트웨어 전용 장치, 장치 하드웨어를 제어하는 소프트웨어, 데이터 처리를 위해 장치와 함께 제공되는 소프트웨어 애플리케이션.
  - 소프트웨어의 의도된 사용자는 누구인가? 예: 환자, 간병인, 의료 전문가 또는 이들의 조합
  - 의도된 환자 집단은 무엇인가?
    - ✓ 소프트웨어 기능이 특정 질병, 상태, 환자 특성 또는 인구 통계에 초점을 맞추는가?
    - ✓ 소프트웨어가 특정 질병 또는 상태에 직접적으로 적용되는 정보를 제공하는가?
  - 소프트웨어가 신호/패턴 또는 이미지 분석을 수행하는 경우, 분석 방법론은 무엇인가? 예: 규칙 기반 계산, 온라인 테스트 관리, 인공 지능 및 기계 학습(AI/ML), 신경망, 고정(잠금) 또는 적응형(반복적, 지속적 학습) 알고리즘.
  - 장치 소프트웨어 기능이 ML 방법을 통해 학습된 ML 모델을 사용하는 경우(즉, AI, ML, 적응형 모델, 자연어 처리(NLP), 신경망 및 관련 접근 방식과 같은 AI/ML 사용 가능):
    - ✓ 어떤 방법, 모델, 프레임워크 및/또는 플랫폼이 사용되었는가?
    - ✓ 어떤 데이터(모집단, 샘플)가 모델에 정보를 제공했는가? 데이터는 언제, 어디서, 어떻게 수집되었는가?
    - ✓ 모델의 잠재적 편향과 한계를 식별하고 해결하기 위해 어떤 조치를 취했나?
    - ✓ 모델의 개발, 성능 및 한계에 대한 투명성을 제공하기 위해 어떤 자료, 메커니즘 및/또는 접근 방식을 사용했는가?

- 소프트웨어 사양
  - 어떤 하드웨어 플랫폼이 사용되는가?
  - 어떤 소프트웨어 플랫폼이 사용되는가?
    - ✓ 해당되는 경우, 어떤 호스팅 환경(예: 병원 네트워크, 클라우드 인프라)과 어떤 기능(예: 처리, 저장)을 위해 사용되는가?
  - 장치에서 OTS 소프트웨어를 사용하는가?
  - 최종 릴리스 버전(즉, 최종 사용자에게 배포할 버전)은 무엇인가? 이 버전이 설명서의 버전과 다른 경우 차이점을 설명하기 바란다.

- 소프트웨어 입력 및 출력
  - 입력과 형식은 무엇인가? 예: 신호, 이미지 (모달리티 지정), 측정(단위 지정), 보고서, 설문지, 기타 장치 데이터/결과.

- 누가 또는 무엇이 입력을 제공하는가? 예: 환자, 간병인, 의료 전문가, 기술자, 센서/부착물, 신호 수집 시스템, 체외 진단기기, 기타 의료기기, 기타 비의료 제품 또는 소프트웨어.
- 출력물과 그 형식은 무엇인가? 예: 진단 정보, 치료 정보, 기기 하드웨어의 제어 신호, 이미지 (모달리티 지정), 측정값(단위 지정), 알람, 경고 또는 보고서.
- 출력을 수신하는 대상 또는 대상은 누구인가? 예: 환자, 간병인, 의료 전문가, 기술자, 건강 기록, 기기 하드웨어, 기타 의료기기, 상호 운용 가능한 시스템.
- 소프트웨어가 의료 전문가, 환자, 간병인 또는 기타 작업자가 수동으로 수행하는 작업에 영향을 미치거나 대체하는가? 임상 워크플로 단계와 가정(시작부터 최종 상태까지)은 무엇인가? 예: 단계 자동화, 환자 분류, 명확한 진단 제공 또는 의사의 추가 확인을 위한 가능성 있는 진단 제안, 특정 치료 수행 또는 권장, 추가 검토를 위한 관심 영역 식별.
- 기기가 상호 운용이 가능하도록 설계되었는가? 즉, 기기가 다른 의료/비의료 제품, 시스템 또는 기기와 전자 인터페이스(예: 네트워크, 무선)를 통해 정보를 전송, 교환 및/또는 사용하는가? 그렇다면 기기가 어떤 다른 제품과 인터페이스하며, 다른 의료/비의료 제품, 시스템 또는 기기와 상호 작용 및/또는 통신하기 위해 어떤 방법, 표준 및 사양이 사용되는가? 의료용/비의료용 제품, 시스템 또는 장치가 네트워크로 연결되어 있는가?

위에서 요청한 정보가 소프트웨어 요구사항 사양(SRS)과 같은 다른 문서에 포함되어 있는 경우, 해당 정보가 있는 제출 문서에 대한 주석 및 참조를 제공해야 한다.

C. 위험관리 파일

위험관리 파일은 시판 전 제출 서류의 일부로 제공되어야 하며 다음 문서를 포함해야 한다. FDA는 의뢰자가 위험관리 파일의 개발 및 적용에 대한 추가 정보를 위해 FDA가 인정한 ISO 14971 버전을 참조할 것을 권장한다.

(1) 위험관리 계획

FDA는 특정 의료기기에 대한 위험관리 활동 및 프로세스의 효율성을 뒷받침하기 위해 의뢰자가 위험관리 계획을 제출할 것을 권장한다. FDA는 위험관리 계획을 검토할 때 주로 다음 사항에 중점을 두고 검토할 계획이다:

- 위험 감소(통제)의 필요성을 포함한 개별 위험 허용 가능성 기준.
- 모든 위험통제 조치가 시행되고 확인된 후 모든 잔여 위험에 대한 전체 잔여 위험의 수용 가능성을 평가하는 방법.

위험 허용 가능성 기준은 의뢰자의 허용 가능한 위험 결정 프로세스를 기반으로 해야 한다. 허용 가능성 기준은 검토 중인 기기 소프트웨어에 대한 초기 위험 평가가 수행되기 전에 위험관리 계획에 문서화되어야 한다.

위험관리 계획에는 의뢰자가 의도된 기기 사용의 이점과 비교하여 전반적인 잔여 위험을 평가하는 방법이 명확히 명시되어야 한다.

(2) 위험 평가

모든 기기 소프트웨어에 대해 위험 분석, 위험 평가, 위험 통제 및 이익-위험 분석(해당되는 경우)을 포함하는 위험 평가를 제공해야 한다. 시스템의 일부인 소프트웨어의 경우 소프트웨어와 전체 하드웨어 환경을 구성하는 시스템에 대한 위험 평가를 수행해야 한다. 이 정보가 시스템 위험 평가 문서에 포함되어 있는 경우, 시판 전 제출 자료의 특정 섹션을 참조하여 소프트웨어 문서에 해당 내용을 명시해야 한다.

다중 기능 장치 제품의 경우, 위험 평가에는 "다중 기능 장치 제품" 지침에 사용된 용어인 "기타 기능"의 잠재적인 부정적 영향 또는 긍정적인 영향에 대한 위험 기반 분석 결과가 포함되어야 한다: 정책 및 고려사항" 지침에 사용된 용어인 "기타 기능"은 검토 중인 기기 기능의 안전성 또는 유효성에 대한 것이다.

위험 평가는 다음 항목을 문서화해야 한다(예: 표 형식):

- 위험 분석

의도된 용도에 따라 기기와 관련된 알려진 또는 예측 가능한 위험(및 그 원인), 의도적이든 의도적이지 않든 합리적으로 예측 가능한 오용, 안전, 치료 및/또는 진단에 미치는 영향 등을 식별한다. 식별된 각 위험에 대해 의뢰자는 위해 상황을 초래할 수 있는 합리적으로 예측 가능한 사건의 순서 또는 조합을 고려해야 하며, 그 결과로 발생하는 위해 상황을 식별하고 문서화하여야 한다.

- ◆ 각 위해요인 및 위해 상황의 위험 추정.
- ◆ 위해 상황으로 인한 피해의 심각성

- 위해 상황에 대한 초기 위험 평가

- ◆ 여기에는 위험관리 계획에 정의된 수용 가능성(예: 수용 가능, 수용 불가) 및 위험 감소(통제) 조치의 필요성에 대한 평가가 포함된다.

- 위험 통제 조치

- ◆ 여기에는 우선순위가 높은 것부터 낮은 것까지 내림차순으로 나열된 다음과 같은 위험통제 조치가 포함되어야 한다:
  - ✓ 설계(예: 불필요한 기능 제거 또는 축소, 위해 상황 방지를 위한 소프트웨어 아키텍처 수정, 사용성 오류 방지를 위한 사용자 인터페이스 수정)

✓ 보호 조치(예: 예기치 않은 결함을 감지한 후 자동 개입하여 결과 또는 치료 제공을 중단하는 방어적 프로그래밍 검사, 위험한 상황을 방지하기 위해 사용자 개입을 허용하는 경보)

✓ 안전을 위한 정보(예: 서면 경고, 화면 경고, 교육)

- 위험통제 조치의 이행에 대한 검증과 이행된 위험통제 조치의 효과에 대한 검증이 있어야 한다(즉, 이행된 위험통제 조치가 위험을 감소시켰는지 여부). 이는 식별된 위험을 검증된 특정 위험통제 조치(예: SRS 및 SDS의 요구사항 ID, 합격/불합격 결과를 보여주는 테스트 문서의 테스트 이름 및 식별자, 사용자 매뉴얼 이름 및 식별자, 교육 매뉴얼 이름 및 식별자)로 추적하여 수행될 수 있다. 예를 들어, 식별된 위험(예: HAZ-XXX47)이 있는 경우 추적성을 위해 소프트웨어 요구사항 사양(예: SRS-XXX) 및 소프트웨어 설계 사양(예: SDS-XXX)에 문서화되고 단위 테스트 케이스(예: UT-XXX), 통합 테스트 케이스(예: INT-XXX) 및 시스템 테스트 케이스(예: SYS-XXX)의 일부로 테스트된 설계 관련 위험통제 조치가 나열될 수 있다. FDA는 특정 위해성이 여러 요구사항/사양 및 시험과 연관되어 있어 위험 평가 문서에 정보를 제시하는 것이 번거로운 경우가 있을 수 있음을 인지하고 있다. 따라서 의뢰자는 소프트웨어 요구사항 사양, 소프트웨어 설계 사양, 테스트 및 위험 평가에서 도출된 식별된 위험을 함께 연결하는 별도의 문서에 이러한 추적성을 제시할 수 있다.
- 위험 통제 조치가 새로운 위험 또는 위해 상황을 초래하거나 초기 위험 평가에 영향을 미치는지에 대한 평가가 되어야 한다.
- "기타 기능(들)"의 조합으로 인한 위험 증가 또는 성능에 대한 악영향을 완화하기 위해 채택한 모든 위험통제 조치를 문서화해야 한다(해당 용어는 "다중 기능 장치 제품" 지침에서 사용됨): 정책 및 고려사항" 지침에 사용된 용어에 따라 검토 중인 장치 기능과 함께 문서화한다.

- 위험통제 조치를 시행한 후의 위해 상황에 대한 잔여 위험 평가.

- 여기에는 위험관리 계획에 정의된 수용 가능성(예: 수용 가능, 수용 불가)에 대한 평가가 포함된다.

- 이익-위험

- 위험관리 계획의 수용성 기준에 따라 잔여 위험이 허용되지 않는 것으로 간주되어 더 이상의 위험 통제가 불가능한 경우, 의뢰자는 의도된 사용의 이익이 잔여 위험보다 크다는 것을 입증하기 위해 문서화된 이익-위험 분석을 제공해야 하며, 이는 다른 이익-위험 평가 문서에서 참조할 수 있다.

(3) 위험관리 보고서

위험관리 보고서를 제공해야 한다:
- 위험관리 계획이 어떻게 적절하게 이행되었는지 보여줘야 한다.
- 위험관리 파일이 적절한 담당자에 의해 평가되었으며 전반적인 잔여 위험이 허용 가능한 수준임을 입증해야 한다.
- 관련 생산 및 생산 후 정보의 수집과 평가를 위한 적절한 방법이 수립되었음을 입증해야 한다.

D. 소프트웨어 요구사항 사양(SRS)

SRS는 일반적으로 소프트웨어가 수행할 입력 및 출력, 기능, 하드웨어, 성능, 인터페이스, 사용자 상호 작용, 오류 정의 및 처리, 의도된 작동 환경, 위험 평가에서 도출된 안전 관련 요구사항(섹션 2.C 위험관리 파일 참조) 및 소프트웨어가 허용할 모든 범위, 한계, 기본값 및 특정값을 지정하는 소프트웨어에 대한 요구사항을 문서화한다. 소프트웨어 요구사항 사양에 포함되어야 하는 항목에 대한 자세한 내용은 "소프트웨어 유효성 확인의 일반 원칙" 지침을 참조하기 바란다.

QSR은 "불완전하거나 모호하거나 상충하는 요구사항을 해결하기 위한 메커니즘"을 요구한다. 소프트웨어 요구사항 명세서에 식별된 각 요구사항은 추적 가능해야 하며 정확성, 완전성, 일관성, 테스트 가능성, 정확성 및 명확성을 위해 SRS를 평가할 것을 권장한다.

단일 SRS 문서 또는 여러 SRS 문서 집합을 제공해야 한다. 문서에는 요구사항의 추적성을 지원하는 데 사용되는 소프트웨어 요구사항 식별 및 추적 방법론에 대한 설명이 포함되어야 한다. 예를 들어, 여러 기능, 구성 요소 및/또는 액세서리가 포함된 장치에 각각 고유한 개별 SRS 문서와 관련 소프트웨어 장치 기능이 있는 경우, 개별 SRS 문서 세트가 전체 SRS를 구성한다.

FDA는 최신 개발 관행이 점진적 또는 진화적 소프트웨어 개발 관행을 채택할 수 있음을 인정한다. 정교한 스토리, 사용 사례, 텍스트 설명, 화면 모형 및 데이터 흐름과 같은 추가적인 형태의 소프트웨어 요구사항이 제출에 포함될 수 있다.

시기적절한 시판 전 검토를 용이하게 하려면 SRS 문서를 준비할 때 다음 권장 사항을 고려해야 한다:
- 요구사항의 라벨링 및/또는 그룹화(예: 모듈 또는 기능 단위)를 통해 잘 정리되고 쉽게 탐색하고 읽을 수 있도록 SRS의 형식을 지정한다.
- SRS에 나열된 요구사항과 다른 소프트웨어 문서(예: SDS, 시스템 및 소프트웨어 아키텍처 다이어그램 등)에 있는 해당 요구사항과 관련된 정보 간의 관련 추적성을 기록한다.
- 시판 전 제출에 기존 승인 또는 허가된 기기에 대한 수정이 포함되는 경우 소프트웨어 요구사항의 모든 관련 차이점을 강조한다.
- 의뢰자가 기기의 안전성 및 유효성에 가장 중요하다고 생각하는(즉, 가장 큰 영향을 미칠 수 있다고 생각하는) 요구사항을 식별한다. 이러한 요구사항은 SRS 문서 내에서 강조 표시

하거나 관심 있는 요구사항을 요약된 형식으로 포함하는 보충 문서에 통합할 수 있다. 이 기법은 기기의 의도된 사용과 직접적으로 연관되거나 기기의 안전성 및 유효성에 영향을 미칠 수 있는 임상 기능 또는 성능 사양에 가장 중요한 영향을 미치는 요구사항을 쉽게 제시하는 데 도움이 될 수 있다.

- 위에서 요청한 정보가 다른 문서에 포함되어 있는 경우, 해당 정보가 있는 제출 문서에 대한 주석 및 참조를 제공해야 한다.

검토 중인 장치 기능에 대한 시판 전 제출에 포함된 요구사항 문서에는 "다중 기능 장치 제품" 지침에 사용된 용어인 "기타 기능"과의 예상 관계, 유용성, 신뢰성 또는 상호 운용성을 설명할 수 있는 적절한 세부 정보가 포함되어야 한다: 정책 및 고려 사항" 지침에 사용된 용어이다.

E. 시스템 및 소프트웨어 아키텍처 다이어그램

시스템 및 소프트웨어 아키텍처 다이어그램의 목적은 장치 설계의 로드맵을 제시하여 명확한 이해를 돕기 위한 것이다:

- 시스템과 소프트웨어를 구성하는 모듈과 레이어;
- 모듈과 레이어 간의 관계;
- 모듈과 레이어 간의 데이터 입출력 및 데이터 흐름, 그리고
- 사용자 또는 IT 인프라 및 주변 장치(예: 무선으로 연결된 의료기기)를 포함한 외부 제품이 시스템 및 소프트웨어와 상호 작용하는 방식.

시스템 및 소프트웨어 아키텍처 다이어그램의 목적상, 이 지침에서는 모듈을 시스템 또는 소프트웨어 내의 개별 단위 또는 아키텍처 항목으로 간주한다. 예를 들어 모듈은 하드웨어 및 소프트웨어 제품 시스템 내의 완성된 하드웨어 장치, 완성된 하드웨어 장치 내의 하드웨어 구성요소, 소프트웨어 제품 시스템 내의 완성된 소프트웨어 제품 또는 완성된 소프트웨어 제품 내의 소프트웨어 기능을 나타낼 수 있다. 모듈은 특별히 코드 수준의 소프트웨어 기능을 설명하기 위한 것은 아니지만, 적절한 경우 이러한 코드 수준의 소프트웨어 기능을 모듈로 간주할 수 있다. 의뢰자는 시스템 및 소프트웨어의 맥락에서 무엇이 모듈을 구성하는지를 결정해야 한다.

의뢰자는 시스템 및 소프트웨어 아키텍처 다이어그램에 적절한 수준의 세부 정보를 제공하여 효율적인 시판 전 검토를 촉진할 수 있는 방식으로 정보를 전달해야 하며, 적절한 경우 아키텍처 다이어그램을 설명하는 설명 텍스트(다이어그램 또는 첨부 문서에 포함)를 포함해야 한다. 시스템 및 소프트웨어 아키텍처 다이어그램이 적절하게 조정되지 않았거나(예: 너무 높은 수준, 너무 상세하거나 지나치게 혼란스럽거나) 가독성이 떨어지거나(예: 잘린 다이어그램, 부적절한 글꼴 크기, 높은 배율 없이는 읽을 수 없는 경우) FDA 검토 부서에서 추가 정보를 요청할 수 있다. 적절한 범위 내에서 시스템 및 소프트웨어 아키텍처 다이어그램은 하나 이상의 다이어그램과 하나 이상의 형식으로 전달될 수 있으며, 시스템 및 소프트웨어의 다양한 차원을 전달할 수 있다. 시스템 및 소프트웨어 아키텍처 다이어그램은 여러 개의 정적 다이어그램(예: 부록 B

에 설명된 것), 동적 다이어그램(예: 상태 다이어그램), 사이버 보안 아키텍처 다이어그램 및 적절한 세부 정보를 위해 필요한 기타 다이어그램으로 구성될 수 있다. 두 개 이상의 다이어그램을 사용하는 경우, 의뢰자는 개요를 전달하고 추가 세부 정보를 제공하는 다른 다이어그램을 가리키는 상위 수준 다이어그램을 제공해야 한다. 다이어그램 간의 관계도 명확하게 전달되어야 한다. 일반적으로 의뢰자는 효과적인 시스템 및 소프트웨어 아키텍처 다이어그램을 개발할 때 다음과 같은 시각적, 언어 및 참조 고려 사항에 유의해야 한다:

- **시각적 고려 사항**
  - 다이어그램과 다이어그램의 정보 전달 수단은 시각적으로 일관성이 있어야 하며(예: 실선 화살표는 점선 화살표에 비해 특정 의미를 전달해야 하고, 아이콘은 일관되게 사용해야 하며, 교차하는 선은 교차인지 연결인지 명확하게 전달해야 함), 부여된 의미는 명확하게 전달되어야 한다(예: 표준 기호 및 표기법 사용).
  - 다이어그램에 제공되는 세부 사항의 수준은 명확하게 설명되지 않은 영역(예: 시스템 또는 소프트웨어 내에서 검토 대상이 아닌 기능의 경우)을 제외하고 전체적으로 일관성을 유지해야 한다.
  - 모듈은 논리적이고 명확한 방식으로 그룹화해야 한다.
  - 시스템, 소프트웨어 또는 모듈 내의 계층화를 전달하기 위해 색상 또는 기타 시각적 수단(예: 단색 상자 안에 점선 상자)을 사용해야 한다.
  - 시각적 혼란을 피하고 제시된 정보의 복잡성과 양에 따라 다이어그램의 크기를 조정해야 한다.

- **언어 고려 사항**
  - 주석은 특정 모듈 또는 데이터 요소에 대한 추가 정보를 제공하는 데 사용해야 한다(예: 모듈 목적에 대한 일반 언어 설명 또는 시판 전 제출물 내의 문서 또는 요구사항에 대한 포인터).
  - 용어 사용 및 명명 규칙은 다이어그램과 나머지 시판 전 제출 자료 내에서 일관성을 유지해야 한다.
  - 다이어그램 자체에 정의되지 않은 약어, 전문 용어 또는 용어의 사용은 피해야 한다.

- **참조 고려 사항**
  - 다이어그램은 제출물의 다른 문서(예: 소프트웨어 설명, 소프트웨어 요구사항 사양)를 적절히 참조해야 한다.
  - 이전에 허가 또는 승인된 기기에 대한 수정과 관련된 제출물의 경우, 다이어그램은 수정의 영향을 받는 모듈을 식별하고 참조해야 한다.

위의 고려사항은 지침을 제공하기 위한 것이며 모든 경우에 적용되는 것은 아니거나 다이어그램마다 다르게 적용될 수 있다. 시스템 및 소프트웨어 아키텍처 다이어그램을 개발할 때 의뢰자는 의료기기 업계 안팎의 업계 모범 사례를 활용하는 것이 좋다. 시스템 및 소프트웨어 아키텍처 다이어그램을 개발하는 데 OTS 모델링 언어 또는 플랫폼을 사용할 수 있다. 모든 모델링 언어 또는 플랫폼별 용어는 공개적으로 사용 가능한 합의 표준 또는 사양을 참조하여 정의하거나 지원해야 한다. 결과 아키텍처 다이어그램은 "의료기기 제출을 위한 전자 복제 프로그램 " 지침에서 권장하는 전자 복제 지침에 부합하는 형식으로 제공되어야 한다.

다중 기능 장치 제품의 경우, 시스템 및 소프트웨어 아키텍처 다이어그램은 "다중 기능 장치 제품" 지침에 사용된 용어대로 검토 중인 장치 기능과 "기타 기능"을 명확하게 구분해야 한다: 정책 및 고려 사항" 지침에 사용된 용어이다. 시스템 및 소프트웨어 아키텍처 다이어그램에는 " 기타 기능"이 검토 중인 장치 기능과 상호 작용하거나 영향을 미치는 방식과 여부를 파악할 수 있는 충분한 세부 정보가 포함되어야 한다.

본 지침의 부록 B에 시스템 및 소프트웨어 아키텍처 다이어그램 예시가 제공되어 있으며, 효율적인 시판 전 검토를 위해 권장 정보를 효과적으로 전달하는 접근 방식을 보여준다. 이러한 단순화된 예는 이 섹션에서 설명한 고려 사항을 시스템 및 소프트웨어 아키텍처 다이어그램에 어떻게 구현할 수 있는지 보여준다. 예시의 모듈은 설명 목적으로만 사용되며 특정 의료기기 또는 시스템에 대한 포괄적이거나 완전한 시스템 및 소프트웨어 아키텍처 다이어그램을 문서화하거나 표현하기 위한 것이 아니다. 예시된 접근 방식은 개발 및 문서화의 유연성을 허용하기 위해 특정 모델링 언어 또는 플랫폼을 규정하지 않다. 예시된 접근 방식은 모든 시스템 및 소프트웨어 아키텍처 다이어그램에 적용할 수 있다.

F. 소프트웨어 설계 사양(SDS)

소프트웨어 설계 사양(SDS)에는 설계에 대한 개괄적인 요약과 세부 설계 정보가 모두 포함될 수 있다. 소프트웨어 요구사항 명세서(SRS)와 SDS의 관계에 있어 SRS는 소프트웨어 기능이 수행할 작업을 설명하고 SDS는 SRS의 요구사항이 구현되는 방법을 설명한다. SDS에 제시된 정보는 장치 소프트웨어 기능을 만든 소프트웨어 엔지니어가 최소한의 임시 설계 결정으로 명확하고 모호하지 않은 작업을 수행했음을 보장하기에 충분해야 한다. 임시 설계 결정을 최소화한다는 것은 소프트웨어 설계가 임시 설계 방법으로 구현된 후 소급하여 문서화하기 보다는 미래 지향적인 활동으로서 SDS를 작성해야 한다는 일반적인 원칙을 반영한 것이다. 검토 중인 장치 기능에 대한 시판 전 제출에 포함된 사양 문서에는 "다중 기능 장치 제품" 지침에서 사용하는 용어인 "다른 기능"과의 예상 관계, 유용성, 신뢰성 또는 상호 운용성을 설명할 수 있는 적절한 세부 정보가 포함되어야 한다: 정책 및 고려 사항" 지침에 사용된 용어이다.

(1) 기본 문서 수준

FDA는 시판 전 제출 자료의 일부로 SDS를 권장하지 않는다. 의뢰자는 해당 기기의 DHF를 통해 내부적으로 설계에 대한 이 정보를 문서화해야 한다. 시판 전 검토 과정에서 FDA는 필요한 경우 기기의 안전성 및 유효성을 평가하기 위해 설계에 대한 추가 정보를 요청할 수 있다.

(2) 향상된 문서 수준

소프트웨어의 기능, 소프트웨어 설계가 SRS의 모든 요구사항을 완전하고 정확하게 구현하는 방법, 소프트웨어 설계가 의도된 사용, 기능, 안전성 및 효율성 측면에서 SRS를 추적하는 방법에 대한 기술 설계 세부 사항을 제공하는 단일 SDS 문서 또는 SDS 문서 집합이다. 아키텍처(즉, 상위 수준) 설계에서 식별된 소프트웨어 기능 단위 또는 모듈과 이들 간의 인터페이스는 SDS의 해당 세부(즉, 하위 수준) 설계 정보와 함께 문서화 되어야 한다. 검토를 위해 제공되는 정보는 소프트웨어 기능 단위 또는 모듈과 그 인터페이스를 개발할 때 수행된 작업이 명확하고 모호하지 않으며, 임시 설계 결정을 최소화할 수 있도록 충분해야 한다. 예를 들어, 소프트웨어 설계가 임시 설계 방법으로 구현된 후 소급하여 문서화하기보다는 소프트웨어의 설계, 개발 및 테스트를 안내하는 데 SDS가 사용되는 미래 지향적인 활동으로서 SDS의 생성이 이루어졌을 것으로 예상된다.

소프트웨어 설계 사양에 포함되어야 하는 내용에 대한 자세한 내용은 "소프트웨어 유효성 확인의 일반 원칙" 지침을 참조하기 바란다.

G. 소프트웨어 개발, 형상관리 및 유지관리 관행

의뢰자가 시판 전 제출 서류의 이 문서화 요소를 해결하는 한 가지 방법은 관련 소프트웨어 개발, 형상관리, 유지보수 관행 및 절차에 대한 권장 정보를 제공하는 것이다. 또 다른 접근 방식으로, 의뢰자는 FDA가 인정한 ANSI/AAMI/IEC 62304 의료기기 소프트웨어 - 소프트웨어 수명 주기 프로세스 또는 FDA가 인정한 IEC 62304 의료기기 소프트웨어 - 소프트웨어 수명 주기 프로세스(이하 통칭하여 ANSI/AAMI/IEC 62304)의 특정 조항에 대한 적합성 선언을 제공할 수 있다. 의뢰자는 전체 ANSI/AAMI/IEC 62304 표준에 대한 적합성 선언을 제공할 수도 있다. 그러나 장치 소프트웨어 기능 및 기타 권장 문서의 분류에 알려진 차이로 인해 전체 ANSI/AAMI/IEC 62304 표준에 대한 적합성 선언은 필요하지 않다.

(1) 기본 문서 수준

소프트웨어 수명 주기 개발, 소프트웨어 형상 및 변경 관리, 소프트웨어 유지관리 활동을 관리하기 위해 마련된 프로세스 및 절차에 대한 요약 정보를 제공해야 한다. 이 요약 정보에는 다음에 대한 적절한 설명이 포함되어야 한다:

- 소프트웨어 개발, 검증 및 유효성 확인에 사용되는 프로세스 및 절차.
- 소프트웨어 개발에 사용되는 소프트웨어 코딩 표준, 방법 및 도구.

- 소프트웨어 개발, 검증 및 유효성 확인과 관련된 일반적인 활동 및 작업의 주요 결과물.
- 사용자 요구사항, 시스템 요구사항, 소프트웨어 요구사항, 소프트웨어 설계 사양, 소프트웨어 테스트 및 구현된 위험통제 조치(예: 추적성)를 연결하는 데 사용되는 프로세스, 절차 및 도구.
- 소프트웨어 구성 및 변경 관리에 사용되는 프로세스 및 절차.
- 소프트웨어 변경의 위험 평가, 구현된 소프트웨어 변경의 정확성을 평가하는 초기 테스트, 회귀 분석 및 테스트를 포함하는 소프트웨어 유지관리에 사용되는 프로세스 및 절차.

또는 이 문서화 요소에 대한 권장 사항을 충족하기 위해 의뢰자는 5.1.1("소프트웨어 개발 계획"), 5.1.2("갱신된 소프트웨어 개발 계획 유지"), 5.1.3("시스템 설계 및 개발에 대한 소프트웨어 개발 계획 참조"), 5.1.6("소프트웨어 검증 계획"), 5.1.7("소프트웨어 위험관리 계획"), 5.1.8("문서화 계획"), 5.1.9("소프트웨어 형상관리 계획"), 6항("소프트웨어 유지관리 프로세스") 및 8항("소프트웨어 형상관리 프로세스")을 포함하여 FDA가 인정한 ANSI/AAMI/IEC 62304 의료기기 소프트웨어 - 소프트웨어 수명 주기 프로세스에 대한 적합성 선언을 제공할 수 있다.

(2) 향상된 문서 수준

위에서 설명한 대로 기본 문서 수준에 대해 요청된 요약 문서에 추가로 형상관리 및 유지관리 계획을 구현하는 문서를 제공해야 한다.

또는 이 문서 요소에 대한 권장 사항을 충족하기 위해 의뢰자는 5.1항(소프트웨어 개발 계획), 6항("소프트웨어 유지관리 프로세스") 및 8항("소프트웨어 형상관리 프로세스")을 포함하여 FDA가 인정한 ANSI/AAMI/IEC 62304 의료기기 소프트웨어 - 소프트웨어 수명 주기 프로세스에 대한 적합성 선언을 제공할 수 있다(해당되는 경우).

H. 검증 및 유효성 확인의 일부로서의 소프트웨어 테스트

본 지침과 관련된 검증 및 유효성 확인에 대한 FDA의 생각과 관련된 중요한 정보는 섹션 IV(정의)를 참조하기 바란다. 또한 소프트웨어 테스트, 특히 단위 수준(모듈 또는 구성 요소) 테스트, 통합 수준(내부 및 외부 인터페이스) 테스트, 시스템 수준(기능) 테스트에 대한 FDA의 생각에 관한 자세한 내용은 "소프트웨어 유효성 확인의 일반 원칙" 지침을 참조하기 바란다.

이 지침의 권장 사항은 비임상 벤치 테스트, 동물 테스트 또는 임상 테스트와 같은 다른 형태의 테스트는 다루지 않는다. 다른 형태의 기기 성능 테스트에 대한 자세한 내용은 관련 특별 규제, FDA가 인정한 자발적 합의 표준 및 기기별 지침을 참조하기 바란다. 시판 전 제출 자료가 소프트웨어 검증 및 유효성 확인을 다루기 위해 다른 기기 성능 테스트 섹션의 정보를 활용하는 경우, 스폰서는 제출 섹션 간 이동을 용이하게 하고 중복 사례를 줄이며 가독성을 개선하기 위해 다른 성능 테스트 자료를 적절히 참조할 것을 권장한다.

(1) 기본 문서 수준

다음과 같은 소프트웨어 테스트 문서가 제공되어야 한다:

- 단위, 통합 및 시스템 수준에서의 테스트 활동에 대한 요약 설명. 요약 설명에는 테스트한 소프트웨어 버전과 실행된 모든 테스트 프로토콜(즉, 특정 소프트웨어 기능에 대한 테스트 절차 모음)에 대한 전반적인 합격/불합격 테스트 결과가 포함되어야 한다. 장치가 이전에 허가 또는 승인된 장치의 수정 버전인 경우, 이전에 허가 또는 승인된 버전과 비교한 수정 사항 요약과 함께 이전에 허가 또는 승인된 버전과 비교하여 단위, 통합 및 시스템 수준에서 수행한 추가 테스트 활동에 대한 요약 설명을 제공해야 한다.
- 테스트 불합격에 따른 의도적 변경 및 의도적 변경이 올바르게 구현되었음을 입증하는 테스트 결과 문서.
- 소프트웨어 변경의 의도하지 않은 영향을 설명하기 위한 회귀 분석 및 합격/불합격 테스트 결과(해당되는 경우)가 포함된 회귀 테스트.
  - ◆ 회귀 분석은 회귀 테스트가 필요한지 여부를 결정하기 위해 관련 문서(예: 소프트웨어 요구사항 명세서, 소프트웨어 설계 명세서, 소스 코드, 테스트 계획, 테스트 케이스, 테스트 스크립트 등)의 검토를 기반으로 소프트웨어 변경의 영향을 문서화하여 평가하는 것이다. 회귀 분석에 따라 회귀 테스트가 필요한 경우 의뢰자는 실행해야 할 회귀 테스트를 식별해야 한다. 회귀 테스트는 프로그램이 이전에 올바르게 실행한 테스트 케이스를 다시 실행하고 현재 결과를 이전 결과와 비교하여 소프트웨어 변경으로 인한 의도하지 않은 영향을 감지하는 것이다.
- 소프트웨어 요구사항에서 도출된 예상 결과, 관찰 및 기록된 실제 결과, 객관적인 합격/불합격 판정(즉, 실제 결과가 예상 결과와 허용 가능한 수준인지 여부), 시스템 수준 테스트 보고서가 포함된 시스템 수준 테스트 프로토콜. 시스템 수준 테스트 보고서는 후보 릴리스 버전에 대한 위험 평가에 따라 프로토콜이 합격 테스트 결과와 함께 수용 가능한 수준으로 실행되었으며 해결되지 않은 이상 현상이 수용 가능한 수준으로 합격되었음을 입증해야 한다.

(2) 향상된 문서화 수준

기본 문서 수준에서 요구되는 문서 외에도 소프트웨어 요구사항 및 설계에서 도출된 예상 결과, 관찰 및 기록된 실제 결과, 객관적인 합격/불합격 판정(즉, 실제 결과가 예상 결과와 수용 가능한 수준으로 동일함)을 포함한 모든 단위 및 통합 수준 테스트 프로토콜 및 보고서를 제공해야 한다. 단위 및 통합 수준 테스트 보고서는 프로토콜이 합격 테스트 결과와 함께 수용 가능한 수준으로 실행되었으며, 후보 릴리스 버전에 대한 위험 평가에 따라 해결되지 않은 이상 징후가 수용 가능한 수준으로 합격되었음을 입증해야 한다.

I. 소프트웨어 버전 이력

문서에는 21 CFR 820.30에 설명된 대로 설계관리의 대상이 된 버전부터 시작하여 검증 및 유효성 확인 활동의 일환으로 단위, 통합 및 시스템 수준에서 테스트 및 문서화된 소프트웨어 버전의 이력이 포함되어야 한다. 이는 일반적으로 날짜, 테스트한 버전 번호(해당되는 경우 벤치, 동물 및 임상 테스트 포함) 및 이전에 테스트한 버전과 비교한 버전의 모든 변경 사항에 대한 간략한 설명을 포함하는 항목별 표의 형태로 작성된다.

항목별 표의 마지막 항목은 출시되는 장치에 통합될 최종 버전이어야 한다. 이 항목에는 테스트된 소프트웨어 버전과 출시 버전 간의 차이점과 이러한 차이가 기기의 안전성 및 유효성에 미칠 수 있는 잠재적 영향에 대한 평가도 포함되어야 한다.

소프트웨어 버전 기록에 이전에 출시된 소프트웨어의 허가 또는 승인 버전에 해당하는 버전이 포함되어 있는 경우, 의뢰자는 버전 기록 문서에 이전에 출시된 허가 또는 승인 버전과 해당 버전과 관련된 시판 전 제출 번호를 강조 표시해야 한다.

기기가 다기능 기기 제품이고 "기타 기능"으로 간주되는 소프트웨어 기능이 포함된 경우, 해당 용어는 "다기능 기기 제품" 지침에서 사용된다: 정책 및 고려 사항"에 사용된 용어인 "기타 기능"이 포함된 경우 소프트웨어 버전 기록을 준비할 때 앞서 언급한 지침에 설명된 권장 사항을 고려해야 한다.

J. 해결되지 않은 소프트웨어 이상

이상은 사용자 요구사항, 요구사항, 사양, 설계 문서 또는 표준에 따라 예상되는 동작에서 벗어나는 모든 상태를 말한다. 이상 현상은 소프트웨어의 검토, 테스트, 분석, 컴파일 또는 사용 중(릴리스 전 또는 후, 의뢰자 조직 내부 또는 외부) 또는 기타 시점에 발견될 수 있다. 미해결 소프트웨어 이상은 기기의 안전성 및 유효성에 미치는 영향에 대한 위험 기반 근거에 따라 의뢰자가 이상을 수정하거나 수정하지 않는 것이 적절하다고 판단하여 소프트웨어에 여전히 존재하는 결함이다.

미해결 이상 목록에는 소프트웨어에 존재하는 각 미해결 이상에 대해 다음 항목(예: 표 형식)을 문서화해야 한다:

- 이상 현상에 대한 설명;
- 이상 현상이 발견된 방법 및 가능한 경우 이상 현상의 근본 원인 식별;
- 운영자 사용 및 인적 요인 고려 사항을 포함하여 이상 현상이 장치의 안전 및 효과에 미치는 영향에 대한 평가;
- 평가 결과; 그리고
- 의뢰자의 위험관리 계획 또는 절차에 따라 이상을 수정하거나 수정하지 않은 위험 기반 근거.

또한, FDA는 각 이상 현상에 대한 결함 분류 시스템 또는 분류법(예: ANSI/AAMI SW91의 의료 소프트웨어 결함 분류)의 활용을 고려할 것을 권장한다. 사용된 결함 분류 시스템에 관계없이, 의뢰자는 소프트웨어의 용도에 따라 해결되지 않은 이상이 기기의 안전성 및 유효성에 미치는 영향을 평가해야 한다.

적절한 경우, 의뢰자는 최종 사용자에게 해결되지 않은 이상 현상에 대한 완화 또는 가능한 해결 방법을 전달하여 기기가 의도된 용도에 맞게 올바르게 작동할 수 있도록 지원해야 한다. FDA는 미해결 이상과 관련하여 최종 사용자에게 계획되었거나 이미 배포된 모든 커뮤니케이션(고객 알림, 라벨링 등)을 시판 전 제출물에서 참조할 것을 권장한다.

VII. 소프트웨어 기능에 대한 추가 정보 규제 고려 사항

치료법 3060(a) 조항은 2016년 12월 13일에 FD&C법 520조를 개정하여 FD&C법 201(h) 조항의 기기 정의에서 특정 소프트웨어 기능을 삭제했다. 의뢰자는 소프트웨어 기능에 대한 FDA의 규제 고려 사항에 대해 자세히 알아보려면 다음 참조 자료를 고려해야 한다:

- 21세기 치료법 3060조에 따른 기존 의료 소프트웨어 정책의 변경사항
- 일반 웰니스: 저위험 기기를 위한 정책
- 기기 소프트웨어 기능 및 모바일 의료 애플리케이션에 대한 정책
- 의료기기 데이터 시스템, 의료 이미지 저장 장치 및 의료 이미지 통신 장치
- 제품이 의료기기인지 판단하는 방법
- 임상 의사 결정 지원 소프트웨어

주) 기타 상세한 사항은 “Content of Premarket Submissions for Device Software Functions” (June 14, 2023)를 참고하시기 바란다.

5-6 전자파 시험

전자파 적합성(EMC : Electromagnetic Compatibilty)이란 기기 또는 시스템이 전자파 환경 내에서, 그 환경에 있는 어떤 물체에 대해 허용되지 않는 전자파 장애를 도입시키지 않으며 정상적인 기능을 수행할 수 있는 능력으로 전자파 장애(EMI : Electromagnetic Interference)와 전자파 내성(EMS : Electro-magnetic Susceptibilty)으로 분류 된다.

- 전자파 장애(EMI : Electromagnetic Interference)는 전자파 간섭이라는 의미로 장치, 기기 또는 시스템의 성능을 저하시킬 수 있는 전자파 현상이다.
- 전자파 내성(EMS : Electro-magnetic Susceptibilty)는 외부로부터의 장해에 의해 기기의 성능이 저하되는 일 없이 견딜 수 있는 능력을 의미하며, 전자파 장해(EMI) 하에서도 전자 기기가 정상적으로 작동되거나 보호받을 수 있는 전자파 내성이다.

전기를 사용하는 모든 기기는 작동 시, 주위에 전기장과 자기장을 발생시키고 전자파를 발생시키며, 불필요한 전자파 에너지가 인체 및 기타 기기에 미치는 것을 규제하고 이로 인한 사고를 방지하기 위해 모든 국가에서 전자파 적합성(EMC)을 요구한다. 특히 의료기기는 수술실, 응급실 등과 같이 좁은 공간에 여러 기기가 함께 사용될 수 있는 특징을 가지고 있다. 만일 각각의 기기가 전자파를 발생시키고 영향을 받는 다른 기기가 전자파 내성에 약하게 설계되어 있다면 수술 중에 또는 약물 공급 중에 기기가 오작동하여 환자에게 심각한 문제를 야기할 수 있다.

기기 간 간섭효과를 최소화하기 위한 설계를 통해 이러한 문제가 발생하지 않도록 하는 것은 제조자의 책임이며, 이를 위해 철저한 검증이 필요하다.

1) 적용범위

본 보조규격은 전자기 간섭이 있는 상태에서 ME기기 및 ME시스템의 기본 안전성 및 필수성능과 ME기기 및 ME시스템에서 방출되는 전자기 간섭에 적용된다.

2) 용어의 정의

(1) ELECTROMAGNETIC COMPATIBILITY(EMC, 전자기 적합성)

주변 환경에 허용 불가 위험은 전자기 간섭을 유도하지 않으면서 EM환경에서 만족스럽게 기능할 수 있는 ME기기 및 ME시스템의 능력

(2) ELECTROMAGNETIC DISTURBANCE(전자기 간섭)

장치, 기기 또는 시스템의 성능을 낮출 수 있는 전자기 현상

(3) (ELECTROMAGNETIC) EMISSION(전자기 방출)

전자기 에너지가 방출원에서 발산되는 현상

(4) ELECTROMAGNETIC ENVIRONMENT(전자기 환경)

주어진 위치에 존재하는 전체 전자기 현상

(5) ELECTROSTATIC DISCHARGE(ESD, 전자기 방전)

가까이 있거나 직접 접한 정전위가 다른 물체 간의 전기 전하 이동

(6) IMMUNITY(TO A DISTURBANCE)(간섭에 대한 내성)

전자기 간섭이 있는 상태에서도 성능 저하 없이 작동할 수 있는 ME기기 및 ME시스템의 능력

3) 전자파 규제의 목적

(1) 전자파 간섭에 의한 제품의 오동작 문제 개선

(2) 자국의 전파 환경 보호

(3) 비관세 무역장벽으로 자국 산업 보호

(4) 표준 제정으로 관련 산업 경제적 파급 효과

4) EMC 항목

전자파 적합성(EMC: Electromagnetic Compatibilty)은 전자파 장해 (EMI : Electromagnetic Interference)와 전자파 내성(EMS : Electro-magnetic Susceptibilty)으로 분류 된다.

- 전자파 장해 (EMI : Electromagnetic Interference)는 전자파 간섭이라는 의미로 장치, 기기 또는 시스템의 성능을 저하시킬 수 있는 전자파 현상이다.
- 전자파 내성 (EMS: Electro-magnetic Susceptibilty)는 외부로부터의 장해에 의해 기기의 성능이 저하되는 일 없이 견딜 수 있는 능력을 의미하며, 전자파 장해(EMI) 하에서도 전자 기기가 정상적으로 작동되거나 보호받을 수 있는 전자파 내성이다.

그리고 전자파 장해 및 전자파 내성의 시험항목은 다음과 같다.

EMC 구성	EMC는 전자파 장해인 EMI와 내성인 EMS로 나누어지면 아래와 같이 분류되어 질 수 있다.

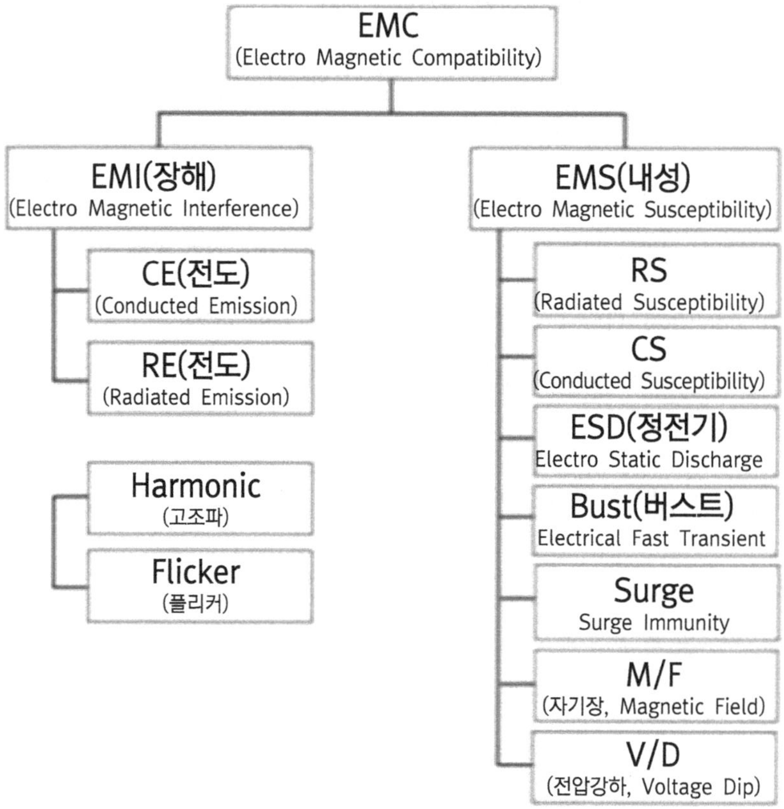

5) EMC 관련 국제 기구

- FCC : Federal Communications Commission(미연방통신위원회)
- CISPR : Comité International Spécial des Perturbations Radioélectriques
  English : International Special Committee on Radio Interference
  (국제무선 장해특별위원회)
- ITU : International Telecommunication Union(국제통신연합)
- MIL : Military Specifications and Standaeds(국제군사규격)
- EN : European Norms(유럽규격)
- CENELEC : European Committee for Electrotechnical Standardization
  (유럽전자기술표준화위원회)

- ISO : International Organized for Standardization(국제표준화기구)
- IEC : International Electrotechnical Commission(국제전기기술위원회)
- ANSI : American National Standards Institute(미국국가표준협회)
- ESTI : European Telecommunication Standards Institute(유럽통신표준협회)
- VDE : Verband Deutscher Elektrotrchniker(독일전기기술자협회)

6) EMC Standard

(1) 표준의 분류

① Basic Standard(기본표준)

- 기술 분야별 시험 항목 규정(IEC61000-4-xx)-합/부 판정(x)
- 측정기기, 시험장규격, 적합성 확인 절차 등
- 측정방법 및 통계방법규정(CISPR 16 series)

② Generic Standard(공통표준)

- 제품군 표준이나, 제품표준 없는 제품에 대하여 적합 판정 기술표준 (IEC 61000-6 Series)
- 주거용, 산업용, 경공업용 및 중공업용 기기 등 사용환경 기술표준 (IEC 61000-6 Series)

③ Product Family Standard(제품군 표준)

- 특정한 제품군 기술표준(ITE, ISM, 자동차, 철도 등)
- CISPR Series, MIL, ISO Series, EN550xx Series

(2) 각 표준별 세부 표준

① Basic Standard(기본표준)

표준	제목 및 기기
IEC 61000-4-1 : 2016	일반 EMS 시험개요
IEC 61000-4-2 : 2008	정전기 방전(ESD) 내성 시험방법
IEC 61000-4-3 : 2020	전자파 방사내성(RS) 시험방법
IEC 61000-4-4 : 2012	전기적 빠른 과도현상(EFT) 시험방법
IEC 61000-4-5 : 2014	서지(Surge) 시험방법
IEC 61000-4-6 : 2023	전자파 전도내성(CS) 시험방법
IEC 61000-4-7 : 2008	전원계통 및 연결기기의 고조파 측정 및 설치에 대한 일반지침
IEC 61000-4-8 : 2009	전원주파수 자계 내성시험
IEC 61000-4-9 : 2016	펄스 자계 내성시험
IEC 61000-4-10 : 2016	감쇄진동 자기장 내성시험
IEC 61000-4-11 : 2020	전압강하, 순시정전 및 전압변동 내성시험
IEC 61000-4-12 : 2017	링 웨이브 내성시험
IEC 61000-4-13 : 2015	교류전원 포트에서 주전원 신호를 포함하는 고조파와 내부고조파, 저주파 내성시험
IEC 61000-4-14 : 2009	전압변동 내성시험
IEC 61000-4-15 : 2010	플리커 측정기 - 기능 및 설계 사양
IEC 61000-4-16 : 2015	0 Hz~150 kHz 주파수 대역에서의 전도성 공통 모드 방해 내성 시험
IEC 61000-4-17 : 2009	DC입력 전원포트 리플 내성시험
IEC 61000-4-20 : 2022	TEM도파관에서 방출 및 내성시험
IEC 61000-4-21 : 2011	전자파 잔향실을 이용한 측정방법
IEC 61000-4-23 : 2023	HEMP 및 기타 방사 방해에 대한 보호장비 시험방법
IEC 61000-4-24 : 2023	HEMP 전도 방해 보호장비 시험방법
IEC 61000-4-25 : 2019	장비 및 시스템에 대한 HEMP 내성 시험방법
IEC 61000-4-27 : 2009	불평형 내성시험
IEC 61000-4-28 : 2009	전원주파수의 변화, 내성시험

표준	제목 및 기기
IEC 61000-4-29 : 2000	DC 입력포트에 대한 전압강하, 순시정전 및 전압변동 내성시험
IEC 61000-4-30 : 2015	전기품질 측정방법
IEC TR 61000-4-32 : 2002	HEMP 시뮬레이터 개요
IEC TR 61000-4-33 : 2005	고출력 과도현상 매개변수의 측정방법
IEC TR 61000-4-34 : 2009	상당 16 A 이상인 주 전류를 가지는 장비에 대한 전압강하, 순시정전 및 전압변동 내성시험
CISPR 16-1-1 : 2019	측정장비
CISPR 16-1-2 : 2017	보조장비 - 전도 장해
CISPR 16-1-3 : 2020	보조장비 - 장해 전력
CISPR 16-1-4 : 2023	보조장비 - 방사 장해
CISPR 16-1-5 : 2016	30 Hz~1000 MHz에 대한 안테나 교정 시험장
CISPR 16-2-1 : 2014	전도 장해 측정
CISPR 16-2-2 : 2021	전력 장해 측정
CISPR 16-2-3 : 2023	방사 장해 측정
CISPR 16-2-4 : 2003	내성 측정

② Generic Standard(공통표준)

표준	제목 및 기기
IEC 61000-6-1	주택, 상업 및 경공업 환경 공통 EMS 시험
IEC 61000-6-2	중공업 환경 공통 EMS 시험
IEC 61000-6-3	주택, 상업 및 경공업 환경의 공통 EMI 시험
IEC 61000-6-4	중공업 환경 공통 EMI 시험

③ Product Family Standard(제품군 표준)

표준명	제목 및 기기
CISPR 11	산업, 과학, 의료기기(ISM)류 장해방지 시험방법
CISPR 13	방송수신기 및 관련 기기류 장해방지 시험방법
CISPR 14-1	가정용전기기기 및 전동기기류 장해방지 시험방법
CISPR 14-2	가정용 전기기기 및 전동기기류 장해방지 시험방법
CISPR 15	조명기기류 EMI 시험방법
CISPR 20	방송수신기 및 관련 기기류 EMS 시험방법
CISPR 22	정보 기기류 EMI 시험방법
CISPR 24	정보 기기류 EMS 시험방법
CISPR 25	차량 탑재 기기류 전자파 적합성 시험방법
CISPR 32	멀티미디어기기 전자파 내성 시험방법
CISPR 35	멀티미디어기기 전자파 장해방지 시험방법
CISPR 61547	조명기기 EMS 기준 및 시험방법
CISPR 61800-3	가변속 전력 구동기기 전자파 적합성 시험방법
CISPR 60497	저압 개폐장치 및 제어장치 시험방법
CISPR 62040-2	무정전전원장치(UPS)류 전자파 적합성 시험방법

7) 4판 주요 변경내용

- 의료기기 등급 재 분류
  - ✓ 생명유지 및 비 생명유지 구분 삭제
  - ✓ 세 가지 적용 환경으로 분류
    - ◆ Professional Healthcare Environment
    - ◆ Home Healthcare Environment
    - ◆ Special Environment
  - ✓ Home Healthcare 전자파 내성 적용기준 강화
  - ✓ 주거환경 의사 사무실 사용기기 B급 분류

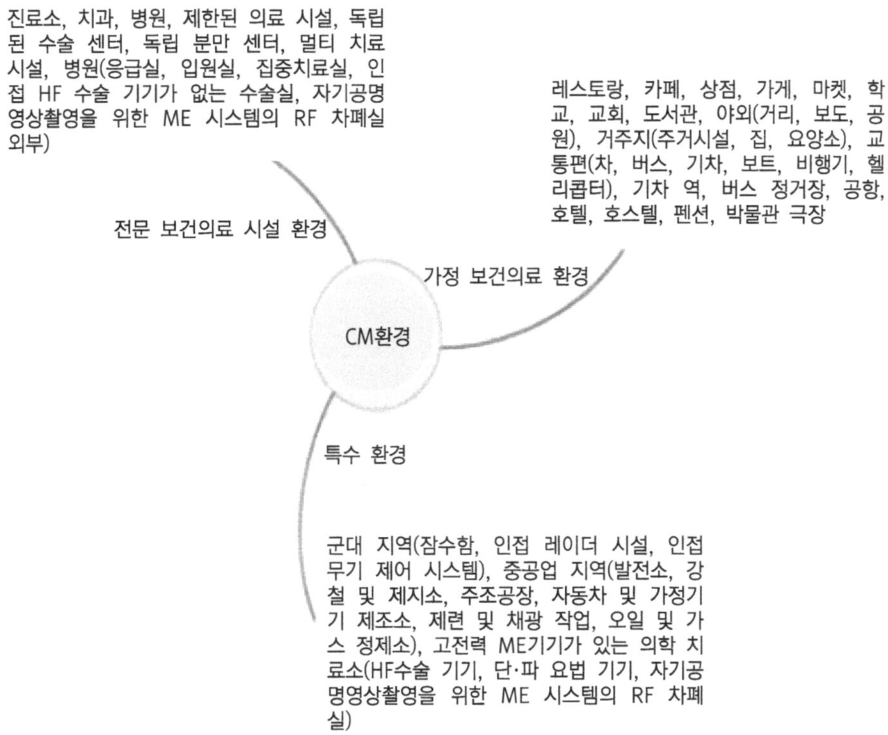

IEC 0642/14

전문 보건의료 시설이 응급 의료 서비스 환경에 제시되지만 그 전자기 환경은 가정 보건의료 환경과 비슷하다. 그러므로 본 보조 기준규격의 목적상 가정 보건의료 환경의 방출 및 내성 요건이 응급 의료 서비스 환경에 사용하는 ME 기기 및 ME 시스템에 적용된다. 이런 위치의 예로 엠뷸런스가 있다.

- 시험전압 및 주파수 규정 신설
  - ✓ 정격전압 및 주파수가 멀티 정격 또는 프리 볼트 시 하나의 정격전압과 주파수에서만 시험
- 방사 및 내성기준 강화 및 신설(표1-4 참조)
  - ✓ IEC 61000-4-3에 무선 내성기준 신설(Table 9 참조)
    (GSM, LTE, CDMA, RFID, DECT, WLAN, Bluetooth, TETRA, GMRS 등)
  - ✓ IEC 61000-4-2 정전기 내성 강화
  - ◆ 접촉방전 ±8 kV, Air discharge ±15 kV
  - ✓ IEC 61000-4-4 EFT, Burst 반복율 증가 : 100 kHz
  - ✓ IEC 61000-4-8 MFS 인가기준 강화 : 30 A/m(10배 증가)
  - ✓ IEC 61000-4-11 V/Dip 인가위상 추가
  - ◆ 0°, 45°, 90°, 135°, 180°, 225°, 270°, 315°
- 비 의료장비가 의료전기 시스템의 부분으로 사용 시 EMC 요구사항 충족해야 함.
  시스템은 필수성능과 기본안전 유지해야 함
- EMC 시험 계획 요구 내용에 포함
- EMC 시험 보고서 요구, 최소 내용이 정의됨
- 위험 관리에서 다양한 EMC 고려사항 요구됨
- 모든 참고 표준은 날짜 기록
- 항공기에 사용된 기기는 RTCA DO-160에 기록된 내성 요구사항에 적합해야 함

참조문헌 : IEC 60601-1-2 교육자료 (표준품질원, 김익수)

8) 4판 규격의 주요 시험요구사항

7절 ME기기 및 ME시스템의 전자기 방출 요건

7.1 무선 업무 및 기타 기기의 보호

7.1.1 일반사항

여기에 달리 명시되는 경우를 제외하고, ME기기 및 ME시스템은 CISPR 11에 부합해야 한다. CISPR 11에 따른 분류 치침은 별첨 C를 참조한다.

7.1.2 동작 모드

방출 시험 중, ME기기 및 ME시스템은 방출을 최대화하는 모드에서 시험해야 한다. 활성모드에서 방출 시험을 하는 것에 추가하여 대기 모드를 포함시키는 것도 고려하도록 한다. 시험에 선택한 동작 모드를 시험 계획에 기록하도록 하고 시험 보고서에 기록해야 한다.

7.1.3 멀티미디어 기기

ME기기 및 ME시스템에 연결되는 멀티미디어 기기는 CISPR 32에 부합해야 한다. CISPR 32 A 등급 기기가 ME시스템의 일부로 제공된다면, 이 ME시스템은 A등급으로 분류해야 한다.

7.1.4 하위시스템

다른 기기와 상호작용하여 한 시스템을 이루는 기기의 평가에 대해 CISPR 11 요건이 부합된다면, CISPR 11에 따른 적합성을 하위시스템별로 ME시스템의 각 하위시스템에 대해 시험하여 입증할 수 있다.

7.1.5 차폐 위치 특수 환경에서만 사용하도록 지정된 ME기기 및 ME시스템

차폐 위치 특수 환경에서만 사용하도록 지정된 ME시스템의 경우, CISPR 11의 전자기 방사 간섭 한계는 시험기관에서 시험을 수행할 때 최소 RF 차폐 효과 기준이 아래 명시한 요건에 부합한다면 해당하는 규정된 최소 RF 차폐 효과 값만큼 높아질 수 있다.

차폐 위치 특수 환경에서만 사용하도록 지정된 ME기기 및 ME시스템의 경우, CISPR 11의 메인 단말 간섭 전압 한계는 시험기관에서 시험을 수행할 때 최소 RF 필터 감쇄 기준이 아래 명시한 요건에 부합한다면 차폐 위치에 출입하는 모든 케이블의 해당하는 규정된 최소 RF 필터 감쇄 값만큼 높아질 수 있다.

a) 규정된 RF 차폐 효과 및 RF 필터 감쇄는 다음과 같아야 한다.
   - dB로 표시한다.
   - 정수로 반올림한다.
   - 20 dB 이상이어야 한다.

b) RF 차폐 효과 및 RF 필터 감쇄 기준에는 RF 차폐 효과와 RF 필터 감쇄가 적용되는 주파수 범위가 포함되어야 하며 이 주파수 범위는 1디케이드(decade) 이상이어야 한다.

c) 최소 RF 필터 감쇄에 대해 규정된 값은 지정된 각 주파수 범주에서 최소 RF 차폐 효과에 규정된 값과 동일하다.

d) 최소 RF 차폐 효과 및 RF 필터 감쇄가 규정되지 않거나 20 dB미만으로 지정된 주파수 범위에서 RF 차폐효과와 RF 필터 감쇄는 본 보조규격의 목적상 0 dB로 가정한다.

7.1.6 무선 기기를 포함하는 ME기기 및 ME시스템

무선 기기(예: RF전송기, 수신기, 송수신기)를 포함하여 무선 기기와 함께 시험을 거쳐 해당 국내 무선 규정에 부합한다고 입증된 ME 기기 및 ME 시스템은 해당되는 국내 무선 규정이 상용하는 관련 CISPR 전자기 간섭 한계 이하라면 CISPR 전자기 간섭 요건 시험에서 면제된다. RF 전송기를 포함하는 ME기기 및 ME시스템은 전문 전송기 전송 밴드에서 본 보조규격의 방출 요건이 면제된다. 그렇지 않으면, 본 보조규격의 방출 요건이 적용되어야 한다.

7.1.7 주 기능이 모터, 스위치 또는 조절 장치로 이루어지는 ME기기

본 보조규격의 범위에는 주 기능이 모터, 스위치 또는 조절장치로 이루어지는 ME기기가 포함된다. 예로는 단순한 치과용 드릴과 단순한 수술대 등의 모터 구동 전자의료기기가 포함된다. ME기기가 의도적으로 RF에너지를 생성하거나 조명용으로 만들어진 경우를 제외하고 이는 CISPR 14-1에 따라 분류할 수 있다. 그렇다면 CRISPR 14-1 한계가 적용되어야 한다.

7.1.8 X선 발생기를 포함하는 ME기기 및 ME시스템

진단 X선 생성기 및 간헐 모드로 작동하는 X선 생성기를 포함하는 ME 시스템의 경우, 비연속 방사 및 전도 간섭의 준피크(Quasi-peak) 한계가 20dB만큼 완화될 수 있다. 이 완화는 평균 한계에 적용되지 않는다.

7.1.9 환자 생체 시뮬레이션

ME기기 및 ME시스템의 정상 작동을 위한 환자 생체 시뮬레이션이 요구되는 경우, 시험 중 제공되어야 한다. 환자 생체 시뮬레이션은 환자-결합 연결, 의도적 전도성 또는 용량성 접지 연결에는 제공되지 않아야 한다. 4.3.2에 명시된 사항은 예외이다.

7.1.10 인공 손

CISPR 11의 인공 손이 메인 단말 간섭 방출시험에 적용되며 ME기기 및 ME시스템의 환자 결합부와 휴대용 ME기기는 4.3.2에 명시된 대로 시험 중 말단이 이루어져야 한다는 추가 요건이 포함된다.

7.1.11 환자-결합 케이블

환자-결합 케이블은 CISPR 11의 요건에 따라 내부 연결 케이블로 간주해야 한다.

7.1.12 영구 설치되는 대형 ME기기 및 대형 ME시스템

영구 설치되는 대형 ME기기 및 대형 ME시스템은 다음 방법 중 하나 이상으로 형식시험을 거쳐야 한다.

- 시스템으로서 시험 기관에서
- 하위시스템별로 시험 기관에서
- 담당 기관의 장소에서 시스템으로서 제자리에

CISPR 11 그룹 1 A등급 또는 B등급 한계에 부합하는 영구 설치되는 대형 ME기기 및 대형 ME시스템은 제자리에서 시험을 거칠 수 있으며 시험 기관에서 측정한 기기의 CISPR 11 한계에 부합해야 한다.

7.2 공영 주요 네트워크 보호

7.2.1 고주파 왜곡

정격 a.c. 메인 네트워크 전압이 220 V a.c. 선-중성간 이상이고 상당 16 A이하이며 공영 주요 네트워크에 연결되도록 만들어진 ME기기 및 ME시스템은 IEC 61000-3-2 요건에 부합해야 한다. ME기기 및 ME시스템은 장기간 및 순간 전류 산정 기능을 모두 갖는다면 두 산정 값 중 높은 값을 IEC 61000-3-2 적용가능성 평가에 사용해야 한다.

7.2.2 전압 변동 및 플리커

정격 a.c. 메인 네트워크 전압이 220 V a.c. 선-중성간 이상이고 상당 16 A이하이며 공영 주요 네트워크에 연결되도록 만들어진 ME기기 및 ME시스템은 IEC 61000-3-3 요건에 부합해야 한다. ME기기 및 ME시스템은 장기간 및 순간 전류 산정 기능을 모두 갖는다면 두 산정 값 중 높은 값을 IEC 61000-3-3 적용가능성 평가에 사용해야 한다.

7.3 방출요건 요약

방출 요건이 표 5-2에 요약된다.

표 5-2 환경별 방출 제한

현상	전문 보건의료 시설 환경	가정 보건의료 환경
전도 및 방사 RF 방출	CISPR 11	CISPR 11
고조파 왜곡	IEC 61000-3-2 참조	IEC 61000-3-2 참조
전압 변동 및 플리커	IEC 61000-3-3 참조	IEC 61000-3-3 참조

a) 사용 환경에 대한 정보는 8.9를 참조한다.

b) 이 시험은 사용되는 ME 기기 및 ME 시스템이 공영 주요 네트워크에 연결되거나 전력 입력이 기본 EMC 기준구격의 범위 내에 있는 경우를 제외하고 이 환경에 적용되지 않는다.

c) 항공기용 ME 기기 및 ME 시스템은 ISO 7137의 RF 방출 요건에 부합해야 한다. 전도 RF 방출 시험은 항공기 전력장치에 연결되도록 만들어진 ME 기기 및 ME 시스템에만 적용된다. ISO 7137은 RTCA DO-160C : 1989 및 EUROCAE CD-14C : 1989와 동일하다. 최신 발행본의 RTCA DO-160G : 2010 및 EUROCAE CD-14G : 2011이다. 그러므로 최신 발행본의 섹션 21 및 카테고리 M(예: [39] 또는 [40])을 사용하는 것을 고려하도록 한다.

a) 다른 모드 또는 사용하는 교통수단의 EM 환경에 적용되는 기존규격이 적용되어야 한다. 적용가능할 수 있는 기존규격의 예로 CISPR 25 및 ISO 7637-2가 포함된다.

8절 ME기기 및 ME시스템의 전자기 내성 요건

8.1 일반사항

ME기기 및 ME시스템의 내성 시험요건은 포트-포트간 기준으로 명시된다. 이는 일반 EMC 규격의 IEC 61000-6 시리즈 방식을 따른다. 그림 5-8은 내성시험 목적으로 ME기기 및 ME시스템의 포트를 제시한다.

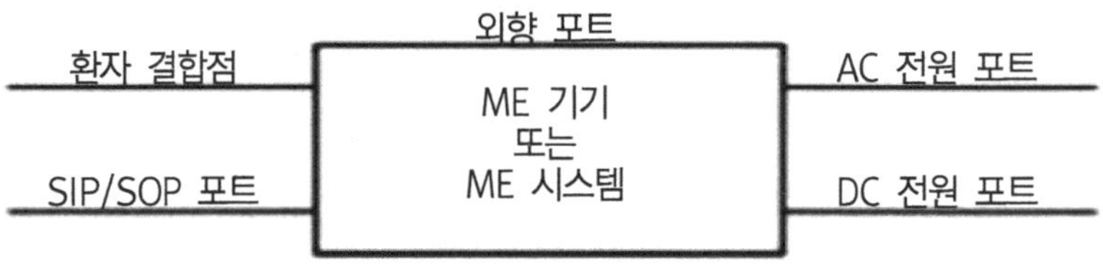

그림 5-8 ME 기기 및 ME 시스템의 포트

전자기 내성시험은

- 확실하게 정의된 재현 가능한 방법으로 수행되어야 한다.
- 일련의 단일 시험으로 개별적으로 수행되어야 한다.
- 순서와 상관없이 수행할 수 있다.

각 유형에서 한 가지 이상의 포트(예: 입력 또는 출력 전자 회로, 부하, 연결기기가 동일한 포트)가 내성 시험에서 연결되어 있어야 한다. ME기기 및 ME시스템이 여러 개의 동일한 포트를 가지고 있다면 내성 시험에는 각 유형 중 하나만 시험한다.

ME기기 및 ME시스템이 내성 시험 신호로 손상을 입은 경우, 표 5-3에 나머지 내성 시험을 어떻게 진행하는지 명시되어 있다.

표 5-3 내성 시험 신호로 손상되는 ME기기 및 ME시스템

시험 유형	시험 중 ME 기기 또는 ME 시스템의 반응	시험 진행 방법
과도현상	ME 기기 또는 ME 시스템이 영구 손상됨. 하지만, 기본 안전성 및 필수 성능은 계속 제공됨.	시험 시펜스를 해당 내성 시험 수준 및 극성으로 두 번 반복해야한다. ME 기기 또는 ME 시스템은 기본 안전성 및 필수 성능을 계속 제공하면 이 시험에서 합격이다. 기기가 손상을 입은 경우, 손상된 기기를 사용하여 기본 안전성과 필수 성능을 제공하는 ME 기기 또는 ME 시스템의 능력을 여전히 평가할 수 있다고 입증이 가능하다면(예: 위험관리. 공합 분석, 경험, 가외성 등을 통해) 이 기기를 이 특정 현상에 대해 내성 시험에 계속 사용할 수 있다. ME 기기 또는 ME 시스템의 포트가 손상을 입었고 이 ME 기기 또는 ME 시스템에 여러 포트가 있다면 동일한 포트에 대해 시험을 반복할 필요가 없다. 동일하지 않은 다음 포트를 시험하려면 ME 기기 또는 ME 시스템은 정상 동작으로 복구되어야 한다. 다음 EM 현상의 내성 시험을 진행하려면 ME 기기 또는 ME 시스템은 정상 종작으로 복구되어야 한다.
	ME 기기 또는 ME 시스템이 영구 손상됨. 기본 안전성 또는 필수 성능이 계속 제공되지 않음.	ME 기기 또는 ME 시스템이 이 시험에서 불합격이다.
연속	ME 기기 또는 ME 시스템이 영구 손상됨. 하지만, 기본 안전성 및 필수 성능을 계속 제공됨.	시험 시펜스를 해당 내성 시험 수준 및 극성 또는 주파수로 두 번 반복해야 한다. 기본 안전성 및 필수 성능은 계속 제공된다. 다음 주파수 단계로 진행하려면 ME 기기 또는 ME 시스템이 정상 동작으로 복구되어야 한다.
	ME 기기 또는 ME 시스템이 영구 손상됨. 기본 안전성 또는 필수 성능이 계속 제공되지 않음.	ME 기기 또는 ME 시스템이 이 시험에서 불합격이다.

- IEC 61000-4-2, IEC 61000-4-5, IEC 61000-4-11에 따라 시험
- IEC 61000-4-3, IEC 61000-4-6, IEC 61000-4-8에 따라 시험

사용환경에 따라 표 5-4에서 표 5-9까지 명시된 ME기기 및 ME시스템의 포트에 이 내성 시험 요건이 적용되어야 한다(그림 5-9 참조). 표 5-4에서 표 5-9는 전문 보건의료 시설 환경 및 가정 보건의료 환경에 대한 면역 요건과 시험 조건을 규정한다.

별첨 E에 규정된 절차를 사용해 특수 환경의 내성 시험 수준을 결정하거나 타당하다면 ME기기 및 ME시스템 또는 의도한 용도에의 조건에서 제공될 수 있는 특정 환경이나 특정 완화법의 특정 EM 특징에 기초하여 표 5-4에서 표 5-9의 내성 검사 수준을 수정하여(해당에 따라 더 높게 또는 낮게) 사용할 수 있다. 타당하다면 별첨 E에 규정된 절차를 사용하여 결정된 더 높거나 낮은 내성 시험 수준을 표 5-4에서 표 5-9에 제시된 수준 대신 사용할 수 있다.

의도한 용도에 교통수단(예: 육지, 바다 및 항공 교통수단)이나 걸어서 접근할 수 있는 환경(예: 근처 무선주파수(RFID) 시스템, 도난방지 시스템) 등 가정 보건의료의 다른 위치가 포함되는 ME기기 및 ME시스템은 추가 내성 시험 또는 표 5-4에서 표 5-9에 규정된 수준보다 높은 내성 시험 수준이 적합하거나 교통수단의 모드 또는 EM환경에 해당하는 규격에서 규정되어 있다면 이런 추가 검사와 높은 내성 시험 수준을 적용해야 한다.

응급 의료 서비스 환경에서 사용되는 ME기기 및 ME시스템은 가정 보건의료 환경에 대해 표 5-4에서 표 5-9의 요건에 부합해야 한다. 응급 의료 서비스 환경의 위치가 가정 보건의료 환경의 기준에 적합하지 않다고 확인되면 별첨 E를 사용하여 적절한 내성 시험 수준을 결정할 수 있다.

시험방법과 시험기기가 표 5-4에서 표 5-9에 언급된 시험방법과 기본 EMC 규격에 규정되어 있다. 기본 EMC 규격의 전체 내용은 여기에 반복되어 있지 않지만 ME기기 및 ME시스템에 이 시험을 실제로 적용할 때 필요한 수정사항 또는 추가 정보를 본 규격에 제시한다.

ME기기 및 ME시스템의 의도한 용도에 하나 이상의 환경이 포함된다면 적용가능한 모든 환경 중 가장 엄격한 내성 시험 수준을 적용해야 한다.

표 5-4에서 표 5-8에 규정된 가정 보건의료 환경의 요건에 따라 시험을 수행한다면, 표 5-4에서 표 5-8까지 규정된 전문 보건의료 환경의 요건에 따라 추가 검사를 수행할 필요가 없다.

내성시험의 체류시간은 시험 시스템의 장착 시간과 ME기기 및 ME시스템을 실행하고(해당하는 경우) 시험신호에 적절하게 반응하는데 필요한 시간에 기초한다.

모든 내성 시험의 전력주파수는 표 5-1과 표 5-4에서 표 5-9에 달리 규정된 경우를 제외하고 ME기기 및 ME시스템의 명목 전력 주파수 중 하나로 선택할 수 있다.

내성 시험을 시작하기 전에 제조업체는 EM간섭에 대한 기본 안전성 및 필수 성능에 해당하는 파트2 규격 또는 위험관리에 기초하여 특정한 상세 내성 적부 기준을 결정해야 한다. 제조업체는 또한 시험 중 특정 적부 기준에 대한 부합성을 확인하는 ME기기 및 ME시스템의 모니터링 방법도 규정해야 한다. 이런 적부 기준과 모니터링 기준이 시험 계획에 포함되도록 하며 시험 보고서 및 위험관리 파일에 포함되어야 한다.

내성 적부 기준은 허용불가능한 위험을 초래하지 않는 허용가능한 기능저하를 규정할 수 있다.

ME기기 및 ME시스템은 내성 시험 중과 시험 후 내성 적부 기준에 부합해야 한다. 일시적 적용 중 성능을 평가하기가 현실적으로 불가능할 수 있는 과도 현상의 경우, 시험 전후 성능평가가 허용 가능하다.

표 5-10은 시험 간섭의 적용 중 또는 적용 후 관찰되는 ME기기 및 ME시스템에 대한 영향을 시험 보고서에 기록하도록 요구한다.

이런 시험 후 시험 간섭의 적용 중 또는 적용 후 관찰되는 ME기기 및 ME시스템에 대한 영향은 진행중인 위험관리 공정으로 간주하도록 한다.

적부 기준 포함에 대해 위험관리 파일과 시험보고서를 확인하고 표 5-4에서 표 5-9에 규정된 시험을 적용하여 적합성을 확인한다. 이런 시험 전, 시험 중, 시험 후 ME기기 및 ME시스템이 규정된 내성 적부 기준에 부합하고 본 조의 개별 하위 조항의 적합성 시험에 부합한다면 제8조의 적합성이 확인된다.

8.2 환자 생체 시뮬레이션

ME기기 및 ME시스템의 정상 작동을 확인하기 위한 환자 시뮬레이션이 요구되는 경우, 이는 내성 시험 중 제공되어야 한다. IEC 61000-4-4 및 IEC 61000-4-6에 따른 시험 중, 환자 생체 시뮬레이션은 4.3.2 에 규정된 사항은 예외로 하고 추가적인 전도성 또는 용량성 접지 연결(환자 또는 조작자를 시뮬레이션 하는데 필요한 연결 외)을 제공하지 않아야 한다.

4.3.2에 명시된 말단 방법을 대체하여 8.3에서 요구되는 내성 시험에 대해 환자 생체 시뮬레이션이 환자의 생체 신호와 환자의 용량성 결합 영향 및 RF 임피던스를 모방하는 목적이라면 환자 생체 시뮬레이션은 결합점과 접지 기준면 사이에 4.3.2에 명시된 인공 손과 RC 부분의 임피던스에 해당하는 임피던스를 제공해야 한다.

시험을 시작하기 전에 시뮬레이션 되는 환자 생체 신호의 세기를 제조업체에서 규정하는 ME기기 및 ME시스템의 정상 작동에 맞게 조정해야 한다. 예외적으로 해당한다면 시뮬레이션되는 환자 생체 신호를 검출역치의 약 2배로 조정해야 한다.

8.3 환자-결합 부의 말단

IEC 61000-4-4 및 IEC 61000-4-6에 따른 시험의 경우, 4.3.2에 규정된 조건이 적용된다. 이런 조건은 제조업체에서 규정하는 다른 시험에도 사용할 수 있다.

8.4 휴대용 ME기기 휴대용 부품

IEC 61000-4-4 및 IEC 61000-4-6에 따른 시험의 경우, 다음 조건이 적용된다.

의도한 용도에 따라 손에 들고 사용하는 ME기기 및 손에 들고 사용하도록 만들어진 ME기기 부품은 CISPR 16-1-2의 8.3에 규정된 인공 손을 가지고 조작자 결합의 대략적 면적과 위치를 시뮬레이션 하도록 크기를 맞추고 배치하여 시험해야 한다. 인공 손의 금속 호일은 CISPR 16-1-2의 8.3에 규정된 대로 RC 부분의 단말 M에 연결하고(그림 1 참조) RC부분의 다른 단말은 접지 기준면에 연결해야 한다.

이런 조건은 제조업체에서 규정하는 다른 시험에도 사용할 수 있다. 손에 들고 사용하는 ME기기에 환자-결합부도 있다면 이 환자-결합부에도 의도한 용도와 일치하게 4.3.2에 규정된 인공 손이 있어야 한다.

8.5 하위시스템

본 요건의 부합성은 정상 작동 조건을 시뮬레이션한 상태에서 ME시스템의 각 하위시스템을 시험하여 입증할 수 있다. 위험관리 공정을 사용해 하위시스템 시험이 허용되는지 판단해야 한다. 실제 기기 대신 사용되는 시뮬레이터는 특히 RF 신호와 임피던스, 케이블 구성과 유형에 대해 인터페이스의 전기적 특징과 필요하다면 기계적 특징을 적절하게 대표해야 한다.

시험보고서와 위험관리 파일을 점검하여 적합성을 확인한다.

8.6 영구 설치되는 대형ME기기 및 대형ME시스템

영구 설치되는 대형 ME기기 및 대형 ME시스템은 다음 방법 중 하나 이상으로 형식 시험을 거쳐야 한다.

- 시스템으로서 시험기관에서
- 하위시스템별로 시험기관에서
- 담당 기관의 장소에서 시스템으로서 제자리에

하위시스템의 작동을 시뮬레이션하기 불가능한 방식으로 구성되는 영구 설치 대형 ME기기 및 대형 ME시스템은 8.9 및 8.10에 규정된 IEC 61000-4-3의 시험 요건이 면제된다. 이렇게 면제되는 경우, 이런 영구 설치되는 대형 ME기기 및 대형 ME시스템은 한 설치 위치나 개방 시험 기관에서 의도한 용도의 위치에 예상되는 RF 방출원(예: 모바일/휴대/ 무선 전화기, 워키토키, 무선주파수 식별(RFID) 시스템, 기타 법적 전송기)을 사용하여 형식 시험별 이 현상에 대한 내성에 대해 시험해야 한다. 또한 국제 전기통신 연합(ITU)에서 ISM에 대해 지정하는 주파수 범위 80MHz-6GHz에서 시험을 수행해야 한다. 실제 변조를 사용할 수 있는 경우(예: 모바일/휴대/무선 전화기, 워키토키)를 제외하고 의도한 용도의 위치에 따른 표 4의 해당 내성 시험 수준과 표 9의 내성 시험 수준을 제공하도록 사용되는 방출원의 전력과 거리를 조정해야 한다.

ITU에서 ISM에 대해 지정한 주파수는 ITU 규정 제1판과 CISPR 11 표1에서 찾아볼 수 있다.

이런 예외는 IEC 61000-4-3에 규정된 시험 방법에만 적용된다. 본 단락에서 규정된 사항을 예외로 하고 8.9 및 8.10의 기타 요건을 영구 설치되는 대형 ME기기 및 대형 ME시스템에 적용한다. 예외적으로 해당하는 기본 EMC규격에서 제자리 시험을 허용하는 경우, 기본 EMC 규격의 허용사항이 우선한다. 시험보고서를 점검하여 적합성을 확인하다.

8.7 동작 모드

내성 시험 중, 기본 안전성 및 필수성능은 제조업체의 판단에 따라 허용불가능한 위험을 초래할 가능성이 가장 높은 모드와 설정(예: 획득) 에서 시험해야 한다. 이는 위험분석, 경험, 공학분석 또는 사전 시험을 통해 결정해야 한다. ME기기 또는 ME시스템이 연속 사용에 대해 정격화되어 있지 않다면 사용주기를 시험하는 ME기기 또는 ME시스템에 적합하게 선택할 수 있다. 대기 모드를 내성시험에 포함하도록 하며 특히 환자 또는 조작자가 있는 상태에서 대기 시간이 긴 ME기기 또는 ME시스템의 경우 그렇게 한다. 시험에 선택한 동작모드를 시험계획에 기록하도록 하고 시험보고서에 기록해야 한다.

위험관리 파일과 시험보고서를 점검하여 적합성을 확인한다.

8.8 비-ME 기기

ME시스템의 일부인 비-ME기기(예: ITE)는 위험관리 공정에서 비-ME기기가 ME시스템의 기본 안전성 및 필수성능에 영향을 줄 수 있다고 판단되는 경우 제8조의 적부 기준과 내성 시험 수준에 부합해야 한다.

시험보고서와 위험관리 파일을 점검하여 적합성을 확인한다.

8.9 내성 시험 수준

ME기기 또는 ME시스템의 기본안전성 및 필수성능에 대한 내성 시험 수준은 그림 5-9에 제시되고 표 5-4에서 표 5-9에 규정된 의도한 용도의 위치에 기초해 전문 보건의료 시설환경, 가정 보건의료 환경 및 특수 환경에 따라야 한다. 해당된다면 그림 5-9에 제시되지 않은 의도한 용도 위치에는 제조업체에서 결정하는 비슷한 위치의 환경이 지정되어야 한다.

제조업체가 경험, 출판자료 또는 대표 측정을 통해 의도한 용도 환경이 표 5-4에서 표 5-9에 규정된 내성 시험 수준의 근간이 되는 EM 간섭 수준을 바꾸는 고유한 특징이 있다고 알고 있다면 제조업체는 이를 위험관리 공정에서 고려해야 한다. 별첨E를 사용하여 표 4에서 표 9에 규정되지 않은 환경이나 현상의 내성 시험 수준을 결정할 수 있으며 타당하다면 의도한 용도의 조건 또는 완화에 기초하여 규정된 내성 시험 수준을 조정할 수 있다. 이런 결정이나 조정이 이루어진다면 다음 정보를 표 G.1에 규정된 대로 시험 계획에 기록하도록 하며 표 5-10에 규정된 대로 위험관리 파일과 시험보고서에 기록해야 한다.

a) 파악된 특수 환경 또는 이루어진 조정에 대한 근거

b) 조정된 합당하게 예상가능한 최대 EM 간섭 수준

c) 얻어진 최종 내성 시험 수준(정수로 반올림하거나 소수의 경우, 유효 숫자 한자리로 반올림)

d) 적절한 내성 시험 수준 결정에 사용된 방법 및 자료 출처의 세부 정보

완화를 사용하여 낮은 내성 시험 수준이 타당한 경우, 위험관리 파일에는 완화가 ME기기 또는 ME시스템이 사용될 것으로 예상되는 모든 위치에서 예상 서비스 수명동안 계속 효과적일 수 있다고 합당하게 예상할 수 있는 방법을 설명하는 기록이 포함되어야 한다.

모든 경우에서 사용된 내성 시험 수준이 시험 계획(별첨 G 참조)에 기록되도록 하며 시험보고서에 기록되어야 한다.

시험보고서와 위험관리 파일을 점검하여 적합성을 확인한다.

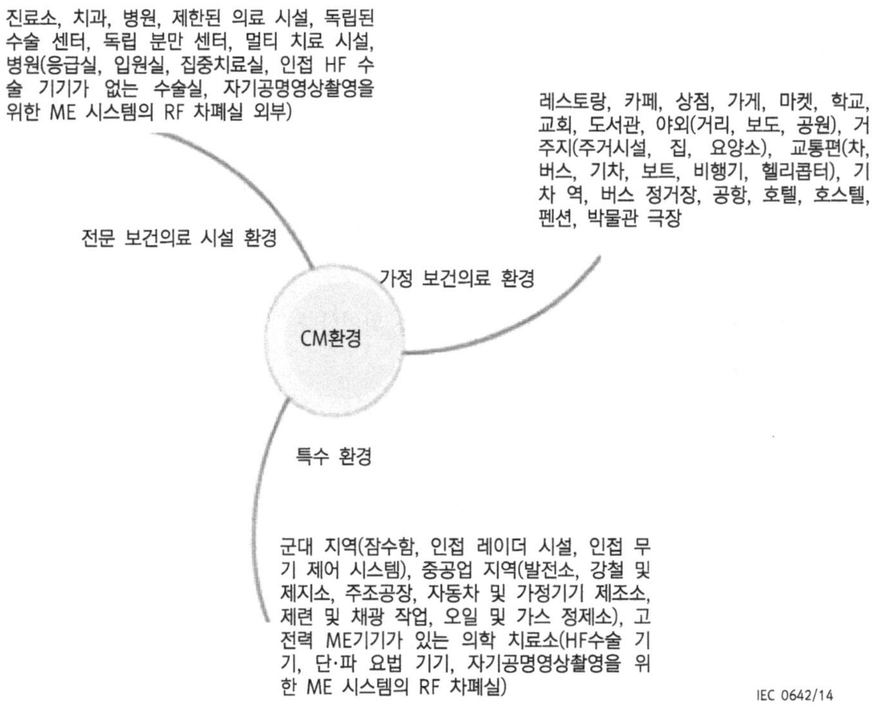

전문 보건의료 시설이 응급 의료 서비스 환경에 제시되지만 그 전자기 환경은 가정 보건의료 환경과 비슷하다. 그러므로 본 보조 기준규격의 목적상 가정 보건의료 환경의 방출 및 내성 요건이 응급 의료 서비스 환경에 사용하는 ME 기기 및 ME 시스템에 적용된다. 이런 위치의 예로 엠뷸런스가 있다.

표 5-4 외장포트

현상	기본 EMC 기준규격 또는 시험 방법	내성 시험 수준	
		전문 보건의료 시설 환경	가전 보건의료 환경
정전기 방전	IEC 61000-4-2	±8 ㎸ 접촉 ±2 ㎸, ±4 ㎸, ±8 ㎸, ±15 ㎸ 공기	
방사 RF EM 영역 [a)]	IEC 61000-4-3	3 V/m [f)] 80 ㎒ - 2.7 ㎓ [b)] 80% AM(1 ㎑에서) [c)]	10 V/m [f)] 80 ㎒ - 2.7 ㎓ [b)] 80% AM(1 ㎑에서) [c)]
RF 무선 교신 기기 인접 영역	IEC 61000-4-3	8.10 참조	
정격 전력 주파수 자기장 [d) e)]	IEC 61000-4-8	30 A/m [g)] 50 ㎐ 또는 60 ㎐	

a) 사용하는 경우 환자 생체 신호 시뮬레이션과 ME 기기 또는 ME 시스템 간의 인터페이스는 ME 기기 또는 ME 시스템의 한 방향에서 고유영역면의 수직면에서 0.1 m 이내에 위치해야 한다.

b) 작동 목적상 RF 전자기 에너지를 받아야 하는 ME 기기 또는 ME 시스템은 수신 주파수에서 시험해야 한다. 위험관리 공정에서 확인된 다른 변조 주파수에서 시험을 실시할 수 있다 이 시험은 주변 신호가 통과밴드에 있을 때 의도되는 수신기능 기본 안전성 및 필수 성능을 평가한다. 시험 중 수신기가 정상 수신을 달성하지 못할 수 있다고 이해된다.

c) 위험관리 공정에서 확인된 다른 변조 주파수에서 시험을 실시할 수 있다.

d) 자기 감작 요소나 회로망에 있는 ME 기기 또는 ME 시스템에만 적용된다.

e) 시험 중, 이 ME 기기 또는 ME 시스템은 모든 명목 입력 전압에서, 단 시험 신호와 동일한 주파수로 이용할 수 있다.

f) 변조 전에 적용된다.

g) 이 시험은 ME 기기 또는 ME 시스템과 전력 주파수 자기장 방출원 간의 최소 거리가 15 cm 이상이라고 가정한다. 위험 분석에서 ME 기기 또는 ME 시스템을 전력 주파수 자기장 방출원에서 15 cm 보다 가까이 둔다고 나타나면 내성 시험 수준을 예상하는 최소 거리에 적절하게 조정해야 한다.

표 5-5 입력 a,c. 전력포트(2 중 1)

현상	기존 EMC 기존규격	내성 시험 수준	
		전문 보건의료 시설 환경	가정 보건의료 환경
EST/버스트 [a) l) o)]	IEC 61000-4-4	±2 kV 100 KHz 반복 주파수	
서지 [a) b) j) o)] 라인-라인 간	IEC 61000-4-5	±0.5 kV, ±1 kV	
서지 [a) b) j) k) o)] 라인-접지 간	IEC 61000-4-5	±0.5 kV, ±1 kV, ±2 kV	
RF 창으로 유도되는 전도, 간섭 [c) d) o)]	IEC 61000-4-6	3 V [m)] 0.15 MHz ~ 80 MHz 0.15 MHz ~ 80 MHz 사이 ISM밴드에서 6 V [m) n)] 80% AM(1 KHz에서) [e)]	3 V [m)] 0.15 MHz ~ 80 MHz 0.15 MHz ~ 80 MHz 사이 아마추어 무선 밴드 및 ISM밴드에서 6 V [m) n)] 80% AM(1 KHz에서) [e)]
전압 강하 [f) p) r)]	IEC 61000-4-11	0% U_1, 0.5주기 [g)] 0^4, 45^4, 90^4, 135^4, 180^4, 225^4, 270^4, 315^4 에서 [q)]	
		0% U_1, 1주기 70% U_1, 25/30주기 [h)] 단일상 : 0^4	
전압 간섭 [f) i) o) r)]	IEC 61000-4-11	0% U_1, 250.300주기 [h)]	

a) 이 시험은 ME 기기 또는 ME 시스템 정격 전압 범위에 있는 한 전력 입력 전압에서 실시할 수 있다. ME 기기 또는 ME 시스템을 한 전력 입력 전압에서 시험하는 경우, 추가 전압에서 재시험 할 필요가 없다.

b) 모든 ME 기기 또는 ME 시스템 케이블이 시험 중 부착된다.

c) 전력 주입 클램프의 보전은 150 Ω 시스템에서 실시해야 한다.

d) 주파수 스탭핑 스킵이 해당에 따라 ISM 또는 아마추어 밴드에서 이루어진다면 추가 시험 주파수를 ISM 또는 아마추어 무선 밴드에서 사용해야 한다. 이는 지정된 주파수 범위에 있는 각 ISM과 아마추어 무선 밴드에서 적용된다.

e) 위험관리 공정에서 확인된 다른 변조 주파수에서 시험을 실시할 수 있다.

f) a.c.·d.c 변환기로 사용하도록 만들어진 ME 기기 또는 ME 시스템은 ME 기기 또는 ME 시스템 제조업체의 기준에 부합하는 변환기를 사용해 시험해야 한다. 내성 시험 수준이 변환기의 a.c. 전력 입력에 적용된다.

g) 단일상 a.c. 메인에 연결되는 ME 기기 또는 ME 시스템에만 적용된다.

h) 예 : 10/12는 50 Hz에서 10기간 또는 60 Hz에서 12기간을 의미한다.

i) 정격 입력 전류가 16 A/상보다 큰 ME 기기 또는 ME 시스템은 어떤 각도에서든 모든 상에서 같은 시간에 (해당하는 경우) 250/300주기에 한 번 중지해야 한다. 배터리 백업이 있는 ME 기기 또는 ME 시스템은 시험 후 선 전력 작동을 재개해야 한다. 정격 입력 전류가 16 A를 초과하지 않는 ME 기기 또는 ME 시스템의 경우, 모든 상을 동시에 중지해야 한다.

표 5-5 입력 a,c. 전력포트(2 중 2)

j) 일차 전력 회로에 서지 보호 장치가 없는 ME 기기 또는 ME 시스템은 ±2 ㎸ 라인·접지간 및 ±1 ㎸ 라인·라인에서만 시험할 수 있다.

k) 클래스 II ME 기기 또는 ME 시스템에 적용되지 않는다.

l) 직접 커플링이 사용되어야 한다.

m) 변조 전 r.m.s.를 적용한다.

n) ISM(산업, 과학, 의학) 밴드 0.15 ㎒ · 80 ㎒는 6.765 ㎒ · 6.795 ㎒, 13.553 ㎒ · 13.567 ㎒, 26.957 ㎒ · 27.283 ㎒, 40.66 ㎒ · 40.70 ㎒ 이다. 아마추어 무선 밴드 0.15 ㎒ · 80 ㎒는 1.8 ㎒ · 2.0 ㎒, 3.5 ㎒ · 4.0 ㎒, 5.3 ㎒ · 5.4 ㎒, 7 ㎒ · 7.3 ㎒, 10.1 ㎒ · 10.15 ㎒, 14 ㎒ · 14.2 ㎒, 18.07 ㎒ · 18.17 ㎒, 21.0 ㎒ · 21.4 ㎒, 24.89 ㎒ · 24.99 ㎒, 28.0 ㎒ · 29.7 ㎒, 50.0 ㎒ · 54.0 ㎒ 이다.

o) 정격 입력 전류가 16 A/상 이하인 ME 기기 또는 ME 시스템 및 정격 입력 전류가 16 A/상을 초과하는 ME 기기 또는 ME 시스템에 적용된다.

p) 정격 입력 전류가 16 A/상 이하인 ME 기기 또는 ME 시스템에 적용된다.

q) 특정 상 각도에서 이 시험을 변압기 예인 전력 입력이 있는 ME 기기에 적용하면 과전력 보호 장치가 열리게 된다. 이는 전압 강하 후 변압기 증상의 자기 유속 포화로 인해 발생할 수 있다. 이런 현상이 발생하는 경우, ME 기기 또는 ME 시스템은 시험 중과 시험 후에 기본 안전성을 제공해야 한다.

r) 다중 전압 설정이나 자동 범위 전압 기능이 있는 ME 기기 또는 ME 시스템의 경우, 시험은 최소 및 최대 정격 입력 전압에서 실시해야 한다. 전격 입력 전압 범위가 최고 정격 입력 전압의 25% 미만인 ME 기기 또는 ME 시스템은 범위 내 한 정격 입력 전압에서 시험해야 한다.

표 5-6 입력 d,c 전력 포트

현상	기존 EMC 기존규격	내성 시험 수준	
		전문 보건의료 시설 환경	가정 보건의료 환경
EST/버스트 [a) g)]	IEC 61000-4-4	±2 ㎸ 100 ㎑ 반복 주파수	
서지 [a) b) g)] 라인-라인 간	IEC 61000-4-5	±0.5 ㎸, ±1 ㎸	
서지 [a) b) g)] 라인-접지 간	IEC 61000-4-5	±0.5 ㎸, ±1 ㎸, ±2 ㎸	
RF 창으로 유도되는 전도, 간섭 [a) c) d) i)]	IEC 61000-4-6	3 V [h)] 0.15 ㎒ ~ 80 ㎒ 0.15 ㎒ ~ 80 ㎒ 사이 ISM밴드에서 6 V [h) j)] 80% AM(1 ㎑에서) [e)]	3 V [h)] 0.15 ㎒ ~ 80 ㎒ 0.15 ㎒ ~ 80 ㎒ 사이 아마추어 무선 밴드 및 ISM밴드에서 6 V [h) j)] 80% AM(1 ㎑에서) [e)]
공급선을 따른 전기 과도 전도 [f)]	ISO 7637-2	해당 없음	ISO 7637-2의 규정에 따름.

a) 이 시험은 3 m 이상의 케이블에 영구 연결되는 모든 d.c. 전력 포트에 적용된다.

b) 모든 ME 기기 및 ME 시스템 케이블이 시험 중 부착되어야 한다.

c) 내부 전력 공급되는 ME 기기는 배터리 충전 중 사용할 수 없고, 규정된 모든 케이블의 최대 길이를 포함해 최대 직경이 0.4 m 미만이고, 접지, 무선통신 시스템, 기타 기기 또는 환자에게 연결되지 않는다면 이 시험에서 면제된다.

d) 이 시험은 명목 입력 전압 중 하나로 전력을 공급받는 ME 기기 또는 ME 시스템에 실시할 수 있다.

e) 위험관리 공정에서 확인된 다른 변조 주파수에서 시험을 실시할 수 있다.

f) 자동차, 12 V 전기시스템에 맞는 엠뷸런스 등의 경량 사용 차량 또는 24 V 전기 시스템에 맞는 엠뷸런스 등의 상용 차량에 설치되는 ME 기기 및 ME 시스템의 경우

g) 직접 결합을 사용해야 한다.

h) 변조 전 r.m.s.를 적용한다.

i) 주파수 스탭핑 스킵이 해당에 따라 ISM 또는 아마추어 무선 밴드에서 이루어진다면 추가 시험 주파수를 ISM 또는 아마추어 무선 밴드에서 사용해야 한다. 이는 지정된 주파수 범위에 있는 각 ISM과 아마추어 무선 밴드에서 적용된다.

j) ISM(산업, 과학, 의학) 밴드 0.15 ㎒ · 80 ㎒는 6.765 ㎒ · 6.795 ㎒, 13.553 ㎒ · 13.567 ㎒, 26.957 ㎒ · 27.283 ㎒, 40.66 ㎒ · 40.70 ㎒ 이다. 아마추어 무선 밴드 0.15 ㎒ · 80 ㎒는 1.8 ㎒ · 2.0 ㎒, 3.5 ㎒ · 4.0 ㎒, 5.3 ㎒ · 5.4 ㎒, 7 ㎒ · 7.3 ㎒, 10.1 ㎒ · 10.15 ㎒, 14 ㎒ · 14.2 ㎒, 18.07 ㎒ · 18.17 ㎒, 21.0 ㎒ · 21.4 ㎒, 24.89 ㎒ · 24.99 ㎒, 28.0 ㎒ · 29.7 ㎒, 50.0 ㎒ · 54.0 ㎒ 이다.

표 5-7 환자 결합 포트

현상	기존 EMC 기존규격	내성 시험 수준	
		전문 보건의료 시설 환경	가정 보건의료 환경
정전기 방전 [c]	IEC 61000-4-2	±8 kV 접촉 ±2 kV, ±4 kV, ±8 kV, ±15 kV	
RF 창으로 유도되는 전도, 간섭 [a]	IEC 61000-4-6	3 V [b] 0.15 MHz ~ 80 MHz 0.15 MHz ~ 80 MHz 사이 ISM밴드에서 6 V [b) j)] 80% AM(1 KHz에서)	3 V 0.15 MHz ~ 80 MHz 0.15 MHz ~ 80 MHz 사이 아마추어 무선 밴드 및 ISM밴드에서 6 V [b) j)] 80% AM(1 KHz에서)

a) 다음이 적용된다.
- 모든 환자·결합 케이블을 개별적으로 또는 묶음으로 시험해야 한다.
- 환자·결합 케이블은 전류 클램프가 적절하지 않은 경우를 제외하고 전류 클램프를 사용하여 시험해야 한다. 전류 클램프가 적절하지 않은 경우 EM 클램프를 사용해야 한다.
- 어떤 경우에도 주업정과 환자 결합점 사이에 의도적으로 결합을 해제하지 않아야 한다.
- 위험관리 공정에서 확인된 다른 변조 주파수에서 시험을 실시할 수 있다.
- 의도적으로 전도 용액이 채워져 있고 환자에게 연결되도록 만들어진 튜브는 환자·결합 케이블이라고 간주해야 한다.
- 주파수 스탭핑 스킵이 해당에 따라 ISM 또는 아마추어 무선 밴드에서 이루어진다면 추가 시험 주파수를 ISM 또는 아마추어 무선 밴드에서 사용해야 한다. 이는 지정된 주파수 범위에 있는 각 ISM과 아마추어 무선 밴드에서 적용된다.
- ISM(산업, 과학, 의학) 밴드 0.15 MHz · 80 MHz는 6.765 MHz · 6.795 MHz, 13.553 MHz · 13.567 MHz, 26.957 MHz · 27.283 MHz, 40.66 MHz · 40.70 MHz 이다. 아마추어 무선 밴드 0.15 MHz · 80 MHz는 1.8 MHz · 2.0 MHz, 3.5 MHz · 4.0 MHz, 5.3 MHz · 5.4 MHz, 7 MHz · 7.3 MHz, 10.1 MHz · 10.15 MHz, 14 MHz · 14.2 MHz, 18.07 MHz · 18.17 MHz, 21.0 MHz · 21.4 MHz, 24.89 MHz · 24.99 MHz, 28.0 MHz · 29.7 MHz, 50.0 MHz · 54.0 MHz 이다.

b) 변조 전 r.m.s.를 적용한다.

c) 방전은 인공 손에 연결하지 않고 환자 시뮬레이션에 연결하지 않은 상태로 적용해야 한다. 환자 시뮬레이션은 기본 안전성 및 필수 성능을 확인하기 위험 필요하다면 시험 후 연결할 수 있다.

표 5-8 신호 입력/출력 부분 포트

현상	기존 EMC 기존규격	내성 시험 수준	
		전문 보건의료 시설 환경	가정 보건의료 환경
정전기 방전[e)]	IEC 61000-4-2	±8 ㎸ 접촉 ±2 ㎸, ±4 ㎸, ±8 ㎸, ±15 ㎸	
EST/버스트[b) f)]	IEC 61000-4-4	±1 ㎸ 100 ㎑ 반복 주파수	
서지 선-접지 간[a)]	IEC 61000-4-5	±2 ㎸	
RF 장으로 유도되는 전도, 간섭[b) d) g)]	IEC 61000-4-6	3 V[h)] 0.15 ㎒ ~ 80 ㎒ 0.15 ㎒ ~ 80 ㎒ 사이 ISM밴드에서 6 V[h) i)] 80% AM(1 ㎑에서)[c)]	3 V[h)] 0.15 ㎒ ~ 80 ㎒ 0.15 ㎒ ~ 80 ㎒ 사이 아마추어 무선 밴드 및 ISM 밴드에서 6 V[h) i)] 80% AM(1 ㎑에서)[c)]

a) 이 시험은 실외 케이블에 직접 연결되는 출력선에만 적용한다.

b) 최대한 케이블 길이가 3 m 미만인 SIP/SOP는 제외한다.

c) 위험관리 공정에서 확인된 다른 변조 주파수에서 시험을 실시할 수 있다.

d) 전류 주입 클램프의 보정은 150 시스템에서 실시해야 한다.

e) 커넥터는 IEC 61000-4-2 : 2008의 표 5-4 및 8.3.2에 따라 시험해야 한다. 절연 커넥터 덮개의 경우, ESD 생성기의 원형 말단 핑거를 사용해 커넥터 덮개와 핀에 공기 방전 시험을 실시한다. 예외적으로 의도한 용도의 조건 하에서 구부러지거나 곧게 적용되는 공통 표준규격의 그림 6에 게시된 표준 시험 핑거로 접촉하거나 만질 수 있는 커넥터 핀만 시험한다.

f) 용량성 결합을 사용해야 한다.

g) 주파수 스텝핑 스킵이 해당에 따라 ISM 또는 아마추어 무선 밴드에서 이루어진다면 추가 시험 주파수를 ISM 또는 아마추어 무선 밴드에서 사용해야 한다. 이는 지정된 주파수 범위에 있는 각 ISM과 아마추어 무선 밴드에서 적용된다.

h) 변조 전 r.m.s.를 적용한다.

i) ISM(산업, 과학, 의학) 밴드 0.15 ㎒ · 80 ㎒는 6.765 ㎒ · 6.795 ㎒, 13.553 ㎒ · 13.567 ㎒, 26.957 ㎒ · 27.283 ㎒, 40.66 ㎒ · 40.70 ㎒ 이다. 아마추어 무선 밴드 0.15 ㎒ · 80 ㎒는 1.8 ㎒ · 2.0 ㎒, 3.5 ㎒ · 4.0 ㎒, 5.3 ㎒ · 5.4 ㎒, 7 ㎒ · 7.3 ㎒, 10.1 ㎒ · 10.15 ㎒, 14 ㎒ · 14.2 ㎒, 18.07 ㎒ · 18.17 ㎒, 21.0 ㎒ · 21.4 ㎒, 24.89 ㎒ · 24.99 ㎒, 28.0 ㎒ · 29.7 ㎒, 50.0 ㎒ · 54.0 ㎒ 이다.

8.10 RF 무선 교신 기기 인접 영역 내성

ME기기 또는 ME시스템의 외함 포트는 IEC 61000-4-3에 규정된 시험방법을 사용하여 표 5-9에 명시된대로 시험한다.

표 5-9에 제시된 주파수와 서비스는 본 규격 출판시험에 사용하는 RF 교신기기에 기초한 대표 예시이다. 이 시험기준은 모든 국가의 모든 주파수와 서비스를 포함하지 않는다. 위험관리 공정에서는 현재 커뮤니케이션 서비스를 고려해야 한다. 시험은 표 5-9에 제시되지 않은 확인된 추가 주파수에서 실시하도록 한다.

무선 기기에 포함된 ME기기를 그 통과대역폭에서 시험하지 않은 경우, 커뮤니케이션이 가능하지 않을 수 있으나 ME기기 또는 ME시스템은 여전히 그 기본안전성 및 필수성능을 제공할 수 있어야 한다.

제조업체는 위험관리에 기초하여 절감된 최소 분리 거리에 적합한 높은 수준의 내성 시험 수준을 사용해 최소 분리 거리를 줄이는 것을 고려하도록 한다. 높은 내성 시험 수준에 대한 최소 분리 거리는 다음 공식을 사용해 계산해야 한다.

여기서 P는 최대 전력(단위 : W)이고, d는 최소 분리 거리(단위 : m), E는 내성 시험 수준(단위 : V/m)이다.

ME기기 또는 ME시스템이 이 시험에 대해 높은 수준의 내성 시험 수준에 부합한다면 5.2.1.1. f)에서 30 cm 최소 분리 거리를 높은 수준의 면역 시험 수준에서 계산한 최소 분리 거리로 대체할 수 있다.

표 5-9 RF 무선 교신 기기의 외함 포트 내성에 대한 시험 기준

시험 주파수 (㎒)	대역 [a] (㎒)	서비스 [a]	변조 [b]	최대 전력 (W)	거리 (m)	내석 시험 수준 (V/m)
385	380-390	TETRA 400	펄스 변조 [b] 18 ㎐	1.8	0.3	27
450	430-470	CMRS 460, FRS 460	FM [c] ± 5 ㎑ 편차 1 ㎑ 사인	2	0.3	28
710	704-787	LTE 대역 13, 17	펄스 변조 [b] 217 ㎐	0.2	0.3	9
745						
780						
810	800-960	CSM 800900. TETRA 800. IDEN 820. CDMA 850. LTE 대역 5	펄스 변조 [b] 18 ㎐	2	0.3	28
870						
930						
1 720	1 700 - 1 990	GSM 1800 CDMA 1900 GSM 1900. DECT. LTE 대역 1. 3. 4. 25. UMTS	펄스 변조 [b] 217 ㎐	2	0.3	28
1 845						
1 970						
2 450	2 400 - 2 570	블루투스, WLAN, 802. 11 bigm, RFIO 2450. LRW 대역 7	펄스 변조 [b] 217 ㎐	2	0.3	28
5 240	5 100 - 5 800	WLAN 802.11 a/n	펄스 변조 [b] 217 ㎐	0.2	0.3	9
5 500						
5 785						

참고 내성 시험 수준을 달성해야 한다면 전송 안테나와 ME 기기 또는 ME 시스템 사이의 거리는 1 m로 줄일 수 있다. 이 1 m 시험 거리는 IEC 61000-4-3에 따라 허용된다.

a) 일부 서비스의 경우, 상황링크 주파수만 포함된다.

b) 캐리어는 50% 사용 주기 구형파 신호를 사용하여 변조되어야 한다.

c) FM 변조의 대체 방법으로 18 ㎐에서 50% 펄스 변조를 사용할 수 있다. 이것이 실제 변조를 대표하지 않는다면 최악의 사례이기 때문이다.

9) 시험계획서

정식 시험을 시작하기 전에 시험 실험실에 자세한 시험 계획을 제공해야 한다. 시험 계획의 이탈은 시험 보고서에 명시하여야 한다. 권장되는 시험 계획 내용에 대한 지침은 별첨 G를 참조한다.

No	항 목	추가상세
1	시험시설 이름 및 주소	
2	ME기기 또는 ME시스템	ME기기 또는 ME시스템에 속하는 모든 장치, 랙, 모듈, 보드, 케이블 등에 대한 설명
3	기본 안전성 및 필수성능의 설명 (각 시험 중 적부 기준에 대한 기본 안전성 및 필수성능 모니터링 방법에 대한 설명 포함)	
4	ME기기 또는 ME시스템 식별	장치 이름 및 모델 번호
5	시험 표본의 ME기기 또는 ME시스템 소프트웨어/펌웨어 버전	
6	시험되는 표본 수	각 EMC 시험의 표본 수
7	의도된 용도 및 환경	
8	해당 기준규격 및 시험방법	기준규격 목록(날짜 포함) 및 방출한계 또는 내성 시험 수준
9	기본 EMC 기준규격 또는 본 보조 기준규격의 이탈사항	필요한 지침 포함
10	적용가능성/실행되지 않는 시험	측정 또는 시험 미실행 결정 및 근거를 문서화해야 함
11	별첨E에 명시된 절차 또는 상용 절차를 사용하지 않는 경우 - 파악된 특수 환경 또는 이루어진 조정에 대한 근거 - 조정된 합당하게 예상가능한 최대 EM 간섭 수준 - 얻어진 최종 내성시험 수준(정수로 반올림하거나 소수의 경우, 유효숫자 한자리로 반올림) - 적절한 내성 시험 수준 결정에 사용된 방법 및 자료 출처의 세부정보	
12	각 내성시험에 대한 내성시험 수준 및 방출 부합성 등급 및 그룹	
13	내성 적부기준	위험분석에 따른 기본안전성 및 필수성능에 대한 특정 내성 기준 (별첨 I 참조)

No	항 목	추가상세
14	ME기기 또는 ME시스템 구성, 설정 및 동작 모드	시험별 목록
15	시험설정 전기 및 물리적 도식	ME기기 또는 ME시스템 하드웨어가 구성되고 시험시스템에 연결되는 방법, 케이블이 연결되고 묶이는 방법, 잉여케이블의 처리를 제시한다.
16	ME기기 또는 ME시스템 전력, 입력 전압 및 주파수	시험별 목록
17	접지 구성	ME기기 또는 ME시스템이 어떻게 보호접지에 연결되는지 설명
18	ME기기 또는 ME시스템이 테이블장착 또는 상치형 기기로 사용되는지 또는 두개의 통합으로 시험되는지 여부	
19	영구 설치되는 대형 ME기기 또는 대형 ME시스템 시험	현장시험이 요구되는 경우, 설치되는 위치에서 기기 또는 시스템의 도식 및 시험 실시 방법 설명
20	SIP/SOP 실행	각 SIP/SOP 포트를 어떻게 실행 하는지 설명
21	상치형 ME기기 또는 ME시스템의 경우, 지지대 높이	
22	사용한 환자-결합 케이블 터미널의 설명	
23	시뮬레이터, 부속 장치 및 보조 기기	환자 생체 및 서브시스템 시뮬레이션을 포함하여 사용한 시뮬레이터, 부속장치 및 보조기기를 설명
24	시험을 실시해야 하는 특수 ME기기 또는 ME시스템 하드웨어 또는 소프트웨어의 기록	
25	경보 한계 설정	해당하는 경우, 선택한 설정에 대한 근거 제공
26	계획된 ESD 시험 지정	가능하다면 ESD시험 지점을 제시하는 그림이나 주석이 달리 사진을 포함
27	체류시간이 요구되는 각 내성시험의 체류시간	

10) 시험보고서

시험보고서에는 표 5-10에 제시된 항목을 포함해야 한다. 필요에 따라 시험보고서에 추가 정보를 추가할 수 있다.

표 5-10 최소 시험보고서 내용(2중 1)

번호	항 목	추가 상세
1	시험 시설 이름 및 위치	
2	시험 보고서를 승인한 사람의 이름, 부서 또는 상웅 식별정보	
3	ME 기기 또는 ME 시스템 설명	장치 이름, 모델 번호, 제조업체 포함
4	기본 안전성 및 필수 성능(각 시험 중 기본 안전성 및 필수 성능 모니터링 방법에 대한 설명 포함)	
5	ME 기기 또는 ME 시스템 소프트웨어/펌웨어 버전	
6	ME 기기 또는 ME 시스템의 포로토타입 또는 생산 버전	추가적으로 시험 모델과 생산 모델 간의 관련성을 설명할 수 있다.
7	시험한 단위 및 선택한 표본 크기에 대한 이론적 근거	시리얼 번호 포함
8	의도 용도 및 의도 환경	
9	해당 기준규격 및 방법	기준규격 목록(날짜 포함) 및 방출 한계 또는 내성 시험 수준
10	기본 EMC 기준규격 또는 본 보조 기준규격의 이탈사항	
11	적용가능성/실행되지 않은 시험	측정 또는 시험 미실행 결정 및 근거를 문서화해야 한다.
12	별첨 E에 명시된 절차 또는 상옹 절차를 사용하지 않는 경우 - 파악된 특수 환경 또는 이루어진 조정에 대한 근거 - 조정된 합당하게 예상가능한 최대 EM 간섭 수준 - 얻어진 최종 내성 시험 수준(정수로 반올림하거나 소수의 경우, 유효숫자 한자리로 반올림) - 적절한 내성 시험 수준 결정에 사용된 방법 및 자료 출처의 세부 정보.	
13	각 내성 시험에 대한 내성 시험 수준 및 방출 부합성 등급 및 그룹	
14	내성 적부 기준	위험 분석에 따른 기본 안전성 및 필수 성능에 대한 특정 내성 기준
15	해당 기본 EMC 기준규격에 따라 요구되는 환경 조건	
16	규정 준수 요약 문구	각 시험에 대한 ME 기기 또는 ME 시스템의 부합성
17	시험된 각 시험에 대한 부합성 결정을 뒷받침하는 시험 자료	측정 단위 포함
18	시험 중 ME 기기 또는 ME 시스템 구성(블록 도식 포함)	사용한 ME 기기 또는 ME 시스템 및 모든 말초 및 부속 기기의 블록 도식
19	ME 기기 또는 ME 시스템 설정 및 동작 모드	시험별 목록

표 5-10 최소 시험보고서 내용(2중 2)

번호	항 목	추가 상세
20	ME 기기 또는 ME 시스템 전력 입력 전압 및 주파수	각 시험에 대한 ME 기기 또는 ME 시스템 전력 입력 전압 및 주파수를 기록한다.
21	전위 평등화 도체 연결용 단말 연결(사용한 경우)	시험 중 사용된 전위 평등화 도체의 연결용 단말 연결에 대한 정보 포함.
22	영구 설치되는 대형 ME 기기 또는 ME 시스템 시험 : RF 시험 방출원의 주파수, 전력, 변조 및 사용한 시험 거리	
23	해당하는 경우 SIP/SOP 사용	
24	사용된 환자·결합 케이블 말단의 설명	
25	상호연결 케이블의 설명 및 위치, 초과 케이블의 레이아웃을 명시해야 한다.	길이, 차폐 페라이트 및 기타 구성 상세를 설명하도록 한다. 사진도 유용하다.
26	시뮬레이터, 부속 장치 및 보조 기기	환자 생체 및 하위 시스템 시뮬레이션을 포함하여 사용한 시뮬레이터, 부속 장치 및 보조 기기를 설명한다.
27	시험을 실시해야 하는 특수 ME 기기 또는 ME 시스템 하드웨어 또는 소프트웨어의 기록	
28	보정 또는 유지관리 일자를 포함해 사용한 시험 기기	
29	사용한 시험 매개변수(예: 해당에 따라 주파수, 상각도)	
30	체류기간이 요구되는 각 내성 시험의 체류 시간	
31	ESD 시험 지점	파악된 방전 방법과 함께 정확한 ESD시험 지점을 나타내는 사진 또는 그림
32	측정된 전도 및 방사 RF 방출	각 시험에 대해 6개 이상의 최고 방출의 표자료가 포함되어야 한다.
33	주변 영향을 줄이기 위험 사용한 방법	
34	측정된 고조파 및 플리커 방출	
35	ME 기기 또는 ME 시스템 변경	방출 또는 내성 시험을 통과하기 위험 필요한 ME 기기 또는 ME 시스템을 설명한다. 이들이 모두 생산 단위에 통합된다는 문구.
36	시험 간섭 적용 중 또는 적용 후 관찰된 ME 기기 또는 ME 시스템에 대한 영향 및 이런 영향이 지속된 기간	
37	사용한 ME 기기 또는 ME 시스템 및 모든 말초 및 부속 기기를 포함한 각 시험 설정의 사진	

참고 이 표는 ISO 17025 : 2005 [25]의 5.10에 추가 정보를 제공한다.

5-7 성능 시험

5-7-1 품목별 기준규격

「의료기기 품목 및 품목별 등급에 관한 규정」(식품의약품안전처 고시)에 따르는 각각의 품목에 대한 별도의 규격으로 전기를 사용하는 의료기기 품목과 전기를 사용하지 않는 품목들로 분류되어 「의료기기 기준규격」(식품의약품안전처 고시)으로 고시되고 있으며, 해당 규격 안에 의료기기 품목별로 세부적인 규격들이 제시되어 있다. 「의료기기의 전기·기계적 안전에 관한 공통 기준규격」, 「의료기기의 전자파 안전에 관한 공통 기준규격」, 「의료기기의 생물학적 안전에 관한 공통 기준규격」 등 포괄적인 규격으로 어느 정도 의료기기의 안전성과 적합성을 판단하는 데 적용할 수 있으나, 의료기기의 경우 워낙 다양한 품목들이 존재하며, 이에 따른 각 품목들의 특별한 성능에 대하여 고려하지 않을 수 없어, 해당 규격들에 대한 요구가 국내뿐만 아니라 해외에서도 요구되고 있다.

「의료기기 기준규격」은 의료기기의 개별 품목에 해당되는 것으로 성능의 적합성뿐 아니라 인체 접촉 시 요구되는 생물학적 공통 기준규격에 대한 부분도 함께 요구하는 규격으로, 해외에서도 ISO, ASTM(미국재료시험학회 : American Society for Testing and Materials) 등에서 품목별 규격을 표준화하고 있으며, 국내도 이와 통용될 수 있도록 해당 규격들을 제·개정하고 있다. 「의료기기 기준규격」은 2004년 8월 23일 최초로 제정되었으며, 전기의 사용 유무에 따라 전자의료기기 기준규격과 의료기기 기준규격으로 분리되어 있었으나, 현재 「의료기기 기준규격」(식품의약품안전처 고시 제2017-16호(2017. 03. 08 개정))으로 통폐합되어 관리 되고 있다. 「의료기기 기준규격」에서는 각 품목별로 요구되고 있는 성능의 적합성을 판단하기 위한 시험항목과 함께 포괄적으로 적용되는 공통 기준규격에 대한 사항을 다시 제시하고 있다.

5-7-2 의료기기 시험검사

1절 의료기기 시험검사의 개요

의료기기 허가·심사를 위해서는 해당 제품의 안전성 및 성능을 검증하기 위하여 필요한 시험을 시험규격으로 설정하고, 시험규격에 적합함을 입증할 수 있는 시험 자료 들을 제출하여야 한다. 따라서 의료기기 시험검사는 의료기기 인허가(시판 전) 과정에서 반드시 필요한 중요한 부분이며, 특히 많은 시간과 비용이 소요되므로 인허가 준비를 함에 있어 시료제작, 시험 검사 일정 등을 면밀히 파악하여 시험검사 준비 및 진행을 해야 할 것이다.

2절 의료기기 시험검사 절차

의료기기 시험검사는 「의료기기법」 제27조(시험검사)에 따라 제조·수입 허가·인증 또는 신고 등을 받기 전에 의료기기의 안전성 및 성능 등에 관하여 시험검사를 할 수 있다. 이때 시험검사는 「식품·의약품분야 시험·검사 등에 관한 법률」에 의해 시험검사기관으로 지정이 된 의료기기 시험검사기관에서 시험검사를 수행할 수 있다. 의료기기 허가를 위한 시험검사는 제품의 연구개발 및 시제품 제작 완료 단계에서 실시하게 된다. 따라서 시험검사 전에 제품의 규격 등을 확정하고 규격에 적합한 제품을 생산할 수 있는 공정 등을 갖추어야 할 것이다. 의료기기 시험검사는 의료기기의 안전성 및 성능 시험규격 등에 적합한지를 확인하는 시험이기 때문에 제품의 기술문서를 작성하여 시험검사기관에 시험 의뢰를 하고, 시험검사기관은 기술문서에 따라 시험검사를 실시하게 된다. 그러므로 시험검사를 위해서는 제품에 대한 기술문서 작성이 가장 먼저 이루어져야 할 것이다. 그 다음으로는 해당 제품의 안전성 및 성능을 검증하기 위하여 필요한 시험 항목 및 각 시험에 필요한 시료 수량을 정확히 파악하고, 각 시험에 소요되는 시험 기간을 확인해야 할 것이다. 그래야만 해당 제품의 시험검사를 위한 구체적인 시료생산 및 시험 진행 일정 등을 계획하고 차질 없이 시험검사를 진행할 수 있을 것이다. 다만, 의료기기 수입허가 등을 위한 시험검사 시료의 경우 「의료기기 허가·신고·심사 등에 관한 규정」 제20조(시험용의료기기 등 확인) 제1항 제1호에 해당하여 시험용 의료기기 확인서를 발급받고 수입하여 시험검사에 사용할 수 있다. 수입허가 등을 위해 시험용 의료기기 등 확인서를 발급받고자 하는 경우에는 시험용 의료기기 등 확인서(「의료기기 허가·신고·심사 등에 관한 규정」 [별지 제2호 서식])와 해당 제품의 모양, 성능, 용도, 수량 등을 확인할 수 있는 자료(사용계획서 포함)를 제출해야 한다. 위 사항들이 준비·확인되면 시험에 따라 식품의약품안전처 지정 시험검사기관 또는 제조사 자체 시험 등의 방향을 설정하고 각각의 시험을 진행할 수 있을 것이다.

3절 의료기기 시험검사 준비 서류

의료기기 시험검사를 시험검사기관에 신청하기 위해 필요한 서류는 「의료기기 허가·신고·심사 등에 관한 규정」 제21조(시험·검사의 신청)에서 확인 할 수 있으며 다음과 같다. 서류는 시험용 의료기기와 함께 제출하여야 한다.

- 의료기기 시험검사신청서
  (「의료기기 허가·신고·심사 등에 관한 규정」 [별지 제4호 서식])
- 해당 제품의 기술문서 등에 관한 자료
- 수입의 경우 해당 시험용 의료기기를 입증할 수 있는 자료로서 표준통관예정보고서, 수입신고필증 등의 사본

5-7-3 성능에 관한 시험자료

1) 성능에 관한 자료는 기술문서 등의 심사를 위하여 제출하여야 하는 자료의 종류 중 하나이며, 특히, 진단이나 치료의 목적으로 사용되는 의료기기의 유효성을 입증하는 자료에 해당한다.

2) 성능에 관한 자료에 명시된 모델명은 허가신청시 기재한 모델명과 동일하여야 한다. 단, 다음의 경우에는 모델명이 상이한 경우에도 인정이 가능하다.

- 자료 발급 이후 제조사의 사정에 의해 모델명이 변경된 경우, 상이한 모델명간의 상관관계를 입증할 수 있는 제조가 또는 제조의뢰자의 공문 등을 제출함으로써 인정될 수 있다.

3) 진단·측정·분석 등에 소프트웨어가 포함된 경우에는 소프트웨어 밸리데이션 자료를 성능에 관한 자료로 제출하여야 한다.

- 이 경우 소프트웨어 밸리데이션 자료에는 해당 소프트웨어의 명칭, 버전, 운영환경 등이 "원재료"에 기재된 사항과 일치하여야 하며,
- 소프트웨어 개발당시에 작성된 SDS(Software Development specification), SRS(Software Requirements specification)와 이를 검증한 자료(Verification & Validation) 또는 SDS, SRS 및 이를 검증한 자료임을 확인할 수 있는 자료를 제출하여야 한다.
- 진단, 측정, 분석 기능이 있는 경우 "모양 및 구조"에 기재된 구조 또는 알고리즘 및 주요기능에 대한 검증자료를 포함하고 있어야 한다.

4) In vitro 시험을 통해 제품의 성능을 확인할 수 없는 경우, 동물을 대상으로 한 시험자료를 통해 당해 제품의 성능을 입증하여야 한다.

- 이 경우 동물시험 자료의 기준 및 시험방법은 논문, 문헌 등을 토대로 설정되어야 한다.

5) 종전 "의료기기 기술문서 등 심사에 관한 규정"에서는 국내·외적으로 공인된 시험규격이 없는 경우에 한정하여 제조사의 품질경영시스템(ISO13485 등) 하에서 실시된 제품의 성능에 관한 시험자료를 인정하였으나, 동 규정에서는 이러한 제한이 없어졌으므로 제조사의 시험성적서를 제출할 수 있다.

6) 성능에 관한 자료로 대학 또는 연구기관 등 국내·외 전문기관에서 발행한 시험성적서를 제출하는 경우에는 시험성적서의 신뢰성을 확보할 수 있는 다음의 자료를 제출하여야 한다. 다만 시험성적서에 포함되어 있지 않은 항목에 대해서는 그 내용을 확인할 수 있는 별도의 자료(제조원 공증레터)를 추가로 제출하여 검토 후 인정받을 수 있다.

◆ **시험성적서에 포함되어야 할 사항**

(1) 시험기관의 명칭 및 주소

(2) 시험검사 의뢰 업체명, 대표자명 및 주소

(3) 시험성적서의 일련번호 및 각 페이지와 전체 페이지 번호

(4) 시험검사품에 대한 명칭 및 표시

(5) 시험접수일자 또는 시험일자

(6) 시험성적서 발급일자

(7) 시험성적서에 대한 책임 있는 자의 서명 또는 직인

(8) 시험기준 및 시험방법. 단, 규격이 없는 경우 이에 대한 설정 사유

(9) 시험검사결과

(10) 시험검사품 채취 및 방법에 대한 사항(시험을 위한 별도의 전처리가 필요한 경우에 한함)

(11) 시험계에 대한 정보, 시험동물의 수량, 성별, 계통, 종, 연령 등
(동물, 세포 및 미생물을 이용한 시험인 경우에 한함)

(12) 시험결과에 영향을 주는 경우 시험 환경요인

◆ **추가제출자료**

(1) "시험시설개요"에는 전문기관의 명칭, 주소, 인증현황, 검사가능 분야, 연구인력구성, 주요설비 목록 등이 기재되어 있어야 한다.

(2) "주요설비"에는 시험검사에 사용된 장비명칭, 장비사양, 교정검사 기록서 등에 대한 사항이 기재되고 관련 증빙자료를 함께 제출하여야 한다.

(3) "연구인력구성"에는 시험검사를 실시한 전문기관 담당부서에 속한 연구인력들에 대한 정보가 기재되어야 한다.

(4) "시험자의 연구경력"에는 시험검사를 실시한 실험자가 해당 검사를 하기에 적합한 전공, 경력 등을 가지고 있는지에 대해 기재를 해야 하며, 해당 전문기관에서 규정한 요건에 적합한 시험자가 시험하였는지에 대한 자료를 제출하여야 한다.

7) 제조사의 품질관리 시스템 하에서 실시한 제품의 성능에 관한 시험성적서에는 다음의 내용이 포함되어야 한다.

(1) 업체명, 대표자명 및 주소

(2) 시험성적서의 일련번호 및 각 페이지와 전체 페이지 번호

(3) 시험검사품에 대한 품목명, 모델명, 상품명(해당하는 경우에 한함)

(4) 시험일자

(5) 시험성적서 발급일자

(6) 시험성적서에 대한 책임 있는 자의 서명 또는 직인

(7) 시험기준 및 시험방법. 단, 규격이 없는 경우 이에 대한 설정 사유

(8) 시험검사결과

(9) 시험검사품 채취 및 방법에 대한 사항(시험을 위한 별도의 전처리가 필요한 경우에 한함)

(10) 시험계에 대한 정보, 시험동물의 수량, 성별, 계통, 종, 연령 등(동물, 세포 및 미생물을 이용한 시험인 경우에 한함)

(11) 시험 환경요인(시험결과에 영향을 주는 경우에 한함)

5-8 생물학적 안전성 시험(ISO 10993 Series)

(의료기기의 생물학적 안전에 관한 공통기준규격(제2020-12호))

5-8-1 생물학적 안전성 시험 개요

생체적합성이란 생체재료가 생체조직이나 체액 등과 접촉하였을 때 다음과 같은 거부반응이 나타나지 않는 특성을 말한다.

- 생체조직을 자극하지 않을 것
- 염증을 유발하지 않을 것
- 알레르기를 일으키지 않을 것
- 암을 유발하지 않을 것
- 독성이 없을 것
- 혈액성분을 파괴 또는 변형시키지 않을 것
- 혈전현상이 없을 것

의료기기와 그 구성품, 재료가 인체에 접촉될 때 생체 적합함을 보증하는 일은 어떤 설계관리 프로그램을 운용하든지 핵심 요소가 되어야 한다. 생체적합성(Biocompatibility)은 통상 다음과 같은 두 가지 기본 질문에 답할 수 있는 시험을 적용하여 판단한다.

1. 사용한 재료는 안전한가?
2. 그 재료는 사용하고자 하는 기능 수행에 필요한 물리적, 기계적 특성을 가지고 있는가?

생체재료는 보통 복합 개체이고, 그 재료의 독성은 물리적, 화학적 특성 모두에 의해 영향을 받는다. 생체재료 또는 고분자 제제의 독성은 흔히 표면으로 이동하고, 재료로부터 추출되는 성분들로부터 유래한다. 재료 시험은 용해 물질은 없는지, 재료 또는 기기가 시간에 따라 또는 다른 환경에 처하면 분해되는지와 같은 재료의 독성을 판단하기 위해 수행한다.

따라서 생체재료의 생물학적 안전성에 관한 시험검사 시 재료의 화학적인 특성뿐만 아니라, 인체와 접촉될 때의 접촉시간 빈도, 접촉강도 등에 대하여 고려하여야 한다.

생체적합성은 한 가지 시험만으로 밝힐 수 없다. 그 때문에 가능한 한 많은 생체적합성 변수들을 시험하는 것이 필요하다. 또한, 한 종류의 재료라도 가능하면 많은 시료들을 가지고 시험하는 것이 중요하다.

또한 같은 재료라 하더라도 제조공정 및 사용되는 첨가제 등에 따라 완제품의 특성이 달라질 수 있으므로 완제품에 대해서도 생물학적 안전성에 대한 시험 검사가 필요하다.

5-8-2 생물학적 안전성 시험규격 소개

1절 적용범위

인체에 접촉하는 의료기기에 적용하며, 본 장은 다음의 내용을 기술한다.

1) 의료기기의 생물학적 안전성 평가의 일반 원리
2) 인체와의 접촉 특성과 접촉기간에 의한 의료기기의 분류
3) 적절한 시험방법의 선정

2절 용어의 정의

2.1 의료기기(medical device)

의료기기라 함은 의료기기법 제2조에 의한 것을 말한다.

2.2 원자재(material)

의료기기 혹은 의료기기의 부분품으로 사용되는 합성 또는 천연 중합체, 금속, 합금, 세라믹, 자생력이 없어진 생물체에서 유래한 조직 등을 포함한다.

2.3 완제품(final product)

그 자체가 의료기기로 사용되는 것을 말한다.

3절 의료기기의 생물학적 평가에 적용되는 일반원리

3.1 사람에게 사용하고자 하는 의료기기나 원자재를 선정하고 평가하기 위해서는 체계적인 평가 프로그램이 필요하다.

평가의 설계 시 관련 정보에 입각한 결정을 해야 하며, 원자재와 시험과정에 대한 다양한 선택들의 장/단점을 고려하고 그 사항을 기록하여야 한다. 완제품 사용이 적합하고 안전하다는 것을 보증하기 위해 평가 프로그램은 생물학적 평가를 포함하도록 해야 한다.

생물학적 안전성 평가는 다양한 물질 및 이용 가능한 시험방법의 장/단점을 고려하여 전문적인 결정을 내릴 수 있고 관련지식과 경험이 풍부한 평가자가 계획하고, 수행하며, 문서화해야 한다.

3.2 의료기기의 제조에 사용되는 원자재의 선택에 있어서 원자재의 성질(화학적, 독성학적, 물리적, 전기적, 형태적, 기계적 성질 등)과 특성이 사용목적에 적합한가를 우선적으로 고려하여야 한다.

3.3 다음은 의료기기의 생물학적 평가와 관련하여 고려해야 할 사항이다.

1) 제조에 사용되는 원자재
2) 공정과정에서의 첨가물, 혼합물, 잔류물
3) 용해물(leachable substances)
4) 분해산물(degradation products)
5) 완제품에서의 기타 구성성분 및 구성성분의 상호작용
6) 완제품의 성질과 특성

주) 생물학적 평가 이전에 완제품에서 용출될 수 있는 화학물질(extractable chemical)에 대한 정성 및 정량 평가가 이루어져야 한다.

3.4 생물학적 평가에 사용되는 시험방법과 시험결과의 분석에는 의료기기 또는 부분품이 인체와 접촉하는 빈도, 시간, 접촉상태, 원자재의 화학적 성분 등이 고려되어야 한다. 이 원리에 따라 의료기기를 분류하여 적절한 시험을 선정한다.(“5 의료기기의 분류” 참조) 본 기준규격은 원자재 또는 완제품에 대하여 행하는 시험에 적용된다.

광범위한 생물학적 위해요소(hazard)에는 다음이 포함될 수 있다.

1) 단기적 영향(급성독성시험, 피부, 안구 및 점막에 대한 자극성시험, 감작성시험, 용혈성 및 혈전형성[thrombogenicity]시험 등이 포함된다.)
2) 장기적 혹은 특정한 독성영향(아만성[24시간 이상 시험동물 수명의 10% 이내로 1회 노출 또는 반복 노출시켰을 때 나타나는 독성] 및 만성독성시험, 감작성시험, 유전독성시험, 발암성시험, 최기형성[배 발생 시 기형형성]을 포함한 생식독성시험 등이 포함된다.)

3.5 모든 잠재적인 생물학적 위해요소(hazard)는 각각의 원자재 및 완제품에 대하여 고려되어야 하지만, 모든 잠재적 위해요소(hazard)에 대해서 시험이 필요하거나 시행되어야 함을 의미하는 것은 아니다.("7 생물학적평가 시험항목 선정 지침" 참조)

3.6 체외 혹은 체내 시험은 최종 사용용도를 근거하여 설정되어야 하며, 충분한 지식을 갖춘 자가 우수시험실관리기준(good laboratory practice, GLP) 및 「의약품등, 화장품 및 의료기기 검사기관 지정 등에 관한 규정」(식품의약품안전처 고시)에 적합하게 시행하여야 한다. 체내 시험을 시행하기 이전에 체외 시험이 선행되어야 한다. 시험결과는 독립적으로 분석할 수 있는 범위까지 분석하고, 분석한 자료는 보관하여야 한다.

3.7 다음 사항 중 한 가지 이상에 해당된다면 생물학적 재평가가 고려되어야 한다.

1) 제품 원자재의 출처나 사양의 변화
2) 조성, 공정, 1차 포장 또는 멸균방법에 대한 변화
3) 저장중인 완제품의 변화
4) 제품의 사용목적의 변화
5) 사람에게 사용되었을 때 부작용이 발생할 수 있다는 증거가 있는 경우

3.8 본 기준규격에 의한 생물학적 평가는 의료기기의 제조에 사용되는 원자재 성분의 특성과 유동성, 비임상시험, 임상시험, 시판 후 발생되는 부작용 등이 고려되어야 한다.

4절 의료기기의 분류

4.1 일반사항

의료기기는 4항의 일반원리에 따라 분류하여 적절한 시험을 선정한다.

다음의 분류에 적용되지 않는 의료기기의 시험은 본 장의 일반사항에 따라야 한다. 두 가지 이상으로 분류될 수 있는 의료기기는 각각의 분류에 적합한 시험을 선정하여야 한다.

의료기기는 5.2항 및 5.3항에 기술된 바와 같이 인체접촉의 특성 및 기간에 따라 분류된다.

4.2 접촉의 특성에 따른 분류

4.2.1 비접촉형 의료기기(Non-contact devices)

환자의 인체에 직접 혹은 간접적으로 접촉하지 않는 의료기기와 본 기준규격에 포함되지 않는 의료기기를 말한다.

4.2.2 표면접촉형 의료기기(surface-contacting devices)

다음과 같이 인체에 접촉하는 의료기기를 말한다.

(1) 피부(skin) : 피부(손상되지 않은 피부)에만 접촉하는 의료기기
예) 의료용전극(electrodes), 외부 보철물(external prostheses) 등

(2) 점막(mucosal membrane) : 점막과 접촉하는 의료기기
예) 콘택트렌즈, 요도카테터, 질 내벽 및 내부 장기 관련 의료기기(위 튜브[stomach tubes], 에스(S)자 결장경[sigmoidoscopes], 결장경[colonoscopes], 위내시경[gastroscopes]), 기관용튜브(endotracheal tubes, Tracheal tube), 기관지경(bronchoscopes), 치과용보철물(dental prostheses), 치과교정용장치(orthodontic devices) 및 자궁내피임기구(intrauterine devices) 등

(3) 파열된 혹은 외상 표면(breached or compromised surface) : 파열되거나 손상된 표면과 접촉하는 의료기기
예) 궤양, 화상, 육아조직의 드레싱(dressing) 혹은 치료기구(healing device) 및 폐쇄형 첩포(occlusive patch) 등

4.2.3 체내외 연결형 의료기기(external communicating devices)

다음과 같이 인체에 접촉하여 인체에 삽입된 상태에서 외부와 연결되는 의료기기를 말한다.

(1) 혈액과 간접적으로 접촉(blood path, indirect) : 혈관의 한 지점에서 접촉하여 혈관계 입구의 도관역할을 하는 의료기기
예) 수액세트(solution administration set), 수혈세트(blood administration set) 등

(2) 조직, 뼈 및 상아질계와 접촉(tissue/bone/dentin) : 조직, 뼈 및 상아질계와 접촉하는 의료기기
예) 복강경(laparoscope), 관절경(arthroscope), 배액용 기구(draining system), 치과용 시멘트(dental cement), 치과용 충전재(dental filing materials) 및 피부용 스태플(skin staple) 등

(3) 순환 혈액과 접촉(circulating blood) : 순환하는 혈액과 접촉하는 의료기기
예) 혈관내 카테터(intravascular catheter), 인공심장박동기전극(temporary pacemaker electrode), 산소발생기(oxygenator) 체외 산소공급 튜브(extracorporal oxygenator tubing) 및 부속품, 투석기(dialyser), 투석기 튜브(dialysis tubing) 및 부속품, 혈액흡착제(haemoadsorbent) 및 면역흡착제(immunoadsorbent) 등

4.2.4 체내 이식형 의료기기(implant devices)

다음과 같이 인체에 접촉하는 의료기기를 말한다.

(1) 뼈(bone) : 주로 뼈와 접촉하는 의료기기
예) 정형외과용 핀(orthopaedic pin), 플레이트(plate), 인공관절(replacement joint), 인

공뼈(bone prostheses), 골시멘트(bone cement) 및 골 내에 사용하는 의료기기 (intraosseous device) 등

(2) 조직(tissue) : 주로 조직 또는 조직액(tissue fluid)과 접촉하는 의료기기
예) 인공심장박동기(pacemaker), 주입-배액용 튜브·카테터(drug supply device), 근육신경 센서 및 자극기(neuromuscular sensor and stimulator), 인공힘줄(replacement tendon), 인공유방(breast implant), 인공후두(artificial larynx), 골막하 임플란트 (subperiostal implant), 의료용클립(ligation clip)

(3) 혈액(blood) : 주로 혈액과 접촉하는 의료기기
예) 인공심장박동기전극(pacemaker electrode), 인공동정맥관(artificial arteriovenous fistulae), 인공심장판막(heart valve), 인공혈관(vascular graft), 약물주입 카테터(internal drug-delivery catheter) 및 심실 보조기구(ventricular assist device)

4.3 접촉기간에 따른 분류

인체에 접촉하는 기간에 따라 다음과 같이 분류된다.

1) 제한접촉(A)[limited exposure(A)] : 24시간 이내에 1회 혹은 반복 노출하는 의료기기
2) 지속접촉(B)[prolonged exposure(B)] : 24시간 이상 30일 이내에 1회 혹은 반복 노출하는 의료기기
3) 영구접촉(C)[permanent contact(C)] : 접촉기간이 30일을 초과하며 1회 노출 혹은 반복 노출되는 의료기기

의료기기 또는 원자재가 2개 이상의 접촉기간 분류에 해당되면 보다 엄격한 시험기준이 적용되어야 한다. 반복 노출이 발생되는 의료기기에 대한 분류를 할 때는 잠재적인 누적효과와 노출이 지속되는 시간을 고려하여야 한다.

5절 시험

5.1 일반사항

제2장(ISO 10993-2)은 대부분의 체내 시험에 적용된다. 다음과 같은 경우에는 추가 체내 시험이 수행되어서는 안 된다.

1) 이전에 수행되었던 관련 연구로부터 결과를 입수할 수 있는 경우
2) 안전하게 사용된 이력이 포함된 기존의 전임상 및 임상 데이터가 생물학적 평가의 요구기준을 충족하여 추가적인 동물실험이 비윤리적이라고 판단되는 경우. 원자재를 사용하기 전에 생물학적 평가에 대한 데이터의 관련성을 평가하는 경우에는 기존 데이터에 대한 신뢰도 수준을 반드시 고려해야 한다.

제4항에서 언급한 일반사항과 다음의 사항을 고려하여 의료기기의 생물학적 시험이 시행되어야 한다.

3) 시험은 완제품 또는 완제품과 같은 방법으로 처리된 물질에서 나온 대표적인 검체에 대해 시행되어야 한다.

4) 시험방법의 선정 시에 다음 사항을 고려한다.

① 일반적인 사용조건에서의 의료기기와 인체접촉의 특성(nature)과 접촉의 정도, 시간, 빈도와 상태

② 완제품의 물리·화학적 특성

③ 완제품을 형성하고 있는 화학성분 또는 화합물의 독성

④ 완제품에 용해물의 성분이 없는 경우와 용해물이 존재하더라도 잘 알려져 있는 물질이거나 독성에 문제가 없는 경우에는 특정한 시험(전신에 대한 영향을 평가하는 시험)이 적용되지 않을 수 있다.

⑤ 환자의 인체 크기에 대한 의료기기 접촉 표면적과의 관계

⑥ 문헌, 경험 및 비임상 시험에 근거한 정보

⑦ 의료기기의 사용 시 사용하는 사람의 생물학적 안전을 확보하는 것이 본 기준규격의 첫 번째 목적이고, 두 번째 목적은 시험동물보호를 위하여 시험 시 사용되는 시험동물의 수와 사용을 최소화하고자 하는 것이다.

5) 의료기기 용출물을 제조할 때, 용출용매와 용출조건이 완제품의 특성 및 사용조건에 적합하여야 한다.

6) 시험 시 적절한 양성 및 음성 대조군이 사용되어야 한다.

7) 생물학적 시험의 결과가 생물학적 위해요소(hazard)가 없음을 보증하지는 않는다. 따라서 생물학적 평가 후에 의료기기의 임상사용에서 예상하지 못한 부작용을 자세히 관찰하여야 한다.

5.2 초기 평가시험

5.2.1 세포독성(cytotoxicity)시험

본 시험은 세포배양 기술을 이용하여 의료기기 및 원자재 또는 이들의 용출물에 의한 세포의 용해(세포의 사멸), 세포성장의 저해, 군집 형성, 기타 세포에 대한 영향을 측정하는 시험이다[제5장(ISO 10993-5) 참조].

5.2.2 지연성 과민반응(delayed-type hypersensitivity)시험

본 시험에서 적절한 시험동물모델을 이용하여 의료기기 및 원자재 또는 이들의 용출물에 대한 접촉감작성의 잠재성을 추정하려면 과민반응시험을 이용해야 한다[제9장(ISO 10993-10) 참조].

심지어 미량의 잠재적 용해물에 대한 노출이나 접촉조차 알레르기나 감작 반응으로 귀결될 수 있기 때문에 이런 시험은 중요하다.

5.2.3 자극성(irritation)시험(피내반응 포함)

적합한 모델 내에서 피부, 눈 및 점막과 같은 적절한 적용 부위를 이용하여 의료기기, 원자재 및/또는 이들의 용출물의 잠재적 자극성을 측정하려면 자극시험을 수행해야 한다. 이러한 시험들은 노출이나 접촉의 경로(피부, 눈, 점막)와 접촉기간이 적절해야 한다[제9장(ISO 10993-10) 참조].

의료기기 용출물에 대한 인체 조직의 국소 반응을 평가하려면 피내반응 시험을 수행해야 한다. 진피 또는 점막에 대한 자극성의 측정이 부적절한 경우에 적용할 수 있다(예, 의료기기가 이식되거나 혈액과 접촉하는 경우).

본 시험은 용출가능액이 소수성인 경우에도 유용할 수 있다[제9장(ISO 10993-10) 참조].

5.2.4 전신독성(급성)[systemic toxicity(acute)]시험

본 시험은 시험동물에 의료기기 및 원자재 또는 이들의 용출물을 24시간 이내에 1회 또는 여러 번 노출시켰을 때 시험동물에 나타나는 잠재적 위해(harm)를 측정하기 위한 것이다. 본 시험은 의료기기가 접촉될 때 독성 용해물 및 분해산물이 흡수될 가능성이 있을 때 적절하다[제10장(ISO 10993-11) 참조].

발열성시험은 의료기기 또는 원자재의 용출물 내에서 발열반응을 일으키는 매개물질을 감지하는 시험이다. 단일시험으로는 엔도톡신 감염에 의한 발열반응인지, 매개물질에 의한 발열반응인지 구별할 수 없다.

급성 전신독성시험은 아급성독성과 아만성독성 그리고 이식시험 방법과 함께 수행할 수 있다.

5.2.5 아급성 및 아만성 독성(subacute and subchronic toxicity)시험

본 시험은 의료기기 및 원자재 또는 이들의 용출물을 24시간 이상에서 시험동물 수명의 10%(랫드의 경우에는 최대 13주) 이내로 1회 또는 여러 번 노출시켰을 때 나타나는 영향을 측정하기 위해서 수행된다.

만성독성시험자료가 있는 물질이 아급성 및 아만성 독성을 평가하기에 충분한 경우라면 본 시험이 면제될 수 있다. 시험을 면제하는 이유는 전반적인 생물학적 평가 보고서에 첨부되어야 한다. 본 시험은 접촉경로와 접촉시간이 적절해야 한다.

아급성 및 아만성 독성시험은 제10장(ISO 10993-11)에서 제공된다.

아급성 및 아만성 전신독성시험방법은 아급성과 아만성 전신 및 국소 영향 평가를 위한 이식시험방법을 포함하여 확대할 수 있다.

5.2.6 유전독성(genotoxicity)시험

체외 유전독성시험은 포유동물 혹은 비포유동물의 세포 배양 또는 다른 기법을 사용하여 의료기기 및 원자재 또는 이들의 용출물에 의한 유전자 변이, 염색체 구조 및 수의 변화, DNA 또는 유전자 독성을 평가한다.

체외 시험 중 양성 반응이 나타날 경우, 체내 돌연변이 유발성시험을 수행하거나 원자재가 돌연변이 유발성이라고 가정해야 한다[제3장(ISO 10993-3)참조].

5.2.7 이식(implantation)시험

본 시험은 원자재 또는 완제품의 검체를 이식 부위 또는 적용하고자 하는 적절한 조직(특정한 치과용 용도시험)에 외과적으로 이식하거나 배치하여 육안 및 현미경 관찰로 살아있는 조직의 국소병리학적 영향을 평가하기 위한 것이다. 이런 시험은 접촉경로와 접촉시간이 적절해야 한다.

이식시험방법은 급성, 아급성, 아만성, 그리고 만성 독성시험의 요구기준을 만족하는 국소 및 전신 영향 평가를 수행하기 위해서 확대될 수도 있다.

5.2.8 혈액적합성(haemocompatibility)시험

본 시험은 적절한 시험동물모델 또는 시스템을 사용하여 혈액 또는 혈액 구성성분에 대한 혈액 접촉성 의료기기 및 원자재의 영향을 평가하기 위한 것이다.

혈액적합성 시험 중 하나인 용혈반응은 의료기기, 원자재 및/또는 이들의 체외 용출물에 의한 적혈구 용해 및 헤모글로빈 방출 정도를 결정한다.

기타 특정 혈액적합성 시험은 임상적 적용기간동안 의료기기 또는 원자재의 기하학적 구조, 접촉조건과 유체역학적 요소를 모의하고, 혈액, 원자재 및 의료기기의 상호작용을 결정하기 위한 것이다[제4장(ISO 10993-4)참조].

5.3 추가적인 평가시험

5.3.1 만성독성(chronic toxicity)시험

본 시험은 의료기기 및 원자재 또는 이들의 용출물을 시험동물의 수명 중 주요기간 동안(랫드의 경우에는 일반적으로 6개월) 1회 노출 또는 여러 번 노출시켰을 때 나타나는 영향을 측정하기 위한 것이다. 이런 시험은 접촉경로와 접촉시간이 적절하여야 한다[제10장(ISO 10993-11) 참조].

만성 전신독성시험방법은 만성 전신 및 국소 영향 평가를 위한 이식시험방법을 포함하여 확대될 수 있다.

5.3.2 발암성(carcinogenicity)시험

원자재 및 의료기기에 대해 아무런 정보도 없는 경우라면, 잠재적 발암성시험을 고려해야 한다. 하지만, 발암성시험이 의료기기에 적절하다고 보기에는 힘들다. [제3장(ISO 10993-3) 참조] 발암성시험은 의료기기 및 원자재 또는 이들의 용출물을 시험동물의 수명 중 주요기간 동안 1회 노출 혹은 여러 번 노출시키거나 또는 접촉시켜서 종양 형성의 가능성을 평가한다. 이런 시험은 노출 및 접촉의 경로와 시간이 적절하여야 하며, 수명 연구나 유전자변형 모델이 적절할 수도 있다. 본 시험은 단일 실험적 연구에서 만성독성과 종양형성 여부를 모두 검사하기 위해 설계될 수 있다.

5.3.3 생식과 발생독성(reproductive and developmental toxicity)시험

본 시험은 생식 기능, 배 발달(최기형성), 태아기 및 출생 후 초기 발달에 대한 의료기기 및 원자재 또는 이들 용출물의 잠재적 영향을 평가하기 위한 것이다. 생식/발생독성시험이나 생물학적 검정법은 의료기기가 적용개체의 생식능력에 잠재적 영향을 줄 수 있는 경우에 한하여 시행되어야 한다. 이 외에도 임신 중에 사용되는 의료기기 및 원자재에 대해서는 반드시 이와 같은 시험을 고려해야 한다. 의료기기의 적용부위는 시험을 수행할 경우에 주요기준이 된다. 생식과 발생독성시험은 제3장(ISO 10993-3)에 기술되어 있다.

5.3.4 생분해성(biodegradation)시험

다음과 같은 경우에 생분해성시험을 고려해야 한다.

1) 의료기기가 생분해될 수 있도록 설계된 경우
2) 의료기기가 30일 이상 이식되는 경우
3) 원자재 시스템의 정보에 근거한 고려사항에서 신체접촉이 되는 동안 독성 물질이 방출될 수 있다고 표시되는 경우

분해율에 영향을 미치는 파라미터가 기술되고 문서화되어야 한다.

생분해성의 메커니즘을 반드시 기술해야 한다. 노출을 추정하기 위해서 분해율과 잠재적 독성 화학물질의 방출을 결정하려면 이러한 메커니즘은 체외에서 시뮬레이션 해야 한다. 원자재의 생분해성을 평가하려면 체내 시험이 필요할 수도 있다.

다음과 같은 경우에는 생분해성 시험이 필요하지 않을 수도 있다.

1) 분해산물이 예측된 수량만큼 있고, 임상적으로 안전하게 사용된 이력을 지닌 것과 유사한 비율로 생산되는 경우
2) 분해산물이 미립자일 때 이들이 임상적으로 안전하게 사용된 이력을 지녔거나 원래 목적대로 사용 중인 물질 및 분해산물과 관련된 충분한 분해 데이터를 지닌 것과 유사한 물리적 상태(크기 분포와 형상)로 이미 존재하는 경우

생분해성 시험에 대한 일반적인 구성은 제8장(ISO 10993-9)에 제공되어 있다.

중합체, 세라믹스 및 금속에 대한 특정 체외 생분해성 시험은 각각 제12장(ISO 10993-13), 제13장(ISO 10993-14) 및 제14장(ISO 10993-15)에 기술되어 있다.

5.3.5 독성동태 연구(toxicokinetic studies)

독성동태학적 연구를 시행하는 목적은 독성이 있다고 알려지거나 혹은 독성이 알려지지 않은 화학물질 중에서 흡수, 분포, 대사와 배설 등을 평가하는 것이다. 이런 연구는 생리학 기반의 약물동태학 모델링을 이용하여 건강 위해요소(hazard)를 평가하기 위해서 대상(목표) 인체 기관(들)에게 전달되는 노출량을 결정하는 데에도 도움을 줄 수 있다. 성, 연령, 종 및 노출량/노출 전반에 걸친 시험 결과 추정도 가능할 수 있지만, 이를 실행하고 설명하려면 전문가의 정밀한 판단이 필요하다.

의료기기, 원자재 및/또는 이들 용출물들의 용해물과 분해산물에서 흡수, 분포, 대사와 제거 과정을 결정하기 위한 체내 독성동태학적 연구에 대한 필요성[6.3.4 및 제15장(ISO 10993-16) 참조]은 체외 생분해성 연구로부터 나온 결과를 이용하여 고려되어야 한다.

의료기기의 생물학적 평가의 일부로서 독성동태학적 연구 시행 여부를 결정하는 경우, 의료기기를 사용하면서 발생될 수 있는 잠재적인 분해산물과 용해물을 포함하여 완제품 및 그 화학적 성분을 모두 고려해야 한다(6.3.4 참조).

제2장(ISO 10993-2)에서 제공된 바와 같이 동물 복지에 관한 이유에서뿐만 아니라, 발생될 수 있는 분해산물을 측정하기 위해서라도 체외 실험(조직, 세포 균질 현탁액 또는 세포)에 의한 독성동태학적 연구를 수행하기 전에 이론적 분해과정을 조사해야 한다.

다음과 같은 경우라면 독성동태학적 연구를 고려해야 한다.

1) 의료기기가 생체에 흡수되도록 설계되는 경우
2) 의료기기가 영구적으로 인체와 접촉하는 이식형 장치이며, 생분해성 혹은 심각한 부식이 알려져 있거나 알려져 있을 가능성이 크고/크거나, 의료기기로부터 용해물의 이동이 발생하는 경우
3) 임상적 사용기간 동안, 잠재적으로 독성 또는 반응성인 분해산물 및 용해물의 상당한 양이 의료기기로부터 신체 속으로 방출될 가능성이 크거나 그렇다고 알려진 경우

특정한 의료기기나 원자재로부터 나온 분해산물 및 용해물의 실제 또는 예상 방출 비율이 예전의 유사한 경험에 대한 참고자료에 따라 임상적 노출 수준이 안전하다고 판단되었던 경우, 혹은 분해산물 및 용해물과 관련된 충분한 독성 데이터나 독성동태학적 데이터가 이미 존재하는 경우, 독성동태학적 연구는 필요하지 않다.

원자재가 생분해 되도록 설계되지 않는 한, 금속, 합금 및 세라믹으로부터 나온 용해물 및 분해산물의 방출은 통상 너무 적어서 독성동태학적 연구가 필요하지 않다.

분해산물 및 용해물에 대한 독성동태학적 연구 설계는 제15장(ISO 10993-16)에 제공되어 있다.

5.3.6 면역독성(immunotoxicology)시험

ISO/TS 10993-20은 의료기기의 잠재적 면역독성을 정밀하게 참조하면서 개략적인 면역독성학을 설명한다. 제품 원자재의 화학적 특성과 면역독성학적 영향을 제시하는 데이터를 기반으로 또는 화학물질 중 어떤 것의 면역학적 잠재력이 알려지지 않았는지 여부를 기반으로 하여 면역독성 시험을 고려해야 한다.

6절 생물학적 평가시험항목 선정 지침

평가는 관련 경험에 대한 연구와 실제 시험으로 이루어진다. 만일 설계 중인 의료기기의 특정 역할에 대하여 동일한 역할로 사용된 이력이 있음을 증명할 수 있다면, 시험이 필요하지 않을 수도 있다.

표 5-11은 의료기기의 접촉기간을 고려한 초기 평가시험을 나타내고, 표 5-12는 의료기기의 접촉시간을 고려한 추가적인 평가시험을 나타낸다.

의료기기의 다양성 때문에 카테고리에 명시된 시험항목 전부가 필요하거나 적용 가능한 것은 아니다. 시험항목 선정 시, 각 제품의 고유한 이점을 반드시 고려하여야 하며, 어떤 경우에는 카테고리에 명시되어 있지 않은 시험이 추가적으로 필요할 수도 있다. 시험을 선택하거나 면제한 근거를 기록하는 것이 필요하다.

6절 시험방법의 보증

7.1 시험방법의 보증

생물학적 시험에서 사용되는 시험방법은 민감, 정밀, 정확하여야 한다. 시험결과는 실험실 내(intralaboratory) 반복성과 실험실 간(interlaboratory) 재현성이 있어야 한다.

7.2 지속적인 보증

의료기기의 사용목적에 적합한 원자재임을 보증하는 것과 이에 대한 장기간에 걸친 지속적인 검증은 품질관리를 통하여 이루어지게 된다.

표 5-11 접촉부위 및 시간에 따른 초기 평가시험

의료기기 분류			생물학적 영향							
신체 접촉의 특성 (5.2 참조)		접촉 지속기간 (5.3 참조) A- 제한적 (24시간이하) B- 연장 (24시간 초과 30일까지) C- 영구적 (30일 초과)	세포 독성 시험	감작 시험	자극 또는 피내 반응 시험	전신 독성 (급성) 시험	아만성 독성 (아급성 독성) 시험	유전 독성 시험	이식 시험	혈액 적합성 시험
분류	접촉부위									
표면접촉 의료기기	피부	A	○	○	○					
		B	○	○	○					
		C	○	○	○					
	점막	A	○	○	○					
		B	○	○	○	△	△		△	
		C	○	○	○	△	○	○	△	
	파열 또는 외상 표면	A	○	○	○	△				
		B	○	○	○	△	△		△	
		C	○	○	○	△	○	○	△	
체내 외 연결 의료기기	간접적 혈액경로	A	○	○	○	○				○
		B	○	○	○	○	△			○
		C	○	○	△	○	○	○	△	○
	조직, 뼈 및 상아질	A	○	○	○	△				
		B	○	○	○	○	○	○	○	
		C	○	○	○	○	○	○	○	
	순환 혈액	A	○	○	○	○		△		○
		B	○	○	○	○	○	○	○	○
		C	○	○	○	○	○	○	○	○
이식 의료기기	조직, 뼈	A	○	○	○	△				
		B	○	○	○	○	○	○	○	
		C	○	○	○	○	○	○	○	
	혈액	A	○	○	○	○	○		○	○
		B	○	○	○	○	○	○	○	○
		C	○	○	○	○	○	○	○	○

○ = ISO 규격에서 지정한 시험
△ = 지정된 시험 외에 추가로 적용될 수 있는 시험

표 5-12 추가적 생물학적 평가시험

의료기기 분류			생물학적 영향					
신체 접촉의 특성 (5.2 참조)		접촉 지속기간 (5.3 참조) A- 제한적 (24시간 이하) B- 연장 (24시간 초과 30일까지) C- 영구적 (30일 초과)	만성 독성 시험	발암성 시험	생식 독성 시험	생분해성 시험	독성 동태 시험	면역 독성 시험
분류	접촉부위							
표면접촉 의료기기	피부	A						
		B						
		C						
	점막	A						
		B						
		C	△					
	파열 또는 외상 표면	A						
		B						
		C	△					
체내외 연결 의료기기	간접적 혈액경로	A						
		B						
		C	O	O				
	조직, 뼈 및 상아질	A						
		B						
		C	O	O				
	순환 혈액	A						
		B						
		C	O	O				
이식 의료기기	조직, 뼈	A						
		B						
		C	O	O				
	혈액	A						
		B						

○ = ISO규격에서 지정한 시험
△ = 지정된 시험 외에 추가로 적용될 수 있는 시험

5-9 멸균 관련 밸리데이션 및 유효기간

어떠한 공정을 밸리데이션 하여야 하는가? ISO 13485 : 2016 7.5.6항에는 공정결과가 제품을 사용한 후에 나타나는 것과 같이 후속되는 검사 및 모니터링에 의하여도 충분히 검증되지 않는 공정에 대해서 공정 밸리데이션을 요구하고 있다. 이러한 대표적인 공정이 멸균 공정이다. 멸균품은 포장을 뜯고 사용해서야 멸균이 되었는지를 알 수 있다. 물론 인디게이터를 사용하여 간접적인 실험을 하고 샘플을 채취하여 무균시험을 하여 볼 수는 있으나 100% 검증되는 것은 아니다. 유럽의 품질경영시스템 규격인 ISO 13485 : 2016에는 멸균 의료기기에 대한 추가 요구사항으로 다음과 같은 조항을 담고 있다. "조직은 멸균 및 멸균 포장 시스템에 대한 프로세스 유효성 확인에 대한 절차(4.2.4 참조)를 문서화해야 한다."

참조 : ISO 13485 : 2016 7.5.7 멸균 및 멸균 포장 시스템에 대한 프로세스 유효성 확인에 대한 특별 요구사항

멸균공정 외에도 의료기기 제조업체에서 반드시 밸리데이션을 수행하여야 할 공정은 일반적으로 다음과 같다.

○ 세척

○ 멸균포장

○ 멸균

○ 클린룸

○ 멸균 유효기간 설정시험(의료기기의 안정성 시험)

○ 컴퓨터소프트웨어가 사용되는 공정

이 장에서는 세척, 포장, 멸균, 클린룸 밸리데이션과 멸균 유효기간 설정시험에 대해 간략히 소개하고자 한다. 밸리데이션과 멸균 유효기간 설정시험에 대해 간략히 소개한다.

5-9-1 세척 밸리데이션(Cleaning Process Validation)

세척 밸리데이션에서는 절삭유(oils) 및 세제(detergents)등 의료기기의 제조 과정에서 사용되는 물질의 잔류물을 검증할 뿐만 아니라, 미생물 오염이나 특정한 오염 물질을 제거하여 세척 공정의 유효성과 일관성을 증명하여야 한다.

1. 참고규격

- GHTF : Quality Management Systems - Process Validation Guidance
- 세척공정 밸리데이션 가이드라인_식품의약품안전처_2012.12

- ISO 15883-1 : 2024
- AAMI TIR30 : 2011(R2016)
- ASTM F131-96 : 2016

2. 적용범위

- 제조 및 생산 공정 중 세척공정이 적용되는 의료기기
- 사용 전 사용자에 의해 세척되는 의료기기

3. 밸리데이션 수행

3.1 준비

세척공정 밸리데이션 팀의 구성원은 다음과 같은 분야의 전문가 또는 대표자가 포함될 수 있다.

- 밸리데이션 전문가 : 절차 수립 및 관리 등
- 품질보증 : 분석방법의 승인 및 적용 등
- 엔지니어링 : 설비 및 장비 설계 데이터의 변경 및 평가 등
- 생산부서 : SOP 작성 및 교육 등
- 연구개발 : 밸리데이션 방법, 세척제 선택, 세척공정의 선택 등
- 인허가 담당 : 허가당국의 세척공정 밸리데이션의 요구사항 및 자료의 요건 등
- 회사 조직 및 제품 형태에 따라 다음과 같은 분야도 포함될 수 있다
  - 실험실, 기술 서비스, 임상공학, 구매/기획

3.2 프로토콜 개발

세척공정 밸리데이션을 수행하기 위한 세부적인 프로토콜은 공정의 유효성이 적합하게 확인되었다는 것을 보증하는데 필수적으로 필요하다.

세척공정 밸리데이션 프로토콜은 다음과 같은 요소를 포함하여야 한다.

- 세척공정이 적용되는 제품의 파악
- 성공적인 세척공정 밸리데이션을 위한 목적 및 측정 가능한 기준
- 세척공정 밸리데이션의 범위 및 기간
- 세척공정에서 이용되는 근무 교대 방법(Shifts)
- 세척공정 장비의 승인 및 작업자의 자격인정
- 세척장비의 유지 보수에 대한 고려
- 세척공정 장비 및 설비에 필요한 유틸리티와 그 유틸리티의 품질 파악
- 작업자 및 작업자의 자격에 대한 파악
  세척공정 작업자, 밸리데이션의 책임자, 수행자, 승인책임자 등을 지정
- 세척공정 및 절차에 대한 완벽한 설명 및 SOP

- 세척공정의 검토 및 승인에 있어 규정된 기준
- 제품, 구성품, 제조 원자재 등의 관련 규격
- 세척공정 밸리데이션 방법 및 세부절차
  시험을 위한 표본채취절차, 분석방법, 분석방법의 민감도 등을 포함
- 세척공정 밸리데이션 기록 요구사항
- 세척공정 밸리데이션 동안 선행되는 공정의 특별한 관리 또는 상태
- 모니터링해야 할 세척공정 매개변수와 관리 및 모니터링 방법
- 모니터링해야 할 제품의 특징 및 모니터링 방법
- 제품 평가에 사용되는 모든 주관적 기준
- 측정 가능한 기준과 주관적 기준에 부적합 사항에 대한 정의
- 데이터의 수집 및 분석을 위한 통계적 방법
- 재밸리데이션 수행의 기준
- 재밸리데이션 주기 및 방법

3.3 설치 적격성 확인(IQ)

IQ는 세척장비 및 설비가 사용목적대로 제조자의 규격에 적합하게 설치된 여부를 의미한다. 중요한 IQ 고려사항은 다음과 같다.

- 장비 및 설비의 설계적 특성(예 : 구성물 원자재의 세척능력 등)
- 설치 조건(와이어링, 유틸리티, 기능성 등)
- 교정, 예방 보전, 세척일정
- 안전에 관한 특징
- 공급자 문서, 프린트, 도면 및 매뉴얼
- 소프트웨어 문서
- 예비 부품 목록
- 환경조건(청정실 요구사항, 온도, 습도 등)

3.4 운영 적격성 확인(OQ)

이 단계에서는 모든 예측 가능한 세척 조건에서 규정된 모든 요구사항에 적합한 제품으로 세척된다는 것을 보증하기 위해 세척공정 매개변수들이 시험되어야 한다.

OQ의 고려사항은 다음과 같다.

- 세척공정 관리 한계치(시간, 온도, 압력, 라인속도, 설정 조건 등)
- 소프트웨어 매개변수
- 원자재 규격
- 세척공정 운영 절차
- 원자재 취급 요구사항
- 세척공정 변경 관리

- 훈련
- 세척공정의 단기간 안정성 및 능력(범위연구 또는 관리도)
- 잠재적 세척실패의 형태, 활동 수준 및 최악 조건 상태(고장유형 영향분석(FMEA), 결함나무 분석(FTA)
- 주요 세척공정 매개변수들을 설정하기 위한 선별실험(Screening Experiments) 및 공정 최적화를 위한 통계적으로 계획된 실험법과 같은 통계적으로 입증된 기법의 이용

3.5 성능 적격성 확인(PQ)

이 단계의 주요 목적은 예상되는 제조 조건에서 세척공정이 수용 가능한 제품을 일관되게 세척한다는 것을 입증하는 것이다.

PQ의 고려사항은 다음과 같다.

- OQ에서 설정한 실제 제품과 세척공정 매개변수 및 절차
- 제품의 수용 가능성
- OQ에서 설정된 세척공정 능력의 보증
- 세척공정의 재현성, 장기간 세척공정의 안정성

4. 시험항목

1) 세척제 및 제조공정 잔류물의 시험검사

- High Performance Liquid Chromatography(HPLC)
- UV-Vis Spectrometer
- Ion chromatography(IC)/ Inductively coupled plasma(ICP)
- TOC(Total organic carbon), pH, 전도도, 용출물시험 등

2) 미생물학적 시험검사

- 바이오버든 시험

3) 잔류물 및 오염물질의 허용기준

5. 최종 보고서

세척공정 밸리데이션 활동의 결론단계에서 최종보고서를 준비하여야 한다. 최종보고서는 모든 프로토콜과 그 결과를 요약하고 참고한다. 최종보고서에는 세척공정 밸리데이션 상황과 관련한 결론을 도출하여야 한다. 따라서 최종보고서에는 세척공정이 유효한지의 결론과 잔류물이 허용수준 이

하로 감소되었음을 나타내는 데이터, 통계적 분석방법의 타당성, 세척공정 변경사항에 대한 재밸리데이션 방법 및 승인절차, 준용규격, 참고문헌 등이 포함되어야 한다. 최종보고서는 세척공정 밸리데이션 팀과 경영진에 의하여 검토되고 승인되어야 한다.

5-9-2 포장 밸리데이션(Packaging Process Validation)

멸균의료기기의 경우, 포장은 생산된 제품의 멸균상태를 보존할 수 있는 하나의 중요한 수단일 뿐만 아니라 외부의 물리 화학적 충격이나 유해요인으로부터 제품을 보호할 수 있는 중요한 방편이다. 포장공정 밸리데이션에서는 제품의 포장에 대한 물리적 성능을 시험하며, 포장공정에 대한 최적의 파라미터를 결정함으로써 포장공정이 항상 일정하게 진행되며, 생산된 포장은 일관성 있는 결과를 유지한다는 것을 증명하여야 한다.

1. 참고규격

- ISO 11607-1 : 2019+AMD1:2023 Packaging for terminally sterilized medical devices
- F746-04 Standard Test Method for Pitting or Crevice Corrosion of Metallic Surgical Implant Material
- ASTM F1980 Standard guide for accelerated aging of sterile medical device packages
- 포장공정 밸리데이션 가이드라인_식품의약품안전처_2013.2 등

2. 적용범위

- 의료기기의 멸균포장제품

3. 포장공정 밸리데이션 수행

3.1 준비

포장공정 밸리데이션 팀의 구성원은 다음과 같은 분야의 전문가 또는 대표자가 포함될 수 있다.

- 밸리데이션 전문가 : 절차 수립 및 관리 등
- 품질보증 : 분석방법의 승인 및 적용 등
- 엔지니어링 : 설비 및 장비 설계데이터의 변경 및 평가 등
- 생산부서 : SOP 작성 및 교육 등
- 연구개발 : 밸리데이션 방법, 포장재 선택, 포장공정의 선택 등
- 인허가 담당 : 허가당국의 포장공정 밸리데이션의 요구사항 및 자료의 요건 등
- 회사 조직 및 제품 형태에 따라 다음과 같은 분야도 포함될 수 있다
  - 실험실, 기술 서비스, 임상공학, 구매/기획

3.2 프로토콜 개발

포장공정 밸리데이션을 수행하기 위한 세부적인 프로토콜은 공정의 유효성이 적합하게 확인되었다는 것을 보증하는데 필수적이다. 포장공정 밸리데이션 프로토콜은 다음과 같은 요소를 포함하여야 한다.

- 포장공정이 적용되는 제품의 파악
- 성공적인 포장공정 밸리데이션을 위한 목적 및 측정 가능한 기준
- 포장공정 밸리데이션의 범위 및 기간
- 포장공정 장비의 승인 및 작업자의 자격인정
- 포장장비의 유지 보수에 대한 고려
- 포장공정 장비 및 설비에 필요한 유틸리티와 그 유틸리티의 품질 파악
- 작업자 및 작업자의 자격에 대한 파악
  : 포장공정 작업자, 밸리데이션의 책임자, 수행자, 승인책임자 등을 지정
- 포장공정 및 절차에 대한 완벽한 설명 및 SOP
- 포장공정의 검토 및 승인에 있어 규정된 기준
- 제품, 구성품, 제조 원자재 등의 관련 규격
- 포장공정 밸리데이션 방법 및 세부절차
  : 시험을 위한 분석방법 등을 포함
- 포장공정 밸리데이션 기록 요구사항
- 포장공정 밸리데이션 동안 선행되는 공정의 특별한 관리 또는 상태
- 제품 평가에 사용되는 모든 주관적 기준
- 측정 가능한 기준과 주관적 기준에 부적합 사항에 대한 정의
- 데이터의 수집 및 분석을 위한 통계적 방법
- 재밸리데이션 수행의 기준
- 재밸리데이션 주기 및 방법

3.3 설치 적격성 확인(IQ)

IQ는 포장장비 및 설비가 사용목적대로 제조자의 규격에 적합하게 설치된 여부를 의미한다.

중요한 IQ 고려사항은 다음과 같다.

- 장비 및 설비의 설계적 특성
- 설치 조건(와이어링, 유틸리티, 기능성 등)
- 교정, 예방 보전, 포장일정
- 안전에 관한 특징
- 공급자 문서, 프린트, 도면 및 매뉴얼
- 소프트웨어 문서
- 예비 부품 목록
- 환경조건(청정실 요구사항, 온도, 습도 등)

3.4 운영 적격성 확인(OQ)

이 단계에서는 모든 예측 가능한 포장 조건에서 규정된 모든 요구사항에 적합한 제품으로 포장된다는 것을 보증하기 위해 포장공정 매개변수들이 시험되어야 한다.

OQ의 고려사항은 다음과 같다.

- 포장공정 관리 한계치(시간, 온도, 라인속도, 설정 조건 등)
- 소프트웨어 매개변수
- 원자재 규격
- 포장공정 운영 절차
- 원자재 취급 요구사항
- 포장공정 변경 관리
- 교육훈련
- 포장공정의 단기간 안정성 및 능력(범위연구 또는 관리도)
- 잠재적 포장실패의 형태, 활동 수준 및 최악 조건 상태(고장유형 영향분석(FMEA), 결함나무분석(FTA))
- 주요 포장공정 매개변수들을 설정하기 위한 선별실험(Screening Experiments) 및 공정 최적화를 위한 통계적으로 계획된 실험법과 같은 통계적으로 입증된 기법의 이용

3.5 성능 적격성 확인(PQ)

이 단계의 주요 목적은 예상되는 제조 조건에서 포장공정이 수용 가능한 제품을 일관되게 포장한다는 것을 입증하는 것이다.

PQ의 고려사항은 다음과 같다.

- OQ에서 설정한 실제 제품과 포장공정 매개변수 및 절차
- 제품의 수용 가능성
- OQ에서 설정된 포장공정 능력의 보증
- 포장공정의 재현성

4. OQ와 PQ에서의 포장공정 시험검사 고려사항

1) 포장재의 인장강도 및 인열강도 시험

2) 포장재의 염료침투시험

3) 포장재의 열 봉합강도 시험

4) 멸균과정에 대한 적합성

5. 최종보고서

포장공정 밸리데이션 활동의 결론단계에서 최종보고서를 준비하여야 한다. 최종보고서는 모든 프로토콜과 그 결과를 요약하고 참고한다. 최종보고서에는 포장공정 밸리데이션 상황과 관련한 결론을 도출하여야 한다. 따라서 최종보고서에는 포장공정이 유효한지의 결론과 포장재의 성능이 원하는 결과 값 이상으로 도출되는 데이터, 통계적 분석방법의 타당성, 포장공정 변경사항에 대한 재밸리데이션 방법 및 승인절차, 준용규격, 참고문헌 등이 포함되어야 한다. 최종보고서는 포장공정 밸리데이션 팀과 경영진에 의하여 검토되고 승인되어야 한다.

5-9-3 멸균 밸리데이션(Sterilization Validation)

멸균공정은 GMP 기준에서 정의하는 특수공정이다. 즉, 멸균 후 시험이나 검사를 통해 멸균 특성을 완전히 확인할 수 없는 공정으로서, 공정 밸리데이션 기법을 적용하여 멸균공정의 유효성을 확인하여야 한다. 특히 멸균 대상 제품에 있는 생균 수가 많을수록 멸균공정이 더욱 복잡해지며, 발열성과 유관한 제품일 경우 생균 및 생균수의 관리가 더욱 중요해진다.

1. 참고규격

- EO GAS 멸균 : ISO 11135-1, 2
- 고압증기 멸균 : ISO 17665
- 감마 멸균 : ISO 11137-1, 2, 3
- 의료기기 멸균 밸리데이션 가이드라인(2007.02)

2. 멸균 품목

- EO Gas 멸균 : 열에 약하고 방사선 조사에 변성될 수 있는 기기의 멸균에 주로 사용하며, 카테타, 주사기, 의료기기 다수의 Blister Packing 품목의 멸균에 많이 활용한다.
- 고압증기 멸균 : 열에 의해 변성을 일으키지 않는 의료기기의 멸균에 주로 사용하며, 임플란트, 핸드피스 등의 멸균에 많이 이용한다.
- 감마 멸균 : 열에 약하고 가스가 투입되지 않아야 하는 기기의 멸균에 주로 사용하며, 창상피복제, 밴드, 봉합사, 렌즈 등의 멸균에 많이 이용한다.

3. 멸균 밸리데이션의 수행

3.1 준비

멸균공정 밸리데이션팀의 구성원은 다음과 같은 분야의 전문가 또는 대표자를 포함하도록 한다.

- 밸리데이션 전문가 : 절차 수립 및 관리 등
- 품질보증 : 분석 방법의 승인 및 적용 등
- 엔지니어링 : 멸균설비 및 설비 데이터의 변경 및 평가 등
- 생산부서 : SOP 작성 및 교육 등
- 연구개발 : 밸리데이션 방법, 포장재 선택, 멸균공정의 선택 등
- 인허가 담당 : 허가 당국의 멸균공정 밸리데이션의 요구사항 및 자료의 요건 등
- 회사 조직 및 제품 형태에 따라 실험실, 기술 서비스, 임상공학, 구매/기획과 같은 분야도 포함할 수 있다

3.2 프로토콜 개발

멸균공정 밸리데이션을 수행하기 위한 세부적인 프로토콜은 멸균제품의 무균성을 적합하게 확인했다는 것을 보증하는 데 필수적이다.

멸균공정 밸리데이션 프로토콜은 다음과 같은 요소를 포함하여야 한다.

- 멸균 대상 제품의 파악
- 성공적인 멸균공정 밸리데이션을 위한 목적 및 무균성 보증 기준(SAL)
- 멸균공정 밸리데이션의 범위 및 기간
- 멸균공정 장비의 승인 및 작업자의 자격인정
- 멸균장비의 유지 보수에 대한 고려
- 멸균공정 장비 및 설비에 필요한 유틸리티와 그 유틸리티의 품질 파악
- 작업자 및 작업자의 자격에 대한 파악: 멸균공정 작업자, 밸리데이션의 책임자, 수행자, 승인 책임자 등을 지정
- 멸균공정 및 절차에 대한 완벽한 설명 및 SOP
- 멸균공정의 검토 및 승인에 있어 규정된 기준
- 제품, 구성품, 제조 원자재 등의 관련 규격
- 멸균공정 밸리데이션 방법 및 세부절차: 시험 및 분석 방법 등을 포함
- 멸균공정 밸리데이션 기록 요구사항
- 멸균공정 밸리데이션 동안 선행되는 공정의 특별한 관리 또는 상태
- 제품 평가에 사용되는 모든 주관적 기준
- 측정 가능한 기준과 주관적 기준에 부적합 사항에 대한 정의
- 데이터의 수집 및 분석을 위한 통계적 방법
- 재밸리데이션 수행의 기준
- 재밸리데이션 주기 및 방법

3.3 설치 적격성 평가(IQ)

IQ는 멸균장비 및 설비가 사용 목적대로 제조자의 규격에 적합하게 설치되었는지를 확인하는 절차이다.

중요한 IQ 고려 사항은 다음과 같다.

- 장비 및 설비의 설계적 특성
- 설치 조건(전원공급, 유틸리티 및 관련 배관도, 기기 배치도, 기능성 등)
- 교정, 예방 보전, 지원서비스
- 안전에 관한 특징
- 공급자 문서(제조자 검사성적서, 도면, 매뉴얼 등)
- 소프트웨어 문서(모니터링 및 알람 시스템)
- 예비 부품 목록
- 환경조건(설치장소 요구사항, 온도, 습도 등)

3.4 운영 적격성 평가(OQ)

OQ는 EO 가스 멸균기의 작동 상태 적합 여부를 측정하고 확인하는 절차로, 제품을 투입하지 않은 빈 챔버에서 전원을 인가하고 멸균 시 가동 조건을 적용하여 정의된 오차 범위 내에서 수행되는지 평가하는 단계이다.

적격성 여부는 다음과 같은 사항을 고려하여 설치된 멸균장비가 정해진 기준으로 특정된 공정을 수행하기 적합하게 작동되는지 통계학적으로 증명하도록 검증한다.

- 멸균공정 매개변수 및 관리 한계치(가스의 농도 노출 시간, 적재 밀도, 온도, 습도, 기타 설정 조건 등)
- 제품 및 멸균 포장재 규격 및 취급 요구사항
- 소프트웨어 매개변수
- 제어, 경보, 모니터링 장비와 작동 지시계 등의 기능
- 멸균 챔버 압력의 기밀성 유지
- 멸균 챔버 진공의 유지
- 장비의 작동을 반영한 정확한 운용 절차서
- 정해진 작동 파라미터를 유지하는지 확인
- 멸균공정 변경 관리
- 교육 훈련
- 멸균공정의 단기간 안정성 및 능력(범위 연구 또는 관리도)
- 잠재적 멸균 실패의 형태, 활동 수준 및 최악 조건 상태(고장유형 영향분석(FMEA), 결함나무분석(FTA))
- 주요 멸균공정 매개변수들을 설정하기 위한 선별실험 및 공정 최적화를 위한 통계적으로 계획된 실험법과 같은 통계적으로 입증된 기법의 이용

3.5 성능 적격성 평가(PQ)

이 단계는 IQ 및 OQ 적격성이 확인된 멸균장비가 사전에 결정된 기준에 맞게 지속적으로 작동

하는지, 멸균공정이 멸균 의료기기의 제조에 적합한지를 해당 제품 또는 대표 품목(Product Challenge Device, PCD)으로 입증하는 것이다.

PQ의 고려 사항은 다음과 같다.

- OQ에서 설정한 실제 제품과 멸균공정 매개변수 및 절차
- 제품의 수용 가능성
- OQ에서 설정된 멸균공정 능력의 보증
- 멸균공정의 재현성

4. 고려사항

1) 동등 제품군 구성 : 멸균에 유사한 특성을 갖는 일정 범주에 해당하는 제품류를 동일한 제품군(Family, category)으로 분류하여 멸균 밸리데이션을 수행하여야 한다.

2) 최악의 조건(Worst case) 선정 : 제품군 중 멸균이 가장 어려운 제품을 선정하여야 하며, EO 가스 멸균의 경우, 가스 통과가 가장 어려운 모양의 제품으로 직경이 가늘고 길이가 길거나 내부에 홀이 있는 제품을 선정하여야 한다.

3) 무균성 보증수준(SAL) 입증 : 무균성 보증수준을 규명하는 방법에는 생물학적 지시계(BI)를 사용하여 입증하는 방법(Reference microorganism method)과, 생균 수(Bioburden)를 적용하는 방법(Bioburden method), 그리고 이 둘을 혼합한 방법(Combined BI and bioburden method) 등 3가지 기법으로 분류할 수 있다. 어떠한 방법으로든 무균성 보증수준(SAL)이 10^{-6}을 달성함을 입증하여야 한다.

5. 시험항목

- 단계별 온/습도, 압력변화 측정
- BI Test(Half cycle method)
- Bioburden Test
- Sterility Test
- Steam Quality Test
- EO 잔류량 시험 등

6. 최종 보고서

멸균공정 밸리데이션 활동의 결론 단계에서 최종보고서를 준비하여야 한다. 이 보고서는 보고서를 작성하고 검토하고 승인하도록 지정된 사람들이 서명하여야 한다. 최종보고서는 모든 프로토콜과 그 결과를 요약하고 참고한다. 최종보고서에는 멸균공정 밸리데이션 상황과 관련한 결론을 도출하여야 한다.

5-9-4 클린룸 밸리데이션(Cleanroom Validation)

클린룸은 공기 중 부유입자의 농도를 제어하고 입자의 유입, 생성 및 체류를 최소화 할 수 있는 방을 의미하며 또한 온도, 습도 및 압력 등이 필요에 따라 제어되는 방을 말한다.

클린룸의 등급 분류는 입자 크기가 0.1 ㎛ ~ 5.0 ㎛ 범위 내외 누적 분포로 정의된 측정 입자의 농도에 의존한다.

의료기기, 의약품 및 화장품을 제조하고자 할 때 제조 공정에 따라 제조 시설 중 언급한 클린룸 시설을 갖추어야 하며 이는 ISO 14644, KGMP 해설서, KGMP 제조시설 청정도 관리 가이드라인, ISO 13485, ISO 14698 및 제조원 관리 규정에 따라 클린룸 밸리데이션을 작성하고 이에 따라 밸리데이션을 시행하여 얻어진 결과로 보고서를 작성하여야 한다.

1. 참고규격

- ISO 14644 Series
- 의료기기 제조시설 청정도 관리 가이드라인(2011. 6)

2. 적용범위

청정도를 관리하기 위한 클린룸에 대하여 적용한다.

3. 청정도 밸리데이션의 실행

3.1 클린룸 밸리데이션 계획서

① 문서제목, 문서번호, 작성일자, 제조업체 정보, 분류(신규, 교체, 기타), 청정실위치, 해당 청정실내의 작업내용 등 관련된 정보를 기재한다.

② 목적

작성된 계획서의 목적을 기재하고 청정실 관리 유효성 평가 및 이를 확인하기 위한 모든 활동 등을 문서화하기 위함을 보장한다.

③ 책임과 권한

청정실 관리 유효성 평가와 관련된 책임과 권한을 정의하고 문서화 한다. 만일 활동의 일부분이 조직 외부에 위탁하여 수행하는 경우 이를 반드시 기재하고 관련 자료를 보고서에 첨부하도록 한다.

④ 용어정의

계획서의 목적과 관련된 용어와 정의를 적용한다.

⑤ 청정실 전체 시스템의 설명

(a) 청정실에서 수행하는 작업과 작업내용, 작업에 사용하는 장비, 관련된 절차서를 기재한다.

(b) 공기조절 시스템의 스펙과 설비에 관한 특성들을 기재한다.

(c) 작업 및 장비 배치도를 기재한다.

(d) 동선(인적, 물적)계획을 기재한다.

⑥ 유효성 평가방법

(a) 부유입자, 압력, 부유균, 낙하균, 표면균, 작업자 손끝균 등 관련된 절차서의 내용과 청정실 관리 조건이 부합함을 검증 한다.

(b) 설치, 작동, 성능적격성 평가를 해야 함을 보장해야 한다.

⑦ 시험항목 : 유효성 평가를 위해 ISO 1464 등의 관련규격과 해당 제조업체의 청정실과 관련된 절차서를 참조하여 시험항목을 설정 한다.

(a) 설치적격성 평가 : 문서, 설치, 교정, 시험장비, 시험재료 및 장비 등

(b) 운전적격성 평가 : 가동 준비 상태, 풍량 파악 및 환기횟수, 공기의 흐름, 소음 등

(c) 성능적격성 평가 : 온도, 습도, 조도, 차압, 부유입자, 부유균, 낙하균, 작업대 표면균, 작업자 손끝의 세균 수 등

⑧ 결과검토 방법

(a) ⑦에서 설정한 시험항목에 대한 결과를 가지고 청정실 관리 유효성을 평가한다. 시험 및 평가결과는 적부기준 내에 있어야 하며, 그렇지 않은 경우 별도로 분석하여 적합하도록 개선하여야 한다.

(b) 보고서에는 다음과 같은 사항들을 포함함을 보장해야 한다.

ⓐ 시험기관 명칭, 주소, 시험일자, 관련규격

ⓑ 청정실과 청정구역의 명확한 물리적 위치와 샘플링 위치 좌표에 대한 분명한 언급

ⓒ 관련 시험상태, 관찰대상 입자크기

ⓓ 시험과 관련된 특이사항, 시험장비명, 장비, 검교정성적서, 적용된 상세한 시험방법 등

ⓔ 모든 샘플링 위치 좌표에 대한 입자농도 데이터를 포함한 시험결과

⑨ 관리 및 모니터링

청정실 상태를 유지하기 위하여 준수해야 할 사항, 작업 동안 조사할 사항, 비정상적 조건일 경우 조치사항, 청소 방법과 기록, 감시 및 기록 항목과 방법과 양식, 공기조화기의 유지보수 방법과 기록 등을 포함함을 보장해야 한다.

⑩ 재유효성 평가

청정실 내의 작업내용 변경, 장비나 설비의 구입, 변경, 이동이 있을 경우 또는 정기적으로 재유효성을 평가해야 함을 보장해야 한다.

⑪ 참고문헌

참고문헌을 기재한다.

3.2 클린룸 밸리데이션 결과보고서

① 문서제목, 문서번호, 작성일자, 제조업체 정보, 청정실 위치, 해당 청정실내의 작업내용 등 관련된 정보를 기재한다. 만일 유효성 평가를 외부 업체가 수행하였다면 평가업체 정보도 기재해야 한다.

② 목적

작성된 계획서에 따라 작성된 보고서로 청정실의 유효성을 평가하기 위한 것임을 보장해야 한다.

③ 책임과 권한

청정실 관리 유효성 평가와 관련된 책임과 권한을 정의하고 문서화 한다. 만일 활동의 일부분을 조직 외부에 위탁하여 수행하는 경우 이를 반드시 기재하고 관련 자료를 보고서에 첨부하도록 한다.

④ 용어정의

계획서의 목적과 관련된 용어와 정의를 적용한다.

⑤ 청정실 전체 시스템의 설명

(a) 청정실에서 수행하는 작업과 작업내용, 작업에 사용하는 장비, 관련된 절차서를 기재한다.

(b) 공기조절 시스템의 스펙과 설비에 관한 특성들을 기재한다.

(c) 작업 및 장비 배치도를 기재한다.

(d) 동선(인적, 물적)계획을 기재한다.

⑥ 유효성 평가방법

(a) 부유입자, 압력, 부유균, 낙하균, 표면균, 작업자 손끝균 등 관련된 절차서의 내용과 청정실 관리 조건이 부합함을 검증 한다.

(b) 설치, 작동, 성능자격 유효성 평가를 해야 함을 보장해야 한다.

⑦ 시험결과 : 계획서에 지정된 시험들의 결과를 객관적 자료로 확인한다.

(a) 설치적격성 평가 : 문서, 설치, 교정, 시험장비, 시험재료 및 장비 등

(b) 운전적격성 평가 : 가동 준비 상태, 풍량 파악 및 환기횟수, 공기의 흐름, 소음 등

(c) 성능적격성 평가 : 온도, 습도, 조도, 차압, 부유입자, 부유균, 낙하균, 작업대 표면균, 작업자 손끝의 세균 수 등

⑧ 결과검토

(a) 청정실 관리 유효성 결과를 적합, 또는 부적합으로 평가하여 평가일자와 함께 기재한다.

(b) 공정의 안정성을 확인

향후 3계절 간 측정을 실시하며, 청정실 공정이 관리기준의 70% 수준 이내로 안정될 경우 연 1회의 측정을 실시한다.

⑨ 관리 및 모니터링

(a) 청정실 상태를 유지하기 위하여 준수해야 할 사항, 작업 동안 조사할 사항, 비정상적 조건일 경우 조치사항, 청소 방법과 기록, 감시 및 기록 항목과 방법과 양식, 공기조화기의 유지보수 방법과 기록 등을 포함함을 보장해야 한다.

(b) 향후 3계절 간 모니터링의 측정을 실시하며, 클린룸 공정이 관리기준의 70% 경계수준(Alert level) 이내로 안정될 경우 ISO 1464-2에 따라 연 1회의 측정을 실시한다. 모니터링 항목은 다음과 같다.

ⓐ 부유입자 측정

ⓑ 부유균 측정

ⓒ 낙하균 측정

ⓓ 작업대표면균 측정

ⓔ 작업자 손끝의 세균 수 측정

(c) 밸리데이션 결과에 따라 일상 모니터링 시 적용할 수 있는 경계수준(Alert level)과 조치수준(Action level)을 결정하여 보고서에 반영하는 것이 필요하다.

⑩ 재 밸리데이션

청정실 내의 작업내용 변경, 장비나 설비의 구입, 변경, 이동이 있을 경우 또는 정기적으로 유효성을 평가해야 할 경우 수행할 시험항목은 다음과 같다. 다만, 정기적 재 밸리데이션은 성능적격성 평가만을 수행할 수 있다.

(a) 설치적격성 평가 : 수행인원 지정, 생산공정 및 장비승인, 계측기 교정, 헤파필터 교환 확인 시험

(b) 운전적격성 평가 : 가동 상태, 입실 전 공조가동 시간의 적절성, 풍량 측정 및 환기횟수, 공기의 흐름, 소음 등

(c) 성능적격성 평가 : 온도, 습도, 조도, 차압, 부유입자, 부유균, 낙하균, 작업대 표면균, 작업자 손끝의 세균 수 등

⑪ 참고문헌

참고문헌을 기재한다.

4. 클린룸 등급기준

클린품의 등급기준은 표 5-13 과 표 5-14와 같다.

표 5-13 청정실 및 청정 구역의 부유입자 청정도 등급(ISO 1464-1)

ISO 분류 (N)	아래 표시한 최대 입자 농도 한계는 명시한 입자의 크기보다 크거나 같은 영역에서의 농도 (1 ㎥중 입자의 농도)					
	0.1 ㎛	0.2 ㎛	0.3 ㎛	0.5 ㎛	1 ㎛	5 ㎛
ISO 1	10	2				
ISO 2	100	24	10	4		
ISO 3	1,000	237	102	35	8	
ISO 4	10,000	2,370	1,020	352	83	
ISO 5	100,000	23,700	10,200	3,520	832	29
ISO 6	1,000,000	237,000	102,000	35,200	8,320	293
ISO 7				352,000	83,200	2,930
ISO 8				3,520,000	832,000	29,300
ISO 9				35,200,000	8,320,000	293,000
비고 청정도 등급 결정 시 측정 오차가 있으므로 측정값의 유효 숫자 3자리만을 이용한다.						

표 5-14 청정실 표준 등급(US FED STD 209E)

청정도 등급 (Class)	1 ft^3 당 입자의 수						비고
	0.1 ㎛	0.2 ㎛	0.3 ㎛	0.5 ㎛	1 ㎛	5 ㎛	
1	35	7	3	1			ISO 3
10	350	75	30	10	1		ISO 4
100	3,500	750	300	100	10	1	ISO 5
1,000				1,000	100	10	ISO 6
10,000				10,000	1,000	100	ISO 7
100,000				100,000	10,000	1,000	ISO 8

5. 청정시설 모니터링 시험 항목 및 주기

청정실과 청정 구역의 지정된 공기 청정도 등급과 성능을 판별하는 시험 방법은 표 5-15 을 이용하여 결정할 수 있다. 시험에 사용되는 장비는 교정된 측정기기를 사용해야 한다. 시험장비의 최소 요구사항은 ISO 14644-3 부속서 C에서 제시하고 있다.

5.1 모니터링 항목(KS I ISO 14644-4 : 2022 Annex C.2.4)

1) 청정 구역의 격리를 결정(차압)
2) 오염 제어 시간을 측정하고 기록
3) 온도와 상대 습도 조건의 유지 능력을 결정
4) 부유 미립자 청정 클래스를 결정(부유입자)
5) 적당한 곳에서 미립자 표면 청정도와 미생물학적 오염 수준을 결정(부유균, 낙하균, 표면균, 작업자 손끝균)
6) 조도와 소음 레벨을 결정
7) 필요 시 공기 흐름 방식과 환기 비율을 시운전하여 기록(풍량 및 풍속, 환기횟수)
8) ISO 14644-2 : 2015 버전에 따른 모니터링 진행
   (풍량, 차압, 부유입자, 부유균, 낙하균, 표면균, 작업자 손끝균)

5.2 청정시설 모니터링 시험 항목 및 주기

청정시설 모니터링 시험 항목 및 주기는 표 5-15 과 같다.

표 5-15 청정시설 모니터링 시험 항목 및 주기

시험항목	모니터링 주기
청정실과 청정 공기 기기의 공기 청정도 분류와 시험 측정을 위한 공기 부유 입자의 계수	12개월* (ISO 5 이상일 경우에는 6개월)
기류 시험(공기 흐름방향 측정)	12개월*
구역 간 압력차 시험(Pressure Differencial)	12개월*
설치 필터 시스템의 누설 시험(Filter Leakage Test)	24개월*
기류 방향 시험 및 가시화(Smoke Pattern Test)	24개월*
온도 시험	매일 1회
습도 시험	매일 1회
정전기 및 이온 발생기 시험	제조사 결정
입자 침착 시험	제조사 결정
공기 청정도 회복 시험	제조사 결정
오염물의 실내 유입 시험	24개월*
목차 : ISO 14644-3의 본문 참조 절차 : ISO 14644-3의 부속서 B 참조 장비 : ISO 14644-3의 부속서 C 참조 모니터링 주기 : *표시는 ISO규격에서 권장하는 주기이다.	

5-9-5 의료기기의 안정성시험

1) 목적

의료기기 기술문서 심사자료와 의료기기 제조 및 품질관리 기준에 따른 의료기기의 안정성시험에 관한 기준을 정함을 목적으로 한다.

2) 용어의 정의

(1) "안정성(Stability)"이란 특정 조건하에서 사용기한(유효기한) 동안 의료기기의 특성이나 성능이 제조자가 설정한 한계 이내로 유지되는 것을 말한다.

(2) "장기보존시험(Real-time testing)"이란 제조자가 표방하는 사용기한(유효기한) 동안 운송, 저장, 사용 중 노출될 수 있는 실제 조건에 의료기기를 노출시켜 안정성을 평가하는 시험을 말한다.

(3) "가속노화시험(Accelerated aging testing)"이란 제품의 실제 보존기간과 상응되도록 짧은 기간 동안 시험하기 위하여 가혹한 온도조건 등에서 의료기기의 화학적 또는 물리적 퇴보속도를 높이도록 계획한 안정성시험을 말한다.

(4) "사용기한(유효기한)(Shelf life)"이란 제조자가 의도한 의료기기의 사용목적 대로 작용할 수 있도록 성능(「의료기기 제조 및 품질관리기준」 제2조 제3호에 따른 멸균의료기기의 경우 멸균 포함)등이 유지되는 실제시간을 말한다.

(5) "로트 또는 배치(Lot or batch)"란 동일한 제조조건하에서 제조되고 균일한 특성 및 품질을 갖는 완제품, 구성부품 및 원재료의 단위를 말한다.

3) 시험방법

(1) 장기보존시험은 다음 각 호에 따라 실시한다.

① 시험방법 : 제조자가 표방하고자 하는 사용기한(유효기한) 동안 저장조건에 검체를 보존하여의 과정에서 접하게 되는 환경조건 및 시간을 충분히 반영하도록 설정한다.

② 로트선정

가. 전체 시험 기간 동안 지속할 수 있도록 충분한 양의 검체를 준비하여야 하고 검체는 특정 시점에 회수하여 안정성 평가 시험항목을 평가한다.

나. 완제품의 제조공정과 동일한 방법으로 제조된 제품을 사용하며 3개 로트 이상에 대하여 시험한다. 다만, 주문생산 방식 등 소량생산으로 인하여 3개 로트 이상의 시험이 불가능한 경우 등 그 타당성이 제시되는 경우에는 제품의 특성에 따라 3개 미만의 로트를 선정하여 시험할 수 있다.

③ 측정시기 : 시험개시 때와 첫 1년간은 3개월마다, 그 후 2년 까지는 6개월마다, 2년 이후부터는 1년에 1회 시험한다. 다만, 원재료의 분해 또는 노화로 인한 물리·화학적 변화가 예상되지 않는 경우 등 그 타당성을 제시하는 경우에는 제품의 특성에 따라 특정 측정 시기를 설정할 수 있다.

(2). 가속노화시험은 다음과 같이 실시한다.

① 시험방법 : 제품의 특성 및 관련 정보를 고려하여 별표 1 또는 이와 동등이상의 국제규격에 따른 가속노화시험을 실시하여야 한다.

② 로트선정

가. 보존기간 중 매 시점마다 안정성평가 시험항목을 평가하며, 평가가 적절히 이루어지도록 충분한 수의 검체를 확보하여야 한다.

나. 완제품의 제조공정과 동일한 방법으로 제조된 제품을 사용하며 3개 로트 이상에 대하여 시험한다. 다만, 주문생산 방식 등 소량생산으로 인하여 3개 로트 이상의 시험이 불가능한 경우 등 그 타당성이 제시되는 경우에는 제품의 특성에 따라 3개 미만의 로트를 선정하여 시험할 수 있다.

③ 측정시기 : 시험기간의 처음과 마지막 시점을 포함하여 최소 3개 시점에서 시험한다. 다만, 원재료의 분해 또는 노화로 인한 물리·화학적 변화가 예상되지 않는 경우 등 그 타당성을 제시하는 경우에는 제품의 특성에 따라 특정 측정시기를 설정할 수 있다.

④ 기타

가. 가속노화시험만으로 사용기한(유효기한)을 설정하는 경우에는 타당성을 제시하여야 한다.

나. 가속노화 시험자료를 바탕으로 시판된 제품에 대해서는 실제 사용 환경에서의 안정성을 조사하는 등의 품질관리를 하여야 한다.

4) 시험항목

(1) 시험항목은 사용기한(유효기한) 동안 제품의 성능이 유지되어 제조자가 의도한 사용목적이 적합하게 발휘될 수 있을 것인지를 평가할 수 있도록 설정한다.

(2) 제1항에 따른 시험항목은 제품의 사용목적, 원재료, 성능, 규격, 위해도 등을 고려하여 「의료기기 허가·신고·심사 등에 관한 규정」(식품의약품안전처 고시) 제17조 및 제29조 또는 제33조에 따라 다음 각 호의 해당 시험항목을 설정한다.

① 물리·화학적 특성에 관한 시험

가. 제품의 이화학적(physicochemical) 특성에 대한 시험

나. 외관, 치수, 표면특성, 구조 등에 대한 시험

다. 제품의 분해 등 변이에 관한 시험

② 포장에 관한 시험(ISO 11607-1 중 봉함과 밀폐 완전성 시험 등)

③ 무균시험(멸균제품에 한함)

④ 성능에 관한 시험(체외진단용 의료기기 및 시간경과에 따른 성능변화가 예측되는 의료기기에 한함)

⑤ 생물학적 안전에 관한 시험(물리 화학적 특성에 관한 시험 결과, 제품의 변이 등이 예상되는 경우에 한함)

5) 시험기준

4)항에 따른 시험항목의 시험기준은 제품의 개발과 평가과정에서 설정한 자사의 시험기준 또는 기술문서의 시험기준에 따른다.

6) 시험자료 제출

시험자료는 「의료기기 허가·신고·심사 등에 관한 규정」에서 정하고 있는 첨부 서류의 요건에 적합하여야 하며 다음 각 호의 사항을 포함하여야 한다.

① 시험성적서에 대한 책임 있는 자의 서명 또는 직인

② 시험개요(시험목적, 시험기간, 시험조건, 검체정보(예: 제품명, 용기 및 포장형태, 제조일자, 제조번호), 검체 저장조건 등)

③ 시험방법 및 시험결과

④ 시험결과에 대한 해석 및 결론

[별표 1] 가속노화시험 방법

1. 이 규정에서 사용하는 용어 및 약어는 다음과 같다.

가. 가속노화(AA, accelerated aging)란 실시간노화를 단축된 시간 내에서 재현하기 위해 상승된 온도(T_{AA})에서 시료를 보관하는 것을 말한다.

나. 가속노화계수(AAF, accelerated aging factor)란 멸균보호시스템의 물성변화를 실시간(RT, real time)환경에서 보관된 상태와 동일수준으로 얻기 위해 추정 또는 계산된 시간의 비율을 말한다.

다. 가속노화온도(T_{AA}, accelerated aging temperature)란 노화시험이 실시되는 때의 상승된 온도를 말하며, 추정되는 저장온도, 추정되는 사용온도 또는 두 가지 온도 모두를 근거로 한다.

라. 가속노화시간(accelerated aging time, AAT)이란 가속노화시험이 진행되는 시간을 말한다.

마. 주변온도(ambient temperature, T_{RT})란 저장조건을 나타내는 것으로서 실시간 노화(real-time aging) 시료의 저장 온도를 말한다.

바. 멸균보호시스템 사용기한(유효기한)(sterile barrier system shelf life)이란 멸균보호시스템이 실제 저장조건 또는 특정 저장조건에서 저장되어 유지되기를 기대하고 주요 성능에 관한 특성이 유지되기를 기대하는 실시간 값을 말한다.

사. 실시간 노화(real-time aging, RT)란 실제 저장조건에서의 저장시간을 말한다.

아. 실시간 동등(real-time equivalent, RTE)이란 지정된 가속 노화조건이 동등하다고 예측되는 실시간 노화량을 말한다.

자. 영점시간(zero time, t_0)이란 노화시험의 초기점을 말한다.

차. Q_{10}은 온도 10℃ 상승 또는 감소 시 노화계수를 말한다.

카. Tm은 용융온도를 말한다.

타. Tg는 유리전이온도(glass transition temperature)를 말한다.

파. $T\alpha$는 알파온도 또는 열변형온도를 말한다.

2. 이 규정에서 사용하는 가속노화이론(Accelerated Aging Theory)의 특성은 다음과 같다.

가. 재질의 가속노화는 시간경과에 따른 물성의 가속변화, 제품의 안전성과 성능 또는 멸균보호시스템과 관련된 물성 등을 나타내어야 한다.

나. 노화시험에서 사용 재질 또는 멸균보호시스템은 상대적으로 단시간 내에 정규적인 환경에서의 조건보다 더 가혹한 조건으로 설정되어야 한다.

다. 가속노화 기술은 재질의 퇴화(deterioration)와 관련된 화학반응이 아레니우스 반응율 함수(Arrhenius reaction rate function)를 따른 다는 가정에 기초를 두었으며, 이 함수는 균질(homogeneous)과정에서 온도 10℃ 증가 또는 감소는 대략적으로 화학반응율의 2배 또는 1/2배가 변화된 결과를 가져옴을 말한다(Q_{10}).

라. Q_{10}을 결정하는 것은 다양한 온도에서 재질을 시험하고 온도 10℃ 변화에 대한 반응율 차이를 설정하는 것을 포함한다. 재질의 퇴화에 대한 운동학적 모델링은 복잡하고 어려운 과정이며 이 규정에 포함되지 않는다.

마. 가속노화시간(AAT)을 산정하는 습도계수는 가속노화시험에는 적용되지 않는다. 극한의 온도 및 습도환경은 전반적인 멸균보호시스템의 관점에 해당될 수 있다. 그러나 이러한 사항은 별도의 시험에서 평가되어야 하며 재질의 노화와는 상관관계가 없다.

3. 가속노화 계획 시 고려사항은 다음과 같다.

가. 재료의 특성 : 가속노화 이론과 그 적용은 포장 재료 성분과 직접적으로 관련이 있다. 가속노화 시험의 결과에 영향을 미칠 수 있는 다음의 재료물성 등을 고려하여야 한다.

1) 성분
2) 형태(유리, 비결정질, 반결정체, 고결정체, % 결정도 등)
3) 온도 변화(Tm, Tg, Tα)
4) 첨가물, 가공 첨가제, 촉진제, 윤활유, 잔류 용매, 혼합물

나. 가속노화 계획 : 설계 지침

1) 초기 노화 요소들의 적절한 적용여부를 확인하기 위해 의료기기 및 포장 재료의 특성에 기초한 한계 온도를 고려해야 한다. 사용된 온도는 포장 재료의 특성과 요구된 저장 상태에 기초해야 한다. 재료의 특성과 성분은 가속노화 한계온도를 설정하는 요소이다. 온도선택은 재료의 어떠한 물리적 변형도 일어나지 않도록 제한하여야 한다.
2) 보관장소 또는 주변온도(T_{RT})는 실제 제품의 저장 및 사용되는 온도를 선택하여야 한다.
3) 가속노화온도(T_{AA})는 시험하려는 재료의 특징을 고려하여 가속노화시험을 위한 온도를 선택한다. 가속 온도가 높을 수록 가속노화 계수(AAF)값은 커지며, 가속노화시간은 줄어든다. 단지 가속노화 시간을 최소화하기 위해 노화 온도를 높이지 않도록 주의해야 한다. 지나친 고온은 실시간이나 실 저장 온도에서는 나타나지 않을 수도 있는 영향을 재료에 미칠 수 있다. 노화 온도를 선택할 때는 다음의 사항을 고려하여야 한다.

(1) 가속노화온도(T_{AA})는 재료를 변형시키거나 포장이 뒤틀리지 않는 범위 내에서 선택하여야 한다. 조사 중인 재료의 온도 변화를 고려하여야 한다. 예를 들어, 가속노화온도(T_{AA})의 선택은 Tg이하 최소 10℃가 되어야 한다.

(2) 더 높은 온도가 적당하다는 근거가 없다면 가속노화온도(T_{AA})를 60℃, 혹은 그 이하로 유지하여야 한다. 결정도 함량이나 활성산소, 과산화수소 분해 등과 같은 비선형 변화요소가 있는 중합체의 경우는 더욱 그러하다.

주. 액체를 담고 있는 포장이나 다른 휘발성 성분을 시험할 때는 안전상의 이유로 더 낮은 온도가 요구된다.

(3) 재료의 특성 상 고온의 노화가 불가능할 때는 장기보존 시험을 실시하여야 한다.

다. 가속노화계수(AAF)는 다음과 같이 결정한다.

1) 일반적이고 전통적인 방법으로 노화계수를 계산하는 경우에는 Q_{10}값을 2로 한 아레니우스 식을 사용한다.

주. 조사 중인 시스템이 문헌상에 충분히 특징이 잘 나타나 있다면 더 활동적인 반응율 계수, 예를 들어 Q10값을 2.2-2.5 범위 값을 사용할 수 있다. 손상 정도와 특성은 반응계수와 가속노화온도가 정당한 범위에 유지되고 있음을 보증하기 위하여 문헌에서 보고된 것과 유사하여야 한다.

2) 가속노화계수(AAF) 산정은 다음 식에 따라 측정한다.

$$AAF = Q_{10}^{[(TAA - TRT)/10)]}$$

T_{AA}=가속노화온도(℃)

T_{RT}=주변 온도(℃)

3) 실시간 노화와 등가를 확립할 필요가 있는 가속노화시간(AAT)은 설정된(요구된) 사용기한(유효기한)을 AAF값으로 나누어 계산한다.

가속노화시간(AAT)=설정된(RT)/AAF

4) 조사 중인 포장에 관한 정보가 거의 없을 때에는, 특정 초안에 대한 적절한 노화계수를 선택하기 위해 상기 지침을 사용한다. 이 방법은 매우 짧은 사용기한(유효기한)을 보일 수 있기 때문에 제조업체의 위험 부담이 클 수 있다. 그러나 더 정확하고 활동적인 사용기한(유효기한) 예측은 쉽게 얻을 수 없기 때문에 지속적인 안전성을 최대화하기 위해 신중을 기해야 한다.

라. 단계별 가속노화 시험방법은 다음과 같다.

1) Q_{10}값을 선택한다.
2) 사용기한(유효기한)을 설정한다.
3) 영점 시간을 포함하여 노화 시험시간 간격을 설정한다.
4) 시험조건, 보관 장소 온도(T_{RT}),가속노화온도(T_{AA})를 설정한다.
5) 습도조건이 사용되는 경우 상대습도 조건과 허용공차를 설정한다.
6) Q_{10},T_{RT},T_{AA}를 사용하여 가속노화 시험기간을 측정한다.
7) 포장 재료의 특징, 접합강도, 완전성 시험, 시료수, 허용 기준을 설정한다.
8) T_{AA}에서 시료를 노화시키고, 동시에 실시간 노화 상태(T_{RT})에서 시료를 두어 노화시킨다.
9) 초기 포장의 필요조건과 비교하여 가속노화 후의 포장 상태, 예를들어 포장 봉합 강도, 포장 완전성 등을 평가한다.
10) 초기 포장의 필요조건과 관련하여 실시간 노화 후의 포장 및 포장수행 상태를 평가한다. AAF 방법은 포장의 장기 수행을 평가하기 위한 간단하고 전통적인 기술이나 모든 가속노화 기법들은 장기보존시험 자료로 확인되어야 한다.

의료기기의 안정성시험 기준(식품의약품안전처 고시 제2014-78호(2014.10.31, 개정)

5-10 라벨링

5-10-1 한국 식품의약품안전처(MFDS) 라벨링

1. 의료기기 표시기재 준수사항

1) 의료기기 표시기재 관련규정

(1) 의료기기법(법률 제20512호, 2024. 10. 22.)

- 제20조 용기 등의 기재사항
- 제21조 외부포장 등의 기재사항
- 제22조 첨부문서의 기재사항
- 제23조 기재 시 주의사항
- 제23조의2 시각장애인 등을 위한 정보제공
- 제24조 기재 및 광고의 금지 등

(2) 의료기기법 시행규칙(총리령 제1982호, 2024. 9. 20)

- 제42조 용기 등의 기재사항
- 제43조 첨부문서의 기재사항
- 제4조 기재사항의 표시방법

(3) 식품의약품안전처 고시

- 의료기기 표시·기재 등에 관한 규정(식품의약품안전처고시 제2024-77호, 2024. 12. 4.)

2) 의료기기 표시기재 방법

(1) 의료기기 표시기재 부착단위별 표시방법

① 용 기

- 소형이나 가루 및 액체 형태인 제품과 직접 접촉되는 바이알·플라스틱통·튜브 등
  콘택트렌즈(바이알), 치과용인상재료(플라스틱통), 치과용접착제(튜브) 등
- 낱개모음을 담은 박스(Box) 등
  멸균주사침(낱개모음 50개 제품 담은 박스)

② 낱개 모음 : 1개씩 사용할 수 있도록 포장된 낱개 제품(최소단위 포장)을 여러 개 모아 놓은 것

* 멸균주사침(포장지), 창상피복재(포장지)

③ 외부포장 : 용기나 외장을 담고 있는 박스 등

* 단순 운송만을 위해 덧포장(카톤박스 등)하는 경우 제외

④ 첨부문서 : 용기나 외장 등의 기재사항 외 사용자가 알아야 할 정보사항을 추가로 제공하기 위해 작성한 문서, 디스켓, CD 등

용기, 낱개 모음, 외부포장 및 첨부문서의 글자크기는 6포인트 이상으로 하나 하기의 경우에는 7포인트 이상으로 한다.

1) “개인용 의료기기” 표시

2) 제품명[상품명, 품목(류)명, 형명(모델명)], 제조 연월(사용기한 포함), “의료기기”, “일회용”, “재사용 금지”, “임상시험용” 및 “임상시험용 외의 목적으로 사용할 수 없음”이라는 문자

(2) 의료기기의 필수 기재사항(의료기기법 제20조 ~ 23조)

가. 용기나 외장의 기재사항(의료기기법 제20조)

① 제조업자 또는 수입업자의 상호와 주소

② 수입품의 경우는 제조원(제조국 및 제조사명)

③ 허가(인증 또는 신고)번호, 명칭(제품명, 품목명, 모델명). 이 경우 제품명은 제품명이 있는 경우만 해당한다.

④ 제조번호와 제조 연월(사용기한이 있는 경우에는 제조 연월 대신에 사용기한을 적을 수 있다)

⑤ 중량 또는 포장단위

⑥ “의료기기”라는 표시

⑦ 일회용인 경우는 “일회용”이라는 표시와 “재사용 금지”라는 표시

⑧ 식품의약품안전처장이 보건복지부장관과 협의하여 정하는 의료기기 표준코드

⑨ 첨부문서를 인터넷 홈페이지에서 전자형태로 제공한다는 사실 및 첨부문서가 제공되는 인터넷 홈페이지 주소(제22조제2항에 따라 첨부문서를 인터넷 홈페이지에서 제공하는 경우에 한정한다)

[시행일] 제20조의 개정규정은 다음 각 목의 구분에 따른다.

1) 4등급 의료기기의 경우: 2019년 7월 1일

2) 3등급 의료기기의 경우: 2020년 7월 1일

3) 2등급 의료기기의 경우: 2021년 7월 1일

4) 1등급 의료기기의 경우: 2022년 7월 1일

용기나 외장의 기재사항이 외부 용기나 포장에 의해 보이지 않을 경우, 외부의 용기나 포장에도 같은 사항을 기재(의료기기법 제21조)

용기나 외장의 면적이 좁거나 용기 또는 외장에 법 제20조 각 호의 사항을 모두 적을 수 없는 경우로서 기재사항을 외부의 용기나 외부의 포장 또는 첨부문서에 적은 경우는 생략 가능하나, 이 경우에도 모델명과 제조업자 또는 수입업자의 상호는 용기나 외장에 기재하여야 함(시행규칙 제42조)

나. 첨부문서 기재사항(시행규칙 제43조)

① 법 제20조제1호부터 제3호까지, 제5호 및 제6호의 사항

- 제조업자 또는 수입업자의 상호와 주소,
- 수입품의 경우는 제조원
- 품목명, 형명, 허가(인증 또는 신고)번호,
- 중량 또는 포장단위,
- "의료기기"라는 표시

② 제품의 사용목적 : 허가(인증 또는 신고)증 상의 목적

③ 보관 또는 저장방법

④ 전공정 위탁 제조하는 경우, 제조의뢰자(위탁자) 및 제조자(수탁자)의 상호와 주소

⑤ 낱개 모음으로 한 개씩 사용할 수 있도록 포장하는 경우에는 최소단위포장에 형명과 제조회사명

⑥ 멸균 후 재사용이 가능한 의료기기인 경우, 그 청소, 소독, 포장, 재멸균 방법과 재사용 횟수의 제한 내용을 포함하여 재사용을 위한 적절한 절차에 대한 정보

⑦ 의학적 치료목적으로 방사선을 방출하는 의료기기의 경우, 방사선의 특성, 종류, 강도 및 확산 등에 관한 사항

⑧ 그 밖에 의료기기의 특성 등 기술정보에 관한 사항

⑨ 첨부문서의 작성연월

(3) 의료기기 표시기재에서 금지되는 사항(의료기기법 제24조)

- 거짓 또는 오해할 염려가 있는 사항
  예) 사실과 다르게 FDA 인증 표시…
- 허가(신고) 되지 아니한 성능이나 효능 및 효과
  예) 근육통 완화(허가사항) ⇒ 체지방 분해, 탈모 방지(표시)

- 보건 위생상 위해가 발생할 우려가 있는 사용방법이나 사용 기간
  예) 주 1회 사용, 일회용(허가사항) ⇒ 매일 사용 가능, 재사용 가능(표시)

3) 의료기기 표시기재 점검

(1) 점검 방법

- 수시 의료기기 감시, GMP 심사 시
- 의료기기 수거 검사 시
- 기획감시, 무료체험방 점검 시

(2) 주요 점검 사항

- 의료기기법령에 따른 표시의무사항 기재 여부
- 허가 또는 신고 받은 사항 이외의 거짓·과대 표현을 기재함으로써 소비자가 오인 또는 현혹될 우려가 있는 표시기재 사항
- 보건위생상 위해가 발생할 우려가 있는 사용방법이나 사용 기간 기재
- 의료기기가 아닌 경우, 의료기기로서 유사한 성능, 효능 기재 여부

4) 의료기기 표시기재 위반사항 처분 등

- 의료기기법 제20조(용기 등의 기재사항), 제21조(외부 포장 등의 기재사항), 제22조(첨부문서의 기재사항), 제23조(기재 시 주의사항) 위반
  (처분) 해당품목 판매업무 정지 7일 ~ 3개월
- 의료기기법 제24조(기재 및 광고의 금지 등)제1항 위반하여, 표시나 기재가 금지된 사항을 표시하거나 적은 경우
  (처분) 해당품목 판매업무 정지 15일 ~ 3개월
  (벌칙) 3년 이하의 징역 또는 1천만원 이하의 벌금

2. 의료기기 광고 관련 법, 규정 등

의료기기의 광고와 관련한 심의제도가 2021년 6월 24부터 자율심의로 변경되어 시행되고 있다.

1) 의료기기 광고 관련규정

(1) 의료기기법(법률 제20512호, 2024. 10. 22.)

- 제24조 기재 및 광고의 금지 등
- 제25조 광고의 자율심의

(2) 의료기기법 시행규칙(총리령 제1982호, 2024. 9. 20)

- 제29조 의료기기 광고의 범위 등

2) 의료기기 광고금지 사항(의료기기법 제24조)

(1) 의료기기의 용기, 외장, 포장 또는 첨부문서에 해당 의료기기에 관하여 다음 각 호의 사항을 표시하거나 적어서는 아니 된다.

①거짓이나 오해할 염려가 있는 사항

② 허가 또는 인증을 받지 아니하거나 신고한 사항과 다른 성능이나 효능 및 효과

③ 보건위생상 위해가 발생할 우려가 있는 사용방법이나 사용기간

(2) 누구든지 의료기기의 광고와 관련하여 다음 각 호의 어느 하나에 해당하는 광고를 하여서는 아니 된다.

① 의료기기의 명칭 · 제조방법 · 성능이나 효능 및 효과 또는 그 원리에 관한 거짓 또는 과대 광고

② 의사 · 치과의사 · 한의사 · 수의사 또는 그 밖의 자가 의료기기의 성능이나 효능 및 효과에 관하여 보증 · 추천 · 공인 · 지도 또는 인정하고 있거나 그러한 의료기기를 사용하고 있는 것으로 오해할 염려가 있는 기사를 사용한 광고

③ 의료기기의 성능이나 효능 및 효과를 암시하는 기사 · 사진 · 도안을 사용하거나 그 밖에 암시적인 방법을 사용한 광고

④ 의료기기에 관하여 낙태를 암시하거나 외설적인 문서 또는 도안을 사용한 광고

⑤ 허가 또는 인증을 받지 아니하거나 신고한 사항과 다른 의료기기의 명칭 · 제조방법 · 성능이나 효능 및 효과에 관한 광고. 다만, 의료기기법 제26조 제1항 단서에 해당하는 의료기기의 경우에는 식품의약품안전처장이 정하여 고시하는 절차 및 방법, 허용범위 등에 따라 광고할 수 있다.

⑥ 자율심의를 받지 아니한 광고 또는 심의받은 내용과 다른 내용의 광고

(3) 제(1)항 및 제(2)항에 따른 의료기기의 표시 · 기재 및 광고의 범위 등에 관하여 필요한 사항은 총리령으로 정한다.

3) 의료기기 광고 자율심의 면제 대상

(1) 법 제6조제2항 또는 제15조제2항에 따라 허가 또는 인증을 받거나 신고한 내용만으로 구성된 광고

(2) 수출만을 목적으로 생산하는 의료기기의 외국어 광고

(3) 법 제25조제1항에 따라 심의를 받은 내용과 동일한 외국어 광고
(4) 의료인 등 전문가 집단을 대상으로 하는 광고 등 대통령령으로 정하는 내용의 광고

4) 광고 자율심의 변경심의 제외 대상(경미한 사항의 변경)

- 심의받은 광고의 내용이 변경되지 않는 범위에서 자구(字句)를 수정 또는 삭제하거나 광고의 문구, 도안 등의 배치를 변경하려는 경우
- 법 제12조에 따라 변경허가 또는 변경인증을 받거나 변경신고한 내용으로 심의받은 광고의 내용을 변경하려는 경우

5-10-2 CE마킹 라벨링

1. 의료기기 Labeling 규정

- MDR Annex I Clause 23
- ISO 20417 : 2021 Medical devices-Information supplied by the manufacturer
- ISO 15223-1 : 2021 Medical devices - Symbols to be used with medical device labels, labeling and information to be supplied
  Part 1 - General requirements
- IEC 60601-1 : 2020 General requirements for basic safety and essential performance

2. MDR 부속서 I 23항 요구사항

1) 사용을 위한 라벨 및 지침

(1) 제조자가 공급한 정보에 관한 일반 요구사항

각 기기에는 기기 및 해당 제조자를 식별하는데 필요한 정보와 사용자 또는 모든 다른 사람과 관련된 안전성 및 성능 정보가 적절하게 동봉되어야 한다. 이러한 정보는 기기 자체에, 포장에 또는 사용 지침에 표시될 수 있으며, 제조자가 웹사이트를 보유하고 있는 경우 다음을 고려하여 웹사이트에서 최신 정보를 얻을 수 있도록 해야 한다.

(a) 라벨의 매체, 형식, 내용, 판독성 및 위치와 사용 지침은 특정 기기, 의도된 목적 및 의도된 사용자(들)의 기술적 지식, 경험, 교육 또는 훈련에 적합해야 한다. 특히, 사용 지침은 의도된 사용자가 쉽게 이해할 수 있는 용어로 작성되어야 하며, 해당되는 경우 도면 및 도표로 보완되어야 한다.

(b) 라벨에 요구된 정보는 기기 자체에 제공되어야 한다. 이것이 실용적이지 않거나 적절하지 않은 경우, 정보의 일부 또는 전체가 각 기기의 포장, 또는 여러 기기의 포장에 표시될 수 있다.

(c) 라벨은 사람이 읽을 수 있는 형식으로 제공되어야 하며 무선 주파수 식별('RFID') 또는 바코드와 같이 기계가 읽을 수 있는 정보로 보완할 수 있다.

(d) 사용 지침은 기기와 함께 제공되어야 한다. 예외적으로, 1등급 및 2a등급 기기가 이러한 지시 없이 안전하게 사용될 수 있고 본 Section의 다른 곳에 달리 제공되지 않는 한 사용 지침은 요구되지 않는다.

(e) 단일 사용자 및/또는 장소에 여러 기기가 제공되는 경우, 어떠한 경우에도 추가 지침을 무료로 제공하도록 요청할 수 있는 구매자의 동의가 있을 경우 사용 지침의 단일 사본을 제공할 수 있다.

(f) 사용 지침은 본 규정(EU) No 207/2012또는 본 규정에 따라 채택된 모든 후속 시행 규칙에 명시된 조건 하에서만 종이가 아닌 형식(예. 전자식)으로 사용자에게 제공될 수 있다.

(g) 사용자 또는 다른 사람에게 전달되어야 하는 잔여 위험은 제조자가 제공한 정보에 제한, 금기사항(contraindications), 주의 또는 경고로 포함되어야 한다.

(h) 해당되는 경우, 제조자가 제공한 정보는 국제적으로 인정된 심볼의 형태를 취한다. 모든 심볼 또는 식별된 색은 조화 표준 또는 CS를 준수해야 한다. 조화 표준이나 CS가 없는 영역에서는, 심볼 및 색상을 기기와 함께 제공된 설명서에 설명되어야 한다.

(2) 라벨에 대한 정보

라벨에는 다음의 모든 사항이 포함되어야 한다.

(a) 기기의 명칭 및 상호명

(b) 사용자가 기기를 식별하기 위해 절대적으로 필요한 세부사항, 포장 내용 및 사용자에게 명확하지 않은 경우 기기의 의도된 용도

(c) 제조자의 명칭, 등록 상표 또는 등록 상표 마크 및 등록된 사업장의 주소

(d) 제조자가 연합 외부에 등록된 사업장을 갖고 있는 경우, 위임대리인의 이름 및 위임대리인의 등록된 사업장의 주소

(e) 해당되는 경우, 기기에 다음이 포함되거나 통합되었음을 나타내는 표시

- 인간 혈액 또는 혈장 파생물을 포함한 의학 물질, 또는
- 인체 유래의 조직 또는 세포, 또는 그 파생물
- 동물 유래의 조직이나 세포 또는 규정(EU) No 722/2012에 언급된 그 파생물

(f) 해당되는 경우, Section 10.4.5에 따라 라벨된 정보

(g) 해당되는 경우, LOT NUMBER 또는 SERIAL NUMBER 또는 이와 동등한 기호 뒤에 오는 기기의 로트 번호 또는 시리얼 번호

(h) MDR 제27조(4) 및 부속서 7의 Part C에 언급된 UDI carrier

(i) 기기를 안전하게 사용하거나 이식하기 위한 time limit의 명확한 표시, 관련 있는 경우 최소한 연도 및 월 단위로 표시

(j) 안전하게 사용할 수 있을 때까지의 날짜 표시가 없는 경우 제조일 표시. 이 제조일은 일자를 명확하게 식별할 수 있는 한 로트 번호 또는 시리얼 번호의 일부로 포함될 수 있다.

(k) 적용되는 특별 저장 및/또는 취급 조건의 표시

(l) 기기가 멸균 상태로 제공되는 경우, 멸균 상태 및 멸균 방법의 표시

(m) 기기의 사용자 및 다른 사람에게 즉각적인 주의를 기울여야 할 경고 또는 주의사항. 이 정보는 최소로 유지될 수 있으며, 이 경우 더 자세한 정보가 의도된 사용자를 고려하여 사용 지침에 표시되어야 한다.

(n) 기기가 일회용실의 표시. 제조자의 일회용 표시는 연합 전 지역에 일관되어야 한다. 사용을 위해 의도된 경우 해당 사

(o) 기기가 재처리된 일회용 기기인 경우 해당 사실의 표시, 이미 수행된 재처리 사이클의 수 및 재처리 사이클의 수에 관한 제한

(p) 기기가 주문 제작인 경우, '주문 제작 기기(custom-made device)' 라는 단어 사용

(q) 기기가 의료기기라는 표시. 기기가 임상시험만을 위한 기기인 경우, '임상시험 전용('exclusively for clinical investigation')' 이라는 단어 사용

(r) 신체 구멍을 통해 인체에 도입되거나 피부에 바르도록 의도되고 또는 인체에 흡수되거나 국부적으로 분산된 물질 또는 물질의 조합으로 구성된 기기의 경우, 기기의 전반적인 질적 구성 및 주된 의도된 동작을 수행할 책임이 있는 주성분 또는 구성 성분에 대한 정보

(s) 이식용 능동 의료기기에 대한 시리얼 넘버, 및 기타 이식용 의료기기에 대한 시리얼 넘버 또는 로트 넘버

(3) 기기의 멸균 상태를 유지하는 포장에 대한 정보('멸균 포장')

다음의 사항은 멸균 포장에 표시되어야 한다.

(a) 멸균 포장이 그 자체로 인정될 수 있는 표시

(b) 기기가 멸균 상태에 있다는 선언

(c) 멸균 방법

(d) 제조자의 이름 및 주소

(e) 기기 설명

(f) 기기가 임상시험을 위한 것인 경우 '임상시험 전용('exclusively for clinical investigations')' 단어 사용

(g) 기기가 주문 제작 기기인 경우, '주문 제작 기기('custom-made device')'단어 사용

(h) 제조년월

(i) 사용 전에 멸균 포장이 손상되었거나 의도치 않게 열린 경우 무엇을 해야 할지에 대한 사용 지침을 확인하는 지침

(4) 사용 지침의 정보

사용설명서는 다음의 모든 사항을 포함해야 한다.

(a) 상기(2)의 (a), (c), (e), (f), (k), (l), (n), (r)에 언급된 사항

(b) 적절한 표시, 금기사항(contra-indication), 환자 대상 그룹(들) 및 의도된 사용자에 대한 명확한 사양이 있는 기기의 의도된 목적

(c) 해당되는 경우, 예상되는 임상적 이익의 사양

(d) 해당되는 경우, 제32조에 언급된 안전성 및 임상 성능의 요약에 대한 링크

(e) 기기의 수행 특성

(f) 해당되는 경우, 의료 전문가가 기기가 적합한지 확인하고 해당 소프트웨어 및 액세서리를 선택할 수 있도록 하는 정보

(g) 모든 잔여 위험, 금기사항 및 이러한 측면에서 환자에게 전달할 정보를 포함한 모든 원치 않은 부작용

(h) 사용자가 기기를 적절하게 사용하기 위해 요구하는 사양. 예) 기기가 측정 기능을 갖고 있는 경우, 그 기기가 요구하는 정확도

(i) 멸균, 최종 조립, 교정 등과 같이 사용 준비가 되거나 사용하는 동안 기기의 예비 치료 또는 취급에 대한 세부사항으로, 환자의 안전을 보장하기 위해 필요한 소독 수준 및 이러한 소독 수준을 달성하기 위한 모든 가능한 방법을 포함

(j) 특별 시설 또는 특별 훈련, 또는 기기 사용자 및/또는 기타 사람의 특정 자질에 대한 모든 요구사항

(k) 기기가 적절하게 설치되었는지, 제조자가 의도한 대로 안전하게 수행할 준비가 되었는지 여부를 확인하기 위해 필요한 정보는 해당되는 경우 다음과 함께 제공된다.

- 예방 및 정기 유지 및 예비 세척 또는 소독의 특성 및 빈도에 대한 세부사항
- 모든 소모품 구성 및 교체 방법의 식별
- 기기가 예상 수명기간 동안 적절하고 안전하게 작동되도록 하기 위해 필요한 모든 교정에 대한 정보
- 기기의 설치, 교정 또는 서비스에 관여하는 사람들이 겪는 위험을 제거하기 위한 방법

(l) 기기가 멸균 상태로 공급되는 경우, 멸균 포장이 손상되거나 사용 이전에 의도하지 않게 열렸을 경우의 지침

(m) 기기가 사용 전에 멸균될 의도로 멸균되지 않은 상태로 공급되는 경우, 멸균에 대한 적절한 지침

(n) 기기가 재사용이 가능한 경우, 세척, 소독, 포장 및 해당되는 경우 기기가 시판된 회원국 또는 회원국에 적합한 재 멸균의 검증된 방법을 포함하여 재사용을 허용하기 위한 적절한 프로세스에 관한 정보. 정보는 기기가 더 이상 재사용되지 않아야 하는 시기(예. 물질 분해의 사인 또는 재사용 가능한 최대 횟수)를 식별하기 위해 제공되어야 한다.

(o) 해당되는 경우, 기기가 제조자의 책임 하에 일반 안전 및 성능 요구사항을 준수하도록 재조정된 경우에만 기기를 재사용 할 수 있다는 표시

(p) 기기가 일회용 기기임을 나타내는 경우, 기기를 재사용할 경우 위험을 초래할 수 있는 알려진 특성 및 기술적 요소에 대한 정보. 이 정보는 제조자의 위험관리 문서의 특정 부분을 기반으로 해야 하며, 이러한 특성 및 기술적 요인을 상세하게 다루어야 한다.(1)항의 (d)에 따른 경우, 사용 지침이 필요하지 않는 경우, 이 정보는 요청 시 사용자가 사용할 수 있어야 한다.

(q) 다른 기기 및/또는 일반 목적 장비와 함께 사용하도록 의도된 기기인 경우 :

- 안전한 조합을 얻기 위한 이러한 기기 또는 장비를 식별하는 정보, 및/또는
- 기기 및 장비의 조합에 대해 알려진 제한 사항에 대한 정보

(r) 기기가 의료 목적으로 방사선을 방사하는 경우 :

- 방사된 방사선의 특성, 유형 및 해당되는 경우 강도 및 분포에 관한 세부 정보
- 기기를 사용하는 동안 의도치 않은 방사선으로부터 환자, 사용자, 또는 다른 사람을 보호하는 수단

(s) 사용자 및/또는 환자에게 경고, 예방, 금기사항, 취해진 조치 및 기기관련 사용 제한사항에 대한 정보를 제공할 수 있는 정보. 이 정보는 해당되는 경우, 취해야 할 경고, 예방, 금기사항, 조치 및 기기 관련 사용 제한에 대해 사용자가 환자에게 브리핑을 하도록 허락해야 한다. 정보는 해당되는 경우 다음을 포함해야 한다.

- 기기의 오작동 또는 안전에 영향을 줄 수 있는 성능의 변화 시 취해야 할 경고, 예방 및/또는 조치
- 다음과 같이 합리적으로 예측 가능한 외부 영향 또는 환경 조건에 대한 노출과 관련하여 취해야 할 경고, 예방 및/또는 조치.(자기장, 외부 전기 및 전자기 영향, 정전기 방전, 진단 또는 치료 절차와 관련된 방사선, 압력, 습도 또는 온도)
- 특정 진단 조사, 평가 또는 치료법이나 다른 장비에 영향을 미치는 기기에서 방출되는 전자기 간섭과 같은 다른 절차 중 기기의 합리적으로 예측 가능한 존재로 인한 간섭 위험에 관한 경고, 예방 및/또는 조치
- 기기가 인간 또는 동물 유래 의약품, 조직 또는 세포, 또는 그 파생물 또는 생물학적 물질을 투여하도록 의도된 경우, 전달될 물질의 선택에 있어 제한이나 불일치
- 기기의 필수적인 부분으로 기기에 포함된 의학적 물질 또는 생물학적 물질과 관련된 경고, 예방 및/또는 제한
- CMR 물질 또는 내분비 교란 물질을 함유하거나 포함하거나 환자 또는 사용자에 의한 민감성 또는 알레르기 반응을 일으킬 수 있는 기기에 포함된 물질과 관련된 예방

(t) 인체에 흡수되거나 국부적으로 분산시키기 위해 인체에 유입되도록 의도된 물질이나 그것의 조합으로 구성된 기기의 경우, 기기의 상호작용의 일반적인 프로파일과 의약품이나 다른 금기사항(contra-indications)과 같은 다른 기기와의 신진대사 생산물에 관련하여 원치 않은 부작용이나 과용과 관련한 위험에 적합한 경고와 예방

(u) 이식용 의료기기의 경우, 환자가 노출될 수 있는 재료 및 물질에 대한 전반적인 질적 및 양적 정보

(v) 기기, 악세서리 및 함께 사용되는 소모품의 안전한 폐기를 용이하게 하기 위해 필요한 경우, 취해야 할 경고 또는 주의사항. 이 정보는 해당되는 경우 다음을 포함해야 한다.

- 감염 또는 인간 유래의 잠재적인 감염성 물질로 오염된 외과 수술, 바늘 또는 수술 장비와 같은 미생물 위해성
- 날카로운 것과 같은 신체적 위험
  (1)항의(d)에 따라 사용 지침이 필요하지 않은 경우, 이 정보는 요청 시 사용자가 사용할 수 있어야 한다.

(w) 비 전문가가 사용하도록 의도된 기기의 경우, 사용자가 의료 전문가와 상담해야 하는 상황

(x) 제1조(2)에 따라 본 규정이 적용되는 기기의 경우, 임상적 이득이 없다는 것에 대한 정보 및 기기의 사용과 관련된 위험에 관한 정보

(y) 사용 지침의 발행일 또는 사용지침이 개정된 경우, 사용 지침의 발행 일자 및 최신 개정 번호

(z) 기기와 관련하여 발생한 심각한 사고가 사용자 및/또는 환자가 설립된 회원국의 제조자 및 관할당국에 보고되어야 한다는 사실을 사용자 및 환자에게 알림

(aa) 제18조에 따라 이식된 기기와 함께 환자에게 제공된 정보

(bb) 소프트웨어 또는 그 자체가 기기인 소프트웨어 기기를 포함하는 전자 프로그램 가능 시스템을 통합한 기기의 경우, 소프트웨어를 의도된 대로 실행하는 데 필요한 하드웨어, IT 네트워크 특성 및 권한 없는 접근으로부터의 보호를 포함한 IT 보안 조치에 관한 최소 요구사항

(5) MDR Labeling 요구사항

- 라벨링 위치 - 제품, 포장, 사용설명서 순으로 기술한다.
- 심볼 - ISO 15223-1, IEC 60601-1 등에서 명시한 심볼을 사용한다.
- 사용목적 - 명백하지 않은 경우에 명시한다.
- 분리되는 구성부품에 대한 정보를 표시하여야 한다.
- 사용설명서는 사용자의 훈련과 지식을 고려하여 작성하여야 한다.

(6) IEC 60601-1 표기사항

- 제조판매원 GS medical
- 형식명칭 MODEL
- 전원접속 220 V
- 전원주파수 60 Hz
- 전원입력 100 VA
- 전원출력 Max.200 W
- 분류 2, IP, BF
- 가동모드 3 min.
- 휴즈 Fuse
- 출력 200 W
- 생리적영향 Caution!
- AP/APG류 AP ⚡
- 고전압단자
- 냉각조건 WATER
- 기계적안정성
- 보호포장 -40~70℃
- 접지단자 ⏚
- 제거가능한 보호수단

(7) IEC 60601-1 Label 내구성 시험

- 주위온도에서 너무 강한 압력을 가하지 않고
- 헝겊을 이용하여 아래의 단계로 손으로 문질러 시험한다.
  - ☞ 최초의 15초간 증류수를 함유한 헝겊
  - ☞ 다음의 15초간 메틸알콜을 함유하게 한 헝겊
  - ☞ 최후의 15초간 이소프로필 알코올을 함유한 헝겊
- 모든 시험완료 후 명료하게 보일 것

(8) IEC 60601-1 사용설명서 표기사항

- 제어기의 기능
- 디스플레이 및 신호
- 조작순서
- 부품/부속품 착탈방법
- 청소방법
- 예방점검 및 보수방법
- 사용된 심볼, 기호, 약자 설명

- 제조자의 책임
- 신호 출력부 및 입력부
- 소독 및 멸균방법
- 전원의 점검/교환 방법
- 1차 전지의 제거
- 재충전 전지

5-11 임상평가(MEDDEV 2.7/1 Rev. 4)

5-11-1 임상평가 개요

유럽연합의 임상평가 관련 가이던스인 MEDDEV 2.7/1 Rev. 4에서 임상평가란 제조자의 사용설명서에 따라 의료기기를 사용했을 때 안전성 및 성능에 대한 관련 필수요구사항에 적합한지를 확인하기 위한 충분한 임상증거가 있는지 분석하고 의료기기와 관련된 임상 데이터를 수집하고 가치평가 및 분석하는 방법론적으로 합당한 지속적인 절차라고 정의하고 있다.

그리고 유럽 연합 지침 2007/47/EC(MDD 93/42/EEC와 능동형 이식의료기기 지침 AIMDD 90/385/EEC를 개정한 지침) 서문에는 "I등급 의료기기를 비롯한 모든 의료기기에 임상 데이터가 통상적으로 요구된다"라고 명시되어 있고 부속서 I의 필수요구사항 부분에서는 "필수요구사항과 적합성에 대한 입증은 부속서 X에서 제시하고 있는 임상평가에 따라 이루어져야 한다"라고 명시되어 있어 모든 의료기기는 반드시 부속서 X에 따라 임상평가를 수행하도록 요구하고 있음도 알 수 있다.

2016년 6월 29일 유럽위원회는 임상평가 관련 가이던스의 새로운 버전 MEDDEV 2.7/1 Rev. 4를 발표하였으며, 2017. 5월에는 의료기기 법규(MDR 2017/745)가 발표되면서 임상평가가 더욱 강화되었다.

임상평가는 임상 성능 및 임상 안전성을 입증하기 위하여 임상 데이터의 평가 및 분석에 관한 내용이 들어 있다.

임상평가에 대해 주로 아래와 같은 자료를 준비하게 되며, 준비해야 하는 자료의 종류는 제품의 등급, 인체에 미치는 영향 및 위험도에 따라 달라질 수 있다.

1. 논문 자료 및 CE마킹 승인된 타사제품과의 비교 자료
   이미 CE마킹을 획득한 제품과 사양, 특성 및 성능, 사용현황 등을 비교하여 대상 제품의 특성과 안전성을 입증하는 방법으로 가장 많이 이용하는 방법이다.

2. 임상시험 자료

   높은 등급 및 인체에 미치는 영향과 위해도가 높은 제품의 경우 임상시험(Clinical Investigation) 자료를 준비해야 한다. MDR에서는 3등급 의료기기와 2등급 의료기기 중 이식용 의료기기가 임상시험 대상이 된다.

하지만 현실적으로 더 중요한 부분은 판매 이후 제품이 가지고 있을 수 있는 잔존 위험성을 확인하고 파악하여 그동안 인지하지 못했던 위험인자를 찾아내어 안전한 제품으로 사용할 수 있게 하는 시판 후 임상 Follow-up(PMCF) 등에 따른 성능 및 안전성 평가가 지속적으로 병행되어야 한다. 규모가 작은 의료기기 제조사들이 PMCF에 따른 의료기기의 지속적인 성능 및 안전성을 관리하는 것이 쉬운 일은 아니라고 판단되지만 MDR에서는 인증심사 시에 PMCF 활동이 체계적으로 이루어지고 있는지 확인하도록 되어 있어 필수적으로 PMCF 활동을 수행하여야 한다.

이렇듯 CE마킹에 있어서 임상평가는 인증여부를 판가름 하는 가장 중요한 잣대가 되어 많은 제조사들을 곤경에 빠뜨리고 있으며, CE마킹 인증의 최대 걸림돌이 되고 있다.

이를 해결하는 방법은 설계개발 기획단계부터 체계적으로 임상평가를 수행할 수 있도록 프로세스를 갖추고 그 프로세스에 맞추어 단계적으로 임상평가를 준비하여야 할 것이다.

이에 대한 상세한 절차가 MEDDEV 2.7/1 Rev. 4에 기술되어 있으며, MDR의 Guidance로는 MDCG 2020-5, 6등 많은 Guidance 자료가 있으므로 참조하기 바란다. 다만, 본 장에서는 MEDDEV 2.7/1 Rev. 4 가이던스를 소개하고자 한다.

5-11-2 임상평가(MEDDEV 2.7/1 Rev. 4) 소개

1절 소개

이 문서는 법 2017/745에 의해 규정된 의료기기를 위한 임상평가에 대한 공통된 접근 방식을 제시한다. 체외 진단의료기기는 고려 대상이 아니다.

2절 적용범위

이 가이던스에 법적 구속력은 없다. 주어진 상황 하에, 예를 들어 과학적 개발의 결과로써, 법적 요구사항들을 따르기 위해서 대안적 접근은 아마도 가능하거나 적절할 것이라고 인식된다.

3절 참고문헌

1) 유럽 법률 :

- 의료기기법규(HDR) 2017/745(2017. 5. 25)
- 인체 이식형 전자 의료기기(AIMD)에 관련되어 있는 Council Directive 90/385/EEC (1990.06.20.) - Medical Device Regulation 2017/745(2017. 5. 25)
- 의료기기에 관한 Council Directive 93/42/EEC(1993.06.14)
- 인체 이식형 전자 의료기기(AIMD) 및 동물성 조직을 활용해서 제작한 의료기기에 관한 Commission Regulation 722/2012(2012.08.08)
- 인체 이식형 전자 의료기기(AIMD)에 대한 Council Directive 90/385/EEC 및 의료기기에 대한 Council Directive 93/42/EEC 하에 인증기관의 관리 및 지명에 관한 Commission Implementing Regulation 920/2013(2013.09.24.)
- **연관된 규격 및 국제 규격들 :**
- EN ISO 14155 : 2020 Clinical investigation of medical devices for human subjects - Good clinical practice
- EN ISO 14971 : 2019 Medical devices - application of risk management to medical devices

2) 유럽 가이던스 문서들 :

- MEDDEV 2.12/1 Guidelines on a medical devices vigilance system
- MEDDEV 2.12/2 Guidelines on post market clinical follow—up studies : a guide for manufacturer and notified body.
- MEDDEV 2.4/1 Classification of medical devices.
- MEDDEV 2.7/2 Guidelines for competent authorities for making a validation/assessment of a clinical investigation application under directives 90/385/EEC and 93/42/EC
- Manual on borderline and classification in the Community regulatory framework for medical devices
- NBOG BPG 2006--1 Change of notified body
- NBOG BPG 2009--1 Guidance on design - dossier examination and report content
- NBOG BPG 2010--2 Guidance on audit report content
- NBOG BPG 2014--1 Renewal of EC design--examination and type—examination certificates : Conformity assessment procedures and general rules
- NBOG BPG 2014--2 Guidance on the information required for notified body medical device personnel involved in conformity assessment activities.
- NBOG BPG 2014--3 Guidance for manufacturers and notified bodies on reporting of design changes and changes of the quality system.

3) 그 외 가이던스 문서들 :

- GHTF SG5 N1R7 : 2007 : Clinical evidence – Key definitions and concepts
- GHTF SG5 N2R8 : 2007 : Clinical evaluation
- GHTF SG5 N41R9 : 2005 : Essential principles of safety and performance

이 리스트는 이 MEDDEV 문서가 출간되었던 때 유효한 문서들을 담고 있다. 일반적으로, 규격과 법적 문구들의 가장 최근 버전이 사용되어야만 한다.

4절 용어의 정의

1) 부작용 : 조사의료기기와 관련이 있거나 혹은 없더라도 대상, 사용자 혹은 다른 사람들에게 어떤 원하지 않은 의학적 사건 발생, 의도하지 않은 질병 또는 부상, 혹은 어떠한 원하지 않은 임상적 징후(비정상적인 검사결과를 포함) [EN ISO 14155 : 2020]

2) 바이어스 : 바이어스는 치료 효능의 과대 혹은 과소 평가로 이끄는 자체의 참 값(true value)에서 얻은 결과값 측정의 조직적 편차이다. 이는, 예를 들어, 환자를 치료에 할당하는 방법, 치료 결과값을 측정하고 해석하는 방법, 그리고 데이터를 기록하고 보고하는 방법으로부터 얻을 수 있다. [GHTF SG5/N2R8 : 2007을 각색]

3) 임상 데이터 : 기기의 임상적 사용으로부터 생성된 안전성 그리고/혹은 성능 정보. 임상 데이터는 다음에서부터 얻을 수 있다 :

- 연관된 기기의 임상 조사(들); 또는
- 해당 기기와 동등성이 입증되는 유사 기기의 임상시험(들) 혹은 논문 데이터베이스에 보고된 다른 연구들; 또는
- 동등성이 입증되는 유사 기기 혹은 해당 기기의 다른 임상적 경험에 간행되었거나 그리고/또는 발행되지 않은 레포트

4) 임상 평가 : 제조자의 사용설명서에 따라서 기기를 사용할 때 안전성 및 성능에 관련된 필수 요구사항들을 충족하는지 확인하기 위한 충분한 임상 증거가 있는지 평가하기 위한, 그리고 의료기기와 관계된 임상데이터를 수집하고, 평가하고, 분석하는 방법론적으로 진행중인 합당한 절차.

5) 임상 증거 : 의료기기와 관련된 임상 데이터 및 임상 평가 레포트. [GHTF SG5/N2R8 : 2007]

6) 임상 조사 : 의료기기의 안전성과 성능을 평가하기 위해 수행되는, 한 명 혹은 그 이상의 조사대상자에 대한 모든 체계적인 조사 또는 연구.
[EN ISO 14155 : 2020]

7) 임상 조사 계획 : 임상 조사에 대한 이론적 설명, 목적, 설계 및 제안된 분석, 방법론, 모니터링, 시행 및 기록유지를 담고 있는 문서. [EN ISO 14155 : 2020]

8) 임상 성능 : 적절한 대상(들)에 정확하게 적용될 때, 기기의 의도된 사용과 관련한 의료기기 혹은 대상(들)의 반응. [EN ISO 14155 : 2020]

9) 기 레지스트리 : 예정된 과학적, 임상적 혹은 정책 목적(들)을 제공하는 특수한 질병, 상태, 또는 노출에 의해 정의된 인구를 위한 명확한 결과값을 평가하기 위해 한 개 혹은 다수의 기기들과 관련된 사용의 보통 상태에서 정의된 임상 데이터를 수집하기 위한 관찰 연구 방법들을 사용한 하나의 조직적 시스템. [MEDDEV 2.12/2 rev2]

10) 임상 안전성 : 제조자의 사용설명서에 따라서 기기를 사용할 때, 발생할 수 있는 수용할 수 없는 임상 위험들로부터의 안전.[MEDDEV 2.7/2 revision 2]

11) 임상 사용 : 의료기기를 살아있는 사람 내부 혹은 외부 대상으로 사용.

12) 동등한 기기 : 대상 기기와 동등성이 입증될 수 있는 기기.[Art. 1.2.k MDD에서 파생]

13) 타당성 조사 : 중심이 되는 연구를 위한 파라미터 및 설계 변경을 위한 니즈를 포함하는, 기기 개발의 다음 단계로의 계획을 잘 짜기 위해서 의료기기(제품 설계 초기단계에서)의 예비 정보를 포착하기 위해 공통적으로 시행되는 임상 조사.

14) 연관된 규격들 : Official Journal of the European Communities에 의해 발행되고 있는 참조 규격들 [Directive 90/385/EEC의 5조와 Directive 93/42/EEC의 5조와 Regulation 2017/745 의 8조에서 파생]

15) 위해요인 : 위해의 잠재적 원인 [EN ISO 14971 : 2019]

16) 물질 및 기술에 의한 위험 : 이 MEDDEV 문서의 목적을 위한, 구체적인 특성을 공유하는 제품들에서 발견되는 위험

17) 사건 : 기기의 특성 및/또는 성능에 있어서의 어떤 오작동 또는 퇴보, 또한 건강상태에 큰 문제를 줄 상황을 야기하거나 환자 혹은 사용자 혹은 다른 사람들을 죽음에 이르게 할 수도 있는 혹은 죽음에 가까이 이르게 할 수도 있는 라벨링 혹은 사용설명서에서의 어떤 부적절함

제조자에 의해 보충된 정보 자료들 : 이 문서의 목적을 위해, 이는 사용설명서, 라벨링 및 평가중인 기기를 위한 제조자의 홍보용 자료들을 참조한다.

18) 의도한 목적 : 제조자에 의해 제공 되어지는 라벨링 및/또는 사용설명서 및/또는 홍보용 자료들에 있는 데이터에 따른 기기의 의도된 사용

19) 조사자 : 중요한 임상--조사--관련 절차들을 수행하기 위한 혹은 중요한 임상 조사--관련 결정을 내놓기 위한 조사 구역에서 중요한 조사자에 의해 통제되고 설계된 조사 구역 팀 개개의 멤버. [EN ISO 14155 : 2020]

20) PMCF 계획 : 같은 하위 카테고리 혹은 고시 93/42/EEC에서 정의된 포괄적인 기기 그룹이 되는 의료기기의 그룹의 사용에 기반을 둔 혹은 특별 설계 서류 일체에 상응하는 CE마크가 된 기기의 사용에 기반을 둔 임상 데이터를 모으기 위해 제조자에 의해 세워진 문서화되고 사전에 대책을 강구하기 위한 조직적인 방법 및 절차들. PMCF 계획의 목적은 의료기기의 기대 수명 기간 내내 임상 성능, 안전성 및 식별된 위험들의 수용가능성을 평가하기 위함이다. [MEDDEV 2.12/2 rev.2]

21) PMCF 연구 : CE 마킹을 받은 기기에 실행된 연구 및 제공된 라벨링에 따라서 기기가 사용될 때의 임상 안전성 또는 성능(즉, 잔재 위험들)과 관련한 세부적 의문들에 대해 답을 내놓기 위해 의도된 연구.[MEDDEV 2.12/2 rev.2]

22) 위험 : 위해 발생 가능성 및 그 위해의 심각성의 결합. [EN ISO 14971 : 2019]

23) 위험 관리 : 위험을 분석, 평가, 제어 및 모니터링하는 업무에 관리 정책, 절차 및 실행의 체계적인 적용. [EN ISO 14971 : 2019]

24) 심각한 부작용 : 부작용 사항들은 다음과 같다.

(a) 죽음에 이르는
(b) 대상의 건강에 심각한 악화를 일으키고, 이는 또한 다음과 같은 결과에 이르게 하는
(c) 생명을 위협하는 질병 혹은 부상, 또는
(d) 신체구조 또는 신체 기능의 영구적인 장애, 또는
(e) 병원 입원 또는 입원 기간 연장, 또는
(f) 신체 구조 및 신제 기능의 영구적인 장애 혹은 생명을 위협하는 질병 또는 부상으로부터 환자를 보호하기 위한 의학적 혹은 수술적 조치.

(g) 태아 심박 이상, 태아의 죽음 혹은 선천성 기형 혹은 선천적 장애.

25) 충분한 임상 증거 : 임상 증거의 양과 질은 임상 결론의 과학적 유효성을 뒷받침하기 위해 충분해야 한다.

5절 용어 및 약어

AIMDD : 인체 이식형 전자 의료기기(Directive 2007/47/EC에 의해 개정된 Council Directive 90/385/EEC)

CEAR : 임상평가 평가 리포트(Clinical Evaluation Assessment Report)

CER : 임상평가 리포트(Clinical Evaluation Report)

ER : 필수 요구사항(Essential Requirement)

IFU : 사용설명서(Instructions For Use)

MDD : 의료기기 고시(Medical Device Directive 2007/47/EC에 의해 개정된 의회고시 93/42/EEC)

MDR : 의료기기 법규(Medical Device Regulation 2017/745)

PMS : 시판 후 조사(Post Market Surveillance)

PMCF : 시판 후 임상 Follow-up(Post Market Clinical Follow—Up)

6절 임상평가 일반원칙

6.1 임상평가란?

임상평가는 제조자의 사용설명서에 따라 의료기기를 사용했을 때 안전성 및 성능에 대한 관련 필수 요구 사항에 적합한지를 확인하기 위한 충분한 임상증거가 있는지 분석하고 의료기기와 관련된 임상 데이터를 수집하고 가치평가 및 분석하는 방법론적으로 합당한 지속적인 절차이다.

사용설명서가 요구되지 않는 예외적인 경우, 자료수집, 분석 및 평가는 일반적으로 인정된 양식을 고려하여 수행한다.

임상평가 요구사항은 모든 의료기기에 적용된다. 평가는 평가대상 기기, 그 특정한 특성 및 그 의도된 사용목적에 적절하여야 한다.

이득 및 위험은 규정되어야 한다(예, 특성, 가능성, 규모, 기간 및 빈도 등). 이에 대안 핵심 이슈는 의도한 목표 집단 및 의학적 적응증에서의 이득/위험 프로파일의 적절한 결정 및 해당 의료 분야에서의 현재의 지식/최신 기술에 근거하여 그 프로파일의 수용 가능성 입증이다.

임상평가는 제조자의 책임이며 임상평가 보고서는 의료기기의 기술문서의 한 요소이다.

유럽 의료기기기 지침에 적합성을 위해;

- 임상평가는 다음 필수 요구사항을 다루어야 한다.
  - MDR 부속서 Ⅰ의 1항, 6항, 8항(최신 의료기기 법규의 경우)
  - AIMDD 부속서 1의 1항, 2항, 5항(능동 이식용 의료기기의 경우), 또는
  - MDD 부속서 Ⅰ의 1항, 3항 및 6항(의료 기기의 경우);
  - 부속서 A7 참조(임상 데이터의 분석- 특정 필수 요구 사항 적합성);

- 임상평가는 다음과 같으 방법론적으로 정의된 합당한 절차를 통해 이루어져야 한다. :
  - MDR 부속서 XIV(최신 의료기기 법규의 경우)
  - AIMDD 부속서 7(능동 이식용 의료기기의 경우), 또는
  - MDD 부속서 X(의료기기의 경우);

- 임상데이터를 기반으로 한 필수요구사항에 대한 적합성의 검증이 적합하지 않다고 간주되면, 적절한 타당한 이유가 반드시 주어져야 한다. 타당한 이유는 임상평가 리포트에 다음과 같은 내용을 포함하여야 한다.
  - AIMDD 부속서 7, 1.5 항(능동 이식용 의료기기의 경우), 또는
  - MDD 부속서 X 1.1d 항(의료기기의 경우).

- 필수요구사항에 대한 적합성은 다음의 항목들이 서로 일관되게 정리될 때에만 추정될 수 있다:
  - 제조자에 의해 제공되는 정보(라벨링, 사용설명서, 이용 가능한 홍보물, 제조자가 기획하는 부속문서)
  - 임상평가(임상평가를 위해 사용된 기기설명, 임상평가 보고서의 기타 사항들)
  - 이용 가능한 임상 데이터(임상시험 결과, 간행물, PMS 연구 등)

- 특별히 임상평가자는 다음 사항들이 충분한 임상증거로 뒷받침 되는지 다루어야 한다 :
  - 제조자에 의해 제공되는 정보에 설명된 의도한 목적(모든 의학적 적응증 포함)
  - 제조자에 의해 제공되는 정보에 설명된 임상적 성능 및 이득(예를 들어, 제품 성능 및 안전성에 대한 주장들 포함)

- 제조자에 의해 제공되는 정보에 설명된 위험 회피 및 위험 완화를 위한 수단(예를 들어, 잔여 위험, 금기사항, 예방조치, 경고, 예측 가능한 원치 않는 상황에 대한 대처 지침 등 포함)
- 의도한 사용자를 위한 기기 사용의 적합성 및 의도한 사용자를 위해 제조자가 제공하는 정보의 적절성(해당되는 경우 일반인 또는 장애인 포함)
- 타겟 인구 집단을 위한 지침(예를 들어 임산부, 소아 그룹 등 포함)

6.2 언제 임상평가를 수행하고 임상평가가 중요한 이유

임상평가는 의료기기의 수명 주기 동안 지속적으로 수행된다.

일반적으로 최초의 임상평가는 시장출하를 위해 생성되어야 하는 데이터를 식별하기 위해 의료기기 개발 과정에서 수행되어야 한다. 임상평가는 최초로 CE 인증을 득하기 위한 강제사항이며 그 이후 능동적으로 업데이트 되어야 한다.

임상평가는 의료기기의 안전성과 성능에 대한 평가가 의료기기가 시장에 출시된 이후 수명주기에 걸쳐서 충분한 임상증거를 기반으로 보장하기 때문에 필요하고 중요하다. 이 지속적인 프로세스는 제조자가 의료기기의 수명주기 동안 인증기관 및 주무 관청에 필수요구사항에 적합함을 입증하기 위한 충분한 임상증거를 제공할 수 있도록 한다(예를 들어, CE마킹 인증, 시장 출하 이후의 감시 시스템 및 보고 요구사항 충족 또는 사후 감시 절차).

6.2.1 의료기기 개발을 위해 임상평가 수행

시장 출시 이전의 연구와 개발은 임상평가 및 위험관리에 의해 이루어진다. 특히 제조자는 다음을 위해 임상평가를 수행한다;

- 기기의 임상적 안전성 및 성능에 관한 요구를 규정
- 기존 의료기기와 동등 기기의 경우 이용 가능한 임상 데이터가 있는지 평가하고 동등성을 결정하기 위해; 추가적인 정보는 부속서 A1(동등성 입증)을 참조하라
- 차이 분석을 수행하고 평가 대상 의료기기에 대해 여전히 생성되어야 할 필요가 있는 데이터를 결정하며 임상시험이 필요한지 여부와 만약 그렇다면 시험 설계를 결정;

추가적인 정보는 10절(임상 데이터의 분석)과 부속서 A2(추가적인 임상시험은 언제 수행하여야 하는가?)를 참조하라

초기의 임상평가는 임상시험에 의해 결과를 확인하여야하기 때문에 임상평가 절차는 일반적으로 임상시험 이전에 수행되어야 한다.

6.2.2 최초 CE 인증을 위한 임상평가

의료기기의 CE 인증 및 시장 출시를 가능하게 하는 적합성 평가 절차 프로세스에서 임상평가가 수행되어야 한다. 그 목적은 다음과 같다 :

- 임상 성능 및 임상 안전성을 다루고 있는 필수요구사항에 적합함을 입증하기에 충분한 임상 증거가 있음을 문서화
- 시판 후 조사(PMS) 동안 체계적으로 다룰 필요가 있는 관점을 식별; 예를 들어 의료기기 지침에 따라 요구되는 시판 후 임상 Follow-up(PMCF 시험). 전형적으로 이러한 관점은 잔여 위험 및 불확실성 또는 해결되지 못한 문제를 포함한다.(예를 들면 희귀한 합병증, 장기적 성능과 관련된 불확실성, 광범위한 사용 환경에서의 안전성 등)

6.2.3 임상평가 업데이트

a. 업데이트 주기

제조자는 임상평가가 능동적으로 업데이트 될 필요가 있는 주기를 규정하고 타당성을 제시하여야 한다.

이때 제조자는 전형적으로 다음을 고려하여야 한다 :

- 의료기기가 심각한 위험을 초래하는지 여부(예를 들어, 설계, 재료, 성분, 삽입 여부, 임상 절차, 고위험 해부학적 위치, 고위험 타겟 환자군(예를 들어, 소아, 노인), 질병/의도하는 치료의 심각도 등).
- 다음을 고려하여 기기가 이미 확실히 자리를 잡은 기기인지 여부 :
  - 혁신;
  - 평가 대상 의료기기와 관련된 임상 과학이나 재료 관련 과학 또는 기타 과학에서의 관련 변화;
  - 의료기기의 임상 성능 및 임상 안전성 평가에서의 현재 신뢰 수준; 제조자는 다음을 고려하여야 한다.
    - ✓ 임상시험이나 PMCF 시험, 레지스트리 또는 기타 체계적 시험(만약 사용이 시장에서의 사용을 대표하는 것이라면 사용된 기기의 숫자, 현재까지의 결과를 포함)으로부터 얻은 이용 가능한 데이터;
    - ✓ 현재까지 시장에서 사용된 기기의 총 수량과 Vigilance 시스템 하에서 기대되는 보고 비율
- 중기 또는 장기적 관점에서 업데이트의 주기에 영향을 미칠 수 있는 위험이나 불확실성 또는 해결되지 않은 문제들이 있는지 여부
- 만일 있다면, 설계 변경이나 제조 절차의 변경

다음의 경우 임상평가는 능동적으로 업데이트 되어야 한다;

- 제조자가 PMS로부터 현재의 임상평가에 잠재적인 변화가 있을 것이라는 새로운 정보를 획득한 경우
- 만약 그러한 정보가 획득되지 않으면
  - 만약 기기가 심각한 위험을 가지거나 아직 확실히 자리잡은 기기가 아닌 경우 최소한 일년에 한번; 또는
  - 기기가 심각한 위험을 가지지 않고 확실히 자리잡은 경우는 2년에서 5년 사이에; 합리적 근거는 제공되어야 함.

만약 인증기관의 참여가 요구되는 경우 업데이트는 보통 인증기관과 조율하여야 한다. 일반적으로 사후심사 및 인증 갱신 일정에 따라 조율된다.

b. 임상평가 업데이트에 대한 일반 고려사항

제조자는 그들의 품질경영시스템의 일부로 기기의 임상 성능 및 임상 안전성을 주기적으로 모니터링하는 PMS 시스템을 수립하고 유지하여야 한다. 그러한 PMS 시스템의 범위 및 성격은 의료기기의 의도한 사용 목적에 적절해야 한다.

PMS는 정기적으로 새로운 데이터를 생성한다.(예를 들어, 발표된 문헌, 레지스트리, PMCF 연구 및 기타 의료기기 사용과 관련된 데이터로부터 도출되는 안전성 보고서). 이러한 데이터들은 의료기기의 위험/이득 프로파일 평가 및 임상 성능 및 임상 안전성 변화에 대한 잠재적 가능성을 가지고 있는지에 대해 평가되어야 한다. 이러한 데이터는 임상평가에 시의 적절하게 반영되어야 한다.

지침에 따라서 임상평가 및 임상평가 보고서는 사판 후 조사로부터 얻은 데이터에 따라 능동적으로 업데이트 되어야 한다.

임상평가를 업데이트할 때 임상평가자는 다음을 검증해야 한다:

- 이득/위험 프로파일과 원하지 않는 부작용(이전에 알려져 있었는지 아니면 새롭게 발생한 것인지) 및 위험감소 수단이 여전히 다음과 같은지 여부
  - 높은 수준의 건강 보호 및 안전성을 제공하고 현재의 지식/최신 기술에 따라 여전히 수용가능한지
  - 기기 제조자가 제공하는 정보에서 올바르게 다루어졌는지
  - 제조자의 최신의 PMS 계획에서 적절하게 다루어졌는지
- 기존의 주장이 여전히 정당성이 있는지 여부
- 제조자가 이용하려고 하는 새로운 주장이 정당성이 있는지 여부

임상평가는 PMS 활동으로부터의 데이터를 요구한다면 이것은 또한 PMS 및 위험관리 절차로 입력될 필요가 있는 새로운 정보를 생성하기도 한다. 그래서 임상평가는 제조자의 위험관리 문서와 사용설명서 및 PMS 활동에서의 변경을 초래할 수도 있다.

만약 제조자가 필수요구사항에 적합성을 입증할 수 있을 정도로 충분한 임상증거가 없다고 결론을 내리면 제조자는 다음을 수행하여야 한다;

- 적합성이 입증될 때까지 기기의 시장 출시를 정지한다, 그리고
- 필요한 시정 및 예방 조치 활동을 한다.

6.3 임상평가는 어떻게 수행되는가?

임상평가는 임상 성능 데이터 및 임상 안전성 데이터를 포함하여 평가 대상 의료기기의 의도한 사용목적과 관련된 시판 전 및 시판 후의 이용 가능한 임상 데이터에 대한 종합적 분석에 근거한다.

임상평가를 수행할 때 몇 개의 분명히 구분되는 단계가 있다.

- ◆ 0 단계 : 적용범위를 정의, 임상평가 계획(적용범위 결정 및 임상평가 계획이라고 부른다).
- ◆ 1 단계 : 적절한 데이터 식별
- ◆ 2 단계 : 과학적 유효성, 기기와의 연관성 및 가중치의 관점에서 각 개별 데이터 세트의 가치를 평가
- ◆ 3 단계 : 다음에 관한 결론에 도달할 수 있는지 데이터를 분석
  - 의료기기의 성능 및 안전성, 이득/위험 프로파일의 측면에서 필수요구사항에 적합한지 여부(MDR GSPR1, GSPR6, GSPR8; MDD ER1, ER3, ER6 포함)
  - 제조자가 공급하는 정보의 내용(라벨, 사용설명서(IFU), 이용 가능한 홍보물, 제조자가 제공하는 부속문서 포함)
  - 잔여위험 및 불확실성 또는 해결되지 않은 문제들(희귀한 적응증, 장기적 성능, 광범위한 사용에 대한 안전성 등), 이것들이 CE 인증에 수용 가능한 것인지 여부와 PMS 활동 과정에서 다루어질 필요가 있는지 여부
- ◆ 4 단계 : 임상평가보고서 완성

  임상평가 보고서는 기술문서의 다른 부분에서 참조된 모든 관련 임상데이터를 함께 요약하고 결론을 도출한다. 임상평가 보고서 및 관련 임상 데이터는 적합성 평가의 임상증거로 간주한다.

  이 단계들은 이 문서의 서로 다른 절에서 나중에 별도로 다루어진다(아래 그림 참조). 임상평가의 과정 중에 각 단계들은 종종 반복되기도 한다. 사실 가치평가 및 분석단계는 새로운 정보와 새로운 문제들을 다룰 수도 있어 평가의 범위를 확대하고 임상평가 계획을 수정해야 할 필요가 있을 수도 있고 추가적인 데이터를 검색하고 가치평가 및 분석할 필요가 있을 수도 있다.

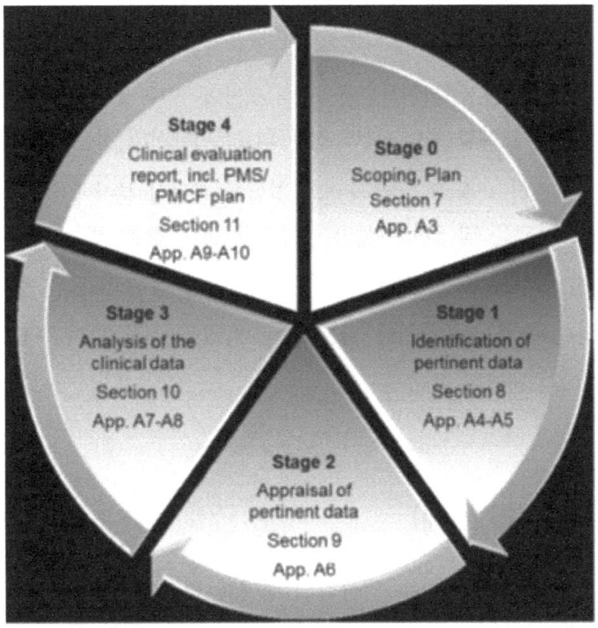

그림 5-10 임상평가의 단계와 이 문서의 부록들과 Section들에 대한 참조

6.4 누가 임상평가를 수행하여야 하는가?

임상평가는 적절히 자격이 부여된 개인 또는 팀에 의해 수행되어야 한다.

제조자는 다음 관점들을 고려하여야 한다.

- 제조자는 대상 기기의 성격과 그 임상 성능 및 위험과 맞추어 임상평가자 요구사항을 정의한다.
- 제조자는 임상평가자의 선정이 자격 부여, 이력 및 경험을 참조함으로써 정당화할 수 있어야 하며 각 개별 임상평가자의 이해관계선언서를 제공할 수 있어야 한다.
- 일반 원칙에 따라 임상평가자는 다음과 같은 지식을 가지고 있어야 한다.
  - 연구 방법론(임상시험 설계 및 생물통계학 포함)
  - 정보 관리(예를 들어, 과학적 배경이나 사서의 자격; Embase나 Medline과 같은 데이터베이스에 관련한 경험);
  - 법적 요구 사항; 그리고
  - 의학적 서술(예를 들어, 관련 과학 또는 의학계열 대학원생의 경력; 의학적 서술, 체계적 검토 및 임상데이터 가치평가 분야의 훈련 및 경험)

- 평가 대상 특정 의료기기와 관련하여 임상평가자는 추가적으로 다음 지식을 가지고 있어야 한다 :
  - 기기의 시술 및 그 적용
  - 기기에 의해 진단 또는 관리하고자 하는 조건의 진단 및 관리, 의학적 대안에 대한 지식, 치료 표준 및 기술(예를 들어, 관련 전문 의료분야에서의 전문의 임상 경험)
- 임상평가자는 최소한 다음과 같은 훈련과 경험이 관련된 분야에서 있어야만 한다;
  - 각 분야의 고등교육 및 5년 이상의 문서화된 근무 경험; 또는
  - 만약 주어진 업무상 고등교육이 전제 조건이 아닌 경우 10년의 문서화된 근무 경험.

임상평가자 경험의 수준이 부족하거나 다른 상황이 있을 수도 있다; 이것은 문서화되고 타당한 정당성을 제시하여야 한다.

7절 임상평가 범위의 정의(0 단계)

임상평가가 수행되기 전에 제조자는 임상적 관점에서 다루어야 할 필요가 있는 필수요구사항과 기기의 성격 및 이력에 근거하여 임상평가의 적용범위를 결정하여야 한다.

적용범위는 관련 데이터의 식별을 포함하여 다음 단계의 근거로 적용된다. 제조자는 평가 대상 기기의 설명과 임상평가 계획을 수립하여야 한다.

임상평가는 비판적일 필요가 있다. 그러므로 호의적 데이터와 비판적 데이터 모두를 식별, 가치 평가 및 분석을 필요로 한다.

제품의 생명주기 단계에 따라서 임상평가 계획을 수립할 때 고려할 사항은 서로 다른 관점들을 포함하여야 한다. 전형적인 예는 다음과 같다.

관점	CE마킹 인증 이전	CE마킹 인증 기기
- 기기설명 추가 정보는 부속서 A3(기기 설명 - 전형적 내용) 참조	X	X
- 특별한 주의를 필요로 하는 기기의 설계 특성이나 적응증 또는 목표 환자집단이 존재하는지 여부. 임상평가는 특수한 성능이나 안전성 문제를 가지는 설계 특성(예를 들어, 의약품이나 인체 또는 동물 구성품의 존재)과 기기의 의도한 사용 및 적용(예를 들어, 목표 치료 집단 및 질병, 제안된 경고, 금기사항, 예방조치 및 적용 방법 등), 그리고 기기의 임상 성능 및 임상 안전성에 대한 제조자의 설계 특성을 다루어야 한다.	X	X
- 만약 동등성이 요구된다면 동등성을 평가하기 위해 필요한 정보	X	
- 기기의 위험관리 문서, 예를 들어, 위해요인 식별 리스트, 위험분석에서 식별된 임상적 위험들. 임상평가의 적용범위는 제조자의 위험관리 문서를 참조한 데이터 및 상호 참조를 필요로 할 수 있다. 위험관리 문서는 기기와 관련된 위험 및 그 위험을 어떻게 다루는지 식별할 것이다. 임상평가는 제조자에 의해 설계 위험 감소 전략이 채택된 이후에 남아있는 임상적 위험의 중요성을 다룰 것이다.	X	X
- 적용 가능한 규격 및 가이던스 문서, 기기에 의해 관리되는 의학적 조건과 관련된 정보 및 그 자연적인 진행, 목표 집단에 대해 이용 가능한 기준 기기, 기타 기기 및 의학적 대안 등과 같은 해당 의료 분야의 현재의 지식/최신 기술	X	X
- 임상평가에서 이용될 데이터 출처와 데이터 형식 임상평가와 관련된 데이터는 제조자에 의해 생성되거나 보유될 수도 있고 과학 문헌으로부터 이용 가능할 수도 있다. 추가 정보는 8.1절(제조자가 생성하고 보유되는 데이터)과 부속서 A4(문헌의 출처)를 참조하라.	X	X
- 제조자가 다음을 포함하는 변경을 도입/도입하려고 하는지 여부(예를 들어, 라벨링의 행정적 변경과 같이) 많은 변경은 임상적으로 관련이 없고 임상평가 계획을 수립할 필요가 없다), ▪ 설계 변경, ▪ 재료 및 제조 공정 변경, ▪ 제조자에 의해 공급되는 정보의 변경(라벨, 사용설명서, 이용 가능한 홍보자료, 제조자가 기획하고 있는 부속문서 등) 또는 기타 주장 및 기존 기기에 대한 동등성 선언이 여전히 적절한지 여부		X
- 새롭게 발생해서 다루어야 할 필요가 있는 특수한 임상적 우려사항이 존재하는지 여부		X

<table>
<tr><th>관점</th><th>CE마킹 인증 이전</th><th>CE마킹 인증 기기</th></tr>
<tr><td>- 임상평가 보고서의 정기적 업데이트를 필요로 하는 PMS 관점:
▪ 평가 대상 의료기기에 대해 이용 가능한 새로운 임상 데이터;
▪ 만약 동등성을 주장한다면 동등 의료기기에 대해 이용 가능한 새로운 임상 데이터
▪ 다음을 포함하여 이미 알려졌거나 잠재적인 위해 요인, 위험, 성능, 이득 및 주장(평가 대상 기기의 임상 성능 및 임상 안전성에 대한 제조자의 주장)
✓ 다른 기기에서 발견된 임상적 위해요인과 관련된 데이터(물질 및 기술에 기인한 위해요인)
✓ 적용 가능한 규격 및 가이던스 문서, 기기에 의해 관리되는 의학적 조건 및 그 자연적인 진행과 관련된 새로운 정보, 목표 환자집단에 대해 이용 가능한 의학적 대안 등과 같이 현재의 지식/최신 기술과 관련된 변경
✓ PMS 동안 식별되는 기타 관점</td><td></td><td>X</td></tr>
<tr><td>- PMS 활동을 계획하는데 필요한 것들.</td><td></td><td>X</td></tr>
</table>

의료기기에 사용되는 기술의 이력이나 형태 및 이들이 초래하는 위험은 많은 다양성을 인식하는 것이 중요하다. 많은 기기들은 점진적으로 개발 또는 변경되므로 완전하게 새로운 것은 아니라고 할 수 있다. 임상증거를 구축하기 위해 임상 경험 및 동등한 기기의 안전성 및 성능에 대한 문헌 보고서에 근거하여 평가 대상 의료기기의 임상시험을 통한 임상데이터 생성의 필요성을 감소시킬 수 있다. 유사하게 확실하게 자리 잡은 안전성 및 성능 특성에 기반하는 기기에 대한 임상증거 요구사항을 만족시키기 위해 조화된 규격에 대한 적합성을 이용하는 것도 가능하다.

8절 관련 데이터 식별(1 단계)

8.1. 제조자가 생성하고 보유하는 데이터

제조자가 생성하고 보유하는 데이터는 전형적으로 다음 항목(완전한 목록은 아니다)을 포함한다 :

- 모든 시판 전 임상시험;
- 다음 항목(완전한 목록은 아니다)을 포함하여 위험관리 활동과 제조자가 유럽 내 및 기타 국가에서 수립한 PMS 프로그램으로부터 생성된 모든 임상 데이터
  - 시판 후 임상시험 및 제조자가 의뢰한 기기 레지스트리와 같은 PMCF 연구
  - Vigilance 보고서 및 경향보고서를 포함한 PMS 보고서
  - PMS를 위한 문헌검색 및 평가 보고서
  - 제조자에게 전달된 사고 보고서(제조자 자체 평가 및 보고서 포함)

- 제조자 자체 평가 및 보고서를 포함하여 제조자에게 전달된 성능 및 안전성과 관련된 불만
- (이용 가능한 한도 내에서) 외식한 기기에 대한 분석
- 모든 현장 안전 시정조치의 세부 사항
- 주문 제작 기기로서의 사용
- 특별 배려 사용/인도주의적 예외 프로그램에서의 사용
- 기타 사용자 보고서

◆ 관련 전임상 연구(예를 들어, 검증 및 유효성 확인 데이터를 포함하는 사내 시험 보고서)

이러한 데이터와 관련하여

◆ 제조자가 생성하고 보유하는 모든 데이터는 식별되어야 한다;
◆ 완전한 데이터가 임상평가자에게 전체적으로 공개되고 임상평가자가 이용할 수 있게 하여야 한다; 이것은 유럽 및 다른 국가에서 생성된 데이터를 포함한다; 여기에는 임상시험 및 사용 데이터를 포함한다.
◆ 모든 데이터 세트는 임상평가 보고서에 적절하게 문서화(적절하게 요약, 가치평가, 분석 및 참조)되어야 한다.

8.2 문헌에서 추출된 데이터

문헌검색은 제조자가 보유하고 있지 않지만 임상평가를 위해 필요한 데이터를 식별하기 위해 이용된다. 문헌검색은 다음을 위해 임상 데이터의 잠재적 출처를 식별한다.

◆ 동등한 기기(만일 동등성을 주장하는 경우) 혹은 평가 하에 기기 모두와 연관되어 있는 데이터의 평가가 이루어지는 기기와 관련된 임상 데이터이다.
◆ 최신 지식/최신 기술

적용 가능한 규격 및 가이던스 문서, 비교대상 기기와 기타 기기, 주요 부품 및 의학적 대안, 기기로 관리할 의도가 있는 특정 의학적 조건 및 환자 집단과 관련된 데이터를 포함한다. 이 데이터들은 다음을 위해 필요하다.

- 임상적 배경을 설명하고 해당 의학 분야의 최신 지식/최신 기술을 식별;
- 잠재적 임상 위해요인 식별(물질 및 기술, 제조 공정 및 불순물 분포에 따른 위해요인 포함)
- 만약 동등성을 주장한다면 동등성 입증을 위해 사용된 기준의 유효성에 대한 타당성 입증
- 만약 대리변수가 사용된다면 대리변수의 유효성에 대한 타당성 입증

문헌검색을 위해 다음 관점이 고려되어야 한다;

◆ 검색 전략은 완전하고 객관적이어야 한다. 즉 검색은 관련된 호의적 및 비판적 데이터 모두

를 식별하여야 한다. 일부 기기에서는 문헌검색으로 생성된 임상 데이터가 임상증거의 상당한 부분을 대표하기도 한다. 그러므로 문헌 검토를 수행할 때 포괄적인 검색이 수행되어야 한다. 만약 포괄적인 검색이 필요하지 않다고 생각된다면 사유를 문서화하여야 한다.

- 필요한 데이터를 얻기 위해서는 통상 서로 다른 기준이나 포커스를 가진 몇 가지의 검색이 필요하다. 추가적인 정보는 부속서 A4(문헌의 출처)를 참조하라
- 문헌검색 및 기타 데이터 추출은 검색 프로토콜에 기반을 두고 이루어진다. 검색 프로토콜은 검색을 수행하기 전에 문서화한다. 추가적인 정보는 부속서 A5(문헌검색 및 문헌 검토 프로토콜, 핵심 요소)와 부속서 A6(임상 데이터의 가치평가 - 적절한 임상 성능 및/또는 임상 안전성 입증을 위한 과학적 유효성이 부족한 연구의 사례)를 참조하라.
- 문헌검색이 수행되면 검색의 적절성을 검증하고 수행된 세부 내역과 문헌검색 프로토콜과의 차이점 및 검색 결과를 제시하기 위해 문헌검색 보고서를 작성한다.
- 문헌검색은 그 수행 방법이 비판적으로 평가되고, 결과가 검증되며 필요한 경우 검색이 재현될 수 있는 수준으로 문서화하는 것이 중요하다.

초록은 완전하고 독립적으로 평가될 정도로 충분히 세부적인 내용을 포함하고 있지는 않지만 문헌의 관련성을 초기에 평가하기에는 충분할 수도 있다. 가치평가 단계를 위해 전체 내용의 문헌 및 문서의 사본은 입수하여야 한다.

문헌검색 프로토콜, 문헌검색 보고서 및 관련 문서의 전체 내용 사본은 임상증거의 일부가 되고 의료기기 기술문서의 일부분이 된다.

9절 관련 데이터의 가치평가(2 단계)

9.1 일반 고려 사항

1단계에서 식별된 데이터의 가치를 결정하기 위해 임상평가자는 개별 문서를 기기의 임상 성능 및 임상 안전성 평가에 기여하는 정도에 따라 평가하여야 한다.

두 가지 출처로부터 불확실성이 발생할 수 있다 : 두 가지는 데이터의 방법론적 품질과 기기의 사용목적과 다른 측면과 관련된 평가에 관한 데이터이다.

불확실성의 두 출처는 각 데이터 세트의 가중치를 결정하기 위해 분석되어야 한다.

그러므로 임상평가자는 :

- 각 문서에 담긴 정보를 식별하여야 한다;
- 저자가 수행한 작업의 방법론적 품질을 평가하고, 그로부터 정보의 과학적 유효성을 평가하여야 한다;

- 임상평가에 있어서 정보의 타당성을 결정하여야 한다; 그리고
- 임상평가에 있어서 각 데이터 세트이 기여하는 가중치를 체계적으로 결정하여야 한다.

9.2 가치평가 계획

해당 데이터의 체계적이고 공정한 평가를 보장하기 위해, 임상평가자는 가치평가에 이용할 절차와 기준을 설명하는 가치평가계획을 수립하여야 한다.

- 가치평가계획은 일반적으로 다음을 포함한다:
  - 각 데이터 세트에 대한 방법론적 품질 및 과학적 유효성을 결정하기 위한 기준
  - 임상평가와의 관련성을 결정하기 위한 기준(기기와의 관련성 및 의도한 사용목적의 다른 관점과의 관련성);
  - 각 데이터 세트의 전체 임상평가에 기여하는 정도의 가중치 산정 기준
- 가치평가는 완전하고 객관적이어야 한다.
  즉, 각 문서 내용의 우호적인 측면과 비판적인 측면 모두에 대해서 적절한 가중치를 식별하고 부여하여야 한다.
- 가치평가를 위해 채택된 기준은 기기의 성격, 과거 이력 및 의도한 임상적 사용을 반영하여야 한다. 이것은 수용된 과학적 규격을 적용하여 최신 지식/최신 기술을 기반으로 문서화되고 타당성이 입증되어야 한다.
- 정량적으로나 정성적으로, 가치평가가 수행될 수 있는 수용 가능한 많은 방법이 있다. 확실하게 자리잡은 많은 기기와 낮은 위험의 기기의 경우에는 정성적인 방법이 MDR, MDD 및 AIMD의 요구사항을 만족시키는데 적절할 수 있다. 평가기준은 상황에 따라 적절히 조정되어야 한다.
- 가치평가 계획은 임상평가 보고서에 문서화되어야 한다.

9.3 가치평가 수행

임상평가자는

- 사전 정의된 가치평가 계획을 엄격하게 따르고 가치평가 전체에 걸쳐 이 계획의 기준을 일관되게 적용하여야 한다;
- 그들의 가치평가는 발표된 및 기타 문서의(초록이나 요약에 근거하지 말고) 전체 내용을 기반으로 하여야 하며 모든 내용, 사용된 방법론, 결과 보고, 시험 또는 보고서에 의해 도출된 결론의 유효성을 검토하여야 하고 데이터에 있는 모든 한계나 잠재적인 오류의 출처도 평가하여야 한다;

- 가치평가의 결과를 다른 사람이 중요하게 검토될 수 있는 정도까지 임상평가보고서 안에 문서화하여야 한다.

9.3.1 방법론적 품질 및 과학적 유효성을 어떻게 평가할 것인가?

임상평가자는 관찰된 효과(성능이나 안전성 결과)가 기기 간섭에 의한 것이나 또는 다음에 의한 것으로 고려되는 범위까지 데이터를 생성/모으기 위해 사용된 방법을 조사하고 평가하여야 한다;

- 혼재된 영향(예를 들어, 의학적 조건에 깔려있는 근본적인 의료형태/평균의 수반되는 치료의 퇴행)
- 바이어스
- 무작위 오류
- 정보의 부적절한 공개
- 해석 오류

몇몇 문헌은 여전히 안전성 분석에 적절한 데이터를 포함하고 있음에도 불구하고 시험 설계의 빈약한 요소나 부적절한 분석 때문에 적절한 성능 입증에 부적절하다고 고려되거나 그 반대의 경우가 있다.

증거의 방법론적인 품질 및 과학적 유효성을 평가하는데 고려할 수 있는 관점들의 예를 아래에 보여준다.

a. 출시 이전 및 시장 출시 이후 임상시험 설계

고려사항에는 다음 사항이 포함될 필요가 있다;

- 표본 크기와 검정력 계산의 타당성
- 결과 변수의 적절성 및 타당성(사용되는 경우 대리 변수의 유효성 포함)
- 적용된 제어의 적절성(해당되는 경우 시험 형식의 선택 및 비교대상기기의 선택 포함)
- 환자의 미래 무작위화(다중 치료 군)
- 포함 및 배제 기준과 환자 계층화의 적절성(예를 들어, 연령, 의학적 적응증, 조건의 심각성, 성별, 다른 예후의 관점에서)
- 예후 요소의 배분(다중 집단의 경우 이러한 요소에 비교할만한 그룹인지?)
- 환자 군(허위 기기 또는 허위 수술의 이용을 포함할 수도 있다), 전문적인 사용자, 결과 평가자(맹검 결과변수)의 맹검
- 후속조치의 결과가 나타날 정도로 충분히 긴지 또는 후속조치가 일시적인 부작용 및 합병증(오래 지속되는 창상 치료와 같이)을 검출하기에 충분할 정도로 자주 있는지 여부를 포함하여 후속조치 기간의 적절성
- 증상 및 결과를 정량화하는데 사용된 방법의 신뢰성(방법의 유효성 확인 포함)
- 심각한 부작용 및 기기의 결함에 대한 적절한 기록 및 보고
- 수반되는 간섭 및 적절한 약품 취급
- 완전한 정보를 검색하는 절차의 적절성(예를 들어 환자와의 계약서를 상실했을 때, 환자가 시험

에서 제외된 이유에 대한 공개, 만약 누락된 데이터가 결론에 영향을 미친다면 결정을 위한 민감도 분석 수행 등을 위해 적용할 절차 등)

임상평가자는 임상시험이 의료기기에 대한 제조자의 주장을 확인 또는 반박하는 방식으로 정의되었는지 여부를 검증하여야 한다; 또한 이러한 시험이 결론의 과학적 유효성을 보장하기 위해 적절한 양의 관찰을 포함하였는지도 검증하여야 한다.

b. 제조자에 의해 생성되고 보유되고 있는 임상시험의 품질을 평가하기 위한 추가적인 관점

임상시험이 제조자에 의해 또는 제조자를 대신하여 수행된 경우 설계, 윤리적 및 법적 승인, 수행, 시험 결과 및 결론 등 임상평가를 위해 필요한 사항들은 적절하게 고려할 수 있게 이용 가능할 것이라 기대된다. 여기에는 다음과 같은 것이 포함 될 수 있다:

- 임상시험 계획서;
- 개정된 임상시험 계획서 및 개정의 근거;
- 증례 보고서 양식과 모니터링 및 감시 기록;
- 관련 윤리 위원회 문서;
- 적용되는 법에서 요구되는 규제 당국의 승인;
- 서명되고 날짜가 기록된 임상시험 보고서(종료된 임상시험에 대해)
- 이용 가능한 최근의 중간 보고서 및 심각한 부작용에 대한 최근의 조사(진행 중인 시험의 경우);
- 임상시험이 EU 밖에서 진행되는 경우, 결과가 유럽 국민들에도 적용 가능한지 여부에 대한 분석;
- 임상시험이 EN ISO 14155 와 다르게 진행된 경우, 차이 분석; 차이 분석은 독립적인 사람이 읽고 이해할 수 있을 정도의 충분한 정보를 담고 있어야 한다.

임상시험 계획서는 시험이 어떻게 수행할지 의도한 내용대로 수립하여야 한다. 피험자의 선정 및 치료에 대한 할당과 평가될 수 있고 기기의 실질적인 성능을 결정할 때 잠재적으로 기여도를 반감할 수도 있는 마스킹(피험자 및 시험자에 대한 블라인딩) 및 치료에 대한 반응의 측정 등과 같은 시험설계와 관련된 중요한 정보를 포함하고 있어야 한다. 추가적으로 임상시험계획서는 성능 및 안전성 출력에 대해 획득한 결과의 품질, 완전성 및 유효성에 영향을 미칠 수 있는, 의도한 피험자 추적, 통계적 분석에 대한 접근법 및 출력 기록 방법 등을 규정하고 있다.

또한 임상시험 계획서와 그 개정본 및 임상시험 보고서가 이용 가능함으로써 임상평가자는 시험이 계획에 따라서 수행된 범위에 대한 평가와 초기의 계획으로부터 벗어나 있는 경우에는 그러한 일탈이 생성된 데이터의 진실성과 시험으로부터 기기의 성능 및 안전성에 대해 내릴 수 있는 결론에 미치는 영향 등을 평가할 수 있다.

임상시험 보고서는 보고서가 임상시험의 수행 및 결과를 정확하게 반영하고 있다는 확신을 제공하기 위해 임상시험 의뢰자와 조정자 또는 시험 책임자가 서명하여야 한다.

임상평가의 또 다른 주요한 고려 사항은 임상시험이 적용 가능한 법률에 따라서, 그 근원을 헬싱키 선언에 두고 있는 현재 적용 가능한 윤리적 기준에 따라서 수행되었는지 여부를 평가하는 것이다. 적용 가능한 윤리적 기준이나 의료기기 규격(예를 들면 EN ISO 14155나 또는 그에 상응하는 규격) 또는 법령에 부합하지 않은 임상시험은 의료기기의 성능 및/또는 안전성 입증을 위해 이용되어서는 안 된다. 이유는 임상시험 보고서에 기재되어야 한다.

c. Vigilance, 기기 레지스트리 데이터, 일련의 사례, 환자서류 일체 및 기타 사용 데이터로부터 도출된 정보

임상평가자는 다음 측면에서 정보의 출처 사이의 중대한 차이를 고려하여야 한다.

- 출력물에 대한 정보를 추출할 때 이용된 절차
- 환자 서류 및 일체 레지스트리의 품질 측면

Vigilance 보고서에 기초한 정보의 경우, 임상평가자는 기기의 예측되는 의도하지 않은 부작용 및 합병증은 Vigilance 시스템 하에서는 보고될 수 없다는 것을 고려하여야 한다. 예상되는 부작용이나 합병증에 대한 사용자의 축소보고 또는 보고 부족은 일상적인 일이다. 그러므로 보통의 경우 Vigilance 시스템은 예측되는 의도하지 않은 부작용 및 합병증의 실질적인 발생 빈도에 대한 적절한 데이터를 제공하지 못하는 경우가 많다. 그러한 목적으로 체계적인 과학적 데이터가 필요하다. 경향 분석을 포함한 Vigilance 데이터는 예상하지 못한 위험의 식별을 위해서 이용되어야 한다.

기기 레지스트리, 일련의 사례, 환자 서류 일체에 대한 회상하는 분석 및 기타 사용 데이터에 근거한 정보의 경우 결과에 대한 정보 추출은 불완전하고 신뢰할 수 없을 수도 있다(모든 환자가 고려되었는가? 해당 환자가 의료기기의 사용을 대표하는가? 해당 환자가 다른 전문가에게로 이동한다면 레지스트리/전문적인 연락을 하지 못하는가? 참여한 전문가에 의한 환자의 후속조치가 능동적인가 수동적인가? 얼마나 오랜 기간인가?). 기기 레지스트리마다 상당한 차이가 있다. 예를 들어, 중요한 또는 제한된 국가를 대상으로 할 수도 있다. 임상평가자는 환자가 심각한 이상 결과를 경험할 때 레지스트리의 범위를 떠나거나 전문가의 후속조치를 떠나는 가능성도 고려하여야 한다. 일상적인 진료에서도 외과의사나 다른 전문의에 의한 환자 후속조치 기간, 환자 서류 일체 및 추출 데이터의 품질에서도 상당한 차이가 있을 수 있다.

임상경험 데이터의 경우 보고서 또는 데이터 조사(예를 들어, 제조자의 PMS 보고서)는 임상평가자가 정보에 대한 합리적이고 객관적인 평가를 수행하고 해당 기기의 성능과 안전성과 관련한 그 중요성에 대한 결론을 내릴 수 있도록 충분한 정보를 포함하고 있다는 것이 중요하다.

입증되지 않은 보고서나 견해와 같이 데이터에 의해 적절히 지원되지 않는 임상경험 보고서도 예측하지 못한 위험의 식별과 같이 평가에 기여할 수도 있지만 기기의 적절한 임상 성능 및 임상 안전성의 증거로서 이용 되어서는 안 된다.

d. 데이터 처리 및 통계

고려해야 할 관점은 다음을 포함할 수 있다;

- 데이터 처리 방법(데이터를 분석에 적절한 형식으로 전환), 데이터를 일관된 형식으로 변환, 다른 통계로부터 누락된 통계의 재구축, 누락된 데이터 처리의 적절성;
- 분석으로부터의 제외 및 그들의 영향(치료의도 및 프로토콜 별 집단의 공개 및 적절성, 치료의도 및 프로토콜 별 집단군 모두로부터의 결과 공개 포함);
- 통계적 방법의 적절성.

e. 품질 보증

고려해야 할 관점은 다음을 포함할 수 있다;

- EN ISO 14155나 동등한 규격과 같은 임상시험 실시 기준(GCP)에의 적합성;
- 임상시험 계획서와의 적합성, 독립적인 모니터링 및 검사;
- 법적 요구 사항에의 적합성.

일반적으로 유명한 과학 저널의 간행물이 과학적 품질의 지표로 인정되지만 그러한 출판은 가치평가 활동의 우회하거나 감축을 위한 수용 가능한 이유로 고려되지 않는다.

f. 보고서 품질

임상평가자는 다음을 고려하여야 한다:

- 사용된 방법 공개의 적절성
- 다음을 포함하여 데이터 공개의 적절성;
  - 부작용 및 출력 보고의 완전성;
  - 시험 집단에서와 다른 시험 방법에서의 예후인자 배분에 대한 충분한 설명
  - 시험이 원래 생성하려고 설계된 모든 결과에 대한 공개
- 저자에 의해 도출된 결론의 유효성(예: 문서의 결과 부분과 일치하지 않는 결론)

출판물 저자의 이해상충 가능성도 고려되어야 한다.

제조자가 과학 문헌에 보고된 임상시험 보고서의 출처인 경우, 임상평가에 포함하기 위해 제조자가 사용 가능한 문서는 출판된 문헌 그 자체일 뿐일 것이라는 것이 인정된다. 정보가 누락된 경우, 출판물의 방법론적 품질의 등급을 낮출 필요성도 있다.

추가적인 정보는 부속서 A6(임상 데이터의 가치평가 - 적절한 임상 성능 그리고/또는 임상 안전성 입증을 위한 과학적 유효성이 부족한 시험 사례)를 참조하라.

9.3.2 임상평가를 위한 데이터 세트의 관련성 결정 방법

수집된 데이터의 관련성을 평가할 때 데이터가 의료기기의 적절한 임상 성능 및 임상 안전성을 직접적으로 입증하고자 하는지(종종 확증적 데이터라고 불린다) 또는 데이터가 간접적인 지원 역할을 하는지 고려하는 것이 중요하다.

a. 확증적 데이터

- 확증적 데이터는 평가 대상 의료기기의 적절한 임상 성능 및 임상 안전성을 입증하기 위해 필요한 데이터 품질을 가져야만 한다(부속서 A6, 임상 데이터 가치평가 - 적절한 임상 성능 그리고/또는 임상적 안전성 입증을 위한 과학적 유효성이 부족한 시험의 사례를 참조하라);
- 평가 대상 의료기기로부터 생성되거나 또는 의도한 사용 목적에 따라 사용되는 동등한 의료기기로부터 생성된다(동등 의료기기에 대해서는 동등성이 반드시 입증되어야 한다. 부속서 A1, 동등성 입증을 참조하라).

b. 기타 데이터

확증적 데이터가 아닌 데이터는 일반적으로 다음과 같은 목적을 위해 그들의 기여도에 대한 가치평가 및 가중치를 부여한다.

- 해당 의료 분야에서의 현재 지식/최신 기술의 식별 및 정의함으로써 평가 대상 의료기기의 이득/위험 프로파일 및 특정 부작용 평가를 위한 허용 가능한 기준을 결정
- 위해요인(물질 및 기술에 의한 위해요인 포함)의 식별, 개별 사례 보고서는 의료기기와 관련된 새롭고 이전에 알려지지 않은 위해요인의 식별을 위해 이용될 수도 있다.
- (만약 동등성을 주장한다면) 동등성 입증을 위해 이용된 기준의 유효성 정당화
- (만약 대리 변수가 이용된다면) 대리변수의 유효성 정당화;
- 확증 시험의 계획 수립을 위한 입력 제공

일반적으로 해당 정보는 임상평가 보고서의 문헌 검토 부분에 요약된다.

c. 관련성을 결정할 때 고려할 측면

아래의 표는 데이터가 임상평가와 관련이 있는지, 어떠한 관점에서 관련이 있는지를 결정하는데 이용할 수 있는 측면들의 예를 보여준다.

설명	예시들
평가 대상 의료기기의 샘플로부터 어느 범위까지의 데이터가 생성되는가?	- 평가중인 장치 - 동등한 장치 - 비교대상 장치 - 기타 의료기기 및 의학적 대안 - 장치로 관리되는 건강상태에 관한 데이터
어떤 측면이 다루어 지는가?	- 성능 데이터 - 안전성 데이터 - 소유권 주장 - 위험 식별 - 위험의 평가 및 관리 - 현재 지식/최신 기술의 수립 - 이득/위험 관계의 평가를 위한 기준의 결정 및 정당화 - 바람직하지 않은 부작용의 수용가능성 평가를 위한 기준의 결정 및 정당화 - 동등성의 결정 - 대리변수의 타당성 정당화
데이터가 기기의 의도된 목적 또는 기기에 관한 주장과 관련이 있는가?	- 평가대상 장치에 대해 모든 환자집단과 모든 주장에 대해서 전체 의도된 목적을 대표 - 특정 모델/크기/설정 관련 또는 의도된 목적이나 주장의 특정 측면에 대한 우려 - 의도된 목적이나 주장에 관련되지 않음
데이터가 의도된 목적이나 주장의 특정측면과 관련이 있는 경우, 그것들은 특정한 것에 관련이 있는가? - 모델, 사이즈, 혹은 장치의 설정	- 최소/중간/최대 Size - 최저/중간/최고 Dose - 기타
- 사용자 그룹?	- 전문가 - 일반 개업의 - 간호사 - 건강한 성인(일반인) - 장애인 - 아동 - 기타
- 의학적 적응증(해당되는 경우)?	- 편두통 예방 - 급성 편두통 치료 - 뇌졸중 후 재활 - 기타
- 연령대?	- 미숙아/신생아/아동/청소년/성인/노인
- 성별?	- 여성/남성
- 건강상태의 유형 및 심각도?	- 초기/후기단계 - 경도/중간/중증 형태 - 급성/만성단계 - 기타
- 시간범위?	- 적용기간 또는 사용기간 - 반복 노출 횟수 - 추적 조사기간

9.3.3 각 데이터 세트의 기여도어 어떻게 가중치를 부여할 것인가?

데이터의 과학적 유효성 및 관련성에 근거하여 데이터의 상대적 공헌에 따라 가중치가 결정 되어야 한다.

의료기기의 다양성으로 인해 임상 데이터 가중치 결정을 위한 확립된 유일한 방법은 없다:

- 임상평가자는 특정 평가에 적용할 수 있는 적절한 기준을 식별하여야 한다.
- 이러한 사전 정의된 기준은 임상평가자에 의해 엄격하게 준수되어야 한다.

일반적으로 임상 데이터는 평가 대상 의료기기를 가지고 그 사용 목적으로 사용하며 환자 및 사용자가 목표 집단을 대표하면서 수행된, 잘 설계되고 모니터링된 무작위 통제 임상시험(무작위 통제 시험이라고도 부른다)을 통해서 생성될 때 가장 높은 가중치가 부여하여야 한다.

비고) 무작위 임상시험이 항상 실현 가능하고 및/또는 적절하지 않을 수도 있으며 대체 시험 설계가 적절한 가중치의 관련 임상 정보를 제공할 수 있음을 인정한다.

증거를 거부할 때 임상평가자는(제조자에 의해 생성되고 보유된 시험 및 보고서에 대해서 뿐만 아니라 1단계에서 식별된 다른 문서에 대해서도) 이유를 문서화하여야 한다.

10절 임상 데이터 분석(3 단계)

10.1 일반 고려 사항

분석 단계의 목표는 기기를 그 의도한 목적으로 사용했을 때 의료기기에 대해 이용 가능한 가치평가된 데이터 세트가 기기의 임상 성능 및 임상 안전성에 관한 각 필수요구사항에 적합함을 입증하는지 판단하는 것이다.

적합성을 입증하기 위해 임상평가자는 다음을 수행하여야 한다;

- 믿을 만한 방법의 사용;
- 포괄적 분석 수행;
- 추가적인 임상시험이나 기타 다른 수단이 필요한지 여부 결정;
- PMCF 필요성 결정

10.2 특별 고려 사항

a. 믿을 만한 방법의 사용

현재 지식/최신 기술을 설명하는 문헌 검토가 1단계에서 확인된 관련 문헌을 준비하고 2단계에서 평가해야 한다.

가치평가 단계에서 개발되어 할당된 가중치 부여 기준을 적용하여 중요한 것으로 고려될 수 있는 데이터 세트를 식별할 수 있다.

임상 데이터를 분석하는데 이용 가능한 방법은 일반적으로 정량적이거나 또는 정성적이다. 의료기기의 성격과 환경에 따라 일부 기기에 대해서는 정성적(즉 설명적) 방법이 이용될 필요가 있을 수도 있다. 정성적 방법에 의지하는 것은 정당한 이유가 있어야 한다. 일반적으로 시장 출시 이후 단계에서 사고 횟수와 같이 이용 가능한 임상 데이터는 현재 지식/최신 기술과 관련하여 정량적으로 평가되어야 한다.

확증적 데이터 세트의 결과는 검토하여 특정 의료기기 성능 특성 및 식별된 위험에 걸쳐서 결과의 일관성을 확인하여야 한다.

만약 서로 다른 데이터 세트가 유사한 출력을 보고한다면 견고성에 대한 확신은 높아질 것이다. 만약 데이터 세트들 사이에서 서로 다른 결과가 관찰된다면 그러한 차이의 이유를 결정하는 것이 도움이 될 수 있다. 그것과 관계없이 모든 데이터 세트를 고려하고 포함되어야 한다. 검토자가 서로 상반되는 정보를 다룰 때는 2단계에서 데이터 세트에 부여된 가중치를 고려하여야 한다. 관련성이 있는 경우 평가에 대해 데이터 세트의 가치가 부족한 것에 대해서는 합리적 근거를 제공하여야 한다.

일반적으로(단일 환자에 대한 보고서와 같이) 방법론적으로 적합하지 않은 데이터는 의료기기의 적절한 임상 성능 및 임상 안전성을 입증하는데 사용되어서는 안 된다.

추가적인 정보는 부속서 A6(임상 데이터 가치평가 - 적절한 임상 성능 그리고/또는 임상 안전성 입증을 위한 과학적 유효성이 부족한 시험의 사례)를 참조하라.

평가가 제한적인 데이터에 근거하는 예외 상황에서는 그러한 상황을 임상평가 보고서에서 설명하고 타당성이 입증되어야 한다. 추가적인 정보 및 특별한 고려 사항은 부속서 A8(의학적 필요를 충족시키지 못하는 기기 - 고려할 측면)을 참조하라.

b. 포괄적 분석

임상평가자는 다음을 수행하여야 한다.

- 의료기기의 임상 성능 및 임상 안전성과 관련된 각 필수요구사항에 적합한지 결정하여야 한다. 특정 필수요구사항에 대한 세부 정보는 부속서 A7(임상 데이터 분석 - 특정 필수요구사항에의 적합성)을 참조하라.
- 평가는 다음을 포함한다.
  - 안전성을 검증하기 위한 전 임상시험(예를 들어, 사내 시험, 동물 시험 등)의 적절성
  - 의료기기의 의도한 사용 목적과 관련된 환자나 사용자 또는 기타 사람에 대한 위험
  - 환자에 대한 이득
  - 의료기기가 제조자의 모든 주장을 포함하여 제조자가 의도한 성능을 달성하는지에 대한 확인
  - 사용 오류에 따른 위험을 가능한 한 줄이고 설계가 의도한 사용자(해당하는 경우 일반인, 전문가, 장애인 또는 기타 사용자 등)에 적절한 것인지에 대한 확인

  - 위험 감소 조치가 IFU에서 올바르게 다루어지고 있는지를 포함하여 제조자가 공급하는 정보의 적절성(사용설명서, 위험의 설명, 경고, 주의사항, 금기사항, 예측 가능한 의도하지 않은 상황을 관리하기 위한 지침 등)
- 임상평가가 적용되는 모든 제품과 그들의 의도된 사용목적의 모든 측면을 고려하여야 한다. 다음과 관련된 정보와 관련하여 모든 증거의 차이를 식별하여야 한다.
  - 의료기기와 인체 사이의 상호 작용에 대한 이해;
  - 다음을 고려하여 이용 가능한 데이터의 포괄성;
    - ✓ 전체 범위의 제품/모델/크기/설정
    - ✓ 전체 범위의 사용 조건 및 사용 목적
    - ✓ 의료기기에 노출되는 예상 환자의 수
  - 환자 모니터링의 형식 및 적절성
  - 부작용의 수와 심각도
  - 각 식별된 위해요인에 대해 관련 위험 산정의 적절성
  - 진단 또는 치료되는 조건의 심각도와 자연사
  - 다른 의료기기 및 의학적 대안의 이용 가능성과 이득/위험 프로파일을 포함한 현재의 의료 표준
- 평가 대상 의료기기에 대한 임상평가, 제조자가 제공하는 정보 및 위험관리 문서 사이에 일관성 및 일치가 있는지 평가한다; 모든 위해요인 및 기타 임상적으로 관련 있는 정보들이 적절히 식별되고 분석됨을 보장하기 위해 모든 차이를 식별하여야 한다,
- 위에 언급된 문서들과 현재 지식/최신기술 사이에 일관성이 있는지 평가한다.

c. 추가적 임상시험이나 기타 조치가 필요한지에 대한 결정

임상평가자는 누락된 데이터를 생성하고 적합성 문제를 제거하기 위해 추가적인 임상시험 또는 기타 조치가 필요한지 식별하여야 한다.

식별된 차이를 처리하기 위해 필요한 데이터는 다음을 포함하여 필수요구사항에의 적합성과 관련하여 확신을 가지고 결론을 도출할 수 있도록 결정하여야 한다.

- 안전성, 성능 및 이득/위험 프로파일의 평가
- 높은 수준의 건강 보호 및 안전에 대한 양립성(규격과 이용 가능한 대안, 위험 최소화, 환자 요구 및 선호도 등을 참조하며 현재 지식/최신 기술을 고려하여 결정할 수 있다).
- 바람직하지 않는 부작용 허용 가능성
- 사용 오류의 위험 및 의도한 사용자에 대한 IFU의 적절성
- 이용 가능한 정보들 사이의 일관성

추가적인 임상시험이 언제 수행되어야 하는지에 대한 세부 정보는 부속서 A2 참조하라.

d. PMCF 필요성 결정

필요성을 결정하기 위해 임상평가자는 잔여 위험과 모든 불확실성 또는 해결되지 못한 문제를 설명하여야 한다. 임상평가자는 또한 희귀한 합병증, 중기 및 장기 성능의 불확실성 또는 광범위한 사용에서의 안전성과 같은 측면도 포함시켜야 한다.

10.3. 임상 데이터에 근거한 적합성 입증이 적절하지 않을 경우

임상 데이터에 근거하여 필수요구사항에의 적합성 입증이 적절하지 않을 경우 그러한 배제에 대한 충분한 타당한 이유가 제공되어야 한다:

- 타당한 이유는 위험관리 절차의 결과를 기반으로 하여야 한다. 여기에는 문헌으로부터 식별된 배경이 되는 임상 데이터의 평가와 평가 대상 의료기기에 대한 이들의 관련성에 대한 가치평가를 포함하고 있어야 한다.
- 기기/인체 상호작용, 의도한 임상 성능 및 제조자의 주장 등이 특별히 고려되어야 한다.
- 임상데이터 없이 성능 평가와 사내 시험 및 전 임상평가에 근거한 필수요구사항에 대한 적합성이 적절하게 입증되어야 한다.
- 임상평가는 여전히 필요하며 위에 언급한 정보와 증거에 기반한 타당한 이유는 임상평가 보고서 안에 제시되어야 한다.

11절 임상평가 보고서(CER, 4단계)

임상평가 보고서는 임상평가 및 그 결과를 문서화하기 위해 작성하여야 한다.

임상평가 보고서는 독립적 기관(예를 들어 규제 당국 또는 인증기관)이 읽고 이해할 수 있을 정도의 충분한 정보를 포함해야 한다. 그러므로 임상평가자가 채택한 검색 기준, 이용 가능한 데이터, 모든 가정 및 도달한 결론 등을 위한 충분한 세부 사항을 제공해야 한다.

임상평가 보고서의 내용은 이들을 지원하는 관련 문서들과 상호 참조되어야 한다. 어떠한 진술이 어떠한 데이터에 의해 입증되는지 그리고 어떠한 것이 임상평가자의 결론이나 의견을 반영하는지 명확해야 한다. 보고서는 문헌에 근거한 데이터와 모든 임상시험 보고서의 제목 및 시험코드(관련되고 이용 가능한 경우)를 참조하고 있어야 하며 제조자의 기술문서 안의 위치를 상호 참조하여야 한다.

정보의 양은 기기나 기술의 이력에 따라 달라 질 수 있다. 새로운 기기 또는 기술이 개발된 경우 보고서는 개발 과정의 개요와 모든 임상 데이터가 생성된 개발주기의 요점을 포함할 필요가 있다.

보고서는 임상평가의 여러 단계의 개요를 서술하는 것이 중요하다 :

- 0단계, 임상평가의 범위 :
  - 임상평가 보고서에서 다루는 제품/모델/크기/설정과 의료기기가 기반을 두고 있는 기술, 사용 조건 및 의료기기의 사용 목적을 포함하여 평가의 범위 및 배경을 설명한다;
  - 의료기기의 임상 성능 또는 임상 안전에 대한 모든 주장을 문서화한다.

- 1단계, 관련 데이터 식별 :
  - 문헌검색 전략을 설명한다;
  - 식별된 임상 데이터 및 관련 전 임상 데이터의 특성과 범위를 제시한다.

- 2단계, 관련 데이터의 가치평가 :
  - 데이터 세트의 가치평가를 위해 임상평가자가 사용한 기준을 설명한다;
  - 관련 데이터 세트(방법, 결과, 저자의 결론)를 요약한다;
  - 이들의 방법론적 품질, 과학적 유효성, 평가와의 연관성, 증거에 부여된 가중치 및 모든 한계 등을 평가한다;
  - 특정 데이터나 문서를 거부한 타당한 이유를 제시한다.

- 3단계, 임상 데이터 분석 :
  - 적용 가능한 조화규격으로부터의 임상 데이터 요구사항에 대한 적합성 확인 및 임상 데이터와 같은 참조 데이터가 평가 대상 의료기기의 임상 성능 및 임상 안전성 입증을 위한 충분한 임상증거를 구성하는지 여부와 그 방법;
  - 의도한 사용 목적의 모든 측면과 임상평가에 의해 다루어지는 모든 제품/모델/크기/설정에 대한 적절한 데이터가 있는지 여부에 대한 설명
  - 기기의 이득과 위험 설명(그들의 특성, 가능성, 범위, 지속시간 및 빈도);
  - 해당 의료 분야에서의 현재 지식/최신 기술에 따라, 적용 가능한 규격 및 가이던스 문서, 이용 가능한 의학적 대안을 참조하여 이득/위험 프로파일의 허용 가능성과 기기의 임상적 특성에 관계된 모든 필수 요구 사항(MDR GSPR1, GSPR6, GSPR8; MDD ER1, ER3, ER6; AIMDD ER1, ER2, ER5)의 충족에 관한 임상평가자의 분석 및 결론을 설명;
  - 평가 대상 의료기기의 임상 데이터와 제조자가 공급하는 정보, 위험관리 문서 사이에 일관성이 있는지 분석;
  - 이러한 문서들과 현재 지식/최신 기술 사이에 일관성이 있는지 여부;
  - 모든 차이 식별;
  - 잔여 위험과 PMCF 시험을 포함하여 PMS 과정에서 추가적인 평가가 필요한(희귀한 합병증, 중기 및 장기 성능과 관련된 불확실성, 광범위한 사용에 따른 안전성과 같은) 불확실성이나 대답하지 못한 질문 식별

임상평가자는 임상평가보고서를 확인하고 그들의 분석 및 의견에 대한 정확한 진술을 반영하고 있는지 확인하고 서명하여야 한다. 이들은 그들의 CV와 그들의 이해관계선언서를 제조자에게 제출하여야 한다.

임상평가 보고서는 날짜와 개정관리가 되어야 한다.

임상평가보고서에 대한 제안 형식은 부속서 A9(임상평가 보고서 - 제안하는 목차 및 내용의 예제)을 참조하라.

임상평가 보고서의 공개를 위해 확인해야 할 측면에 대한 제안이 부속서 A10(임상평가 보고서 배포를 위한 체크리스트 제안)에 요약되어 있다.

이해관계선언서 정보는 A11(이해관계선언서 정보)를 참조하라.

12절 임상평가 보고서 평가에서의 인증기관의 역할

인증기관은 관련 지침의 필수요구사항에 대한 기기의 적합성 입증을 지원하기 위해 의료기기 제조자가 제공한 임상평가 보고서 및 지원 문서의 평가 및 검증에 핵심 역할을 한다.

인증기관을 위한 세부적인 권장 사항은 부속서 A12(인증기관의 활동)을 참조하라. 여기에는 다음이 포함되어 있다;

- 설계 문서를 포함한 기술문서의 일부로서 의료기기 제조자가 제공한 임상평가 보고서 심사를 위한 인증기관에 대한 가이던스, 그리고
- 의료기기와 관련된 임상 측면의 평가를 위한 인증기관 내부 절차 개발에 대한 인증기관을 위한 가이던스.

추가적으로 인증기관 운영그룹(NBOG)에서 발행한 문서도 참조하라. NBOG 문서는 모범 사례와 체크리스트 및 양식을 포함한다.

MDR 부속서 I 8, MDD 부속서 I 6a 조항 및 AIMD 부속서 1 5a 조항에 따라 필수요구사항에 적합함을 입증하는 것은 2017/745의 부속서 XIV, 93/42/EEC 의 부속서 X 나 AIMD의 부속서 7에 따라 수행된 임상평가를 포함하여야 한다. 이 조항은 모든 종류의 의료기기에 적용된다.

임상 데이터에 근거한 필수요구사항에 대한 적합성 입증이 적절하지 않은 경우 그 이유는 제조자에 의해 적절하게 정당화 하고 위험관리 절차의 결과에 기반하고 있어야 한다. 기기-인체 상호작용, 의도한 사용 목적 및 제조자에 의한 주장 등은 특별히 고려되어야 한다. 임상 데이터가 없는 성능 평가와 사내 시험 및 전 임상평가에 근거한 적합성 입증의 타당성은 적절한 절차에 따라 근거를 제시하여야 한다. 인증기관은 제조자 근거의 타당성, 제시한 데이터의 적절성 및 적합성이 입증되었는지 여부를 검토하여야 한다. 그럼에도 불구하고 임상평가는 여전히 필요하며 위에 언급된 정보 및 증거에 입각한 타당성은 평가 대상 의료기기에 대한 임상평가로서 제시되어야 한다.

5-12 안전 및 성능 요구사항

5-12-1 MDR 일반 안전 및 성능 요구사항(GSPR)

I 일반 요구사항

1. 기기는 해당 제조자가 의도한 성능을 달성해야 하며 정상적인 사용 조건에서 의도된 목적에 적합하도록 설계되고 제조되어야 한다. 기기는 안전하고 효과적이여야 하며 환자의 임상적 상태나 안전 또는 사용자나 적용 가능한 경우 다른 사람들의 안전이나 건강을 손상시키지 않아야 한다. 단, 사용과 관련될 수 있는 위험은 일반적으로 인정되는 최첨단 기술 수준을 고려하여 환자의 이득에 비중을 두고 건강과 안전에 대한 높은 수준의 보호와 양립할 때 허용 가능한 위험을 구상하는 것에 한한다

2. 본 부속서에서 위험을 가능한 한 줄이기 위한 요구사항은 위험-이득 비율에 악영향을 미치지 않으면서 가능한 한 위험을 감소시키는 것을 의미한다.

3. 제조자는 위험관리 시스템을 수립, 이행, 문서화 및 유지해야 한다.

   위험관리는 정기적인 시스템 업데이트가 요구되는 기기의 전체 라이프사이클에 걸쳐 지속적인 반복 프로세스로 이해해야 한다. 위험관리를 수행함에 있어 제조자는 다음을 수행해야 한다.

   (a) 각 기기에 대한 위험관리 계획을 수립 및 문서화

   (b) 각 기기와 관련된 알려진 위험 및 예측 가능한 위험을 식별 및 분석

   (c) 의도된 사용 및 합리적으로 예측 가능한 오용과 관련하여 발생하는 위험을 추측하고 평가

   (d) Section 4의 요구사항에 따라 point(c)에 언급된 위험을 제거 및 관리

   (e) 생산 단계 및 특히 시판 전 시장감시 시스템의 정보가 다음에 미치는 영향 평가. 위해와 발생빈도, 관련 위험의 추정뿐아니라 전체 위험, 위험-이득 비율 및 위험 수용 능력

   (f) Point(e)에서 언급한 정보의 영향에 대한 평가를 토대로, 필요한 경우 Section 4의 요구사항에 따라 통제 조치를 수정해야 한다.

4. 기기의 설계 및 제조를 위해 제조자가 채택한 위험관리 수단은 일반적으로 인정된 기술 수준(상태)를 고려하여 안전 원칙을 준수해야 한다. 위험을 감소시키기 위해, 제조자는 각 위험 요소와 관련된 잔여 위험뿐아니라 전반적인 잔여 위험을 수용할 수 있도록 위험을 관리해야 한다. 가장 적절한 해결책을 선택할 때, 제조자는 다음 우선순위에 따라야 한다.

(a) 안전한 설계 및 제조를 통해 가능한 한 위험을 제거하거나 감소

(b) 해당되는 경우, 제거할 수 없는 위험과 관련하여 필요한 경우 경고를 포함한 적절한 보호 조치를 취함

(c) 안전(경고/예방/금기사항)에 대한 정보 제공 및 해당되는 경우, 사용자 교육

제조자는 사용자에게 모든 잔여 위험에 대해 통지해야 한다.

5. 사용 오류와 관련된 위험 제거 또는 감소를 위해 제조자는 다음을 수행해야 한다.

(a) 기기의 인체 공학적 특성과 관련된 위험 및 기기가 사용되도록 의도된 환경으로 인한 사용 실수에 대한 위험 감소(환자의 안전을 위한 설계), 그리고

(b) 기술적 지식, 경험, 교육, 훈련 및 사용 환경과 적용 가능한 경우, 의도된 사용자(비전문가, 전문가, 장애인, 또는 기타 사용자)를 위한 의학적 및 물리적 조건.

6. 기기의 특성 및 성능은 기기가 정상적으로 사용되는 동안에 발생하는 부하(스트레스)를 받았을 때, 그리고 제조자의 지침에 따라 올바르게 유지된 경우, 제조자가 명시한 그 기기의 수명 기간 동안에는 환자 또는 사용자 및 해당되는 경우, 다른 사람의 건강 및 안전을 위태롭게 하는 수준 정도까지 악영향을 받지 않아야 한다.

7. 기기는 온도 및 습도의 변동 등 제조자가 제공한 지시 및 정보를 고려하여 운송 및 보관하는 동안에 특성 및 성능에 악영향을 미치지 않도록 설계, 제조 및 포장되어야 한다.

8. 모든 알려지거나 예측 가능한 위험 및 모든 원하지 않은 부작용은 최소화되어야 하며 정상적인 사용 조건에서 기기의 달성된 성능에 의해 발생되는 환자 및/또는 사용자에 대한 평가된 이득과 비교할 때 허용 가능해야 한다.

9. 부속서 16에 언급된 기기의 경우 Section 1 및 8에 명시된 일반 안전 요구사항은 기기가 의도된 목적 및 조건 하에서 사용될 때 전혀 위험을 나타내지 않거나 기기가 사람의 안전과 건강에 대한 높은 수준의 보호와 일치하는 제품의 사용과 관련하여 최대로 허용 가능한 위험을 넘지 않음을 나타낸다는 것을 의미하는 것으로 이해되어야 한다.

II 설계 및 제조에 관한 요구사항

10. Chemical, physical and biological properties(화학적, 물리적 및 생물학적 특성)

10.1 기기는 Chapter I(일반 요구사항)에 언급된 특성 및 성능 요구사항이 충족되도록 설계 및 제조되어야 한다. 특히 다음 사항에 대해 주의를 기울여야 한다.

(a) 특히 독성과 관련하여 사용되는 재료 및 물질의 선택 및, 관련된 경우, 가연성(인화성)

(b) 흡수, 분배, 신진대사 및 배설과 관련된 기기의 의도된 목적을 고려하여, 사용된 재료 및 생물학적 조직, 세포 및 체액 간의 양립성.

(c) 하나 이상의 이식 가능한 부분으로 구성된 기기의 다른 부분들 사이의 호환성

(d) 재료 특성에 대해 공정이 미치는 영향

(e) 해당되는 경우, 사전에 유효성이 입증된 생물 물리학적 또는 모델링 연구의 결과

(f) 강도, 연성(ductility), 파절 저항성(fracture resistance), 내마모성(wear resistance) 및 내피로성(fatigue resistance)과 같은 문제를 반영하여 사용된 재료의 기계적 특성

(g) 표면특성(surface properties)

(h) 기기가 정의된 화학적 및/또는 물리적 사양을 충족하는지 확인

10.2 기기는 기기의 의도된 목적을 고려하여 환자 및 기기의 운송, 보관 및 사용과 관련된 사람들에게 오염 물질 및 잔류물로 인한 위험을 최소화하는 방법으로 설계, 제조 및 포장되어야 한다. 그러한 오염 물질 및 잔류물에 노출된 조직과 노출 기간 및 빈도에 특별한 주의를 기울여야 한다.

10.3 기기는 의도된 사용 중에 접촉하는 가스를 포함하여 재료 및 물질과 함께 안전하게 사용할 수 있도록 설계되고 제조되어야 한다. 만약 기기가 의약품을 투여하도록 의도된 경우 그 기기는 의약품을 관리하는 규정과 제약에 따라 관련 의약품과 양립할 수 있는 방법으로 설계 및 제조되어야 하며, 의약품과 기기의 성능이 각각 표시 및 의도된 용도에 따라 유지되도록 설계 및 제조되어야 한다.

10.4 물질

10.4.1 기기의 설계 및 제조

기기는 기기에서 방출될 수 있는 마모 찌꺼기, 분해 생성물 및 가공 잔여물을 포함하여 물질 또는 입자에 의해 야기된 위험을 가능한 한 줄일 수 있는 방법으로 설계되고 제조되어야 한다.

다음과 같은 기기, 또는 그 부품 또는 이곳에 사용된 물질은 :

- 침입하여 인체와 직접 접촉하는
- 의약품, 체액 또는 가스를 포함한 기타 물질을 신체에서/신체로(재)투여, 또는

◆ 신체에(재)투여할 의약품, 체액 또는 가스를 포함한 물질을 운반 또는 보관

Section 10.4.2에 따라 정당화되는 경우 0,1% 중량(w/w)을 초과하는 농도의 다음과 같은 물질만을 포함해야 한다.

(a) 유럽 의회 및 평의회[1] 의 규정(EU) No 1272/2008의 부속서 6의 Part 3에 따라 카테고리 1A 또는 1B의 발암성, 돌연변이성, 생식독성 물질('CMR'), 또는

(b) 신체에 심각한 영향을 미칠 수 있다는 과학적 근거가 있는 내분비 교란성질을 갖는 물질. 이는 유럽 의회 및 평의회의 규정(EU) No 1907/2006의 제59조에 명시된 절차에 따르거나 유럽 의회 및 평의회의 규정(EU) No 528/2012의 제5조(3)의 첫 번째 세부 단락에 의거하여 위원회에 의해 일단 위임된 법률이 설립된 기준 사이에 인체의 건강과 관련한 기준에 따라 식별된다.

10.4.2 CMR 및/또는 내분비 교란 물질의 존재에 대한 정당성

이러한 물질의 존재에 대한 정당화는 다음에 근거하여야 한다.

(a) 물질에 대한 잠재적 환자 또는 사용자의 노출에 대한 분석 및 평가

(b) 가능한 경우 독립적 연구, 동료 검토 연구, 관련 과학 위원회의 과학적 의견 및 이러한 대안의 이용 가능성에 대한 분석을 포함한 가능한 대체 물질, 재료 또는 설계에 대한 분석

(c) 가능한 물질 및/또는 대체 가능한 물질이나 가능한 경우, 설계변경이 제품의 기능, 수행 및 위험-이득 비율을 유지하는 것과 관련하여 부적절한 이유에 대한 논증. 이는 이러한 기기의 의도된 사용이 그러한 물질 및/또는 재료에 특히 취약하다고 간주되는 아동치료, 임산부나 수유중인 여성의 치료 또는 기타 환자 그룹의 치료를 포함하는지 고려하는 것을 포함한다.

(d) 적용 가능하거나 이용가능한 경우, Section 10.4.3 및 10.4.4 에 따른 최신 관련 과학 위원회 지침

10.4.3 프탈레이트에 대한 지침

Section 10.4의 목적을 위해, 위원회는 관련 과학 위원회에 가능한 한 빨리 및 [본 규정의 발효일로부터 1년]까지 [본 규정의 적용 일자] 전에 준비되어야 할 지침을 준비하는 위임장을 제공해야 한다. 위원회의 위임장은 최소한 Section 10.4.1의 point(a) 및(b)에 언급된 물질 그룹 중 하나에 속하는 프탈레이트의 존재에 대한 위험-이득 평가를 포함해야 한다. 위험-이득 평가는 기기의 사용의 의도된 목적 및 맥락뿐 아니라 이용 가능한 대체 물질 및 대체 재료, 설계 또는 의료 조치를 고려해야 한다. 최신 과학적 증거를 토대로 적절하다고 판단되더라도 최소 5년마다 지침을 개정해야 한다.

10.4.4 기타 CMR 및 내분비 교란 물질에 대한 지침

그 후, 위원회는 관련 과학 위원회에게Section 10.4.3.에 언급된 지침서를 작성하도록 의무화하고, 해당되는 경우 Section 10.4.1의 points(a) 와(b)에 언급된 다른 물질들에 대해서도 작성하도록 해야 한다.

10.4.5 라밸링

Section 10.4.1에 언급된 바와 같이 기기, 그 부품 또는 그 곳에 사용된 재료가 0.1% 중량(w/w) 이상의 농도의 Section 10.4.1의 point(a) 또는(b)에 언급된 물질을 포함하고 있는 경우, 이러한 물질의 존재는 기기 자체 및/또는 기기의 포장 또는 해당되는 경우 판매용 포장재에 해당 물질의 목록과 함께 라벨이 포함되어야 한다. 아이들의 치료나 임산부 혹은 수유중인 여성의 치료, 또는 기타 다른 환자 그룹의 치료를 포함하는 이러한 기기의 의도된 사용이 그러한 물질 및/또는 재료에 특히 취약하다고 간주되는 경우, 환자 그룹의 잔여 위험에 관한 정보 및 적용 가능한 경우 적절한 예방조치에 관한 정보가 사용 지침에 제공되어야 한다.

10.5 기기는 기기 및 사용하고자 의도된 환경의 특성을 고려하여 의도치 않게 물질이 기기에 침투하여 발생할 수 있는 위험을 가능한 한 줄일 수 있는 방법으로 설계되고 제조되어야 한다.

10.6 기기는 손상되지 않은 피부에 접촉하지 않는 한, 환자의 또는 사용자의 신체에 방출되거나 방출될 수 있는 입자의 크기 및 성질과 관련된 위험을 가능한 한 줄이도록 설계되고 제조되어야 한다. 나노 물질에 특별한 주의를 기울여야 한다.

11. 감염 및 세균 오염

11.1 기기 및 그 제조 공정은 환자, 사용자 및 해당되는 경우 기타 사람들에게 감염의 위험을 가능한 한 많이 제거하거나 줄이도록 설계되어야 한다. 설계는 다음과 같아야 한다.

(a) 주사 침 상해(needle stick injuries)와 같은 의도하지 않은 절단 및 찔림으로부터의 위험을 가능한 한 감소시켜야 한다.

(b) 쉽고 안전하게 다룰 수 있도록 해야 한다

(c) 사용하는 동안 기기 및/또는 미생물에 의한 노출로부터 가능한 한 미생물 누출을 감소시켜야 한다.

(a) 시료 또는 유체와 같은 기기 또는 내용물의 미생물 오염을 방지해야 한다.

11.2 필요한 기기는 안전한 세척, 소독 및 /또는 재-멸균을 용이하게 하도록 설계되어야 한다.

11.3 특정 미생물 상태라고 라벨된(라벨이 부착된) 기기는 시판될 때 그 상태로 유지되고 제조자가 명시한 운반 및 보관 조건 하에서(그 상태가) 유지되도록 설계, 제조 및 포장되어야 한다

11.4 멸균 상태로 운반된 기기는 시판될 때 멸균된다는 것과 멸균 상태를 유지하기 위한 포장이 손상되지 않는 한 멸균상태가 유지되는 것을 보장하도록 사용 지점에 포장이 열릴 때까지 제조자가 지정한 운반 및 보관 조건 하에 적절한 절차에 따라 설계, 제조 및 포장되어야 한다. 포장의 무결성은 최종 사용자에게 명확하게 드러나도록 해야 한다.

11.5 멸균으로 라벨된 기기는 적절하고 검증된 방법으로 가공, 제조, 포장 및 멸균되어야 한다.

11.6 멸균되어야 하는 기기는 적절히 관리된 상태 및 설비 하에서 제조 및 포장되어야 한다.

11.7 비-멸균 기기에 대한 포장 시스템은 제품의 무결성 및 세척을 유지해야 하며, 사용하기 전에 기기를 멸균해야 하는 경우 미생물 오염의 위험을 최소화해야 한다. 포장 시스템은 제조자가 표시한 멸균 방법을 고려하여 적합해야 한다.

11.8 기기의 라벨링은 기기가 멸균되었음을 나타내는데 사용된 기호 이외에 멸균 및 비-멸균 상태에서 시판된 동일하거나 유사한 기기를 구별해야 한다.

12. 의약품으로 간주되는 물질 및 인체에 흡수되거나 국부적으로 분산된 물질 또는 물질의 조합으로 구성된 기기를 포함하는 기기

12.1 제1조(8)의 첫 번째 하위 단락에 언급된 기기의 경우, 별도로 사용되는 경우 지침 2001/83/EC의 제1조의 point(2)의 의미 내에서 의약품으로 간주되는 물질의 품질, 안전성 및 유용성은 본 규정에 따른 적용 적합성 평가 절차에서 요구하는 지침 2001/83/EC에 대한 부속서 1에 명시된 방법으로 유추하여 검증해야 한다.

12.2 인체에 도입될 물질 또는 물질의 조합으로 구성된 기기 및 인체에 흡수되거나 국부적으로 분산된 기기는 적용 가능한 경우 및 본 규정에서 다루지 않는 측면들로 제한된 방식으로, 본 규정에 따른 적용 가능한 적합성 평가 절차에서 요구하는 흡수, 분포, 대사, 배설, 국부 내성, 독성, 다른 기기와의 상호작용, 의약품 또는 기타 물질 및 부작용 가능성의 평가를 위해 지침 2001/83/EC 에 대한 부속서 1에 규정된 관련 요구사항을 준수해야 한다.

13. 생물학적 유래 재료를 포함하는 기기

13.1 제1조(6)의 point(g)에 따라 본 규정의 적용 대상이 되지 않거나 생존 불가능한 인체 유래 조직 또는 세포의 파생물을 사용하여 제조된 기기에 대해서는 다음 사항을 적용한다.

(a) 조직 및 세포의 기증, 조달 및 시험은 지침 2004/23/EC에 따라 수행되어야 한다.

(b) 조직 및 세포 또는 파생물의 가공, 보존 및 기타 다른 취급은 환자, 사용자 및 해당되는 경우 다른 사람에게 안전을 제공하기 위해 수행되어야 한다. 특히, 바이러스 및 기타 전달물질에 대한 안전성은 적절한 소싱(sourcing) 방법과 제조 공정 과정에서 제거 또는 비활성화에 대한 검증된 방법으로 해결되어야 한다.

(c) 이러한 기기에 대한 추적 시스템은 지침 2004/23/EC 및 지침2002/98/EC에 규정된 추적성 및 데이터 보호 요구사항을 보완하고 호환 가능해야 한다.

13.2 비 생산적이거나 비 생존 가능한 동물 유래 조직 또는 세포 또는 그 파생물을 이용하여 제조된 기기의 경우, 다음 사항을 적용해야 한다.

(a) 동물의 종, 동물 유래 조직 및 세포 또는 그 파생물을 고려하여 실현 가능한 경우, 조직의 의도된 사용에 적합한 수의학 통제 하에 있는 동물에서 유래한 것이어야 한다. 동물의 지리적 기원에 관한 정보는 제조자가 보관해야 한다.

(b) 동물 유래 조직, 세포 및 물질 또는 그 파생물의 소싱(sourcing), 가공, 보존, 시험 및 취급은 환자, 사용자 및 해당되는 경우 다른 사람들에게 안전을 제공하기 위해 수행되어야 한다. 특히 바이러스 및 기타 전달물질에 대한 안전성은 제조 과정에서 검증된 제거 방법 또는 바이러스 비활성화 구현에 의해 다루어져야 한다. 단, 그러한 방법의 사용이 기기의 임상적 이점을 저해하는 허용할 수 없는 성능 저하를 초래하는 경우는 예외로 한다.

(c) 규정(EU) No 722/2012에 언급된 바와 같이 동물 유래 조직 또는 세포 또는 그 파생물을 사용하여 제조된 기기의 경우, 해당 규정에 규정된 특정 요구사항이 적용된다.

13.3 Section 13.1 및 13.2에 언급된 것 이외의 생존 불가능 생물학적 물질을 사용하여 제조된 기기의 경우, 이러한 물질의 가공, 보존, 시험 및 취급은 환자, 사용자 및 해당되는 경우 폐기물 처리 망을 포함한 기타 사람들에게 안전을 제공하기 위해 수행되어야 한다. 특히, 바이러스 및 기타 전달물질에 관한 안전성은 소싱(sourcing)의 적절한 방법 및 제조 과정에서 검증된 제거 및 비활성화 구현에 의해 다루어져야 한다.

14. 기기의 구축과 환경과의 상호작용

14.1 기기가 다른 기기 또는 장비와 함께 사용되도록 의도된 경우 연결 시스템을 포함한 전체 조합에 안전해야 하며 기기의 지정된 성능을 저하시키지 않아야 한다. 이러한 조합에 적용되는 사용에 관한 제한은 라벨 및/또는 사용 지침에 표시되어야 한다. 유체, 가스 전달, 전기적 또는 기계적 연동(coupling)과 같이 사용자가 처리해야 하는 연결은 오 연결과 같은 모든 가능한 위험을 최소화할 수 있는 방법으로 설계 및 제작되어야 한다.

14.2 기기는 가능한 한 다음을 제거하거나 감소시킬 수 있는 방법으로 설계 및 제조되어야 한다.

(a) 물리적 특성과 관련하여, 볼륨/압력 비율, 치수 및 해당되는 경우 공학적 특징을 포함한 부상의 위험

(b) 자기장, 외부 전기 및 전자기 효과, 정전기 방전, 진단 또는 치료 절차와 관련된 방사선, 압력, 습도, 온도, 압력 및 가속도 변화 또는 무선 신호 간섭(radio signal interferences)과 같은 합리적으로 예측 가능한 외부 영향 또는 환경 조건과 관련된 위험.

(c) 정상적인 사용 조건에서 노출되는 가스를 포함하여 재료, 액체 및 물질과 접촉할 때 기기의 사용과 관련된 위험

(d) 소프트웨어와 그것이 작동하고 상호작용하는 IT 환경 간의 가능한 부정적 상호작용과 관련된 위험

(e) 기기에 우발적인 물질 유입의 위험

(f) 시험(investigation) 또는 치료에 일반적으로 사용되는 다른 기기와의 상호 간섭의 위험

(g) 유지보수 또는 교정이 불가능한 경우(이식용과 같이), 사용된 재료의 노후화 또는 모든 측정 및 제어 기구의 정확성 손실로 인한 위험

14.3 기기는 정상적인 사용 및 단일 고장 상태에서의 화재 또는 폭발 위험을 최소화할 수 있는 방법으로 설계 및 제조되어야 한다. 인화성 또는 폭발성 물질 또는 연소를 유발할 수 있는 물질에 대한 노출이나 사용을 포함한 기기의 의도된 사용에 특히 주의를 기울여야 한다.

14.4 기기는 조정, 교정 및 유지가 안전하고 효과적으로 수행될 수 있도록 설계 및 제조되어야 한다.

14.5 다른 기기 또는 제품과 함께 작동되도록 의도된 기기는 상호 운용성 및 호환성이 신뢰할 수 있고 안전하도록 설계 및 제조되어야 한다.

14.6 모든 측정, 모니터링 또는 display scale은 의도된 목적, 사용자 및 기기가 사용되도록 의도된 환경 조건을 고려하여 인체 공학적 원칙에 따라 설계 및 제조되어야 한다.

14.7 기기는 사용자, 환자 또는 다른 사람에 의한 안전한 폐기와 관련 폐기물의 안전한 폐기가 용이하도록 설계 및 제조되어야 한다. 이를 위해, 제조자는 사용 후 기기를 안전하게 폐기할 수 있는 절차 및 조치를 확인 및 테스트해야 한다. 이러한 절차는 사용 지침에 설명되어야 한다.

15. 진단 또는 측정 기능이 있는 기기

15.1 진단용 기기 및 측정 기능이 있는 기기는 적절한 과학적 및 기술적 방법에 근거하여 의도된 목적에 충분한 정확성, 정밀성 및 안전성을 제공하는 방식으로 설계되고 제조되어야 한다. 정확성의 한계는 제조자에 의해 표시되어야 한다.

15.2 측정 기능이 있는 기기에 의해 수행된 측정은 평의회 지침 80/181/EEC[1] 의 조항을 준수하는 법적 장치로 표현되어야 한다.

16. 방사선에 대한 보호

16.1 일반사항

(a) 기기는 가능한 한 환자, 사용자 및 다른 사람이 방사선에 노출되는 것을 감소시키고, 의도된 목적과 양립할 수 있도록 설계, 제조 및 포장해야 하며, 치료 및 진단 목적을 위한 적절한 특정 수준의 적용을 제한하지 않아야 한다.

(b) 위험하거나 잠재적으로 위험한 방사선을 방출하는 기기의 작동 지침에는 방출된 방사선의 특성, 환자나 사용자를 보호하는 수단 및 오용을 피하고 가능한 한 설치에 내재된 위험을 줄이는 방법에 대한 자세한 정보가 포함되어야 한다. 합격 및 성능 시험, 합격 판정 기준 및 유지 절차에 관한 정보도 명시되어야 한다.

16.2 의도된 방사선

(a) 기기가 방사선의 방사에 내포된 위험보다 매우 크다고 간주되는 특정 의료 목적에 필요한 위험이나 잠재적으로 위험한 이온화 및/또는 비-이온화 방사선을 방사하도록 설계된 경우, 사용자가 방사를 조절하는 것이 가능하여야 한다. 이러한 기기는 허용되는 오차 범위 내에서 관련 매개 변수(variable parameters)의 재현가능성을 보장하도록 설계되고 제조되어야 한다.

(a) 기기가 위험하거나 잠재적으로 위험한 이온화 및/또는 비-이온화 방사선을 방사하도록 의도된 경우, 이러한 방출에 대해 가능한 경우 시각적인 표시 및/또는 청각적 경고가 함께 설치되어야 한다.

16.3 기기는 환자, 사용자 및 다른 사람이 의도하지 않은, 방사 또는 산란된 방사선을 가능한 감소시키는 방식으로 설계 및 제조되어야 한다. 가능하고 해당되는 경우, 환자, 사용자 및 영향을 받을 수 있는 기타 사람들의 방사선에 노출되는 것을 가능한 한 줄이는 방법을 선택해야 한다.

16.4 이온화 방사선

(a) 이온화 방사선을 방사하도록 의도된 기기는 이온화 방사선의 노출에 의한 위험으로부터 보호하기 위한 기본 안전 규격에 규정되어 있는 지침 2013/59/Euratom의 요구사항을 고려하여 설계 및 제조되어야 한다.

(b) 이온화 방사선을 방사하도록 의도된 기기는 가능한 경우 의도된 사용, 방출된 방사선의 양, 기하학적 구조 및 품질을 고려하여 변경 및 통제하고 가능한 경우 치료 중에 모니터링될 수 있도록 설계되고 제조되어야 한다.

(c) 진단 방사선 의학용으로 의도된 이온화 방사선 방사 기기는 환자 및 사용자에 대한 방사선의 노출을 최소화하는 한편 의도된 의료 목적에 적절한 영상 및/또는 출력 품질을 달성하기 위한 방법으로 설계 및 제조되어야 한다.

(d) 치료 방사선 의학용으로 의도된 이온화 방사선 방사 기기는 전달된 방사선의 양, 빔 형태, 에너지 및 해당되는 경우 방사선 품질을 신뢰할 수 있게 모니터링 하고 통제할 수 있도록 설계 및 제조되어야 한다.

17. 전자 프로그램가능 시스템 - 전자 프로그램 가능 시스템 및 그 자체가 기기인 소프트웨어를 통합한 기기

17.1 소프트웨어를 포함하거나 또는 그 자체가 기기인 소프트웨어를 포함한 전자 프로그램 가능 시스템을 포함한 기기는 의도된 사용에 따라 재현성, 신뢰성 및 성능을 보장하도록 설계되어야 한다. 단일 결함 상태가 발생한 경우, 위험이 가능한 한 그로 인한 위험이나 성능 저하를 제거하거나 감소시키기 위한 적절한 조치가 채택되어야 한다.

17.2 소프트웨어를 포함하는 기기 또는 그 자체로 기기인 소프트웨어인 경우, 소프트웨어가 정보 안전, 검증 및 벨리데이션을 포함한 개발 수명 주기, 위험 검증의 원칙을 고려하여 최신기술

에 따라 개발 및 제조되어야 한다.

17.3 본 Section에서 언급된 모바일 컴퓨팅 플랫폼(mobile computing platforms)과 함께 결합하여 사용하도록 의도된 소프트웨어는 모바일 플랫폼의 특정 모습(예. 스크린 사이즈 및 명암비율) 및 사용과 관련된 외부 요소(빛 또는 소음의 레벨에 관한 다양한 환경)를 고려하여 설계 및 제조되어야 한다.

17.4 제조자는 소프트웨어를 의도된 대로 실행하는데 필요한 무단 엑세스 방지 등 하드웨어, IT 네트워크 특성 및 IT 보안 조치에 관한 최소 요구사항을 설정해야 한다.

18. 능동 기기 및 능동기기와 연결된 기기

18.1 단일 결함조건의 경우, 이식이 불가능한 능동기기에 대해서는 이 후 결과로 발생할 수 있는 위험을 제거하거나 감소시키기 위한 적절한 방법이 채택되어야 한다

18.2 환자의 안전이 내부 전원 공급 장치에 따라 달라지는 기기에는 전원 공급 장치의 상태를 판단하는 방법 및 전원 공급량이 critical해지는 시기에 대한 적절한 경고 또는 표시가 장착되어야 한다. 필요한 경우, 이러한 경고 또는 표시는 전원 공급이 critical해지기 전에 제공되어야 한다.

18.3 환자의 안전이 외부 전원 공급 장치에 의존하는 기기는 전원 고장을 알리는 경보 시스템을 갖추고 있어야 한다.

18.4 환자에 대한 하나 이상의 임상적 변수를 모니터 하기 위한 기기는 환자의 건강 상태가 심각하게 악화되거나 사망에 이르게 할 수 있는 상태에 대해 사용자에게 알리는 적절한 경고 시스템을 갖추고 있어야 한다.

18.5 기기는 의도된 환경에서 해당 기기 또는 다른 기기의 작동에 손상을 줄 수 있는 전자파 장애(electromagnetic interference) 발생의 위험을 가능한 한 줄이는 방법으로 설계 및 제조되어야 한다.

18.6 기기는 의도한 대로 작동할 수 있도록 전자파 장애에 내재된 내성을 제공하는 방식으로 설계 및 제조되어야 한다.

18.7 기가 제조자가 지시한 대로 기기가 설치되고 유지되는 한, 기기는 기기의 정상적인 사용과 기기의 단일 결함 상태에서 환자, 사용자 또는 모든 기타 사람에게 우발적으로 감전될 위험을 가능한 한 피할 수 있는 방법으로 설계 및 제조되어야 한다.

18.8 기기는 가능한 한 의도한 대로 기능하지 못하게 할 수 있는 승인되지 않은 엑세스로부터 보호하기 위한 방법으로 설계 및 제조되어야 한다.

19. 이식용 능동 의료기기에 대한 특별 요구사항

19.1 이식용 능동 의료기기는 가능한 한 다음을 제거하거나 최소화하는 방식으로 설계 및 제조되어야 한다.

(a) 전기가 사용되는 기기의 절연, 누설 전류 및 과열에 대한 특정 참조가 있는 에너지 원의 사용과 관련된 위험

(b) 특히 제세동기 또는 고주파 수술 장비 사용으로 인한 치료와 관련된 위험

(c) 유지보수 및 교정이 불가능한 경우 발생할 수 있는 위험은 다음을 포함한다.

- 누설 전류의 과도한 증가
- 사용된 재료의 노화
- 기기에 의해 생성된 초과 열
- 모든 측정 또는 제어 메커니즘의 정확도 감소

19.2 이식용 능동의료기기는 다음을 보장할 수 있는 방법으로 설계 및 제조되어야 한다.

- 해당되는 경우, 해당 물질과 관리 대상 물질의 호환성, 및
- 에너지 원의 신뢰성

19.3 이식용 능동의료기기 및 해당되는 경우 그 해당 부품은 기기 또는 그 구성 부품과 관련하여 잠재적 위험이 발견된 후에 필요한 조치를 취할 수 있도록 식별 가능해야 한다.

19.4 이식용 능동의료기기에는 기기와 기기 제조자가 명확하게 식별할 수 있는 코드가 있어야 한다(특히 기기의 유형 및 제조연도와 관련하여). 이는 필요한 경우 외과 수술 없이 코드를 읽을 수 있어야 한다.

20. 기계적 및 열적 위험으로부터 보호

20.1 기기는 예를들어 운동, 불안정 및 움직이는 부분에 대한 내성과 관련된 기계적 위험으로부터 환자 및 사용자를 보호하는 방식으로 설계 및 제조되어야 한다.

20.2 기기는, 만약 진동이 명시된 성능의 한 부분이 아니라면, 특히 그 근원에서, 진동을 제한하기 위한 기술적 진보 및 이용 가능한 수단들을 고려하여, 그 기기에 의해 발생되는 진동으로부터 야기되는 위험을 가능한 최저 수준으로 감소시키도록 설계 및 제조되어야 한다.

20.3 기기는, 만약 소음이 규정된 성과의 한 부분이 아니라면, 특히 근원적으로, 소음을 제한하기 위한 기술적 진보 및 이용 가능한 수단들을 고려하여, 방사되는 소음으로부터 야기되는 위험을 가능한 최저 수준으로 감소시키도록 설계 및 제조되어야 한다.

20.4 사용자 또는 다른 사람이 취급하는 전기, 가스 또는 유압 및 공압 에너지 공급에 터미널 및 커넥터는 모든 가능한 위험을 최소화하는 방향으로 설계 및 구성되어야 한다.

20.5 위험의 원천이 될 수 있는 특정 부분을 장착하거나 재 조립할 때 발생할 수 있는 오류는 그러한 부품의 설계 및 제작에 의해 불가능 해질 수 있으며, 그렇지 않은 경우 부품 자체 및/또는

하우징에 제공된 정보에 의해 불가능 해 질 수 있다.

위험을 피하기 위해 이동 방향이 알려져야 하는 움직이는 부품 및/또는 그 하우징에 동일한 정보가 제공되어야 한다.

20.6 기기(열을 공급하거나 주어진 온도에 도달하도록 의도된 부품 또는 영역 제외)와 기기 주변의 접근 가능한 부품은 정상적인 사용 조건하에 잠재적으로 위험한 온도에 도달하지 않아야 한다.

21. 에너지 또는 물질을 공급하는 기기에 의해 환자 또는 사용자에게 가해지는 위험으로부터 보호

21.1 환자에게 에너지 또는 물질을 공급하기 위한 기기는 환자 및 사용자의 안전을 보장하기 위해 전달된 양을 충분히 정확하게 설정하고 유지할 수 있도록 설계 및 제작되어야 한다.

21.2 기기에는 위험을 초래할 수 있는 전달된 에너지 또는 전달된 물질의 양이 불충분하다는 것을 예방하거나 또는 나타내는 수단이 갖추어져 있어야 한다. 기기는 가능한 한 에너지나 물질 근원으로부터 위험한 수준의 에너지나 물질이 우발적으로 방출되는 것을 방지하기 위한 적절한 수단을 포함해야 한다.

21.3 통제 및 지시 기능은 기기에 명확하게 명시되어야 한다. 기기가 작동에 필요한 지침을 지니고 있거나 시각 시스템을 통해 작동 또는 조정 매개 변수를 표시하는 경우 이러한 정보는 사용자 및 해당되는 경우 환자가 이해할 수 있어야 한다.

22. 비전문가가 사용할 수 있도록 제조자가 의도한 의료기기에 의해 발생할 수 있는 위험에 대한 보호

22.1 비전문가가 사용하는 기기는 비전문가의 기술 및 환경에서 합리적으로 예상할 수 있는 변화로 인한 영향과 비전문가에게 가능한 기술 및 수단을 고려하여 의도된 목적에 적절하게 수행되도록 설계 및 제조되어야 한다. 제조자가 제공한 정보 및 지침은 비전문가가 이해하고 적용하기 쉬워야 한다.

22.2 비전문가가 사용하는 기기는 다음과 같은 방법으로 설계되고 제조되어야 한다.

- 필요한 경우 적절한 훈련 및 정보를 수령한 후 절차의 모든 단계에서 의도된 사용자가 기기를 안전하고 정확하게 사용할 수 있도록
- 예기치 않은 절단이나 주사 바늘 부상과 같은 찔림의 위험으로부터 가능한 한 적절하게 줄일 수 있도록
- 기기 취급 시 및 해당되는 경우 결과 해석에 의도된 사용자에 의한 오류의 위험을 가능한 한 줄일 수 있도록

22.3 비 전문가가 사용하는 기기는 해당되는 경우 다음의 절차를 포함해야 한다.

- 사용 시 기기가 제조자에 의해 의도된 대로 수행된다는 것을 검증할 수 있는 절차
- 해당되는 경우, 기기가 유효한 결과를 제공하지 못한 경우 경고를 보내는 절차

23. 사용을 위한 라벨 및 지침

23.1 제조자가 공급한 정보에 관한 일반 요구사항

각 기기에는 기기 및 해당 제조자를 식별하는데 필요한 정보와 사용자 또는 모든 다른 사람과 관련된 안전성 및 성능 정보가 적절하게 동봉되어야 한다. 이러한 정보는 기기 자체에, 포장에 또는 사용 지침에 표시될 수 있으며, 제조자가 웹사이트를 보유하고 있는 경우 다음을 고려하여 웹사이트에서 최신 정보를 얻을 수 있도록 해야 한다.

(a) 라벨의 매체, 형식, 내용, 판독성 및 위치와 사용 지침은 특정 기기, 의도된 목적 및 의도된 사용자(들)의 기술적 지식, 경험, 교육 또는 훈련에 적합해야 한다. 특히, 사용 지침은 의도된 사용자가 쉽게 이해할 수 있는 용어로 작성되어야 하며, 해당되는 경우 도면 및 도표로 보완되어야 한다.

(b) 라벨에 요구된 정보는 기기 차제에 제공되어야 한다. 이것이 실용적이지 않거나 적절하지 않은 경우, 정보의 일부 또는 전체가 각 기기의 포장, 또는 여러 기기의 포장에 표시될 수 있다.

(c) 라벨은 사람이 읽을 수 있는 형식으로 제공되어야 하며 무선 주파수 식별('RFID') 또는 바코드와 같이 기계가 읽을 수 있는 정보로 보완할 수 있다.

(d) 사용 지침은 기기와 함께 제공되어야 한다. 예외적으로, 1등급 및 2a등급 기기가 이러한 지시 없이 안전하게 사용될 수 있고 본 Section의 다른 곳에 달리 제공되지 않는 한 사용 지침은 요구되지 않는다.

(e) 단일 사용자 및/또는 장소에 여러 기기가 제공되는 경우, 어떠한 경우에도 추가 지침을 무료로 제공하도록 요청할 수 있는 구매자의 동의가 있을 경우 사용 지침의 단일 사본을 제공할 수 있다.

(f) 사용 지침은 본 규정(EU) No 207/2012또는 본 규정에 따라 채택된 모든 후속 시행 규칙에 명시된 조건 하에서만 종이가 아닌 형식(예. 전자식)으로 사용자에게 제공될 수 있다.

(g) 사용자 또는 다른 사람에게 전달되어야 하는 잔여 위험은 제조자가 제공한 정보에 제한, 금기사항(contraindications), 주의 또는 경고로 포함되어야 한다.

(h) 해당되는 경우, 제조자가 제공한 정보는 국제적으로 인정된 심볼의 형태를 취한다. 모든 심볼 또는 식별된 색은 조화 표준 또는 CS를 준수해야 한다. 조화 표준이나 CS가 없는 영역에서는, 심볼 및 색상을 기기와 함께 제공된 설명서에 설명되어야 한다.

23.2 라벨에 대한 정보

라벨에는 다음의 모든 사항이 포함되어야 한다.

(a) 기기의 명칭 및 상호 명

(b) 사용자가 기기를 식별하기 위해 절대적으로 필요한 세부사항, 포장 내용 및 사용자에게 명확하지 않은 경우 기기의 의도된 용도

(c) 제조자의 명칭, 등록 상표 또는 등록 상표 마크 및 등록된 사업장의 주소

(d) 제조자가 연합 외부에 등록된 사업장을 갖고 있는 경우, 위임대리인의 이름 및 위임대리인의 등록된 사업장의 주소

(e) 해당되는 경우, 기기에 다음이 포함되거나 통합되었음을 나타내는 표시

- 인간 혈액 또는 혈장 파생물을 포함한 의학 물질, 또는
- 인체 유래의 조직 또는 세포, 또는 그 파생물
- 동물 유래의 조직이나 세포 또는 규정(EU) No 722/2012에 언급된 그 파생물

(f) 해당되는 경우, Section 10.4.5에 따라 라벨된 정보

(g) 해당되는 경우, LOT NUMBER 또는 SERIAL NUMBER 또는 이와 동등한 기호 뒤에 오는 기기의 로트 번호 또는 시리얼 번호

(h) MDR 제27조(4) 및 부속서 7의 Part C에 언급된 UDI carrier

(i) 기기를 안전하게 사용하거나 이식하기 위한 time limit의 명확한 표시, 관련 있는 경우 최소한 연도 및 월 단위로 표시

(j) 안전하게 사용할 수 있을 때까지의 날짜 표시가 없는 경우 제조일 표시. 이 제조일은 일자를 명확하게 식별할 수 있는 한 로트 번호 또는 시리얼 번호의 일부로 포함될 수 있다.

(k) 적용되는 특별 저장 및/또는 취급 조건의 표시

(l) 기기가 멸균 상태로 제공되는 경우, 멸균 상태 및 멸균 방법의 표시

(m) 기기의 사용자 및 다른 사람에게 즉각적인 주의를 기울여야 할 경고 또는 주의사항. 이 정보는 최소로 유지될 수 있으며, 이 경우 더 자세한 정보가 의도된 사용자를 고려하여 사용 지침에 표시되어야 한다.

(n) 기기가 일회용 사용을 위해 의도된 경우 해당 사실의 표시. 제조자의 일회용 표시는 연합 전 지역에 일관되어야 한다.

(o) 기기가 재처리된 일회용 기기인 경우 해당 사실의 표시, 이미 수행된 재처리 사이클의 수 및 재처리 사이클의 수에 관한 제한

(p) 기기가 주문 제작인 경우, '주문 제작기기(custom-made device)' 라는 단어 사용

(q) 기기가 의료기기라는 표시. 기기가 임상시험만을 위한 기기인 경우, '임상시험 전용('exclusively for clinical investigation')' 이라는 단어 사용

(r) 신체 구멍을 통해 인체에 도입되거나 피부에 바르도록 의도되고 또는 인체에 흡수되거나 국부적으로 분산된 물질 또는 물질의 조합으로 구성된 기기의 경우, 기기의 전반적인 질적 구성 및 주된 의도된 동작을 수행할 책임이 있는 주성분 또는 구성 성분에 대한 정보

(s) 이식용 능동 의료기기에 대한 시리얼 넘버, 및 기타 이식용 의료기기에 대한 시리얼 넘버 또는 로트 넘버

23.3 기기의 멸균 상태를 유지하는 포장에 대한 정보('멸균 포장')

다음의 사항은 멸균 포장에 표시되어야 한다.

(a) 멸균 포장이 그 자체로 인정될 수 있는 표시

(b) 기기가 멸균 상태에 있다는 선언

(c) 멸균 방법

(d) 제조자의 이름 및 주소

(e) 기기 설명

(f) 기기가 임상시험을 위한 것인 경우 '임상시험 전용('exclusively for clinical investigations')' 단어 사용

(g) 기기가 주문 제작 기기인 경우, '주문 제작기기('custom-made device')'단어 사용

(h) 제조년월

(i) 사용 전에 멸균 포장이 손상되었거나 의도치 않게 열린 경우 무엇을 해야 할지에 대한 사용 지침을 확인하는 지침

23.4 사용 지침의 정보

사용지침서는 다음의 모든 사항을 포함해야 한다.

(a) 23.2의 point(a), (c), (e), (f), (k), (l), (n), (r)에 언급된 사항

(b) 적절한 표시, 금기사항(contra-indication), 환자 대상 그룹(들) 및 의도된 사용자에 대한 명확한 사양이 있는 기기의 의도된 목적

(c) 해당되는 경우, 예상되는 임상적 이익의 사양`

(d) 해당되는 경우, 제32조에 언급된 안전성 및 임상 수행의 요약에 대한 링크

(e) 기기의 수행 특성

(f) 해당되는 경우, 의료 전문가가 기기가 적합한지 확인하고 해당 소프트웨어 및 액세서리를 선택할 수 있도록 하는 정보

(g) 모든 잔여 위험, 금기사항 및 이러한 측면에서 환자에게 전달할 정보를 포함한 모든 원치 않은 부작용

(h) 사용자가 기기를 적절하게 사용하기 위해 요구하는 사양. 예) 기기가 측정 기능을 갖고 있는 경우, 그 기기가 요구하는 정확도

(i) 멸균, 최종 조립, 교정 등과 같이 사용 준비가 되거나 사용하는 동안 기기의 예비 치료 또는 취급에 대한 세부사항으로, 환자의 안전을 보장하기 위해 필요한 소독 수준 및 이러한 소독 수준을 달성하기 위한 모든 가능한 방법을 포함

(j) 특별 시설 또는 특별 훈련, 또는 기기 사용자 및/또는 기타 사람의 특정 자질에 대한 모든 요구사항

(k) 기기가 적절하게 설치되었는지, 제조자가 의도한 대로 안전하게 수행할 준비가 되었는지 여부를 확인하기 위해 필요한 정보는 해당되는 경우 다음과 함께 제공된다.

- 예방 및 정기 유지 및 예비 세척 또는 소독의 특성 및 빈도에 대한 세부사항
- 모든 소모품 구성 및 교체 방법의 식별
- 기기가 예상 수명기간 동안 적절하고 안전하게 작동되도록 하기 위해 필요한 모든 교정에 대한 정보
- 기기의 설치, 교정 또는 서비스에 관여하는 사람들이 겪는 위험을 제거하기 위한 방법

(l) 기기가 멸균 상태로 공급되는 경우, 멸균 포장이 손상되거나 사용 이전에 의도하지 않게 열렸을 경우의 지침

(m) 기기가 사용 전에 멸균될 의도로 멸균되지 않은 상태로 공급되는 경우, 멸균에 대한 적절한 지침

(n) 기기가 재사용이 가능한 경우, 세척, 소독, 포장 및 해당되는 경우 기기가 시판된 회원국 또는 회원국에 적합한 재 멸균의 검증된 방법을 포함하여 재사용을 허용하기 위한 적절한 프로세스에 관한 정보. 정보는 기기가 더 이상 재사용되지 않아야 하는 시기(예. 물질 분해의 사인 또는 재사용 가능한 최대 횟수)를 식별하기 위해 제공되어야 한다.

(o) 해당되는 경우, 기기가 제조자의 책임 하에 일반 안전 및 성능 요구사항을 준수하도록 재조정된 경우에만 기기를 재사용 할 수 있다는 표시

(p) 기기가 일회용 기기임을 나타내는 경우, 기기를 재사용할 경우 위험을 초래할 수 있는 알려진 특성 및 기술적 요소에 대한 정보. 이 정보는 제조자의 위험관리 문서의 특정 부분을 기반으로 해야 하며, 이러한 특성 및 기술적 요인을 상세하게 다루어야 한다. Section 23.1항의 point(d)에 따른 경우, 사용 지침이 필요하지 않는 경우, 이 정보는 요청 시 사용자가 사용할 수 있어야 한다.

(q) 다른 기기 및/또는 일반 목적 장비와 함께 사용하도록 의도된 기기인 경우 :

- 안전한 조합을 얻기 위한 이러한 기기 또는 장비를 식별하는 정보, 및/또는
- 기기 및 장비의 조합에 대해 알려진 제한 사항에 대한 정보

(r) 기기가 의료 목적으로 방사선을 방사하는 경우 :

- 방사된 방사선의 특성, 유형 및 해당되는 경우 강도 및 분포에 관한 세부 정보
- 기기를 사용하는 동안 의도치 않은 방사선으로부터 환자, 사용자, 또는 다른 사람을 보호하는 수단

(s) 사용자 및/또는 환자에게 경고, 예방, 금기사항, 취해진 조치 및 기기관련 사용 제한사항에 대한 정보를 제공할 수 있는 정보. 이 정보는 해당되는 경우, 취해야 할 경고, 예방, 금기사항, 조치 및 기기 관련 사용 제한에 대해 사용자가 환자에게 브리핑을 하도록 허락해야 한다. 정보는 해당되는 경우 다음을 포함해야 한다.

- 기기의 오작동 또는 안전에 영향을 줄 수 있는 성능의 변화 시 취해야 할 경고, 예방 및/또는 조치

- 다음과 같이 합리적으로 예측 가능한 외부 영향 또는 환경 조건에 대한 노출과 관련하여 취해야 할 경고, 예방 및/또는 조치.(자기장, 외부 전기 및 전자기 영향, 정전기 방전, 진단 또는 치료 절차와 관련된 방사선, 압력, 습도 또는 온도)
- 특정 진단 조사, 평가 또는 치료법이나 다른 장비에 영향을 미치는 기기에서 방출되는 전자기 간섭과 같은 다른 절차 중 기기의 합리적으로 예측 가능한 존재로 인한 간섭 위험에 관한 경고, 예방 및/또는 조치
- 기기가 인간 또는 동물 유래 의약품, 조직 또는 세포, 또는 그 파생물 또는 생물학적 물질을 투여하도록 의도된 경우, 전달될 물질의 선택에 있어 제한이나 불일치
- 기기의 필수적인 부분으로 기기에 포함된 의학적 물질 또는 생물학적 물질과 관련된 경고, 예방 및/또는 제한
- CMR 물질 또는 내분비 교란 물질을 함유하거나 포함하거나 환자 또는 사용자에 의한 민감성 또는 알레르기 반응을 일으킬 수 있는 기기에 포함된 물질과 관련된 예방

(t) 인체에 흡수되거나 국부적으로 분산시키기 위해 인체에 유입되도록 의도된 물질이나 그것의 조합으로 구성된 기기의 경우, 기기의 상호작용의 일반적인 프로파일과 의약품이나 다른 금기사항(contra-indications)과 같은 다른 기기와의 신진대사 생산물에 관련하여 원치 않은 부작용이나 과용과 관련한 위험에 적합한 경고와 예방

(u) 이식용 의료기기의 경우, 환자가 노출될 수 있는 재료 및 물질에 대한 전반적인 질적 및 양적 정보

(v) 기기, 악세서리 및 함께 사용되는 소모품의 안전한 폐기를 용이하게 하기 위해 필요한 경우, 취해야 할 경고 또는 주의사항. 이 정보는 해당되는 경우 다음을 포함해야 한다.

- 감염 또는 인간 유래의 잠재적인 감염성 물질로 오염된 외과 수술, 바늘 또는 수술 장비와 같은 미생물 위해성
- 날카로운 것과 같은 신체적 위험

Section 23.1의 point(d)에 따라 사용 지침이 필요하지 않은 경우, 이 정보는 요청시 사용자가 사용할 수 있어야 한다.

(w) 비 전문가가 사용하도록 의도된 기기의 경우, 사용자가 의료 전문가와 상담해야 하는 상황

(x) 제1조(2)에 따라 본 규정이 적용되는 기기의 경우, 임상적 이득이 없다는 것에 대한 정보 및 기기의 사용과 관련된 위험에 관한 정보

(y) 사용 지침의 발행일 또는 사용지침이 개정된 경우, 사용 지침의 발행 일자 및 최신 개정 번호

(z) 기기와 관련하여 발생한 심각한 사고가 사용자 및/또는 환자가 설립된 회원국의 제조자 및 관할당국에 보고되어야 한다는 사실을 사용자 및 환자에게 알림

(aa) 제18조에 따라 이식된 기기와 함께 환자에게 제공된 정보

(bb) 소프트웨어 또는 그 자체가 기기인 소프트웨어 기기를 포함하는 전자 프로그램 가능 시스템을 통합한 기기의 경우, 소프트웨어를 의도된 대로 실행하는 데 필요한 하드웨어, IT 네트워크 특성 및 권한 없는 접근으로부터의 보호를 포함한 IT 보안 조치에 관한 최소 요구사항

5-12-2 IVDR

Ⅰ. 일반요건

1. 의료기기는 제조자가 의도하는 성능을 갖추고, 정상적인 사용 조건에서 사용 목적에 맞는 적합한 방식으로 설계하고 제조한다. 안전하고 효과적이어야 하며, 임상조건, 환자의 안전, 사용자 또는 해당하는 경우 다른 사람의 안전과 건강을 위태롭게 해서는 안된다. 단, 일반적으로 인정되는 최신 기술수준을 고려할 때, 기기의 사용과 관련될 수 있는 모든 위험성은 화잔가 얻는 유익성과 비교하여 높은 수준의 건강과 안전을 보호 할 수 있을 정도의 허용 가능한 범위이어야 한다.

2. 본 부속에서 가능한 한 위험을 줄이기 위한 요구사항은 이익/위험비율에 부정적인 영향을 미치지 않으면서 가능한 한 위해성을 감소시키는 것을 의미한다.

3. 제조자는 위험관리시스템을 수립·시행·문서화 및 유지한다.
위험관리란 기기의 전체 수명주기 동안 지속적인 반복 프로세스로써 정기적인 체계적 업데이트가 필요한 것으로 이해해야 한다. 위험관리를 실행하면서, 제조자는 다음과 같이 해야 한다.
(a) 각 기기에 대한 위험관리 계획을 수립하고 문서화한다.
(b) 각 기기와 관련된 알려지고, 예측가능한 위험 요인들을 식별하여 분석한다.
(c) 의도한 사용 중에, 또 합리적으로 예측 가능한 오용 중에 관련된 위험을 추정하고 평가한다.
(d) 섹션 4의 요구사항에 따라 (c)에 언급된 위험을 제거하거나 관리한다.
(e) 생산단계, 특히 시판 후 조사 시스템에서 확보된 정보가 위험 요인과 그 발생빈도, 위험과 관련된 추정 XI, 전체적인 위험, 이익/위험 비율, 위험 허용도에 미치는 영향을 평가한다.
(f) (e)에 언급된 정보의 영향에 대한 평가를 기초로, 필요하다면 섹션 4의 요구사항에 따라 관리대책을 변경한다.

4. 제조자가 채택하는 기기의 설계 및 제조에 관한 위험 경영대책은 일반적으로 인정되는 최첨단 기술을 고려하여, 안전 원칙을 준수해야 한다. 위험을 줄이기 위해 제조자는 각 위험 요인과 관련이 있는 잔여위험뿐 아니라 전체적인 잔여위험이 허용 가능한 것으로 판단될 정도로 관리해야 한다. 가장 적절한 해결책을 선택하면서 제조자는 우선순위에 따라 다음과 같은 조치를 취한다.
(a) 안전한 설계 및 제조를 통해 가능한 한 위험을 제거하거나 감소시킨다.
(b) 적절한 경우, 제거될 수 없는 위험과 관련하여 필요한 경우 경보 등의 적절한 보호 조치를 취한다.
(c) 안전에 관한 정보(경고/주의/금기) 와 적절한 경우 사용자에 대한 교육을 제공한다.
제조자는 사용자에게 모든 잔여위험에 대해 통보한다.

5. 사용오류와 관련된 위험을 제거하거나 감소시키면서 제조자는 다음과 같이 한다.
   (a) 기기의 인체공학적 특징과 기기를 사용하고자 하는 환경과 관련된 위험을 가능한 한 줄인다. (환자의 안전을 위한 설계).
   (b) 기술적 지식, 경험, 교육, 훈련, 사용환경, 해당될 경우 사용 예정자의 의료 및 물리적 조건을 고려한다. (비전분가, 전문가, 장애인 또는 다른 사용자를 위한 설계).

6. 제조자의 지침에 따라 적절한 관리가 이루어진 기기가 정상 사용 조건에서 발생할 수 있는 스트레스를 받을 때, 제조자가 표시한 수명주기 동안 기기의 특징과 성능이 환자나 사용자, 그리고 해당하는 경우 다른 사람의 건강이나 안전이 위태로워질 정도로 부정적인 영향을 미쳐서는 안된다.

7. 기기는 제조자가 제공한 지칭과 정보를 고려하여 사용중(intended use)의 특징과 성능이 운반 및 보관 중에, 가령 온도 및 습도의 변동을 통해 부정적인 영향을 받지 않는 방식으로 설계, 제조 및 포장되어야 한다.

8. 모든 알려지고 예측 가능한 위험과 바람직하지 않은 부작용이 최소화되어야 하고, 정상적인 사용 조건에서 기기의 성능 달성으로 인해 환자 및/또는 사용자에게 끼치는 유익을 평가하여 비교했을 때 허용 될 수 있는 것이어야 한다.

II. 성능, 설계, 제조와 관련된 요구사항

9. 성능 특성

9.1 기기는 일반적으로 인정되는 기술수준을 고려하여 제조자가 명시한 대로 제 2조(2)에 언급된 사용 목적에 맞고 달성하고자 하는 성능에 적합한 방식으로 설계하고 제조한다. 기기는 제조자가 명시한 성능과 해당하는 경우 특히 다음 성능을 달성해야 한다.
   (a) 검체 채취 및 취급에 대한 적절한 기준 결정, 알려진 내/외인성 간섭 관리, 교차 반응 등을 포함하여 분석적 민감도, 분석적 특이도, 진도(비틀림), 정밀도(재현성과 반복성), 정확도(진도와 정밀도의 결과), 검출 및 정량 한계, 측정 범위, 직선성, 기준치(cut-off)등의 분석적 성능
   (b) 진단민감도, 진단 특이도, 양성예측도, 음성 예측도, 우도비, 정상 및 영향을 받는 집단에서의 기댓값 등의 임상적 성능

9.2 기기의 성능 특성은 제조자가 표시한 기기의 수명 동안 유지되어야 한다.

9.3 기기의 성능이 보정물질 및/또는 대조물질의 사용에 따라 달라질 경우, 보정물질 및/또는 대조물질에 부여된 값의 측정학적 소급성(metrological traceability)이 수준 높은 도량형의 적절한 측정 절차 및/또는 적합한 표준물질을 통해 보장되어야 한다. 가능한 경우 보정물질 및 대조물질에 부여된 측정학적 소급성은 인정된 표준물질이나 표준 측정 절차에 대해 보장되어야 한다.

9.4 기기의 특성과 성능은 기기를 정상적인 조건에서 의도한 용도로 사용하려고 할 때 영향을 받을 수 있는 경우에 특히 점검되어야 한다.

(a) 자가 진단용 기기의 경우에는 비 전문가에 의해 알게 된 성능

(b) 환자 옆 검사용 기기의 경우에는 관련된 환경 (예를 들어 환자의 집, 응급실, 응급차)에서 알게 된 성능.

10. 화학적, 물리적 , 생물학적 특성

10.1 기기는 제 1장에 언급된 특성 및 성능 요구사항이 충족됨을 보장하는 방식으로 설계 및 제조한다.

기기의 사용목적을 고려하여 사용되는 물질과 검체, 분석물질 또는 검출될 마커(marker)(생물학적 조직, 세포, 체액, 미생물 등)간의 물리적/화학적 불일치성으로 인한 분석적 성능의 손상 가능성에 특히 다음사항에 주의한다.

10.2 기기는 기기의 사용목적을 고려하여 환자들과 기기의 운반, 보관 및 사용에 관여하는 사람들에 대한 오염물질 및 잔여물에 의한 위험을 최소화 하는 방식으로 설계, 제조, 포장한다. 특히 조직이 그러한 오염물질 및 잔여물에 대한 노출되는 것과 노출기간 및 빈도에 주의한다.

10.3 기기는 기기에서 방출 될 수 있는 마모편, 분해산물, 공정 잔류물 등이 성분이나 미립자에 의한 위험을 합리적으로 가능한 한 줄일 수 있는 방식으로 설계 및 제조한다. 유럽의회와 이사회의 규정(EC) No 1272/2008의 부속서 VI의 파트 3에 따른 발암성, 돌연변이 유발성, 생식독성 ('CMR')물질과 인체 건강에 심각한 영향을 줄 수 있고 유럽 의회와 이사회의 규정 No 1907/2006의 제59조에 명시된 절차에 따라 확인된 과학적 증거가 있는 내분지계 교란 특성을 가진 물질에 특별한 주의를 기울인다.

10.4 기기는 기기 및 기기를 사용해야 하는 환경의 특징을 고려하여, 의도하지 않은 물질의 기기로의 유입으로 인한 위험을 가능한 한 줄이는 방식으로 설계 및 제조한다.

11. 감염 및 미생물 오염

11.1 기기 및 그 제조공정은 가능한 한 환자, 사용자, 해당하는 경우, 다른 사람들의 감염위험을 가능한 한 제거하거나 줄일 수 있는 방식으로 설계한다. 설계는 다음과 같이 되어야 한다.

(a) 쉽고 안전한 취급이 가능해야 한다.

(b) 가능한 한 기기로부터 모든 미생물의 누출 및/또는 사용 중 미생물 노출을 줄인다.

(c) 사용 중 기기의 미생물 오염과 표본 용기의 표본의 오영 위험을 방지한다.

11.2 멸균 또는 특정 미생물 상태로 표시한 기기는 포장이 손상되니 않는 한 사용 시점에 포장을 풀 때까지 멸균 상태나 미생물 상태가 유지되도록 제조자가 지정한 운송 및 보관 조건에서도 그 멸균 상태나 미생물 상태를 유지하도록 설계, 제조, 포장한다.

11.3 멸균으로 표시된 기기는 적절한 검증 방법으로 처리, 제조, 포장 및 멸균한다.

11.4 멸균예정인 기기는 적절한 통제 조건 및 시설에서 제조 및 포장한다.

11.5 비 멸균 기기용 포장 시스템은 제품의 완전성과 청결상태를 유지하고, 사용 전에 멸균 예정된 기기의 경우에는 미생물 오염 위험을 최소화 한다. 포장 시스템은 제조자가 지시한 멸균 방법을 적절히 고려한다.

11.6 기기에 대한 허가사항에서는 기기의 멸균을 나타내는데 사용되는 기호와 멸균 및 비 멸균 상태로 시장 출시 기기와 동일 또는 유사기기를 구분한다.

12. 생물학적 유래물질을 포함하는 기기

기기가 동물, 사람 또는 미생물 유래의 조직, 세포, 물질 등을 포함하는 경우, 사용자나 다른 사람의 안전을 제공하기 위해 그러한 유래의 조직, 세포, 물질의 출처의 선택, 공정, 보존, 시험, 취급 및 관리 절차가 이루어져야 한다.

특히 바이러스와 다른 전염성 인자와 관련된 안전은 제조 공정 주에 제거 또는 불활화의 검증된 방법의 시행에 의해 다룬다. 미생물 및 다른 전염성 인자의 활성이 기기의 사용 목적에 필수적이거나 그러한 것의 제거 또는 불활화가 기기의 성능을 위태롭게 할 때는 이것이 적용되지 않을 수 있다.

13. 기기의 구성 및 환경과의 상호작용

13.1 기기를 다른 기기나 장비와 조합하여 사용하도록 하는 경우, 접속 시스템을 포함한 전체 조합이 안전하고, 기기의 특정 성능을 저하시키지 않도록 한다. 이러한 조합이 적용되는 사용상의 모든 제한사항은 라벨 및/또는 사용설명서에 표시한다.

13.2 기기는 가능한 한 다음을 제거하거나 감소시키는 방식으로 설계되고 제조한다.

(a) 부피/압력 비율, 치수 및 적절한 경우 인체공학적 특징 등의 물리적 특징과 관련이 있는 상해 위험.

(b) 자기장, 외부 전기 및 전자기장의 영향, 정전기 방전, 진단 또는 치료 절차와 관련된 방사선, 압력, 습도, 온도, 압력 및 가속변화 또는 무선 신호간섭 등의 합리적으로 예측 가능한 외부 영향과 관련된 위험.

(c) 정상적인 사용 조건에 노출되는 가스를 비롯한 물질, 액체, 성분 등과 접촉 시 기기의 사용과 관련된 위험.

(d) 소프트웨어와 소프트웨어가 작동하고 상호 작용하는 IT 환경 간의 부정적 상호 작용과 관련된 위험

(e) 기기에 우발적인 물질 유입의 위험

(f) 검체에 대한 부정확한 식별 위험과 의도한대로 시험이나 분석을 실시하기 위해 기기와 함께 사용되는 검체 용기, 제거 가능한 부품 및/또는 부속품에 대한 색상/ 숫자/문자 코드의 혼동으로 인한 잘못된 결과의 위험

(g) 다른 기기와의 예측 가능한 모든 간섭으로 인한 위험

13.3 정상 사용 중에, 그리고 단일 고장 상태에서 화재나 폭발의 위험을 최소화 하는 방식으로 기기를 설계하고 제조한다. 인화성이나 폭발성 물질, 연소를 일으킬 수 있는 물질 등과 관련된 사용이나 이러한 물질들에 노출하는 기기의 사용에 특별히 주의한다.

13.4 조정, 교정, 유지보수가 안전하고 효과적으로 수행될 수 있는 방식으로 기기를 설계하고 제조한다.

13.5 다른 기기나 제품과 함께 작동하도록 설계된 기기는 상호 운용성 및 호환성이 확실하고 안전한 방식으로 설계하고 제조한다.

13.6 기기는 사용자, 환자 또는 다른 사람이 기기와 관련 폐기물을 안전하게 처리할 수 있는 방식으로 설계하고 제조한다. 이를 위해 제조자는 절차와 조치를 확인하고 검사하여 기기를 사용한 후에 안전하게 처리할 수 있도록 한다. 이러한 절차에 대해서는 사용설명서에서 설명한다.

13.7 측정, 모니터링 또는 디스플레이 저울은 사용목적, 사용자, 기기를 사용하고자 하는 환경조건을 고려하여 인체공학적 원칙에 따라 설계하고 제조한다.

14. 측정기능이 있는 기기

14.1 1차 분석 측정 기능을 갖는 기기는 기기의 사용 목적을 고려하여 부속서 1의 섹션 9.1의 (a)에 따라 적절한 분석적 성능을 제공하는 방식으로 설계 및 제조한다.

14.2 측정 기능이 있는 기기에 의한 측정은 이사회 지침 80/181/ECC의 규정에 부합하는 법적 단위로 표시한다.

15. 방사선에 대한 보호

15.1 기기는 치료 및 진단 목적을 위해 적절하게 정해진 수준의 적용을 제한하지 않으면서 환자, 사용자 및 다른 사람들의 방사선(의도적, 비의도적, 누설 또는 산란 방사선)에 대한 노출을 가능한 한 줄이고, 사용목적에 부합하는 방식으로 설계, 제조, 포장한다.

15.2 기기가 위험한/잠재적으로 위험한 전리 및/또는 비전리 방사선을 방출할 경우,

(a) 방출되는 방사선의 특징과 양이 조절 및/또는 조정될 수 있는 방식으로 설계 및 제조한다.

(b) 그러한 방출에 대한 시각적 표시와 경고음이 함께 나오도록 설치한다.

15.3 위험한/ 잠재적으로 위험한 방사선을 방출하는 기기 - 이 사용설명서에는 방출되는 방사선의 특징, 환자와 사용자를 보호할 수 있는 수단, 가능한 한 오용을 피하고 설치에 내재된 위험을 줄이기 위한 방법에 대한 자세한 정보를 포함한다. 합격, 성능시험, 합격기준, 유지관리 절차에 관한 정보도 명시한다.

16. EPS(Electronic programmable system) - 전자 프로그램 가능 시스템을 포함하는 기기와 그 자체가 기기인 소프트웨어

16.1 소프트위어 또는 그 자체가 기기인 소프트웨어 등 전자 프로그램 가능 시스템을 포함하는 기기는 의도한 용도에 따라 반복성, 신뢰성, 성능을 보장하도록 설계한다. 단일 고장 상태의 경우, 이로 인한 위험이나 성능 저하를 되도록 막거나 줄일 수 있는 적절한 수단을 정한다.

16.2 소프트웨어를 포함하는 기기 또는 그 자체가 기기인 소프트웨어의 경우, 소프트웨어는 개발 생명주기 원칙과 정보보안, 검증 및 유효성 확인 등 위험관리를 고려하여 최신 기술에 따라 개발 및 제조한다.

16.3 모바일 컴퓨팅 플랫폼(mobile computing platform)과 함께 사용하도록 의도된 이 섹션에 언급된 소프트웨어는 모바일 플랫폼의 특징(예, 스크린 크기 및 명암비)과 그 사용과 관련된 외부 요소들 (조명이나 소음에 따라 달라지는 환경)을 고려하여 설계 및 제조한다.

16.4 제조자는 하드웨어, IT 네트워크 특징, 소프트웨어를 의도한대로 실행하는데 필요한 무허가 접근 보호기능 등 IT 보안조치에 대한 최소 요구사항을 기술한다.

17. 에너지원에 연결된 또는 에너지원을 장착한 기기

17.1 에너지원에 연결된 또는 에너지원을 장착한 의료기기의 경우, 단일 고장 상태로 인한 위험을 가능한 한 제거하거나 줄이기 위해 적절한 수단을 채택한다.

17.2 환자의 안전이 내부 전원 공급에 의존하는 기기는 전원 공급 상태를 파악할 수 있는 수단과, 전원 공급 용량이 필요한 시기를 나타내는 적절한 경고나 표시를 장착한다. 필요하다면 전원공급이 필요해지기 전에 그런 경고 또는 표시를 나타낸다.

17.3 정상적 환경에서 해당 기기 또는 다른 기기나 장비의 작동을 저해할 수 있는 전자파 간섭 위험을 최대한 줄이는 방식으로 기기가 설계 및 제조되어야 한다.

17.4 기기가 의도한 대로 작동할 수 있도록 전자파 간섭에 일정 수준의 내성을 갖도록 설계 및 제조한다.

17.5 기기를 제조자가 지시한 대로 설치하고 유지할 경우, 정상적인 사용 중에 그리고 단일 고장 상태에서 환자, 사용자 또는 다른 모든 사람에게 가능한 한 우발적인 전기 충격의 위험을 가하지 않도록 설계 및 제조한다.

18. 기계 및 열 위험으로부터 보호

18.1 사용자 등을 기계적 위험으로부터 보호하는 방식으로 기기가 설계 및 제조되어야 한다.

18.2 기기는 예상되는 작동 조건에서 충분히 안정되어야 한다. 또한 제조자가 지시한 모든 검사와 유지보수를 실시하여 예상된 작업환경에 따른 스트레스를 견디고, 기기의 예상 수명 동안 이러한 저항을 유지하기에 적합해야 한다.

18.3 가동부의 존재로 인한 위험, 해체나 분리, 물질의 노출로 인한 위험이 있는 경우에는 적절한 보호 수단이 포함되어야 한다.

특히 가동부에 대한 보호를 제공하기 위해 기기와 함께 포함된 모든 보호장치나 기타 수단들이 안전해야 하며, 기기의정상적인 작동을 위한 접근을 방해하거나 제조자가 의도하는 기기의 일상적인 유지관리를 제한해서는 안된다.

18.4 기기는 진동이 지정된 성능의 일보가 아니라면 특히 원점에서 진동을 제한하는데 이용되는 수단과 기술발전을 고려하여, 기기에서 발생하는 진동으로 인한 위험 수준을 최대한 낮추는 방식으로 설계 및 제조한다.

18.5 기기는 소음이 지정된 성능이 일부가 아니라면 특히 원점에서 소음을 줄이는데 이용되는 수단과 기술발전을 고려하여, 발생 소음으로 인한 위험 수준을 최대한 낮추는 방식으로 설계 및 제조한다.

18.6 전기, 가스 또는 유압이나 공기압 에너지 공급장치의 단자와 커넥터는 가능한 한 모든 위험을 최소화 하는 방식으로 설계 및 구성한다.

18.7. 위험의 원천이 될 수 있는 특정 부분을 설치 또는 재 서리 할 때 발생할 수 있는 오류는 해당 부품의 설계 및 구성에 의해서 생기지 않도록 하고, 이것이 실패할 경우에는 부분 자체 및/또는 그 하우징(housing)에 대한 정보를 제공하여 오류가 발생하지 않도록 한다. 위험을 방지하기 위해 이동방향을 알아야 하는 경우, 가동부 및/또는 그 하우징에 대해 동일 정보를 제공한다.

18.8 기기의 접촉 가능한 부분(열을 공급하거나 특정 온도에 도달하도록 하는 부분이나 영역은 제외)과 그 주변은 정상 사용 조건 하에서 위험할 수 있는 온도에 이르지 않도록 한다.

19. 자가진단 또는 환자 옆 검사용 기기로 인한 위험으로부터 보호

19.1 자가 진단용 기기 또는 환자 용 검사용 기기는 사용예정자가 이용할 수 있는 기술과 수단을 고려하여 사용 목적에 맞게 작동하는 방식으로 설계 및 제조되어야 하고, 변형으로 인한 영향을 사용 예정자의 기술이나 환경에서 합리적으로 예상할 수 있어야 한다. 기기가 제공하는 결과를 정확히 해석하고 잘못된 정보를 피하기 위해서는 제조작 제공하는 정보와 지침을 사용 예정자가 쉽게 이해하고 적용해야 한다. 환자 옆 검사의 경우, 제조자가 제공하는 정보와 지침에서는 사용자에게 요구되는 교육, 자격요건 및/또는 경험 수준을 명확히 밝혀야한다.

19.2 자가검사 또는 환자 용 검사용 기기는 다음과 같은 방식으로 설계 및 제조되어야 한다.

(a) 절차의 모든 단계에서, 필요한 경우 적절한 교육 및/또는 정보를 받은 후에 사용 예정자가 기기를 안전하고 정확하게 사용할 수 있도록

(b) 또한, 대상 사용자가 기기를 취급, 그리고 해당하는 경우 그 결과를 해석하는데 있어 생기는 오류 위험을 최대한 감소

19.3 자가 진단 또는 환자 옆 검사용 기기는 가능하면 사용 예정자가 이용하는 다음과 같은 절차를 포함한다.

(a) 사용 시 기기가 제조자가 의도한 대로 작동할 것임을 확인할 수 있고

(b) 또한 해당하는 경우, 기기가 유효한 결과를 제공하지 못한 경우 경고를 받을 수 있음.

III. 기기와 함께 제공되는 정보에 관한 요구사항

20. 라벨 및 사용설명서

20.1 제조자가 제공하는 정보에 대한 일반 요구사항 각 기기에는 해당기기와 기기의 제조자를 식별하는데 필요한 정보와 사용자나 적절한 다른 모든 사람과 관련된 안전 및 성능정보를 첨부한다. 해당 정보는 기기 자체에 표시할 수도 있고, 포장이나 사용설명서에 포함할 수도 있다. 또 제조자의 웹사이트가 있으면 다음 사항을 고려하여 웹사이트에서 제공하고 최신 상태를 유지한다.

(a) 라벨과 사용설명서의 매체, 형식, 내용, 가독성, 위치 등은 특정 기기, 그 사용 목적, 사용예정자의 기술적 지식, 경험, 교육/훈련에 적합해야 한다. 특히, 사용설명서는 사용예정자가 바로 이해할 수 있는 용어로 작성하고, 적절한 경우 도면과 도표로 보완한다.

(b) 라벨에 필요한 정보는 기기 자체에 표시한다. 이것이 불가능하거나 적절하지 않은 경우, 일부 또는 모든 정보를 각 단위 포장 및/또는 복수의 묶음 포장에 표시할 수 있다. 각 단위에 허가사항 전체를 표시하기가 불가능한 경우에는 복수의 묶음 포장에 표시한다.

(c) 라벨은 사람이 읽을 수 있는 형식으로 제공하고, RFID(radio-frequency identification)나 바코드 같은 기계 판독 가능 정보로 보완한다.

(d) 사용설명서는 기기와 함께 제공한다. 그러나 정당하고 예외적인 경우에는 이러한 사용설명서 없이도 제조자가 의도한 대로 안전하게 사용될 수 있다면, 사용설명서가 필요하지 않거나 생략될 수 있다.

(e) 자가 진단용 기기 또는 환자 옆 검사용 기기를 제외하고, 단일 사용자나 단일 위치에 복수의 기기가 제공되는 경우, 추가 사본을 무료로 제공한다는 구매자의 동의가 있을 경우 사용설명서 사본 1부만 제공할 수 있다.

(f) 기기가 전문적인 용도로만 사용 될 경우, 기기가 환자 옆 검사용인 경우를 제외하고 사용설명서가 종이가 아닌 형태(예, 전자)로 사용자에게 제공될 수 있다.

(g) 사용자 및/또는 다른 사람에게 전달될 수 있는 잔류 위험에 대해서는 제조자가 제공한 정보에 제한, 금기사항, 주의사항, 경고등으로 포함한다.

(h) 적절한 경우, 제조자가 제공한 정보는 사용예정자를 고려하여 국제적으로 인정된 기호(symbol) 형태를 취한다. 사용되는 기호나 식별색상은 조화표준이나 공통규격(CS)을 따라야 한다. 조화표준이나 공통규격이 없는 경우, 기기와 함께 제공되는 문서에 기호와 색상에 대해 설명한다.

(i) 위험물로 간주될 수 있는 물질이나 혼합물을 포함하는 기기의 경우, 해당 성분의 특징과 양, 어떤 형태로 존재하는지를 고려하여, 규정 (EC) No1272/2008의 관리 위해 요소 그림문자 및 허가사항 표시 요건을 적용한다. 기기 자체에 또는 그 라벨이 정보를 모두 표시하기에 공간이 충분하지 않는 경우에는 관련 위해 요소 그림문자는 라벨에 표시하고 규정 (EC)No 1272/2008에서 요구하는 다른 정보는 사용설명서에서 제공한다.

(j) 사용설명서에서 이미 관련된 모든 정보를 제공하고 있지 않다면, 안전성 데이터 시트에 관한 규정 (EC) No 1907/2006의 조항을 적용한다.

20.2 라벨 정보

라벨은 다음과 같은 세부사항을 모두 포함한다.

(a) 기기의 명칭 또는 상품명.

(b) 사용자가 기기를 식별하는데 필요한 세부사항, 사용자가 명확히 알고 있지 않은 경우에 기기의 사용 목적.

(c) 제조자의 이름, 등록 상표명 또는 등록상표, 사업장 등록 주소

(d) 제조자의 사업장 등록 장소가 유럽연합 지역 밖에 있으면, 위임대리인의 이름과 그 사업장 등록 주소.

(e) 기기가 체외진단용 의료기기 또는 '성능연구용 기기'임을 표시

(f) 해당하는 경우, 기기의 로트번호 또는 일련번호("로트번호" 또는 "일련번호" 라는 표현이 앞에 있는), 혹은 그와 동등한 기호

(g) 제 24조와 부속서 VI의 파트 C에 언급된 UDI캐리어

(h) 성능 저하 없이 기기를 안전하게 사용하기 위한, 모호하지 않은 시간제한 표시(해당하는 경우, 최소한 연도 및 월, 그리고 적절할 경우 일자도 표현)

(i) 기기를 안전하게 사용할 수 있을 때 까지의 일자 표시가 없는 경우, 제조일자. 이 제조일자는, 일자를 분명하게 식별할 수 있다면, 로트번호나 일련번호의 일부로 포함할 수 있다.

(j) 적절할 경우, 내용물의 순 수량(무게 또는 부피, 숫자 세기 또는 그러한 조합, 혹은 포장 내용물을 정확하게 반영할 수 있는 기타 용어로 표시)

(k) 적용하는 특수 보관 및/또는 취급 조건의 표시

(l) 해당하는 경우, 기기가 멸균 상태로 공급된다면 그 멸균 상태와 멸균 방법의 표시

(m) 기기 사용자 및 모든 다른 사람의 즉각적인 주의를 끌기 위해 취해야 할 경고나 주의사항. 이 정보는 최소한으로 유지하고, 사용예정자를 고려하여 더 자세한 정보는 사용설명서에 포함한다.

(n) 섹션 20.1 (f)에 따라 사용설명서가 종이 형태로 제공되지 않는 경우, 그 접근성 (또는 이용가능성)에 대한 언급과, 해당 될 경우 참고할 수 있는 웹사이트 주소

(o) 해당될 경우, 특별한 조작 지침

(p) 기기가 일회용이면 그 사실에 대한 표시. 일회용에 대한 제조자의 표시는 유럽연합 전역에서 일치해야 한다.

(q) 기기가 자가진단용 또는 환자 옆 검사용인 경우, 그 사실에 대한 표시.

(r) 자가진단 또는 환자 옆 검사를 위한 신속한 분석을 제공하지 않는 경우, 그(제외)에 대한 명확한 표시

(s) 기기의 키트가 개별 시약과 별도의 기기로 제공되는 품목을 포함하는 경우, 각 기기는 이 섹션에 포함된 허가사항 표시 요구사항과 본 규정의 요구사항을 준수해야 한다.
(t) 기기 및 별도의 구성품은 해당되는 경우 제조단위(batch) 측면에서 식별되어, 기기와 분리 가능한 구성품으로 인한 모든 잠재적 위험이 탐지되면 적절한 조치를 취할 수 있게 해야 한다. 실행가능하고 적절한 경우, 정보를 기기자체 및/또는 적절한 경우 판매 포장에 명시한다.
(u) 자가진단용 기기의 라벨에는 다음 사항이 포함되어야 한다.
  (i) 시험 수행에 필요한 검체의 종류(예, 혈액, 소변, 타액)
  (ii) 시험을 적절하게 기능하기 위한 추가 자료의 필요성
  (iii) 추가 자문과 지원을 위한 연락처 정보
자가진단용 기기의 명칭에는 제조자가 명시한 것 이외의 사용목적은 반영하지 않는다.

20.3 기기의 멸균 상태를 유지하는 포장에 대한 정보(*멸균 포장')
다음 세부사항을 멸균 포장에 표시한다.
(a) 멸균 포장이 그대로 인식될 수 있는 표시
(b) 기기가 멸균 상태라는 선언
(c) 멸균 방법
(d) 제조자의 이름과 주소
(e) 기기에 대한 설명
(f) 제조연월일
(g) 기기를 안전하게 사용하거나 이식할 수 있는 기간에 대한 명확한 표시, 관련이 있는 경우 최소 년/월로 표시한다.
(h) 멸균 포장이 손상되거나 사용 전에 의도하지 않게 열린 경우 어떻게 해야 하는지를 위해 살용설명서를 확인하라는 지시

20.4 사용설명서 정보
20.4.1 사용설명서는 다음 세부사항을 모두 포함한다.
(a) 기기의 명칭 또는 상품명.
(b) 사용자가 기기를 고유하게 식별하는데 꼭 Uniquely identify the device; 필요한 세부사항
(c) 기기의 사용 목적
  (i) 검출 및 측정 대상
  (ii) 기기의 기능 (예, 선별검사, 모니터링, 진단 또는 진단 보조, 예후, 예측, 동반진단)
  (iii) 다음과 같은 맥락으로 제공되는 특정 정보
    - 생리학적 또는 병리학적 상태
    - 선천성 신체 또는 정신 장애

- 의학적 상태 또는 질병 소인
- 잠재적 수혜자의 안전성과 적합성 판정
- 치료 반응(response/reaction) 예측
- 치료 대책의 규정 또는 모니터링

(iv) 자동화 여부

(V) 정성적인지, 반정량적인지 아니면 정량적인지의 여부

(vi) 필요한 검체의 종류

(vii) 해당할 경우 시험 집단

(viii) 동반 진단기기의 경우 동반 진단 건사를 위한 관련된 의약품의 국제 일반명(INN)

(d) 기기가 체외진단용 의료기기라는 표시, 또는 기기가 '성능 시험용 기기'인 경우 그 사실에 대한 표시.

(e) 적절한 경우, 사용 예정자 (예, 자가 진단, 환자 옆 및 실험실 전문가 사용, 의료전문가)

(f) 시험 원리

(g) 보정물질과 대조물질에 대한 설명과 그 사용에 대한 제한 (예, 전용 기구만 적합)

(h) 시약에 대한 설명과 그 사용에 대한 제한(예, 전용 기구만 적합), 시약의 활성 성분의 특징 및 양 또는 농도에 의한 시약 제품의 조성, 적절한 경우 기기가 측정에 영향을 미칠 수 있는 다른 성분을 포함하고 있다는 진술

(i) 제공된 물질의 목록과 요청했으나 제공되지 않은 특수물질의 목록.

(j) 다른 기기 및 또는 일반 목적의 장비와 결합하여 또는 함께 설치하여 또는 연결하여 사용할 예정인 기기의 경우,

- 핵심 성능의 특성을 포함하여 유효성이 확인된 안전한 조합을 확보하기 위해 그러한 기기 또는 장비를 식별하기 위한 정보.
- 기기 및 장비 조합에 대해 알려진 모든 제한사항에 관한 정보

(k) 특수보관(예, 온도, 빛, 습도 등) 및/또는 적용되는 취급조건의 표시

(l) 보관조건을 포함할 수 있는 사용 시 안정성(in-usestability), 보관조건 및 관련이 있는 경우 작업용액의 안정성과 함께 1차 용기의 첫 개봉 후 보관기간

(m) 기기가 멸균 상태로 공급된다면 그 멸균상태와 멸균 방법의 표시, 사용 전에 멸균 포장이 손상된 경우 지침

(n) 사용자에게 기기와 관련된 모든 경고, 예방조치, 취해야 할 조치 및 사용 제한을 알리기 위한 정보. 해당 정보는 적절할 경우 다음을 다뤄야 한다.

(i) 기기가 고장 난 경우 또는 성능에 영향을 미칠 수 있는 외형 상의 변경에 따른 성능 저하의 경우 경고, 주의 및/또는 취해야 할 조치

(ii) 자기장, 외부 전기 및 전자기장의 영향, 정전기 방전, 진단 또는 치료 절차와 관련된 방사선, 압력, 습도, 온도 등이 합리적으로 예측 가능한 외부 영향 또는 환경 조건에 대한 노출과 관련하여 취해야할 조치, 경고, 주의사항.

(iii) 특정 진단 검사, 평가 ,또는 치료적 처치 또는 다른 장비에 영향을 주는 기기에 의해 방출된 전자기 간섭과 같은 다른 절차 동안에 기기의 합리적으로 예측 가능한 존재로 인한 간섭의 위험과 관련된 경고, 주의 및/또는 취해야 할 조치

(iv) CMR 성분이나 내분비계 교란 물질을 함유하고 있거나 이것들로 구성되거나, 또는 환자 또는 사용자의 감각이나 알레르기 반응을 일으킬 수 있는 기기에 포함되는 물질과 관련된 주의 사항.

(v) 기기가 일회용이면 그 사실에 대한 표시, 일회용에 대한 제조자의 표시는 유럽연합 전역에서 일치해야 한다.

(vi) 기기를 재사용하는 경우, 세척, 소독, 오염제거, 포장 및 적절한 경우 해당 기기를 재멸균의 검증된 방법 등 재사용을 가능하게 하는 적절한 공정에 대한 정보, 재료의 분해 징후나 최대 재사용 허용 횟수 등 기기를 더 이상 재사용할 수 없는 경우를 식별하기 위해 정보가 제공된다.

(o) 기기에 포함되어 있는 잠재적 감염물질과 관련된 경고 및/또는 주의사항

(p) 관련이 있는 경우, 청정실 환경 같은 특수시설이나 방사선 안전과 같은 특별교육 또는 사용 예방자의 특정 자격 등에 대한 요구사항.

(q) 검체의 수집, 취급, 준비 조건

(r) 제조자가 의도한 대로 기기를 사용하기 위해 필요한 멸균, 최종 조립, 교정 등 사용 준비가 완료되기 전에 또는 사용 중에 기기의 준비 처리 또는 취급에 대한 세부사항

(s) 해당기기가 제대로 설치되었는지, 제조자가 의도한대로 기기가 안전하게 작동 할 준비가 되어있는지 확인하는데 필요한 정보와 관련이 있을 경우 다음에 대한 정보.

- 예방적, 정기적 유지 관리의 특징 및 빈도, 예비 세척 또는 소독에 대한 세부사항
- 모든 소모품 및 그것들을 교체하는 방법에 대한 식별
- 기기가 의도한 수명 동안 적절하고 안전하게 작동하는지를 확인하는데 필요한 정보.
- 기기의 설치, 교정, 정비 담당자들이 직면하는데 위험의 제거 방법

(t) 해당될 경우, 품질관리 절차에 대한 권고사항.

(u) 적용된 수준 높은 적절한 측정 절차 및/또는 적합한 표준물질의 식별, 관련된 수치와 측정 단위와 함께 제공되는 최대(자체 허용) 제조단위 간 변동(maximum (self allowed) batch to batch variation)에 관한 정보를 포함하여 보정물질 및 대조물질에 부여된 값의 측정학적 소급성(metrological traceability)

(v) 분석(어세이) 절차(계산 및 결과 해석 포함) 및 관련이 있는 경우 확인 테스트의 고려 여부, 해당하는 경우, 사용설명서에는 배차간 차이, 관련 수치 및 측정 단위와 관련된 정보가 포함되어야 한다.

(w) 분석적 민감도, 분석적 특이도, 진도(비틀림), 정밀도(재현성과 반복성), 정확도(진도와 정밀도의 결과), 검출한계 및 측정범위의 기준(알려진 관련된 간섭, 교차반응 및 방법의 제한의 관리를 위해 필요한 정보), 측정범위, 직선성 등의 분석적 성능 특성과 사용자가 이용할 수 있는 표준측정절차와 물질의 사용에 대한 정보

(x) 본 부속서의 섹션 9.1에 규정된 임상적 성능 특성.
(y) 분석 결과에 대한 계산이 이루어지는 수학적 접근
(z) 관련된 경우, 역치 (threshold value), 진단 민감도, 진단 특이도, 양성 및 음성 예측도 같은 임상적 성능 특성.
(aa) 관련된 경우, 정상 및 영향을 받는 집단에서의 참고범위(reference intervals)
(ab) 기기의 성능에 영향을 미칠 수 있는 간섭 물질 또는 제한(예. 고지혈증 또는 용혈의 시각적 증거, 검체 연령)에 대한 정보
(ac) 기기, 그 부속품 및 만일 있다면 함께 사용하는 소모품의 안전한 폐기를 위해 취해야 하는 경고 또는 주의사항. 정보는 적절한 경우 다음 사항을 포함한다.
  (i) 인체 유래의 잠재적 감영성 물질로 오염된 소모품 등의 감염 또는 미생물 위해 요소.
  (ii) 잠재적으로 위험한 수준의 방사선을 방출하는 물질 또는 배터리 같은 환경적 위해 요소
  (iii) 폭발과 같은 물리적 위해 요소
(ad) 제조자의 이름, 등록 상표명 또는 등록 상표, 기술지원을 받기 위해 전화번호/팩스번호/웹사이트 주소와 함께 연락을 취할 수 있는 등록된 사업장의 주소와 설립되어 있는 위치.
(ae) 사용설명서 발행일. 개정되었을 경우에는 사용설명서의 발행일과 최신버전에 대한 식별코드, 변경사항에 대한 분명한 표시.
(af) 기기와 관련하여 발생한 모든 중대한 사고를 제조자와 사용자 및/또는 환자가 위치한 회원국의 관계당국에 보고해야 한다는 내용의 사용자 및/또는 환자 대상 통지.
(ag) 기기의 키트가 개별 시약과 별도의 기기로 제공되는 품목을 포함하는 경우, 각 기기는 이 섹션에 포함된 허가사항 표시 요구사항과 본 규정의 요구사항을 준수해야 한다.
(ah) 소프트웨어 또는 그 자체가 기기인 소프트웨어 등 전자 프로그램 기능 시스템을 포함하는 기기의 경우에는 하드웨어, IT네트워크 특징 및 무허가 접근으로부터의 보호를 포함하여 소프트웨어를 의도한 대로 실행시키는데 필요한 IT 보안조치에 관한 최소 요구사항

20.4.2 또한 자가진단용 기기의 사용설명서는 다음의 모든 원칙을 준수해야 한다.
(a) 시약 준비, 검체 채취 및 또는 준비, 시험 수행 및 결과 해석 방법에 대한 정보를 포함하여 시험 절차에 대한 세부사항이 제공되어야 한다.
(b) 제조자가 제공하는 기타 정보가 사용자가 기기를 사용하고 기기로 얻은 결과를 이해하기에 충분할 경우 특정 세부사항이 생략될 수 있다.
(c) 기기의 사용 목적이 사용자로 하여금 의학적 맥락을 이해하고, 사용 예정자로 하여금 결과에 대한 정확한 해석을 할 수 있도록 충분한 정보를 제공하는 것이어야 한다.
(d) 결과는 사용 예정자가 쉽게 이해할 수 있는 방식으로 표시하여 제공한다.
(e) 사용자가 취해야 하는 조치(양성, 음성, 또는 불확실한 결과의 경우), 시험한계, 위양성

또는 위음성 결과의 가능성에 관한 자문과 함께 정보가 제공되어야 한다. 또한 연령, 성별, 생리, 감영, 운동, 공복, 식이요법, 약물과 같은 모든 요소에 대한 정보도 제공되어야 한다.

(f) 제공되는 정보에 사용자가 적절한 의료전문가와 먼저 상담하지 않고, 질병 영향과 유병률에 대한 정보, 또 해당될 경우 사용자가 국가 헬프라인(helpline), 웹사이트 같은 추가 자문을 얻을 수 있는 곳에서 해당기기가 시장에 출시되는 회원국에 해당하는 정보 없이 의료관련 결정을 내리지 않는다는 점을 분명하게 지시하는 진술을 포함한다.

(g) 과거에 진단받은 기존 질병이나 상태에 대한 모니터링을 위한 자가 진단용 기기의 경우, 정보에 환자가 적절한 훈련을 받은 경우에만 치료를 조정해야 한다고 명시한다.

A. 일반요건				
1	의료기기는 제조자가 의도하는 성능을 갖추고, 정상적인 사용 조건에서 사용 목적에 맞는 적합한 방식으로 설계하고 제조한다. 안전하고 효과적이어야 하며, 임상조건, 환자의 안전, 사용자 또는 해당하는 경우 다른 사람의 안전과 건강을 위태롭게 해서는 안된다. 단, 일반적으로 인정되는 최신 기술수준을 고려할 때, 기기의 사용과 관련될 수 있는 모든 위험성은 화잔가 얻는 유익성과 비교하여 높은 수준의 건강과 안전을 보호 할 수 있을 정도의 허용 가능한 범위이어야 한다.	A	EN ISO 14971 : 2019 EN 13612 : 2002 EN ISO 23640 : 2015	Risk Management Report(01-RR-02) Performance Test Report (RK-01-A01) Stability Test Report (RK-01-A02)
2	본 부속에서 가능한 한 위험을 줄이기 위한 요구사항은 이익/위험비율에 부정적인 영향을 미치지 않으면서 가능한 한 위해성을 감소시키는 것을 의미한다.	A	EN ISO 14971 : 2019 EN 13612 : 2002 EN ISO 23640 : 2015	Risk Management Report(01-RR-02) Performance Test Report (RK-01-A01) Stability Test Report (RK-01-A02)

W+ 2025 의료기기 인허가

2020년 2월 20일 초판 인쇄
2025년 3월 29일 인쇄 발행

저　　자 김명교, 김종현
발 행 인 송기수
발 행 처 도서출판 위즈덤플
편 집 처 도서출판 위즈덤플
인 쇄 처 트윈벨미디어
등록번호 제 2015-000009 호
I S B N 979-11-89342-70-8(93500)

주　　소 서울 은평구 증산로 15길 69 2층
전　　화 02-976-7898
팩　　스 02-6468-7898
홈페이지 gsintervision.kr
E-Mail gsinter7@gmail.com

정 가 40,000원

이 책의 무단전재, 복제, 복사는 저작권법 제 97조에 의거 5년 이하의 징역 또는 5천만원 이하의 벌금에 처하게 됩니다.